基于全国科技名词委审定的名词国家规范

بناء على معايير الدولة للمصطلحات المعتمدة من قبل اللجنة الوطنية
لتدقيق المصطلحات العلمية والتكنولوجية

CNCTST Approved Terminology

汉阿英对照
中医药学名词

مصطلحات علوم الطب الصيني التقليدي باللغات الصينية - العربية - الإنجليزية

TCM Terminology: Chinese-Arabic-English

主编　朱建平　洪梅

رئيس التحرير　تشو جيان بينغ　هونغ مي

Chief Editors　Zhu Jianping　Hong Mei

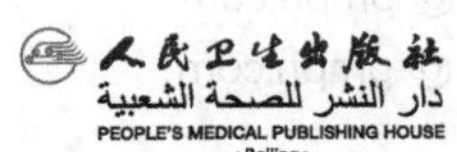

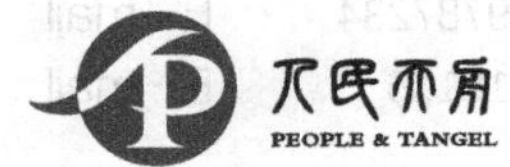

B&R Book Program

本书由人民卫生出版社和人民天舟（北京）出版有限公司、摩洛哥灯塔出版社合作出版

图书在版编目（CIP）数据

汉阿英对照中医药学名词 / 朱建平，洪梅主编. 一
北京：人民卫生出版社，2024.10
ISBN 978-7-117-35488-2

Ⅰ. ①汉…　Ⅱ. ①朱…　②洪…　Ⅲ. ①中国医药学－
名词术语－汉、阿、英　Ⅳ. ①R2-61

中国国家版本馆 CIP 数据核字（2023）第 198951 号

汉阿英对照中医药学名词
Han-A-Ying Duizhao Zhongyiyaoxue Mingci

主　　编　朱建平　洪　梅
出版发行　人民卫生出版社（中继线 010-59780011）
地　　址　北京市朝阳区潘家园南里 19 号
邮　　编　100021
E － mail　pmph @ pmph.com
购书热线　010-59787592　010-59787584　010-65264830
印　　刷　北京盛通数码印刷有限公司
经　　销　新华书店
开　　本　787 × 1092　1/16　　印张：37　　插页：8
字　　数　1019 千字
版　　次　2024 年 10 月第 1 版
印　　次　2024 年 10 月第 1 次印刷
标准书号　ISBN 978-7-117-35488-2
定　　价　348.00 元

打击盗版举报电话　010-59787491　　E- mail　WQ @ pmph.com
质量问题联系电话　010-59787234　　E- mail　zhiliang @ pmph.com
数字融合服务电话　4001118166　　E- mail　zengzhi @ pmph.com

内容提要

中医药已传播到世界190多个国家与地区。国际传播术语先行,术语外译是跨文化传播的重要桥梁。作为联合国六大工作语言之一的阿拉伯语,目前全球有4亿多人在使用。"一带一路"沿线150多个国家中有22个国家的官方语言是阿拉伯语,但至今还没有中医药学术语的阿拉伯语标准,因此严重影响了中国与阿拉伯国家在中医药领域的深入交流与合作,严重阻碍了中医药在阿拉伯世界的传播和发展。

本书以2004年全国科学技术名词审定委员会公布的《中医药学名词》中的5 283条术语作为汉文蓝本。全国科学技术名词审定委员会代表国家审定的名词具有权威性和约束力,其权威性及使用的广泛性决定中医药学术语标准国际化应以该名词为蓝本,并将其翻译转化为多语种国际标准,从而助力中医药走向世界,因此,它的出版将满足国内外对中医药学术语阿语国际标准的迫切需求。

موجز الكتاب

لقد انتشر الطب الصيني التقليدي إلى أكثر من ١٩٠ دولة ومنطقة في العالم، وتدويل الطب الصيني التقليدي لا يكون إلا بأن تتقدم المصطلحات أولا، وترجمات المصطلحات باللغات الأجنبية هي جسر مهم للتواصل بين الثقافات. اللغة العربية هي إحدى لغات العمل الست للأمم المتحدة، يستخدمها حاليًا أكثر من ٤٠٠ مليون نسمة في جميع أنحاء العالم. على خط "الحزام والطريق" أكثر من ١٥٠ دولة، منها ٢٢ دولة لغتها الرسمية هي اللغة العربية، ولكن لا توجد معايير لترجمة مصطلحات علوم الطب الصيني إلى اللغة العربية، مما يؤثر تأثيرا خطيرا عن التبادلات العميقة والتعاون بين الصين والدول العربية في مجال الطب الصيني التقليدي، ويعرقل انتشار وتطور الطب الصيني التقليدي في العالم العربي.

يجمع هذا الكتاب ٥٢٨٣ مصطلحا من «مصطلحات الطب الصيني التقليدي» التي أصدرتها اللجنة الوطنية لتدقيق مصطلحات العلوم والتكنولوجيا في عام ٢٠٠٤. المصطلحات التي دققتها اللجنة الوطنية لتدقيق مصطلحات العلوم والتكنولوجيا باسم الدولة ذات مصداقية وقوة التقييد، إن مصداقيتها واستخدامها كونها مصدرًا رئيسيًا كان له أثر كبير في تدويل معايير مصطلحات الطب الصيني التقليدي، يمكن تحويلها إلي المعيار الدولي عن طريق ترجماتها الي اللغات المتعددة، مما يدفع الطب الصيني التقليدي إلى العالم كما إن نشر هذا الكتاب سيسد الحاجة الملحة لبلدنا وخارجه إلى تحديد المعيار الدولي باللغة العربية للمصطلحات الطبية الصينية.

Synopsis

Traditional Chinese medicine (TCM) has already spread to more than 190 countries and regions in the world. However, an important prerequisite for the TCM internationalization is the prescriptive terminology work. Terminology and translation comprise an important bridge for cross-cultural communication. As one of the six major working languages of the United Nations, Arabic is currently used by more than 400 million people worldwide. It is the official language of 22 out of more than 150 countries along the Belt and Road commonwealth. Regrettably, so far there has been no TCM terminology standard for the Arabic language. This has seriously hindered the in-depth exchanges and cooperation of TCM between China and the Arab countries, and obstructed the spread and the development of the medicine in the Arab world.

This book translates the 5 283 items in the *Chinese Terms in Traditional Chinese Medicine and Pharmacy*, published by CNCTST in 2004. The terms approved by the China National Committee for Terms in Science and Technology (CNCTST) are authoritative and binding. The authority and extensive use of this list determined that it should be used as the chief source for the standardization and internationalization of TCM terminology. Its translation in many languages may allow it to transform to an international standard, which will further promote the globalization of TCM. The publication of this book will meet the urgent needs in both China and the Arabic world for an international standard of Arabic TCM terminology.

序

中医药学是在华夏文明，尤其是在中国古代哲学宇宙观及其方法论视角下，研究生命、健康与疾病变化规律的一门医学，涵盖预防、诊断、治疗、康复和保健诸多领域，是具有悠久历史文化传统和独特诊疗理论及实践方法的医学体系。中医药学不仅历史上为中华民族的繁衍和健康做出了重大贡献，而且至今在保障中国人民健康和疾病防治方面仍然发挥重要的作用。

中医药学名词术语是中医药学概念的语言符号，规范中医药学名词术语是中医药学信息化、标准化、现代化、产业化、国际化所必须具备的基础条件之一。早在2000年我担任中国中医研究院（今中国中医科学院）院长时，就牵头成立了全国科学技术名词审定委员会中医药学名词审定委员会，组建研究团队，先后承担科技部等研究项目，完成并由全国科学技术名词审定委员会审定、发布了名词国家规范《中医药学名词》（2004）、《中医药学名词·内科学妇科学儿科学》（2010）、《中医药学名词·外科学皮肤科学肛肠科学眼科学耳鼻喉科学骨伤科学》（2013），为推动中医药学传承、创新、发展尽到国家队应尽的责任和义务。

中医药学不仅是中华民族优秀文化的重要组成部分，也是世界医药宝库中的一块瑰宝。据统计，中医药已经传播到世界196个国家和地区，113个世界卫生组织会员国认可使用针灸，全球中医医疗机构达8万多家，海外各类中医药从业人员约有30万人，中医药不断走向世界，为各国民众带去健康福音。我国提出“一带一路”倡议以来，沿线国家尤其是阿拉伯语国家和地区对中医药需求的呼声越来越高。然而，阿拉伯语是22个“一带一路”国家的官方语言，全球有4亿多人在使用，作为联合国6种官方工作语言之一，却至今没有系统、完备、规范的中医药学名词术语阿拉伯语版本。

可喜的是，朱建平研究员团队在中国中医科学院科研项目的支持下，联合中医药、术语、阿拉伯语、英语、翻译等多学科学者，尤其是邀请多位阿拉伯母语背景专家加盟，历经数年，攻坚克难，最终完成《汉阿英对照中医药学名词》。此部中医药学名词术语规范工具书以2004年全国科学技术名词审定委员会公布的《中医药学名词》5 283条基本名词术语作为汉文蓝本，每个条目包括术语的编号、汉文名、汉语拼音、阿文音译、阿文名、英文名等6项内容，系统、完备、规范地填补了长期以来中医药学名词术语规范阿拉伯语版本的空白。在本书获得

“丝路书香出版工程”项目支持即将付梓之际，邀余作序，感谢编撰团队的信任，谨致祝贺，乐观厥成。

中央文史研究馆馆员

中国工程院院士

中国中医科学院名誉院长

全国科学技术名词审定委员会中医药学名词审定委员会主任

王永炎

2023年9月15日于北京

تمهيد

الطب الصيني التقليدي هو نظام طبي له تاريخ طويل وتقاليد ثقافية بالإضافة إلى نظريات التشخيص والعلاج الفريدة وطرق الممارسة. يدرس قوانين الحياة والصحة والتغيرات المرضية في الحضارة الصينية، خاصة من منظور الفلسفة الصينية القديمة وعلم الكونيات والمنهجية. ويغطي العديد من مجالات الوقاية والتشخيص والعلاج وإعادة التأهيل والرعاية الصحية. لم يقدم الطب الصيني التقليدي مساهمات كبيرة في مجال الإنجاب والصحة للأمة الصينية في التاريخ فحسب، بل إنه لا يزال يلعب أيضًا دورًا مهمًا في حماية صحة الشعب الصيني والوقاية من الأمراض وعلاجها.

مصطلحات الطب الصيني التقليدي هي رمز اللغة لمفهوم الطب الصيني التقليدي، ويعد توحيد مصطلحات الطب الصيني التقليدي أحد الشروط الأساسية التي يجب استيفائها لإضفاء الطابع المعلوماتي على الطب الصيني التقليدي وتوحيده وتحديثه وتصنيعه وتدويله. في وقت مبكر من عام ٢٠٠٠، عندما كنت رئيسًا للأكاديمية الصينية للطب الصيني التقليدي (الآن الأكاديمية الصينية للعلوم الطبية الصينية)، أخذت زمام المبادرة في إنشاء اللجنة الوطنية لتقييم المصطلحات العلمية والتقنية في الطب الصيني التقليدي وشكلت فريقًا بحثيًا، واضطلعت على التوالي بمشاريع بحثية لوزارة العلوم والتكنولوجيا. ووافقت لجنة الموافقة على المصطلحات العلمية الوطنية وأصدرت المعيار الوطني للمصطلحات «مصطلحات الطب الصيني التقليدي» (٢٠٠٤)، «مصطلحات الطب الصيني التقليدي - الطب الباطني وأمراض النساء وطب الأطفال» (٢٠١٠)، و«مصطلحات الطب الصيني التقليدي - الجراحة والأمراض الجلدية وعلوم الشرج والمستقيم وطب العيون وطب الأنف والأذن والحنجرة وجراحة العظام والكسور» (٢٠١٣)، من أجل تعزيز وراثة وابتكار وتطوير الطب الصيني التقليدي، للوفاء بالمسؤوليات والالتزامات الواجبة للفريق الوطني.

الطب الصيني التقليدي ليس فقط جزءًا مهمًا من الثقافة الممتازة للأمة الصينية، ولكنه أيضًا كنز في بيت الطب في العالم. وفقًا للإحصاءات، انتشر الطب الصيني التقليدي إلى ١٩٦ دولة ومنطقة، ووافقت ١١٣ دولة عضو في منظمة الصحة العالمية على استخدام الوخز بالإبر. وهناك أكثر من ٨٠ ألف مؤسسة طبية للطب الصيني التقليدي في جميع أنحاء العالم، وحوالي ٣٠٠ ألف ممارس للطب الصيني التقليدي في خارج الصين. ولا يزال الطب الصيني التقليدي يتجه نحو العالمية، ويحقق فوائد صحية للناس من جميع أنحاء العالم. منذ أن طرح بلدي مبادرة «الحزام والطريق»، كان هناك طلب متزايد على الطب الصيني التقليدي من البلدان الواقعة على طول «الحزام والطريق»، وخاصة البلدان والمناطق الناطقة باللغة العربية. ومع ذلك، فإن اللغة العربية هي اللغة الرسمية لـ ٢٢ دولة من دول «الحزام والطريق» ويستخدمها أكثر من ٤٠٠ مليون شخص حول العالم. وباعتبارها من اللغات الرسمية الست للأمم المتحدة، لا توجد نسخة عربية منهجية وكاملة وموحدة لمصطلحات الطب الصيني التقليدي.

النبأ السار هو أنه بدعم من مشروع البحث العلمي للأكاديمية الصينية للعلوم الطبية الصينية، قام فريق الباحث تشو جيان بينغ، جنبًا إلى جنب مع علماء من مختلف التخصصات بما في ذلك الطب الصيني التقليدي، والمصطلحات، واللغة العربية، والإنجليزية، والترجمة، بدعوة العديد من الخبراء ولا سيما ذوي الأصول العربية للانضمام إليهم. وبعد التغلب على الصعوبات، تم الانتهاء أخيرًا من «مصطلحات علوم الطب الصيني باللغات الصينية - العربية - الإنجليزية». يستند هذا الكتاب المرجع القياسي للمصطلحات في الطب الصيني التقليدي إلى ٥٢٨٣ مصطلحًا أساسيًا في «مصطلحات الطب الصيني» التي نشرته اللجنة الوطنية للمصطلحات العلمية والتقنية في عام ٢٠٠٤ باعتباره المرجع الصيني الأساسي. ويشتمل كل بند على ٦ عناصر بما في ذلك الأرقام التسلسلية، والمصطلحات الصينية، والأبجدية الصينية الصوتية، والترجمة الصوتية العربية، والمصطلحات العربية، والمصطلحات الإنجليزية. بشكل منهجي وكامل وموحد لملء الفجوة طويلة الأمد في النسخة العربية لتوحيد مصطلحات الطب الصيني التقليدي. نظرًا لأن الكتاب على وشك أن يُنشر بدعم من «برنامج كتاب الحزام والطريق»، تم دعوتي لكتابة التمهيد، وأشكر فريق التحرير على ثقتهم، وأهنئكم على النجاح في إنهاء الكتاب.

أمين مكتبة المعهد المركزي لبحوث الثقافة والتاريخ

عضو الأكاديمية الصينية للهندسة

الرئيس الفخري للأكاديمية الصينية للعلوم الطبية الصينية

مدير لجنة التقييم الوطنية لشروط العلوم والتكنولوجيا

وانغ يونغ يان

الخامس عشر من أيلول عام ٢٠٢٣ في بكين

Foreword

Traditional Chinese medicine (TCM) is a medical science that studies the changing laws of life, health and disease, from the perspective of the ancient Chinese philosophy, cosmology and clinical methodology. It covers many areas, such as prevention, diagnosis, treatment, rehabilitation and general health care. As a medical system, it has a long history and cultural traditions, as well as unique diagnosis and treatment theories, and a wealth of practical methods. TCM has not only contributed towards sustaining the health of the Chinese nation, historically, but it also continues to play an important role in ensuring the health of the Chinese people.

TCM terminology is the academic field that deciphers the various TCM concepts. Its standardization is one of the most basic conditions that must be met for the informatization, standardization, modernization, industrialization and internationalization of TCM. Back in 2000, when I was the president of the China Academy of Traditional Chinese Medicine (now the China Academy of Chinese Medical Sciences, CACMS), I took the lead in establishing the Committee for terminology in Traditional Chinese Medicine (CTTCM), China National Committee for Terms in Science and Technology (CNCTST), formed a research team, and successively undertook and completed the research projects supported by the Ministry of Science and Technology of PRC, etc. CNCTST approved and released the national term specifications *Chinese Terms in Traditional Chinese Medicine and Pharmacy (2004)* and the *Terms of Traditional Chinese Medicine: Internal Medicine, Gynecology and Pediatrics (2010)* as well as the *Terms of Traditional Chinese Medicine: External Medicine, Dermatology, Proctology, Ophthalmology, Otorhinolaryngology, Osteology and Traumatology (2013)*. All of these projects and achievements fulfill the responsibilities and obligations of the national team to promote the inheritance, innovation and development of traditional Chinese medicine.

TCM is not only an important science that encompasses all the excellent cultural traditions of the Chinese nation, but it is also a gem in the medical treasure house of the world. According to statistics, TCM has already spread to 196 countries and regions around the globe, and 113 member countries of the World Health Organization (WHO) have approved the use of acupuncture. There are more than 80 000 TCM medical institutions in the world, and about 300 000 oversea TCM practitioners of different specialties. Continuous globalization of TCM helps in promoting the health of people around the globe. Since China has put forward the Belt and Road Initiative, there has also been a growing demand for TCM in all the countries involved, especially in the Arabic-speaking countries and regions. Arabic is the official language of 22 countries along the Belt and Road and it is used by more than 400 million people around the world. Even though it is one of the six official languages of the United Nations, to this day there has never been a systematic, complete and standardized Arabic version for TCM terminology.

Fortunately, with the support of the CACMS, Professor Zhu Jianping's research team completed the seminal work *TCM Terminology: Chinese-Arabic-English,* accomplished by a multidisciplinary group of scholars from the fields of Chinese medicine, terminology, Arabic and English translation, and a number of Arabic speaking experts. This reference book is based on the 5 283 basic TCM terms in the *Chinese Terms in Traditional Chinese Medicine and Pharmacy (2004)* published by CNCTST in 2004 as the Chinese standard source text. Each entry contained six items and were organized in the sequence of Code, Chinese term, Chinese pinyin, Arabic transliteration, Arabic term and English term. The book systematically and completely filled the long-term lack of an Arabic version of the TCM terminology standard. As the book is about to be published with the support of the "Belt and Road Book Program", I was invited to write a foreword. I would like to thank the editorial team for their trust, offer my sincere congratulations, and wish them success.

Librarian of China Central Institute for Culture and History

Academician of China Academy of Engineering

Honorary President of China Academy of Chinese Medical Sciences

Director of the Committee for Terms in Traditional Chinese Medicine, China National Committee for Terms in Science and Technology

Wang Yongyan

September 15, 2023 in Beijing

前言

中医药学是中国独具特色的医学科学，是世界医学体系的重要组成部分。中医药学历史悠久，文化浓郁，基本理论及其术语体系形成于两千年前。在中医药学发展过程中，不同时期不同地域涌现出不同的学术流派，随之产生新的名词术语，一方面呈现出学术的鲜活生命力，另一方面又伴发一词多义、一义多词、名实不符、内涵和外延复杂的演变，使得学术交流尤其是中外医学交流变得困难重重。而今，规范的中医药学名词术语是中医药学制定学科规范、行业标准的基础性工作，对于中医药信息化、现代化、国际化、产业化，中医药知识的传播，国际医学交流都具有十分重要而深远的意义。为此，中国中医科学院中医药术语研究团队自2000年以来在全国科学技术名词审定委员会及其中医药学名词审定委员会的指导下，先后承担科技部、国家中医药管理局、全国科学技术名词审定委员会、国家标准化管理委员会、中国中医科学院 20 多个项目，至今完成中医药学涵盖各分支学科近 20 类术语，发布了国家名词规范《中医药学名词》(2004)、《中医药学名词 · 内科学妇科学儿科学》(2010)、《中医药学名词 · 外科学皮肤科学肛肠科学眼科学耳鼻喉科学骨伤科学》(2013)。

2004 年由全国科学技术名词审定委员会审定发布的《中医药学名词》，有总论、基础、应用、临床等 18 类名词术语 5 283 条，包括汉文名、英文名、定义三部分，是目前正在使用的基本名词术语。全国科学技术名词审定委员会是代表中国政府审定发布科学技术名词术语国家规范的权威性机构，所审定发布的名词术语，科研、教学、生产、经营以及新闻出版等各部门均应遵照使用。

中国中医科学院中医药术语研究团队在完成中医药名词术语汉文名、英文名规范的同时，着手开展中医药名词术语多语种国际标准化研究，主要是将全国科学技术名词审定委员会审定的《中医药学名词》转换为多语种的国际标准，最终研制成中医药名词术语国际标准多语种检索系统，供世界各国中医药从业人员使用，让中医药普惠全球生命。

随着国家“一带一路”倡议的提出，中医药走向世界的呼声越来越高，中医药名词术语多语种国际标准化研究变得更加迫切。因此，中国中医科学院“十三五”首批重点研究项目启动了“中医药基本术语阿拉伯意大利语译名规范研究”。中医药术语的阿拉伯语翻译规范研究是中医药术语多语种国际标准化研究工作的一部分，对于中医药标准化、国际化，以及中医药随着国家"一带一路"建设走向世界，中医药争取更多的国际话语权，具有重大的现实意义和深远的战略意义。

2017年1月中医药基本术语阿拉伯文译名规范研究工作正式启动。同年2月确定了具体实施方案和工作分工，12月完成《中医药术语阿拉伯语翻译规范通则》草案，确定了对应性、系统性、简洁性、同一性、回译性、约定成俗、保留中医特色和符合阿拉伯语语言习惯，不违反伊斯兰教宗教文化和风俗习惯等8条翻译原则。其中确定回译性也适用阿拉伯语；由于初次系统阿译，解释性翻译难以避免；保留中医特色，也为保证准确性，全部中医药术语均有汉语拼音及其阿文转写注音。2019年10月基本完成翻译初稿，进入审定阶段。聘请母语为阿语、埃及开罗亚历山大大学医学专家塔里克·阿里·易卜拉欣·拉比（Tarek Ali Ibrahim Rabie）教授对书稿阿文进行系统修改；延请母语为阿语、上海中医药大学针灸系也门籍留学研究生雅思敏·赛义德·阿斯库尔（Yasmeen Saeed Askool）为全书阿文进行校订润色，确保书稿阿语翻译质量的不断提高。

本翻译研究主要采用术语学、翻译学、语言学、中医文献学、中医药学等多学科方法，参照《术语工作 原则与方法》《中医药术语英译通则》，结合阿拉伯语言文化特点，制定出《中医药术语阿拉伯语翻译规范通则》。针对中医药术语不同类别，采用翻译异化或归化策略，灵活使用意译（释义法、套译法）、直译、音译、直译加注、补偿、改写、抵抗、同化、文化移植、仿译、改译、创译、增译法、省略法、词类转换等翻译方法和技巧，将汉文术语翻译为阿拉伯文。其中中西医病名完全对应的直接使用西医阿语病名，对于没有对应词的采用直译法，对于有中国特色且有西医对应名的采用中医特色直译译名在前，西医阿语病名在后的译法。总体上，力求"信、达、雅"，既要"形似"，更要"神似"，使外国人能正确地学习和了解中医药学。

鉴于阿拉伯语的特殊性，增加"符合阿拉伯语语言习惯，不违反伊斯兰教宗教文化和风俗习惯"的原则，并请宗教和语言专家、埃及医学专家进行三重把关，保证语言正确性和不触犯阿语国家宗教禁忌。

本书是中医药术语第一次在全国科技名词委授权下将《中医药学名词》系统翻译为阿拉伯语，筚路蓝缕，意义重大。兹总结如下特点：

1. 首部系统全面的阿语中医药名词术语规范。以权威的《中医药学名词》为蓝本，按照《中医药术语阿语翻译规范通则》，第一次将中医药各分支学科基本名词术语有系统的成规模的翻译成为阿拉伯语，填补了中医药名词术语阿拉伯语的空白。

2. 把握语言差异，减少翻译偏差。汉、阿两语使用人数最多，难度亦最大。汉语属汉藏语系，阿拉伯语属闪含语系；汉语行文从左往右，阿语行文从右往左。汉文术语多简短精练，而有的中医药术语只能译成阿语的句子，而且阿语句子大多结构复杂，需要明确起语、主语、述语、谓语。阿语常用被动语句，而汉语则多用主动语句；阿语有被动动词，还有被动名词；阿语很多动词有固定的介词相搭配，而且这些介词在动名词形式时仍需保留，不可舍弃；阿语中的阴阳性与单双复数需要特别注意，阿语中，男性名字或阳性单词为主语时，句子的动词必须是阳性，而主语为女性名字或阴性单词时，动词应当为阴性，阿语的动词变位较为复杂。翻译者牢牢把握汉语与阿语的语言存在的显著差异，尽量减少翻译造成的偏差甚至错误。

3. 直接从汉语翻译成阿语，使之更为准确可靠。在术语阿语翻译过程中发现，以往术语阿译有的采用汉语—英语—阿语的路径，不直接从汉语翻译而是假借英语转译。尤其中医药特色术语，由英文翻译成阿语时会出现理解错误，张冠李戴，结果失去了中医药术语原有的含义（失真）。本书阿语翻译接受以往失真的教训，阿语翻译对象直接针对汉语，而相关的术语英文翻译只作为重要的参考。具体合适的选词必须从汉语出发，查阅汉阿词典，或阿汉词典、英阿词典，分析研究，确认选词的具体含义是否符合要求。充分认识到不同文化、语言、医学之间存在的差异，进行协调，妥善处理，确保翻译的术语准确、规范。

4. 精心编排，方便查阅。为方便母语为阿语的读者和翻译使用，正文编排依次包括编号、汉文名（汉文术语）、汉语拼音、阿文音译、阿文名（阿文术语）、英文名（英文术语）6 项内容。汉文术语使用了汉语拼音和阿文音译两种形式标音。每个汉字的拼音字母或音译字母都单独排印不连排。本次中医药名词术语的阿文翻译，部分采用了解释性翻译，或在括号中对术语进行补充说明。

本书按照术语工作原则与方法，首次系统地将中医药术语译成阿拉伯语，有关翻译参考资料稀少，时间短，错漏之处在所难免，期盼各界人士提出宝贵意见，以便再版时进一步完善。

本研究的翻译、审稿、编辑、出版、推广得到了中国中医科学院、人民卫生出版社、“丝路书香出版工程”项目，李子昕博士，中国伊斯兰教协会马义辉，上海中医药大学韩丑萍教授、吕斌教授，联合国教科文组织 TermNet 主任肖伯乐（Gabriel Sauberer）、人民卫生出版社饶红梅副编审和北京市回民医院满运军副主任中医师的大力支持。中国工程院院士、全国科学技术名词审定委员会中医药学名词审定委员会主任、中国中医科学院名誉院长王永炎作序，在此一并表示衷心的感谢！

本书编委会

zhongyishuyugb@126.com

2023 年 8 月 4 日

المقدمة

الطب الصيني التقليدي هو علم طبي فريد من نوعه في الصين وجزء مهم من النظام الطبي العالمي. للطب الصيني التقليدي تاريخ طويل وثقافة ثرية، وقد تشكلت نظريته الأساسية ونظام مصطلحاتها قبل ٢٠٠٠عام. خلال تطور الطب الصيني التقليدي، ظهرت كليات أكاديمية مختلفة في فترات ومناطق مختلفة، وظهرت مصطلحات جديدة. ومن ناحية أخرى، يصاحبها تطور معقد لظاهرة الكلمة ذات العديد من المعاني، وكذلك الكلمة ذات المعاني، والتضاد بين الاسم والواقع، وتعقيد الدلالة والتوسع في الحقل والتطور المعقد للدلالات من تصعيب التبادل الأكاديمي، وخاصة التبادلات الطبية الصينية والأجنبية. في الوقت الحاضر، المصطلحات الموحدة للطب الصيني التقليدي هي العمل الأساسي لصياغة قواعد الانضباط ومعايير الصناعة والمعنى العميق للطب الصيني التقليدي. التي كان لها دور رئيسي في تطوير وتدويل ومعلوماتية الطب الصيني وتحويله إلى صناعة وتوسيع دائرة نشر المعرفة في الطب الصيني التقليدي، وتبادل المعرفة الطبية الدولي، لها أهمية كبيرة وعميقة في الوقت نفسه. لهذا السبب، منذ عام٢٠٠٠، قام بحث مصطلحات الطب الصيني التقليدي التابع لأكاديمية العلوم الصينية للطب الصيني، بدعم وزارة العلوم والتكنولوجيا والإدارة الوطنية للطب الصيني التقليدي واللجنة الوطنية لتحديد المصطلحات العلمية والتقنية واللجنة الوطنية لإدارة المعايير والأكاديمية الصينية للعلوم الطبية الصينية، بدعم أكثر من ٢٠ مشروعًا من اللجان ولجنة المعايير الوطنية والأكاديمية الصينية للعلوم الطبية الصينية، تم حتى الآن استكمال ما يقرب من ٢٠ فئة من المصطلحات التي تغطي مختلف فروع الطب الصيني التقليدي، وتم إصدار مواصفات المصطلح الوطني «مصطلحات الطب الصيني التقليدي» (٢٠٠٤) و«مصطلحات الطب الصيني التقليدي-الطب الباطني وأمراض النساء والأطفال» (٢٠١٠) و«مصطلحات الطب الصيني التقليدي والجراحة والأمراض الجلدية وعلوم الشرج والمستقيم وطب العيون وطب الأنف والأذن والحنجرة وجراحة العظام والكسور» (٢٠١٣).

في عام٢٠٠٤، تحتوي «مصطلحات الطب الصيني التقليدي» الصادرة عن اللجنة الوطنية لفحص المصطلحات العلمية على ٥٢٨٣ مصطلحًا في ١٨ فئة بما في ذلك المصطلحات العامة والأساسية والتطبيقية والسريرية، بما في ذلك ثلاثة أجزاء: الاسم الصيني، والاسم الإنجليزي، والتعريف هو مصطلح الاسم الأساسي قيد الاستخدام حاليًا. لجنة الموافقة على المصطلحات العلمية الوطنية هي منظمة موثوقة تمثل الحكومة الصينية للموافقة على المعايير الوطنية للمصطلحات العلمية والتقنية وإصدارها. المصطلحات الفنية التي تمت مراجعتها ونشرها يجب أن تستخدم من قبل جميع القطاعات مثل البحث العلمي والتعليم والإنتاج والتجارة والنشر.

بدأ فريق بحث مصطلحات الطب الصيني التقليدي التابع للأكاديمية الصينية للعلوم الطبية الصينية، أثناء استكمال توحيد الأسماء الصينية والإنجليزية لمصطلحات الطب الصيني التقليدي، في إجراء بحث دولي متعدد اللغات حول المعايير الدولية لمصطلحات الطب الصيني التقليدي. تم تحويل «المصطلحات الصيدلانية» إلى المعيار الدولي متعدد اللغات، وتم تطويره أخيرًا إلى نظام بحث متعدد اللغات للمعيار الدولي لمصطلحات الطب الصيني، والذي يمكن استخدامه من قبل ممارسي الطب الصيني من جميع

أنحاء العالم، بحيث يمكن للطب الصيني أن يفيد البشرية.

مع اقتراح مبادرة «الحزام والطريق» الوطنية، أصبحت الدعوة إلى أن يصبح الطب الصيني عالميًا أعلى، وأصبحت أبحاث التقييس الدولية متعددة اللغات حول المعيار الدولي لمصطلحات الطب الصيني أكثر إلحاحًا. لذلك، أطلقت الدفعة الأولى من المشاريع البحثية الرئيسية «للخطة الخمسية الثالثة عشرة» للأكاديمية الصينية للعلوم الطبية الصينية «بحث حول توحيد الترجمات العربية والإيطالية للمصطلحات الأساسية في الطب الصيني التقليدي». تعد الدراسة حول معايير الترجمة العربية لمصطلحات الطب الصيني التقليدي جزءًا من البحث المعياري الدولي متعدد اللغات لمصطلحات الطب الصيني التقليدي. من أجل توحيد وتدويل الطب الصيني التقليدي، بالإضافة إلى انتشار الطب الصيني التقليدي عالميًا من خلال إنشاء «الحزام والطريق» في البلاد، يسعى الطب الصيني جاهدًا للحصول على مزيد من قوة الخطاب على المستوى الدولي، والتي لها أهمية استراتيجية وعملية كبيرة بعيدة المدى.

في كانون الثاني (يناير) ٢٠١٧، تم إطلاق الدراسة رسميًا حول توحيد الترجمات العربية للمصطلحات الأساسية في الطب الصيني التقليدي. وفي فبراير من العام نفسه، تم تحديد خطة التنفيذ الخاصة وشعبة العمل، وفي ديسمبر تم الانتهاء من مسودة «مبادئ التقييس العامة للترجمة العربية لمصطلحات الطب الصيني التقليدي»، تم تحديد ثمانية مبادئ هي: التكافؤ، المنهجية، البساطة، التماثل، الترجمة بالسياق، الاعتمادية، الحفاظ على سمات الطب الصيني التقليدي، وتوافقها مع عادات اللغة العربية وعدم تعارضها مع الثقافة والعادات الدينية الإسلامية. حيث تقرر أن الترجمة في السياق تنطبق أيضًا على اللغة العربية؛ بسبب الترجمة العربية المنهجية الأولية، فإن الترجمة التفسيرية أمر لا مفر منه؛ ولضمان الدقة، تحتوي جميع المصطلحات الطبية الصينية على الأبجدية الصينية الصوتية وترميزها الصوتي باللغة العربية. في أكتوبر ٢٠١٩، اكتملت المسودة الأولى للترجمة ودخلت مرحلة المراجعة. أيضاً تم تعيين البروفسور طارق علي ربيع، وهو متحدث لغته الأم هي العربية، وخبير طبي في جامعة الإسكندرية في القاهرة، مصر، لإجراء مراجعات منهجية للغة العربية للمخطوطة؛ تمت دعوة ياسمين سعيد عسكول، طالبة الدراسات العليا يمنية الجنسية من قسم الوخز بالإبر في جامعة شنغهاي للطب الصيني التقليدي، ولغتها الأم هي العربية، لتحرير وتمحيص اللغة العربية للكتاب بأكمله، وذلك لضمان التحسين المستمر لجودة الترجمة العربية للمخطوطة.

تعتمد دراسة الترجمة هذه بشكل أساسي طرقًا متعددة التخصصات مثل علم المصطلحات ودراسات الترجمة واللغويات وعلم فقه اللغة للطب الصيني وعلوم الطب الصيني. وتشير إلى «المبادئ والأساليب في عمل المصطلحات» و«مبادئ وطرق الترجمة الإنجليزية للمصطلحات الطبية الصينية»، ويجمع بين خصائص اللغة والثقافة العربية، وتشتمل المبادئ العامة للترجمة العربية لمصطلحات الطب الصيني التقليدي بشكل أساسي على مبادئ المراسلات، والتنظيم، والإيجاز، والتماثل، والترجمة في السياق، والاتفاقية، والهوية، إلخ. بالنسبة لفئات مختلفة من مصطلحات الطب الصيني التقليدي، تم تبني استراتيجيات التغريب أو التدجين في الترجمة، واستخدم الترجمة المجانية (طريقة الترجمة الفورية، وطريقة تعيين الترجمة)، الترجمة الحرفية، والترجمة الصوتية، والترجمة الحرفية مع الشرح، التعويض، إعادة الكتابة، المقاومة، الاستيعاب، والنقل الثقافي، الترجمة المقلدة، الترجمة المعدلة، الترجمة الإبداعية، الترجمة المعززة، الحذف، جزء من تحويل الكلام وطرق وتقنيات الترجمة الأخرى لترجمة المصطلحات الصينية إلى العربية. من بينها، إذا كانت أسماء الأمراض الخاصة بالطب الصيني والغربي متطابقة تمامًا، فسيتم استخدام اسم المرض باللغة العربية للطب الغربي مباشرةً. وبالنسبة للأسماء التي ليس لديها كلمات مطابقة، يتم اعتماد طريقة الترجمة الحرفية. وللأسماء التي لديها الخصائص الصينية والأسماء المقابلة في الطب الغربي، يتم استخدام الترجمة الحرفية لاسم الطب الصيني التقليدي أولاً، ويتم ترجمة اسم المرض العربي للطب الغربي ثانياً. بشكل عام، نسعى جاهدين لتكون «جديرة بالمصداقية، ومعبرة، وأنيقة»، وليس فقط «متشابهة في المظهر» ، ولكن أيضًا «متشابهة في الروح»، حتى يتمكن الأجانب من تعلم وفهم الطب الصيني بشكل صحيح.

نظرًا لخصوصية اللغة العربية، تمت إضافة مبدأ «التوافق مع عادات اللغة العربية وعدم انتهاك الثقافة والعادات الدينية الإسلامية»، تمت دعوة خبراء الدين واللغة والخبير الطبي المصري لإجراء فحوصات ثلاثية للتأكد من صحة اللغة وعدم انتهاك

المحرمات الدينية في البلدان الناطقة باللغة العربية.

هذا الكتاب هو أول عبارة عن تجميع لمعايير اللغة الوطنية «مصطلحات علوم الطب الصيني التقليدي»، ترجمة منهجية لمصطلحات الطب الصيني التقليدي إلى اللغة العربية بترخيص من اللجنة الوطنية لتدقيق المصطلحات الطمية والتكنولوجية، وهو ذو أهمية كبيرة. تتلخص الخصائص على النحو التالي:

١. أول مواصفات مصطلحات عربية منهجية وشاملة لمصطلحات الطب الصيني. استنادًا إلى «مصطلحات الطب الصيني التقليدي» الموثوقة ووفقًا «لمبادئ التقييس العامة للترجمة العربية لمصطلحات الطب الصيني التقليدي»، لأول مرة، تُرجمت المصطلحات الأساسية لكل فرع من فروع الطب الصيني التقليدي إلى اللغة العربية بطريقة منهجية وواسعة النطاق، مما أدى إلى ملء فراغ وسد الفجوة بين مصطلحات الطب الصيني التقليدي واللغة العربية.

٢. فهم الاختلافات اللغوية وتقليل انحرافات الترجمة. وهما الأكثر استخدامًا والأكثر صعوبة. تنتمي اللغة الصينية إلى أسرة اللغات الصينية التبتية، بينما تنتمي اللغة العربية إلى أسرة اللغات السامية؛ وتُكتب اللغة الصينية من اليسار إلى اليمين، وتُكتب العربية من اليمين إلى اليسار. غالبًا ما تكون المصطلحات الصينية قصيرة ومختصرة، في حين أن بعض المصطلحات الصينية لا يمكن ترجمتها إلا إلى جمل عربية، ومعظم الجمل العربية معقدة في التركيب، وتتطلب توضيحًا للمنشأ، والمسند، والموضوع. غالبًا ما تستخدم اللغة العربية الجمل المبنية للمجهول، بينما تستخدم الصينية الجمل المبنية للمعلوم؛ تحتوي اللغة العربية على أفعال وأسماء مبنية للمجهول؛ العديد من الأفعال في العربية لها حروف جر ثابتة لمطابقتها، وعلاوة على ذلك، لا تزال حروف الجر هذه بحاجة إلى الاحتفاظ بها في صيغة اسم المصدر ولا يمكن تجاهلها؛ يجب إيلاء اهتمام خاص لصيغ المؤنث والمذكر والمفرد والمثنى والجمع في اللغة العربية. عندما يكون الاسم أو الكلمة المذكر فاعلا، يجب أن يكون فعل الجملة مذكرًا، وعندما يكون الفاعل اسم أو كلمة مؤنثة، يجب أن يكون الفعل مؤنثًا، وتصريفات الفعل أكثر تعقيدًا. يدرك المترجمون بقوة الاختلافات الكبيرة بين اللغتين الصينية والعربية، ويحاولون تقليل التحريفات أو حتى الأخطاء التي تسببها الترجمة.

٣. الترجمة مباشرة من الصينية إلى العربية لجعلها أكثر دقة وموثوقية. أثناء عملية ترجمة المصطلحات إلى العربية، تبين أن بعض المصطلحات في الماضي ترجمت من الصينية إلى الإنجليزية ثم العربية، ولم تتم ترجمتها مباشرة من الصينية إلى العربية بل تمت ترجمتها من خلال اللغة الإنجليزية، خاصة المصطلحات المميزة للطب الصيني التقليدي عند ترجمتها من الإنجليزية إلى العربية سيكون هناك سوء فهم، ونتيجة لذلك سيفقد المعنى الأصلي (تشويه) لمصطلحات الطب الصيني التقليدي. تتجنب الترجمة العربية لهذا الكتاب التحريفات السابقة، والهدف من الترجمة العربية أن تكون نقلًا مباشرًا من اللغة الصينية، والترجمة الإنجليزية للمصطلحات ذات الصلة تستخدم فقط كمواد مرجعية مهمة. يجب اختيار الكلمات المحددة والمناسبة من اللغة الصينية، والرجوع إلى القواميس الصينية العربية، أو القواميس العربية الصينية، والقواميس الإنجليزية-العربية، وتحليلها ودراستها، والتأكد مما إذا كان المعنى المحدد للكلمات المختارة يلبي المتطلبات. التعرف تمامًا على الاختلافات في الثقافات واللغات وعلوم الطب المختلفة، وتنسيقها والتعامل معها بشكل صحيح لضمان أن المصطلحات المترجمة دقيقة وموحدة.

٤. حُسن التنظيم لسهولة الرجوع إليها. لراحة القراء والمترجمين الذين لغتهم الأم هي العربية، تم تنظيم النص بالتسلسل بما في ذلك ٦عناصر: الأرقام التسلسلية، والمصطلحات الصينية، والأبجدية الصينية الصوتية، والترجمة الصوتية العربية، والترجمة العربية، والترجمة الإنجليزية. تستخدم المصطلحات الصينية شكلين من النسخ الصوتي، الأبجدية الصينية الصوتية وترجمة الصوتية العربية. يتم ترتيب جميع أحرف الأبجدية الصينية الصوتية المترجمة من كل حرف صيني وطباعتها بشكل منفصل دون خلط. تعتمد الترجمة العربية لمصطلحات الطب الصيني التقليدي جزئيًا الترجمة التوضيحية، أو يتم توفير تفسيرات إضافية للمصطلحات بين قوسين.

هذا الكتاب هو أول مبادئ وأساليب العمل بمنهجية الترجمة المهنية لمصطلحات الطب الصيني التقليدي إلى اللغة العربية، والمواد المرجعية للترجمة ذات الصلة نادرة، نظرًا لقصر الوقت، فإن السهو والخطاء وارد وأمر لا مفر منه، ونرحب بالآراء والتعليقات القيمة من جميع القراء حتى يمكن تحسينها بشكل أكبر في إعادة الطباعة.

تم دعم هذا البحث والترجمة ومراجعة المخطوطات والتحرير والنشر والترويج من قبل الأكاديمية الصينية للعلوم الطبية الصينية، ودار النشر الطبية الشعبية، و«برنامج كتاب الحزام والطريق»، والدكتور لي تسى شين، والدكتور ما يي هوي من الرابطة الإسلامية الصينية، والبروفيسورة هان تشو بينج والبروفيسور لو بين من جامعة شنغهاي للطب الصيني التقليدي، غابرييل سوبرير مدير ترمنت TermNet لليونسكو، والدعم القوي من راو هونغ مي نائبة المقرر لدار النشر الطبية الشعبية. ومان يون جيون نائب كبير أطباء الطب الصيني التقليدي مستشفى المسلمين ببكين. كتب المقدمة وانغ يونغ يان، عضو أكاديمية الهندسة الصينية، رئيس اللجنة الوطنية لاعتماد المصطلحات العلمية والتكنولوجية والرئيس الفخري للأكاديمية الصينية للعلوم الطبية الصينية، كما نود هنا أن أعرب عن شكري وتقديري الخالص لهم!

هيئة التحرير
zhongyishuyugb@126.com
عام ٢٠٢٣ أغسطس ٤

Preface

Traditional Chinese medicine (TCM) is a unique medical science in China and an important part of the world medical heritage. It has a long history and a rich culture. Its fundamental theories and basic terminology were formed 2000 years ago. However, throughout the developmental process of TCM, different academic schools flourished in different periods and regions, and as a result, many new terms emerged. Although the new terms indicated academic vitality, at the same time they also demonstrated the problems of polysemy, multiple synonyms for one concept, inconsistency of name and reality, and the complex evolution of connotation and denotation. These issues have made academic exchanges difficult. Nowadays, the standardization of the TCM terminology became the basic work for formulating disciplinary norms and industrial standards. This is of great importance for international exchange and also for the TCM informatization, modernization, internationalization, industrialization, and dissemination. For this reason, since 2000, and under the guidance of the China National Committee for Terms in Science and Technology (CNCTST) as well as its branch, the Committee for terminology in Traditional Chinese Medicine (CTTCM), the research team of the China Academy of Chinese Medical Sciences (CACMS) has successively completed more than 20 terminology standardization projects funded by the Ministry of Science and Technology of the PRC, the National Administration of Traditional Chinese Medicine, CNCTST, the Standardization Administration of PRC and CACMS. Nearly 20 categories of terms covering various branches of TCM have been standardized so far, and the national terminology standards were released including *Chinese Terms in Traditional Chinese Medicine and Pharmacy* (2004), *Terms of Traditional Chinese Medicine: Internal Medicine, Gynecology and Pediatrics* (2010) and *Terms of Traditional Chinese Medicine: External Medicine, Dermatology, Proctology, Ophthalmology, Otorhinolaryngology, Osteology and Traumatology* (2013).

In 2004, the *Chinese Terms in Traditional Chinese Medicine and Pharmacy* was approved and released by the CNCTST, and it contained 5 283 terms including the general, basic, applied and clinical terms in 18 categories. Each entry has three parts including the Chinese term, the equivalent English term and a definition. This is the basic TCM terminology currently in use. Since CNCTST is an authoritative unit, representing the Chinese government in approving and releasing national standards for scientific and technical terminology, the terms are supposed to be used by agents in all the fields of scientific research, education, production, management, press and publication.

After the standardization of the Chinese and English TCM terminology, the TCM terminology research team of CACMS moved towards working on TCM terminology for other languages. The *Chinese Terms in Traditional Chinese Medicine and Pharmacy* eventually would be converted into a series of international standards in other languages. Ultimately it would developed into a retrieval system of TCM terminology standards in various languages, which could be used by TCM practitioners from all over the world.

With the proposal of the Belt and Road Initiative, there is a growing call for TCM to go global. Therefore, it is necessary to establish international TCM terminology standards in multiple languages. Therefore, the first batch of key research projects of the 13th Five-Year Plan of the CACMS launched the "Translation and standardization of basic TCM terms: Arabic and Italian". This project has great practical and far-reaching strategic significance for the TCM standardization and internationalization, as part of the Belt and Road.

The project "Translation and standardization of basic TCM terms: Arabic" started in January, 2017. In February of the same year, the project timetable was set and workload was allocated. By December, the draft of *General standardization principles for Arabic translation of TCM terminology* was finally completed. Eight principles were determined including: Equivalence, Systematicity, Simplicity, Monosemy, Conventionality, Preserving the features of TCM, Back translation, Conforming to Arabic language habits, and Avoiding inconsistency with the Islamic religious culture and customs. It was confirmed that the back-translation principle was also applicable to Arabic. This was the first time that TCM terminology was systematically translated into Arabic, and therefore an explanatory translation was inevitable. As for the principle of Preserving the features of TCM, all the Chinese terms bear both Chinese pinyin and Arabic transliteration to ensure accuracy. In October 2019, the first draft of the translation was completed and subsequently reviewed. Prof. Tarek Ali Ibrahim Rabie, a native Arabic speaker and medical expert from Alexandria University in Cairo, Egypt, was asked to make systematic revisions to the Arabic translation. Yasmeen Saeed Askool, a native speaker of Arabic and a Yemeni graduate student from the Department of Acupuncture and Moxibustion of the Shanghai University of Traditional Chinese Medicine, was invited to revise and polish the Arabic language of the book to ensure the quality of the translation.

This research mainly adopts multi-disciplinary methodologies including terminology, translation, linguistics, TCM philology, and TCM theories. *The general standardization principles for Arabic translation of TCM terminology* were drafted based on *Terminology work - Principles and methods*, *General Rules for English translation of TCM terminology*, and took the characteristics of Arabic language and culture into consideration. For different categories of TCM terms, foreignization or domestication strategies were adopted in translation. Translation methods and techniques were flexibly used to translate Chinese terms into Arabic including liberal translation (interpretation, set translation), literal translation, transliteration, literal translation with annotation, compensation, rewriting, resistance, assimilation, cultural transplantation, imitation, modification, transcreation, augmentation, omission, and conversion. If TCM disease name has a ready equivalent in western medicine, relative Arabic disease name is used directly. For those diseases without existing corresponding terms, literal translation is used. Finally, for those terms with unique Chinese characteristics and a corresponding name in western medicine, their literal translation are the standard Arabic term, whilst the Arabic western medicine term is also permitted. In general, this work strives to be "faithful, expressive, and elegant", and to be equivalent in both form and meaning, so that foreigners can learn and understand Chinese medicine correctly.

In view of the particularity of Arabic, the principle of "conforming to Arabic language habits and Avoiding in consistency with Islamic religious culture and customs" was added. To ensure no errors, religious specialist, linguist and Egyptian medical experts were invited to conduct triple checks to ensure the language correctness and avoid violating the Arabic and religious taboos.

Authorized by CNCTST, this is the first systematic translation of TCM terminology, *Chinese Terms in Traditional Chinese Medicine and Pharmacy*, into Arabic, which was a difficult undertaking with great significance. Its characteristics are summarized as follows:

1. The first systematic and comprehensive Arabic terminology standard for TCM. It is based on the authoritative *Chinese Terms in Traditional Chinese Medicine and Pharmacy* and in accordance with *General standardization principles for Arabic translation of TCM terminology*. For the first time, the basic terminology in various specialties has been translated into Arabic in a systematic and comprehensive manner, filling in the gap of Arabic TCM terminology.

2. To grasp language difference and reduce translation deviation. Arabic and Chinese are two languages that have the largest number of speakers and are the most difficult ones to learn. Chinese belongs to the Sino-Tibetan language family, and Arabic belongs to the Semitic language family. Chinese is written from left to right, and Arabic is written from right to left. Chinese terms are often short and concise, while some Chinese terms can only be translated into Arabic sentences. Many Arabic sentences are complex in structure, requiring clarification of subject and predicate. In Arabic, passive voice is often used, while active voice is often used in Chinese; Arabic has passive verbs and passive nouns. Many verbs in Arabic have specific prepositions in collocation, and these prepositions have to be retained in verb gerunds and cannot be omitted. Special attention is paid to the feminine, masculine and singular, double and plural forms in Arabic. In Arabic, when a

male name or a masculine word is the subject, the verb must take masculine inflection, and when the subject is a female name or a feminine word, the verb should take feminine inflection. Verb conjugations are more complex. Our translators firmly grasp the significant differences between the Chinese and Arabic languages, and try to minimize deviations or even errors caused by translation.

3. To translate directly from Chinese into Arabic, accurately and reliably. During the process of translating TCM terms into Arabic, it was discovered that in the past, some Arabic translations of TCM terms were translated indirectly from Chinese into English, and then from English into Arabic, and not directly from the Chinese. Misunderstandings occurred during the process of translating TCM terms from English into Arabic, especially for terms with unique characteristics of traditional Chinese medicine. This eventually led to the distortion of the original meaning of Chinese TCM terms. Our team learned from the previous mistakes. Here, the Arabic term is directly translated from Chinese, while the English translations of related terms are only used as an important reference. The specific and appropriate Arabic words were selected directly according to the Chinese TCM terminology, by consulting Chinese-Arabic, or Arabic-Chinese, and English-Arabic dictionaries, and after analyzing and confirming whether the specific meanings of the selected words correspond to the Chinese terms. Based on the recognition of the differences among the two languages, terms were handled properly to ensure that the translated terms are accurate and standardized.

4. Well-organized for easy reading and retrieval. For the convenience of the Arabic readers and translators, the context for each concept was organized in the sequence of code, Chinese term, Chinese pinyin, Arabic transliteration, Arabic term, and English term. Chinese terms have two forms of phonetic transcription, Pinyin and the Arabic transliteration. The pinyin or Arabic transliteration for each Chinese character were listed separately character by character without combination. Some of the Arabic translation of the TCM terms adopts explanatory translation, or supplements the terms in brackets.

This book is the first time attempt to systematically translate the terminology of traditional Chinese medicine into Arabic. Because it was difficult to find relevant reference materials, and the work must be completed within a limited period of time, mistakes and omissions were inevitable. For this reason, we hope to receive constructive criticism and suggestions so that the translations can be improved in the second edition.

The translation, review, editing, publication, and promotion of the book had been supported by units including the CACMS, People's Medical Publishing House (PMPH), and the "Belt and Road Book Program", and by the Scholars including Doctor Li Zixin (Arabic translator), Ma Yihui (Islamic Association of China), Professor Han Chouping and Professor Lv Bin (Shanghai University of Traditional Chinese Medicine), Doctor Gabriel Sauberer (Director of TermNet initiated by UNESCO), Deputy Editor-in-chief Rao Hongmei (PMPH), and Doctor Man Yunjun from Beijing Huimin Hospital. Professor Wang Yongyan, Academician of China Academy of Engineering, Chairman of CTTCM of CNCTST, and Honorary President of CACMS, wrote the foreword. We express our sincere thanks to the above units and scholars.

Editorial Board

zhongyishuyugb@126.com

August 4th, 2023

中医药术语阿拉伯语翻译规范通则及示例

一、翻译规范通则

1. 对应性

译名词义与汉文相对应，符合中医药术语内涵。各项原则不能兼顾时，优先遵从对应性。（示例 1）

2. 系统性

保证中医药学科概念体系的完整性。（示例 2）

3. 简洁性

在不影响清晰度的前提下，译名越简单越好，避免辞典式释义。（示例 3）

4. 同一性

同一概念只用同一词对译。（示例 4）

5. 回译性

译名结构在形式上与汉文一致或相近。（示例 5）

6. 约定成俗

目前已经通行的译名，与前述原则虽然不完全符合，仍可考虑采用。

7. 保留中医特色

译名应尽量保存中国传统科学文化内涵。中医药学各分支学科专有名词，如医书、方剂、中药及针灸腧穴等名称采用音译或音译加意译的方法。（示例 6）

8. 符合阿拉伯语语言习惯，不违反伊斯兰教宗教文化和风俗习惯

总之，目的是力求既方便双向的信息交流，又能较为准确传达中医药原意，尽量达到功能对等，使外国人能从自然科学和人文科学全方位地了解和学习中医。

二、示例

1. 对应性原则示例

“中医”需加تقليدي一词，以区别于“中国医学”。（表 1）

表 1 “中医”与“中国医学”

汉文术语	阿文术语	英文术语
中医	الطب الصيني التقليدي	traditional Chinese medicine
中国医学	الطب في الصين	medicine in China

中医“痈”应译为خراج而不是“有头疽جمرة”。

2. 系统性原则示例

术语是概念的指称，在概念系统中有自己的位置。中医药理论自成体系，在翻译的时候，除了照顾中西医术语的对应关系，还要照顾到中医药学术体系本身的系统性。上级概念术语与下级概念术语多有衍生关系。（表 2）

表 2 术语“瘤ورم”的衍生术语

汉文术语	阿文术语	英文术语
气瘤	ورم تشي؛ الأورام الليفية العصبية	qi tumor; neurofibromas
血瘤	ورم الأوعية الدموية	blood tumor; angioma
肉瘤	ورم لَحمِيّ؛ الورم الشحمي	flesh tumor; lipoma
筋瘤	ورم يشبه الوتر؛ دوالي عُقيديَّة	tendon tumor; nodular varicosity
骨瘤	ورم عَظمِيّ	bone tumor; osteoma
脂瘤	ورم دُهنِيّ؛ كيس دهني	adipose tumor; sebaceous cyst

3. 简洁性原则示例

中医药术语初次被系统地翻译为阿拉伯语，且没有阿文释义，现阶段一些难以理解的词可以采用解释性翻译。（表 3）

表 3 简洁性原则示例

汉文术语	冗长阿文术语	简化阿文术语	英文术语
中府	تشونغ فو: نقطة الوخز في قناة الرئة ١	تشونغ فو: الرئة ١	Zhongfu; LU 1
疔疮	الدمامل المتجذرة (دُمَّل هو مفهوم لا يخلص فقط إلى الدمامل، ولكنه يشير أيضًا إلى الإصابات الأخرى ذات الجذور الصلبة)		ding [disease]; deep-rooted sore

4. 同一性原则示例

1）理想的双语术语标准化工作是中医药的汉文术语在阿语中找到功能对等词，并且同一概念汉文术语只用一个阿语术语表达，即一词一义一译。（表 4）

表 4　同一性原则示例

汉文术语	阿文术语	英文术语
眼	عين	eye
耳	أذن	ear
阴阳学说	نظرية الين واليانغ	yin-yang theory

2）为了更加统一和规范，同样的词语尽可能用同一词句翻译。

"穴位"译为نقاط الوخز，其衍生术语中"穴"统一译为نقاط。

3）源语言是汉语的传统中医药术语，很多内涵复杂，需要采用双译法或多译法作为一个信息整体的形式来实现双语信息的准确传达，不是绝对的一词一义一译，而可以是一词一义双译和一词一义三译（多译）。（表 5）

表 5　多译法示例

汉文术语	阿文术语	英文术语
薄荷	بوه خه، نعناع	*Menthae Herba*
中府	تشونغ فو: الرئة ١	Zhongfu; LU 1
红丝疔	دُمّل متجذر كالخيوط الحمراء؛ التهاب الأوعية اللمفاوية الحاد	red filament ding; acute lymphangitis

5. 回译性原则示例

名词定语、动名词形式、连字符的使用使中医药术语的翻译越来越简洁，回译性也越来越强。（表 6）

表 6　回译性原则示例

汉文术语	阿文术语	英文术语
肝肾阴虚	نقص الين فى الكبد والكلية	liver-kidney yin deficiency
肝胆湿热	الرطوبة-الحرارة للكبد والمرارة	dampness-heat in liver and gallbladder; liver-gallbladder dampness-heat

6. 保留中医特色原则示例

为确保中医特色，所有术语均用阿文音译注音，音译规范以北京大学东方语言文学系阿拉伯语教研室编撰的《汉语阿拉伯语词典》附录对照表为准。北大译音 chong 为تشو，而 chou

的译音也是تشو，而上海外语教育出版社出版的《实用阿汉互译教程》将 chong 的音译为تشونغ，更接近于标准音，故此，所有 ong 的译音，都采用上外译音。每个汉字的音译各自分开不连写，便于识别。专有名词采用音译作为第一标准，包括方名、中药名、穴名、人名、医书、地名。

1）穴名

穴位统称：音译＋意译（表 7）

表 7　穴位统称示例

汉文术语	阿文术语（双译法）	英文术语
下合穴	نقاط شيا خه؛ نقاط البحر السفلية	lower-he-sea acupoint
五输穴	نقاط الوخز الخمس شو؛ نقاط شو الخمس	five-shu acupoints

具体穴名：音译＋经名＋编号（表 8）

表 8　具体穴位名示例

汉文术语	阿文术语（双译法）	英文术语
中府	تشونغ فو : الرئة١	Zhongfu; LU 1
中髎	تشونغ لياو : المثانة ٣٣	Zhongliao; BL 33

2）中药名：音译＋阿语名＋拉丁药名（表 9）

表 9　中药材名示例

汉文术语	阿文术语（双译法）	拉丁药名	英文术语
薄荷	بوه خه؛ نعناع	*Menthae Herba*	mint
细辛	شي شين؛ أسارون	*Asari Herba*	asarum; manchurian wildginger root
当归	دانغ قوي؛ جَذْرُ الأنْجيليك	*Angelicae Sinensis Radix*	tangkuei; Chinese angelica root

3）书名：音译＋阿语译名（表 10）

表 10　书名示例

汉文术语	阿文术语（双译法）	英文术语
《黄帝内经》	هوانغ دي ني جينغ؛ كتاب الإمبراطور الأصفر للطب الباطني	Huangdi Neijing; Huangdi's Inner Canon
《雷公炮炙论》	لي قونغ باوتشي لون؛ نظرية الخبير لي حول تصنيع الدواء	Leigong Paozhi Lun; Master Lei's Discourse on Medicinal Processing

4）方名：音译＋剂型（表 11）

表 11　方名示例

汉文术语	阿语拼音	阿文术语	英文术语
参苓白术散	شن لينغ باي تشو سان	ذرور شن لينغ باي تشو	shenling baizhu powder; shenling baizhu san
肾气丸	شن تشي وان	حبّة شن تشي	shenqi pills
苓桂术甘汤	لينغ قوي تشو قان تانغ	حساء لينغ قوي تشو قان	linggui zhugan decoction

5）中医基础、中医诊断、治则治法等具有中医理论特色的名词术语应尽量采用直译，用普通阿拉伯语词汇作对应词，避免与现代医学概念混淆。（表 12）

表 12　直译示例

汉文术语	阿文术语	英文术语
肾主水液	الكلية تتحكم في المياه	kidney governing water
活血化瘀	تعزيز الدورة الدموية لإزالة ركود الدم	activating blood to resolve stasis

مبادئ عامة وأمثلة للترجمة العربية لمصطلحات الطب الصيني التقليدي

اولاً: المبادئ العامة لقواعد الترجمة

١. التكافؤ:

يتوافق معنى المصطلح المترجم مع اللغة الصينية، ويتوافق مع دلالة مصطلحات الطب الصيني التقليدي. عندما لا يمكن النظر في المبادئ في نفس الوقت، يجب اتباع **التكافؤ** أولاً. (مثال ١)

٢. المنهجية:

التأكد من سلامة نظام المفاهيم لتخصصات الطب الصيني التقليدي. (مثال ٢)

٣. البساطة:

على أساس عدم التأثير على الوضوح، كلما كان الاسم المترجم أبسط، كان ذلك أفضل، وتجنب التفسير بأسلوب القاموس. (مثال ٣)

٤. التماثل:

ترجمة نفس المفهوم بنفس الكلمة. (مثال ٤)

٥. الترجمة في السياق:

هيكل الاسم المترجم متسق أو مشابه للصينية في الشكل. (مثال ٥)

٦. الإعتمادية:

على الرغم من أن الأسماء المترجمة حالياً لا تتوافق تمامًا مع المبادئ المذكورة أعلاه، إلا أنه لا يزال من الممكن اعتمادها. (مثال ٦)

٧. الحفاظ على سمات الطب الصيني التقليدي:

يجب أن يكون الاسم المترجم محتفظ بالدلالة العلمية والثقافية الصينية التقليدية للمصطلح في مختلف فروع الطب الصيني التقليدي، تترجم أسماء الكتب والوصفات الطبية والأدوية الصينية التقليدية ونقاط الوخز بالإبر ترجمة صوتية. شرح المفهوم جنبًا إلى جنب مع الترجمة الصوتية. (مثال ٧)

٨. التوافق مع عادات اللغة العربية وعدم تعارضها مع الثقافة والعادات الدينية الإسلامية.

باختصار، الغرض هو تسهيل تبادل المعلومات ثنائية الاتجاه، ولكن أيضًا نقل المعنى الأصلي للطب الصيني التقليدي بدقة، وتحقيق التكافؤ الوظيفي قدر الإمكان. لتمكين الأجانب من فهم وتعلم الطب الصيني من جميع جوانب العلوم الطبيعية والإنسانية.

ثانياً: الأمثلة

١. أمثلة على مبادئ التوافق:

يحتاج «中医الطب الصيني التقليدي» إلى إضافة كلمة «تقليدي» لتمييزها عن «中国医学الطب في الصين». (الجدول ١)

الجدول ١ 中医 الطب الصيني التقليدي و中国医学 الطب في الصين

المصطلح صيني	المصطلح العربي	المصطلح الإنجليزي
中医	الطب الصيني التقليدي	traditional Chinese medicine
中国医学	الطب في الصين	medicine in China

يجب «ترجمة 痈» في الطب الصيني التقليدي إلى «خراج» بدلاً من «有头疽» الجمرة.

٢. أمثلة على المبادئ المنهجية:

المصطلح هو تسمية لمفهوم وله مكانة في نظام المفاهيم. نظرية الطب الصيني التقليدي هي نظامها الخاص، فعند الترجمة، بالإضافة إلى الاهتمام بالعلاقة المقابلة بين المصطلحات الطبية الصينية والغربية، يجب علينا أيضًا الاهتمام بالطبيعة المنهجية للنظام الأكاديمي للطب الصيني التقليدي نفسه. معظم المصطلحات المفاهيمية العليا لها علاقات مشتقة مع المصطلحات المفاهيمية الثانوية. (الجدول ٢)

الجدول ٢ المصطلحات المشتقة للورم瘤

المصطلح الصيني	المصطلح العربي	المصطلح الإنجليزي
气瘤	ورم تشي؛ الأورام الليفية العصبية	qi tumor; neurofibromas
血瘤	ورم الأوعية الدموية	blood tumor; angioma
肉瘤	ورم لَحمِيّ؛ الورم الشحمي	flesh tumor; lipoma
筋瘤	ورم يشبه الوتر؛ دوالي عُقيديَّة	tendon tumor; nodular varicosity
骨瘤	ورم عظميّ	bone tumor; osteoma
脂瘤	ورم دُهنِيّ؛ كيس دهني	adipose tumor; sebaceous cyst

٣. أمثلة على مبادئ البساطة:

ترجمت مصطلحات الطب الصيني التقليدي بشكل منهجي إلى اللغة العربية لأول مرة، والطبعة الأولى لا تحتوي على شروحات عربية، وفي هذه المرحلة، يمكن تفسير بعض الكلمات التي يصعب فهمها بترجمة توضيحية. (الجدول ٣)

الجدول ٣ أمثلة على مبادئ التبسيط

المصطلح الصيني	المصطلح العربي (مبسط)	المصطلح العربي (مطول)	المصطلح الإنجليزي
中府	تشونغ فو: الرئة ١	تشونغ فو: نقطة الوخز في قناة الرئة ١	Zhongfu; LU 1
疔疮	الدمامل المتجذرة (دُمّل هو مفهوم لا يخلص فقط إلى الدمامل، ولكنه يشير أيضًا إلى الإصابات الأخرى ذات الجذور الصلبة)		ding [disease]; deep-rooted sore

٤. أمثلة على مبادئ التماثل:

١) من الناحية المثالية، فإن توحيد المصطلحات ثنائية اللغة هو العثور على معادلات وظيفية في اللغة العربية للمصطلحات الصينية للطب الصيني التقليدي، ويتم التعبير عن المصطلح الصيني لنفس المفهوم في مصطلح عربي واحد فقط، أي كلمة واحدة مع كلمة واحدة. معنى وترجمة واحدة. (الجدول ٤)

الجدول ٤ أمثلة على مبادئ التماثل

المصطلح الصيني	المصطلح العربي	المصطلح الإنجليزي
眼	عين	eye
耳	أذن	ear
阴阳学说	نظرية الين واليانغ	yin-yang theory

٢) من أجل أن تكون أكثر توحيدًا وتكاملاً، يجب ترجمة نفس الكلمات بنفس الكلمات قدر الإمكان ترجمت "穴位" إلى نقاط الوخز، و"穴" في المصطلح المشتق منه يترجم بشكل موحد إلى نقاط.

٣) اللغة المصدر هي مصطلحات الطب الصيني التقليدي باللغة الصينية، والعديد منها لها دلالات معقدة، ومن الضروري استخدام ترجمة مزدوجة أو ترجمات متعددة كشكل كامل من المعلومات لتحقيق اتصال دقيق للمعلومات ثنائية اللغة. إنها ليست ترجمة حرفية مطلقة. ومع ذلك، هناك ترجمات مزدوجة بمعنى واحد وثلاث ترجمات بمعنى واحد. (الجدول ٥)

الجدول ٥ أمثلة على طرق الترجمات المتعددة

المصطلح الصيني	المصطلح العربي	المصطلح الإنجليزي
薄荷	بوه خه، نعناع	*Menthae Herba*
中府	تشونغ فو: الرئة ١	Zhongfu; LU 1
红丝疔	دُمّل متجذر كالخيوط الحمراء؛ التهاب الأوعية اللمفاوية الحاد	red filament ding; acute lymphangitis

٥. أمثلة على مبادئ الترجمة في السياق:

إن استخدام خواص الأسماء، وأشكال صيغة اسم المصدر، والواصلات يجعل ترجمة المصطلحات الطبية الصينية أكثر إيجازًا وقابلية للترجمة في السياق. (الجدول ٦)

الجدول ٦ أمثلة على مبادئ الترجمة في السياق

المصطلح الصيني	المصطلح العربي	المصطلح الإنجليزي
肝肾阴虚	نقص الين في الكبد والكلية	liver-kidney yin deficiency
肝胆湿热	الرطوبة-الحرارة للكبد والمرارة	dampness-heat in liver and gallbladder; liver-gallbladder dampness-heat

٦. أمثلة على مبادئ الحفاظ على سمات الطب الصيني التقليدي :

لضمان الدقة، يتم تمييز جميع المصطلحات بالترجمة الصوتية العربية، وتستند معايير الترجمة الصوتية إلى جدول مقارنة ملحق «قاموس اللغة الصينية العربية» الذي تم تجميعه بواسطة مكتب تدريس وبحوث اللغة العربية التابع لقسم اللغات الشرقية وآداب جامعة بكين. الترجمة الصوتية لـ chong في جامعة بكين هي «تشو»، وترجمة chou هي أيضًا «تشو»، في كتاب «دورة الترجمة العملية من العربية إلى الصينية» الصادر عن مطبعة شنغهاي لتعليم اللغة الأجنبية تترجم chong باسم «تشونغ» ، وهي أقرب إلى النطق القياسي، لذلك ، فإن جميع الترجمات الصوتية لـ ong تتبنى وضع الترجمة الصوتية العليا للأجانب. يتم فصل الترجمة الصوتية لكل حرف صيني بدون كتابة مستمرة، مما يسهل التعرف عليه. تستخدم الترجمة الصوتية معيار أول لأسماء الأعلام، بما في ذلك أسماء الوصفات الطبية، وأسماء الطب الصيني، وأسماء نقاط الوخز، وأسماء الأشخاص، وأسماء الكتب، وأسماء الأماكن.

١) أسماء نقاط الوخز بالإبر والكي

فئة من نقاط الوخز مجتمعة: الترجمة الصوتية + ترجمة بالمعنى (الجدول ٧)

الجدول ٧ أمثلة على فئة من نقاط الوخز مجتمعة

المصطلح الصيني	المصطلح العربي	المصطلح الإنجليزي
下合穴	نقاط شيا خه؛ نقاط البحر السفلية	lower-he-sea acupoint
五输穴	نقاط الوخز الخمس شو؛ نقاط شو الخمس	five-shu acupoints

أسماء نقاط الوخز المحددة: الترجمة الصوتية + اسم القناة + الرقم التسلسلي (الجدول ٨)

الجدول ٨ أمثلة على أسماء نقاط الوخز المحددة

المصطلح الصيني	المصطلح العربي	المصطلح الإنجليزي
中府	تشونغ فو : الرئة١	Zhongfu; LU 1
中髎	تشونغ لياو : المثانة ٣٣	Zhongliao; BL 33

٢) اسم الدواء الصيني: الترجمة الصوتية + الاسم العربي + اسم الدواء باللاتينية (الجدول ٩)

الجدول ٩ أمثلة على اسم الدواء الصيني

المصطلح الصيني	المصطلح العربي	اسم الدواء اللاتيني	المصطلح الإنجليزي
薄荷	بوه خه؛ نعناع	*Menthae Herba*	mint
细辛	شي شين؛ أسارون	*Asari Herba*	asarum; manchurian wildginger root
当归	دانغ قوي؛ جَذْرُ الانْجِيلِيك	*Angelicae Sinensis Radix*	tangkuei; Chinese angelica root

٣) اسم الكتاب: الترجمة الصوتية + الترجمة العربية (الجدول ١٠)

الجدول ١٠ أمثلة على أسماء الكتب

المصطلح الصيني	المصطلح العربي	المصطلح الإنجليزي
《黄帝内经》	هوانغ دي ني جينغ؛ كتاب الإمبراطور الأصفر للطبّ الباطني	Huangdi Neijing; Huangdi's Inner Canon
《雷公炮炙论》	لي قونغ باوتشي لون؛ نظرية الخبير لي حول تصنيع الدواء	Leigong Paozhi Lun; Master Lei's Discourse on Medicinal Processing

٤) أسماء الوصفات الدوائية: بينيين العربية + شكل الجرعة (الجدول ١١)

الجدول ١١ أمثلة على أسماء الوصفات الدوائية

المصطلح الصيني	الترجمة الصوبية العربية	المصطلح العربي	المصطلح الإنجليزي
参苓白术散	شن لينغ باي تشو سان	ذرور شن لينغ باي تشو	shenling baizhu powder; shenling baizhu san
肾气丸	شن تشي وان	حبّة شن تشي	shenqi pills
苓桂术甘汤	لينغ قوي تشو قان تانغ	حساء لينغ قوي تشو قان	linggui zhugan decoction

٥) يجب ترجمة المصطلحات والمصطلحات ذات الخصائص النظرية للطب الصيني التقليدي مثل أساس الطب الصيني التقليدي وتشخيص الطب الصيني التقليدي ومبادئ وطرق العلاج بأكبر قدر ممكن من الحرفية، ويجب استخدام الكلمات العربية العادية ككلمات مقابلة لتجنب الخلط مع المفاهيم الطبية الحديثة. (الجدول ١٢)

الجدول ١٢ أمثلة على الترجمة الحرفية

المصطلح الصيني	المصطلح العربي	المصطلح الإنجليزي
肾主水液	الكلية تتحكم في المياه	kidney governing water
活血化瘀	تعزيز الدورة الدموية لإزالة ركود الدم	activating blood to resolve stasis

General Standardization Principles for Arabic Translation of TCM Terminology and Examples

1 General Standardization Principles for Arabic Translation

1.1 Equivalence:

Procuring a term (in Arabic) that can describe the TCM concept to the utmost extend. When all the principles cannot be taken into account, equivalence is preferred. (See 2.1)

1.2 Systematicity:

The term should be able to reflect the concept within the TCM knowledge system to a satisfactory degree (see 2.2);

1.3 Simplicity:

The word chosen should be as short as possible and avoid being a loquacious explanation of the concept (see 2.3);

1.4 Monosemy (having a single meaning):

One translated term should describe one concept (see 2.4);

1.5 Back translatability:

Scholars should be able to be fully translate any standard term back to Chinese without any loss of meaning or having to deal with further linguistic or other complications (see 2.5);

1.6 Conventionality (de facto standard):

An established term that has been used for a long time and has been adopted by the majority of scholars in the field, even if not quite suitable should be chosen over less popular alternatives;

1.7 Preserve the features of TCM:

The Arabic term should preserve the Chinese traditional scientific and cultural contents. The method of transliteration with pinyin, alongside concurrent explanation of the concept should be used for the proper nouns in TCM branch disciplines like the names of books, formulas, medicinals, and acupoints (see 2.6);

1.8 Conform to Arabic language habits, and avoid violation of the Islamic religious culture and customs;

Generally, it aims to ease bilateral information exchange, and transmit TCM concepts accurately and reach the equivalence. Which can let foreigners understand and learn TCM easily.

2 Examples

2.1 Examples for Equivalence:

The Arabic translation for the Chinese term " 中医 traditional Chinese medicine" need to add "تقليدي traditional" to distinguish it from " 中国医学 medicines in China". (Table 1)

Table 1 " 中医 traditional Chinese medicine" and " 中国医学 medicines in China".

Chinese Term	Arabic Term	English Term
中医	الطب الصيني التقليدي	traditional Chinese medicine
中国医学	الطب في الصين	medicine in China

The Chinese TCM term " 痈 abscess [disease]" should be translated as مرض الخُراج but not " 有头疽 carbuncle جمرة ".

2.2 Examples for Systematicity:

A term is a linguistic designation of a concept and has its specific position in the concept system (tree). TCM theories has its unique knowledge system. When translating TCM terminology, in addition to the corresponding relationship between the Chinese and Western medical terms, we also need to take care of the TCM knowledge system. Most of the superordinate concept terms have derivative relations with the subordinate concept terms. (Table 2)

Table 2 Derived terms of term component " 瘤 tumor ورم "

Chinese Term	Arabic Term	English Term
气瘤	ورم تشي؛ الأورام الليفية العصبية	qi tumor; neurofibromas
血瘤	ورم الأوعية الدموية	blood tumor; angioma
肉瘤	ورم لَحميّ؛ الورم الشحمي	flesh tumor; lipoma
筋瘤	ورم يشبه الوتر؛ دوالي عُقيديَّة	tendon tumor; nodular varicosity
骨瘤	ورم عَظميّ	bone tumor; osteoma
脂瘤	ورم دُهنيّ؛ كيس دهني	adipose tumor; sebaceous cyst

2.3 Examples for Simplicity:

It is the first time to translate TCM terminology into Arabic. In the first version, there is no Arabic definitions. In the initial stage, interpretive translation can be used for the difficult ones such as 疔疮, which make the translations difficult to meet the principle of simplicity. (Table 3)

Table 3 Examples for Simplicity

Chinese Term	Long Arabic Term	Simplified Arabic Term	English Term
中府	تشونغ فو: نقطة الوخز في قناة الرئة ١	تشونغ فو: الرئة ١	Zhongfu; LU 1
疔疮	الدمامل المتجذرة (دُمّل هو مفهوم لا يخلص فقط إلى الدمامل، ولكنه يشير أيضًا إلى الإصابات الأخرى ذات الجذور الصلبة)		ding [disease]; deep-rooted sore

2.4 Examples for Monosemy (having a single meaning):

(1) Ideally, bilingual terminology standardization work aims to find Arabic equivalents for Chinese TCM terms. Chinese term of one concept should be expressed with only one Arabic word, i.e. one translation for one concept. (Table 4)

Table 4 Examples for Monosemy

Chinese Term	Arabic Term	English Term
眼	عين	eye
耳	أذن	ear
阴阳学说	نظرية الين واليانغ	yin-yang theory

(2) For a better standardization work, in the terminology system, the same Chinese term component should be translated with same Arabic word.

All the Arabic translations for the Chinese terms derived from the core term "穴位 acupoint نقاط الوخز" should use "穴 نقاط" as term component.

(3) The source language of TCM terminology is Chinese. Some terms had complex connotations, which need to take two or more translations as a unified information carrier, thus accurate bilingual information transmission can be realized. Sometimes, it is difficult to reach the absolute status of one translation for one term of one concept. Two or more translations for one term of one concept occurred. (Table 5)

Table 5　Two or more translations for one concept

Chinese Term	Arabic Term	English Term
薄荷	بوه خه، نعناع	*Menthae Herba*
中府	تشونغ فو: الرئة ١	Zhongfu; LU 1
红丝疔	دُمّل متجذر كالخيوط الحمراء؛ التهاب الأوعية اللمفاوية الحاد	red filament *ding*; acute lymphangitis

2.5　Examples for Back translation:

The use of noun attributives, gerund, and hyphens makes the translation of TCM terms more concise and back-translatable. (Table 6)

Table 6　Examples for Back translation

Chinese Term	Arabic Term	English Term
肝肾阴虚	نقص الين في الكبد والكلية	liver-kidney yin deficiency
肝胆湿热	الرطوبة-الحرارة للكبد والمرارة	dampness-heat in liver and gallbladder; liver-gallbladder dampness-heat

2.6　Examples for Preserving the features of TCM:

To ensure the accuracy, all the terms are marked by both Chinese pinyin and Arabic transliteration. And the transliteration norms were from the *Comparison Table* in the Appendix in the *Chinese Arabic Dictionary*[26] compiled by the Arabic Teaching and Research Office of the Department of Oriental Languages and Literature, Peking University. In the dictionary, the transliteration of Pinyin “chong” is “ تشو ”, same to that of Pinyin “chou”. While, in *The Practical Course of Arabic-Chinese Translation* published by Shanghai Foreign Language Education Press[31], the transliteration for “chong” is “ تشونغ ”, which is closer to the standard pronunciation. Therefore, all the transliteration of “ong” adopts the latter one “ ونغ ”. The Arabic transliteration for each Chinese character were listed separately without combination, which made it easier to be identified by the Arabic readers. Proper nouns take transliteration as the first standard including the names of formula, Chinese medicinals, acupoints, persons, medical books and places.

(1) Acupoint names

General term for a category of acupoints: Arabic transliteration + liberal translation (Table 7)

Table 7 General terms for a category of acupoints

Chinese Term	Arabic Term	English Term
下合穴	نقاط شيا خه؛ نقاط البحر السفلية	lower-he-sea acupoint
五输穴	نقاط الوخز الخمس شو؛ نقاط شو الخمس	five-shu acupoints

Specific acupoint names: Arabic transliteration + channel name + code (Table 8)

Table 8 Specific acupoint names

Chinese Term	Arabic Term	English Term
中府	تشونغ فو : الرئة١	Zhongfu; LU 1
中髎	تشونغ لياو : المثانة ٣٣	Zhongliao; BL 33

(2) Name of materia medica: Arabic transliteration + Arabic name + Latin name (Table 9)

Table 9 Names of materia medica

Chinese Term	Arabic name	Latin name	Engish name
薄荷	بوه خه؛ نعناع	*Menthae Herba*	mint
细辛	شي شين؛ أسارون	*Asari Herba*	asarum; manchurian wildginger root
当归	دانغ قوي؛ جَذْرُ الانْجيليك	*Angelicae Sinensis Radix*	tangkuei; Chinese angelica root

(3) Book titles: Arabic transliteration + Arabic translation (Table 10)

Table 10 Book names

Chinese Term	Arabic Term	English name
《黄帝内经》	هوانغ دي ني جينغ؛ كتاب الإمبراطور الأصفر للطبّ الباطني	Huangdi Neijing; Huangdi's Inner Canon
《雷公炮炙论》	لي قونغ باو تشي لون؛ نظرية الخبير لي حول تصنيع الدواء	Leigong Paozhi Lun; Master Lei's Discourse on Medicinal Processing

(4) Formula names: Arabic transliteration; transliteration + translation of preparation form (Table 11)

Table 11 Formula names

Chinese Term	Arabic Transliteration	Arabic Term	English name
参苓白术散	شن لينغ باي تشو سان	ذرور شن لينغ باي تشو	shenling baizhu powder; shenling baizhu san
肾气丸	شن تشي وان	حبّة شن تشي	shenqi pills
苓桂术甘汤	لينغ قوي تشو قان تانغ	حساء لينغ قوي تشو قان	linggui zhugan decoction

(5) Literal translation method should be used to translate the terms with TCM theoretical features such as the terms of basic theories, diagnosis, and treatment principles and methods. Ordinary Arabic words should be chosen to avoid confusion with modern medical concepts. (Table 12)

Table 12　Literal translations

Chinese Term	Arabic Term	English name
肾主水液	الكلية تتحكم في المياه	kidney governing water
活血化瘀	تعزيز الدورة الدموية لإزالة ركود الدم	activating blood to resolve stasis

凡例

一、术语条目安排

1. 本书所收录汉文术语条目及顺序基本与《中医药学名词》(2004)[8]一致,极个别术语因相关术语标准的更新而进行了调整,如“印堂穴”从经外奇穴调整到督脉穴。

2. 正文条目顺序按照学科概念体系排列。

3. 每个条目包括编号、汉文术语、汉语拼音、阿文音译、阿文术语、英文术语共6项内容(表1)。

表1 正文条目举例

编号	汉文术语	汉语拼音	阿文音译	阿文术语	英文术语
0-0.009	中医基础理论	zhōng yī jī chǔ lǐ lùn	تشونغ يى جى تشو لى لون	النظرية الأساسية للطب الصيني التقليدي	basic theory of traditional Chinese medicine

4. 一词多义,含义相近或相关,在同一学科领域的术语,一般按同一词汇的不同义项处理,用①②③等分列义项,阿语译名与汉文对应。如伤寒、神(表2)。

表2 含义相近或相关的术语与翻译

汉文术语	阿文术语
伤寒	١ .أمراض برد خارجية ٢. أمراض حرارة خارجية
神	١. حيوية ٢. روح ٣ أنشطة التفكير

5. 一词多义,含义不相关,则置于概念树不同学科不同位置。如:中医基础理论的“七情”和中药的“七情”,汉文术语相同含义不相关,在概念体系位置不同,译法不同。(表3)

表 3　七情的不同含义与翻译

编号	汉文术语	阿文术语	阿文音译
0-0.413	七情（中基）	المشاعر السبعة	تشي تشينغ
0-0.2523	七情（中药）	العلاقات السبعة	تشي تشينغ

二、标音

1. 每条汉文术语用汉语拼音及阿文音译标注。（表 1）

2. 为便于外国人学习，每个汉字的汉语拼音及阿文音译不接排。（见表 1 第三、四列）

3. 汉语拼音的阿文音译参考北京大学出版社 2013 年出版的《汉语阿拉伯语词典》第二版，前言部分的“汉语拼音检字表”。[15]

三、译文

1. 西医相关术语翻译参考 *The Unified Medical Dictionary English-Arabic, Fourth Edition*[1]。

2. 一词一义多译，且难于取舍的，在第一次出现时给出全部翻译，等义的阿语译名之间用分号“؛”隔开。在以后的翻译中根据具体语境只选择其中一种译法，一般首选第一种译法。

气分　تشي فن؛ طبقة التشي

营分　ينغ فن؛ الطبقة المغذية

血分　شيويه فن؛ طبقة الدم

3. 本书是中医药术语系统的阿语翻译，而定义的阿语翻译还未系统开展。鉴于语言文化差异较大，对一些难译术语本书采用解释性翻译，从而导致译名较长。如：

瘛疭　الانقباض والانبساط باليد والقدم

根结　مكان الأصول والنهاية لتشي المسارات

还有一些术语在括号中对术语的背景，单字或词的翻译进行了补充说明。如：

灵枢经　لينغ شوجينغ؛ المحور الإلهي أو المحور الروحي (نص صيني طبي قديم)

仁斋直指方　رن تشاي تشي تشي فانغ؛ الوصفات الفعالة لرن تشاي (كتاب وصفات الطب الصيني التقليدي في عهد أسرة سونغ الجنوبية)

采收期　فترة الحصاد (تجميع الأعشاب)

煅淬　التكليس والتبريد (التبريد بشكل مفاجئ في مادة سائلة)

泛油　فَيْض الزيت (حالة من تسرب الزيت، بحيث تجعل الجودة ناعمة، واللون داكناً والطعم زنخاً)

这一现象将在定义被系统翻译时得到改善或消除。

4. 穴名、医书、方名等专有名词和姓名的翻译均将音译作为第一标准。

دليل الاستخدام

اولاً: ترتيب الشروط والإدخالات

١. تتوافق إدخالات وترتيب المصطلحات الصينية المدرجة في هذا الكتاب بشكل أساسي مع تلك الموجودة في «مصطلحات الطب الصيني التقليدي» (٢٠٠٤)[8]. تم تعديل بعض المصطلحات بسبب تحديث معايير المصطلحات ذات الصلة.

٢. يتم ترتب مدخلات النص وفقًا لنظام مفهوم الموضوع.

٣. يتضمن كل إدخال ٦ عناصر بما في ذلك الرقم التسلسلي، والمصطلح الصيني، والأبجدية الصينية الصوتية، والترجمة الصوتية العربية، والترجمة العربية، والترجمة الإنجليزية (انظر الجدول ١).

الجدول١ أمثلة على إدخالات النص

الرقم التسلسلي	المصطلح الصيني	الأبجدية الصينية الصوتية	الترجمة الصوتية العربية	المصطاح العربي	المصطلح الإنجليزي
0-0.009	中医基础理论	zhōng yī jī chǔ lǐ lùn	تشونغ يى جى تشو لى لون	النظرية الأساسية للطب الصيني التقليدي	basic theory of traditional Chinese medicine

٤. عادةً ما يتم التعامل مع كلمة ذات معاني متعددة لها معاني متشابهة أو ذات صلة، يتم التعامل مع المصطلحات في نفس مجال الموضوع عمومًا كمرادفات مختلفة لنفس المفردات، ويتم تقسيم المعاني إلى عناصر متساوية بواسطة ①②③، والاسم المترجم من اللغة العربية يتوافق مع اللغة الصينية. (انظر الجدول ٢).

الجدول ٢ المصطلحات والترجمات ذات المعاني المتشابهة أو ذات الصلة

المصطلح الصيني	المصطاح العربي
伤寒	١. أمراض برد خارجية ٢. أمراض حرارة خارجية
神	١. حيوية ٢. روح ٣ أنشطة التفكير

٥. إذا كانت الكلمة لها معانٍ متعددة ومعانيها غير ذات صلة، فسيتم وضعها في مواقع مختلفة في تخصصات مختلفة من شجرة المفاهيم. على سبيل المثال، «العواطف السبع» في النظرية الأساسية للطب الصيني التقليدي و«العواطف السبعة» في الطب الصيني

التقليدي، المصطلحات الصينية لها نفس المعنى وليست مرتبطة. لها مواقف مختلفة في نظام المفاهيم وطُرق ترجمة مختلفة. (انظر الجدول ٣)

الجدول ٣ معاني وترجمات مختلفة للعواطف السبعة

الرقم التسلسلي	المصطلح الصيني	المصطلح العربي	الترجمة الصوتية العربية
0-0.413	七情（中基）	المشاعر السبعة	تشي تشينغ
0-0.2523	七情（中药）	العلاقات السبعة	تشي تشينغ

ثانياً: الترجمة الصوتية

١. يتم تمييز كل مصطلح صيني بالأبجدية الصينية الصوتية والترجمة الصوتية العربية. (انظر الجدول ١)

٢. من أجل تسهيل التعلم على الطلاب الأجانب، يتم ترتيب الأبجدية الصينية الصوتية والترجمة الصوتية العربية لكل كلمة صينية بشكل منفصل. (انظر العمودين الثالث والرابع من الجدول ١)

٣. للحصول على طريقة الترجمة الأبجدية الصينية الصوتية بالترجمة إلى النطق العربي، ارجع إلي «جدول البحث عن الكلمات للنطق الصيني» في مقدمة الطبعة الثانية من «معجم الصينية العربية» الذي نشرته دار نشر جامعة بكين في عام ٢٠١٣[15].

ثالثاً: الترجمة

١. الرجوع إلى «القاموس الطبي الموحد إنجليزي-عربي» الإصدار الرابع لترجمة المصطلحات المتعلقة بالطب الغربي[1].

٢. إذا كان للكلمة ترجمات متعددة بمعنى واحد، وكان من الصعب الاختيار، فسيتم إعطاء جميع الترجمات عند ظهورها لأول مرة، وسيتم فصل الترجمات العربية ذات المعاني المتكافئة بعلامة "؛". اما في حال ظهورها مرة أخرى، سيتم اختيار طريقة واحدة فقط من طرق الترجمة وفقًا للسياق المحدد، ويفضل أسلوب الترجمة الواحدة بشكل عام.

气分 تشي فن؛ طبقة التشي
营分 ينغ فن؛ الطبقة المغذية
血分 شيويه فن؛ طبقة الدم

٣. هذا الكتاب هو أول ترجمة عربية منهجية لمصطلحات الطب الصيني التقليدي، لكن الترجمة العربية للتعريفات لم يتم تنفيذها بشكل منهجي بعد. نظرًا للاختلافات الكبيرة في اللغة والثقافة، يتم تفسير بعض المصطلحات التي يصعب ترجمتها في هذا الكتاب، مما يؤدي إلى ترجمة أطول. مثل:

瘛疭 الانقباض والانبساط باليد والقدم
根结 مكان الأصول والنهاية لتشي المسارات

في بعض المصطلحات، سيستكمل تقديم تفسيرات إضافية لخلفية المصطلح، وترجمة كلمة أو عبارة بين قوسين (—). مثل:

灵枢经 لينغ شو جينغ؛ المحور الإلهي أو المحور الروحي (نص صيني طبي قديم)
仁斋直指方 رن تشاي تشي فانغ؛ الوصفات الفعالية لرن تشاي (كتاب وصفات الطب الصيني التقليدي في عهد أسرة سونغ الجنوبية)

采收期 فترة الحصاد؛ فترة جمع الأعشاب

煅淬 التكليس والتبريد (التبريد بشكل مفاجئ في مادة سائلة)

泛油 فَيْض الزيت (حالة من تسرب الزيت، بحيث تجعل الجودة ناعمة، واللون داكناً والطعم زنخاً)

سيتم تحسين هذه الظاهرة أو إلغائها عند ترجمة التعريف بواسطة النظام

٤. ستترجم أسماء الأعلام والمصطلحات الخاصة، مثل أسماء نقاط الوخز، وعناوين الكتب، وأسماء الوصفات الطبية، ترجمة صوتية، وتعتبر على أنها المعيار الأولي.

Guide to Use

1 Entry arrangement of term

1.1 The entries and sequences of Chinese terms included in this glossary are basically consistent with *Chinese Terms in Traditional Chinese Medicine and Pharmacy 2004《中医药学名词 2004》*[8]. A few terms have been adjusted due to the update of relevant terminology standards, for example, Yintang Acupoint has been adjusted from non-meridian extra acupoint to Du Vessel acupoint.

1.2 The entries are arranged according to the concept system of the TCM.

1.3 Each entry includes 6 contents: Code, Chinese term, Chinese Pinyin, Arabic transliteration, Arabic term, and English term (Table 1).

Table 1 Example of an entry

Code	Chinese term	Chinese Pinyin	Arabic transliteration	Arabic term	English term
0-0.009	中医基础理论	zhōng yī jī chǔ lǐ lùn	تشونغ يى جى تشو لى لون	النظرية الأساسية للطب الصيني التقليدي	basic theory of traditional Chinese medicine

1.4 The meanings of polysemy terms in the same discipline are close or related to each other. They are generally treated as different meanings of the same word, listed with ① ② ③ etc. Arabic translations are corresponding to the Chinese meaning items. (Table 2).

Table 2 Examples of Polysemy Terms

Chinese term	Arabic term
伤寒	١. أمراض برد خارجية ٢. أمراض حرارة خارجية
神	١. حيوية ٢. روح ٣ أنشطة التفكير

1.5 If the meaning items of a polysemy term are irrelevant and are in different disciplines, they will be placed in different positions in the TCM concept tree. For example, the "七情 seven emotions" in the basic theory of traditional Chinese medicine and the "七情 seven relations" in traditional Chinese pharmacy share the same Chinese characters, but have totally different meanings, so they are in different concept-tree positions and have different translations. (Table 3)

Table 3 Different meanings and translations of "七情"

Code	Chinese term	Arabic transliteration	Arabic term
0-0.413	七情（中基）	المشاعر السبعة	تشي تشينغ
0-0.2523	七情（中药）	العلاقات السبعة	تشي تشينغ

2 Phonetic notation

2.1 Each Chinese term is notated with both Chinese Pinyin and Arabic transliteration. (Table 1)

2.2 For the convenience of foreigners to learn, the Chinese Pinyin and Arabic transliteration of each Chinese character are listed separately. (Table 1)

2.3 The transliteration of Chinese Pinyin into Arabic referred to the "Chinese Pinyin Checklist" in the preface of the second edition of the *Chinese-Arabic Dictionary* published by Peking University Press in 2013.[15]

3 Translation

3.1 The translations of Western medicine related terms referred to *The Unified Medical Dictionary English-Arabic, Fourth Edition*[1].

3.2 If single-meaning term have multiple translations, and it is difficult to figure out standard one, all the translations should be listed in the text at the first time, and the Arabic translations for the same term should be separated by the equivalent sign "؛". If a term is also a component of other compound terms, then, only one of the translations would be used according to the specific context, and the first one is generally the preferred term.

气分 تشي فن؛ طبقة التشي

营分 ينغ فن؛ الطبقة المغذية

血分 شيويه فن؛ طبقة الدم

3.3 This book is a systematic translation of TCM terminology into Arabic, and the translation of definitions in Arabic has not been carried out systematically yet. In view of the great differences in language and culture, interpretive translation is adopted for some of the terms that are difficult to translate, which resulting in long translated titles. Examples:

瘛疭　الانقباض والانبساط باليد والقدم

根结　مكان الأصول والنهاية لتشي المسارات

For some terms, the background of the term, the meaning of single Chinese Character or a word are explained in parentheses "()". Examples:

灵枢经　لينغ شوجينغ؛ المحور الإلهي أو المحور الروحي (نص صيني طبي قديم)

仁斋直指方　رن تشاي تشي تشي فانغ؛ الوصفات الفعالة لرن تشاي (كتاب وصفات الطب الصيني التقليدي في عهد أسرة سونغ الجنوبية)

采收期　فترة الحصاد (تجميع الأعشاب)

煅淬　التكليس والتبريد (التبريد بشكل مفاجئ في مادة سائلة)

泛油　فَيْض الزيت (حالة من تسرب الزيت، بحيث تعجل الجودة ناعمة، واللون داكناً والطعم زنخاً)

This phenomenon will be ameliorated or eliminated when the definition is translated systematically.

3.4 Transliteration is the preferred translation for proper nouns including the names of books, formulas, acupoints, and persons.

目录

الفهرس

Contents

编号 الرقم المسلسل Code	汉文术语 المصطلح الصيني Chinese term	汉语拼音 الأبجدية الصينية الصوتية Chinese Pinyin	阿文音译 الترجمة الصوتية العربية Arabic transliteration	阿文术语 المصطلح العربي Arabic Term	英文术语 المصطلح الإنجليزي English term
01. 总论 المصطلحات العامة General					
01.001	中医	zhōng yī	تشونغ يي	١- الطب الصيني التقليدي؛ ٢- طبيب متخصص في الطب الصيني التقليدي	① traditional Chinese medicine; TCM ② practitioners of traditional Chinese medicine
01.002	中药	zhōng yào	تشونغ ياو	العقاقير الصينية	Chinese medicinal
01.003	中医学	zhōng yī xué	تشونغ يي شيويه	علم الطب الصيني التقليدي	[study of] traditional Chinese medicine
01.004	中药学	zhōng yào xué	تشونغ ياو شيويه	علم العقاقير الصينية التقليدية	[study of] traditional Chinese pharmacy
01.005	中医药	zhōng yī yào	تشونغ يي ياو	الطب الصيني التقليدي والصيدلة	traditional Chinese medicine and pharmacy
01.006	中医药学	zhōng yī yào xué	تشونغ يي ياو شيويه	علوم الطب الصيني التقليدي والصيدلة	[study of] traditional Chinese medicine and pharmacy
01.007	中西医结合	zhōng xī yī jié hé	تشونغ شي يي جيه خه	الجمع بين الطب الصيني التقليدي والطب الغربي	integrated traditional Chinese and western medicine
01.008	中医基础理论	zhōng yī jī chǔ lǐ lùn	تشونغ يي جي تشو لي لون	النظرية الأساسية للطب الصيني التقليدي	basic theory of traditional Chinese medicine; fundamental theory of traditional Chinese medicine; foundation of traditional Chinese medicine
01.009	中医诊断学	zhōng yī zhěn duàn xué	تشونغ يي تشن دوان شيويه	علم التشخيص في الطب الصيني التقليدي	traditional Chinese diagnostics
01.010	方剂学	fāng jì xué	فانغ جي شيويه	علم الوصفات الطبية	formulas [study]
01.011	中医内科学	zhōng yī nèi kē xué	تشونغ يي ني كه شيويه	علم الأمراض الباطنية في الطب الصيني التقليدي	traditional Chinese internal medicine

编号 الرقم المسلسل Code	汉文术语 المصطلح الصيني Chinese term	汉语拼音 الأبجدية الصينية الصوتية Chinese Pinyin	阿文音译 الترجمة الصوتية العربية Arabic transliteration	阿文术语 المصطلح العربي Arabic Term	英文术语 المصطلح الإنجليزي English term
01.012	中医外科学	zhōng yī wài kē xué	تشونغ يي واي كه شيويه	علم الأمراض الجراحية في الطب الصيني التقليدي	traditional Chinese external medicine
01.013	中医皮肤科学	zhōng yī pí fū kē xué	تشونغ يي بي فو كه شيويه	علم الأمراض الجلدية في الطب الصيني التقليدي	traditional Chinese dermatology
01.014	中医肛肠科学	zhōng yī gāng cháng kē xué	تشونغ يي قانغ تشانغ كه شيويه	علم الأمراض المستقيم والشرج في الطب الصيني التقليدي	traditional Chinese proctology
01.015	中医妇科学	zhōng yī fù kē xué	تشونغ يي فو كه شيويه	علم أمراض النساء في الطب الصيني التقليدي	traditional Chinese gynecology
01.016	中医儿科学	zhōng yī ér kē xué	تشونغ يي أر كه شيويه	علم أمراض الأطفال في الطب الصيني التقليدي	traditional Chinese pediatrics
01.017	中医眼科学	zhōng yī yǎn kē xué	تشونغ يي يان كه شيويه	علم أمراض العيون في الطب الصيني التقليدي	traditional Chinese ophthalmology
01.018	中医耳鼻喉科学	zhōng yī ěr bí hóu kē xué	تشونغ يي أر بي هو كه شيويه	علم أمراض الأنف والأذن والحنجرة في الطب الصيني التقليدي	traditional Chinese otorhinolaryngology
01.019	中医骨伤科学	zhōng yī gǔ shāng kē xué	تشونغ يي قو شانغ كه شيويه	طب العظام والكسور في الطب الصيني التقليدي	traditional Chinese orthopeadics and traumatology; osteology and traumatology in traditional Chinese medicine
01.020	中医急诊学	zhōng yī jí zhěn xué	تشونغ يي جي تشن شيويه	طب الطوارئ في الطب الصيني التقليدي	traditional Chinese emergency medicine
01.021	针灸学	zhēn jiǔ xué	تشن جيو شيويه	علم الوخز بالإبر والكي (التشييح)	study of acupuncture and moxibustion
01.022	中医推拿学	zhōng yī tuī ná xué	تشونغ يي توي نا شيويه	علم التدليك العلاجي (توينا) في الطب الصيني التقليدي	tuina of traditional Chinese medicine
01.023	中医养生学	zhōng yī yǎng shēng xué	تشونغ يي يانغ شنغ شيويه	المحافظة على الصحة في الطب الصيني التقليدي	health preservation in traditional Chinese medicine

编号 الرقم المسلسل Code	汉文术语 المصطلح الصيني Chinese term	汉语拼音 الأبجدية الصينية الصوتية Chinese Pinyin	阿文音译 الترجمة الصوتية العربية Arabic transliteration	阿文术语 المصطلح العربي Arabic Term	英文术语 المصطلح الإنجليزي English term
01.024	中医康复学	zhōng yī kāng fù xué	تشونغ يي كانغ فو شيويه	طب إعادة التأهيل في الطب الصيني التقليدي	traditional Chinese rehabilitation medicine
01.025	中医护理学	zhōng yī hù lǐ xué	تشونغ يي هو لي شيويه	التمريض في الطب الصيني التقليدي	traditional Chinese medicine nursing
01.026	温病学	wēn bìng xué	ون بينغ شيويه	دراسة أمراض السخونة	[study of] warm disease
01.027	药用植物学	yào yòng zhí wù xué	ياو يونغ تشي وو شيويه	علم النباتات الطبية	pharmaceutical botany
01.028	中药化学	zhōng yào huà xué	تشونغ ياو هوا شيويه	علم الكيمياء للعقاقير الصينية التقليدية	Chinese medicinal chemistry
01.029	中药药理学	zhōng yào yào lǐ xué	تشونغ ياو ياو لي شيويه	علم الأدوية في الطب الصيني التقليدي	Chinese medicinal pharmacology
01.030	中药鉴定学	zhōng yào jiàn dìng xué	تشونغ ياو جيان دينغ شيويه	علم تحديد العقاقير الصينية التقليدية	Chinese medicinal identification
01.031	中药炮制学	zhōng yào pào zhì xué	تشونغ ياو باو تشي شيويه	علم تجهيز العقاقير الصينية التقليدية	study of processing Chinese materia medica
01.032	中药药剂学	zhōng yào yào jì xué	تشونغ ياو ياو جي شيويه	الصيدلة للعقاقير الصينية التقليدية	Chinese medicinal pharmaceutics
01.033	中药制剂分析	zhōng yào zhì jì fēn xī	تشونغ ياو تشي جي فن شي	تحليل المستحضرات من العقاقير الصينية التقليدية	Chinese medicinal preparation analysis
01.034	中国医学史	zhōng guó yī xué shǐ	تشونغ قوه يي شيويه شي	تاريخ الطب الصيني	history of medicine in China
01.035	中医文献学	zhōng yī wén xiàn xué	تشونغ يي ون شيان شيويه	علم الوثائق التاريخية للطب الصيني التقليدي	Chinese medical literature
01.036	中医各家学说	zhōng yī gè jiā xué shuō	تشونغ يي قه جيا شيويه شوه	النظريات لكل مدرسة في الطب الصيني التقليدي	thoughts of traditional Chinese medical schools
01.037	医案	yī àn	يي آن	السجلات الطبية	medical records
01.038	国家中医药管理局	guó jiā zhōng yī yào guǎn lǐ jú	قوه جيا تشونغ يي ياو قوان لي جيوي	الإدارة القومية للطب الصيني التقليدي	National Administration of Traditional Chinese Medicine

编号 الرقم المسلسل Code	汉文术语 المصطلح الصيني Chinese term	汉语拼音 الأبجدية الصينية الصوتية Chinese Pinyin	阿文音译 الترجمة الصوتية العربية Arabic transliteration	阿文术语 المصطلح العربي Arabic Term	英文术语 المصطلح الإنجليزي English term
01.039	中华中医药学会	zhōng huá zhōng yī yào xué huì	تشونغ هوا تشونغ يي ياو شيويه هوي	الجمعية الصينية للطب الصيني التقليدي	China Association of Chinese Medicine
01.040	世界针灸学会联合会	shì jiè zhēn jiǔ xué huì lián hé huì	شي جيه تشن جيو شيويه هوي ليان هه هوي	الاتحاد العالمي لجمعيات الوخز بالإبر وكي الجلد	World Federation of Acupuncture-Moxibustion Societies
01.041	中国针灸学会	zhōng guó zhēn jiǔ xué huì	تشونغ قوه تشن جيو شيويه هوي	الجمعية الصينية لوخز بالإبر وكي الجلد	China Association of Acupuncture-Moxibustion
01.042	中国中西医结合学会	zhōng guó zhōng xī yī jié hé xué huì	تشونغ قوه تشونغ شي يي جيه خه شيويه هوي	الجمعية الصينية للجمع بين الطب الصيني التقليدي والطب الغربي	Chinese Association of Integrative Medicine; CAIM
01.043	中国民族医药学会	zhōng guó mín zú yī yào xué huì	تشونغ قوه مين تسو يي ياو شيويه هوي	الجمعية الطبية الوطنية الصينية	China Medical Association of Minorities
01.044	中医师	zhōng yī shī	تشونغ يي شي	طبيب للطب الصيني التقليدي	traditional Chinese physician
01.045	中药师	zhōng yào shī	تشونغ ياو شي	صيدلي متخصص في العقاقير الصينية التقليدية	traditional Chinese pharmacist

02. 医史文献 التاريخ والوثائق التاريخية Medical history and literature

02.01 医书 الكتب الطبية Medical books

编号	汉文术语	汉语拼音	阿文音译	阿文术语	英文术语
02.001	五十二病方	wǔ shí èr bìng fāng	وو شي أر بينغ فانغ	وو شي أر بينغ فانغ؛ وصفات دواء لاثنين وخمسين مرض	52 Bing Fang; Formulas for Fifty-two Diseases
02.002	灵枢经；灵枢	líng shū jīng; líng shū	لينغ شو جينغ؛ لينغ شو	لينغ شوجينغ؛ المحور الإلهي أو المحور الروحي (نص صيني طبي قديم)	Lingshu Jing; Miraculous Pivot
02.003	素问	sù wèn	سو ون	سوو ون؛ مسائل رئيسية (الحوار الصريح)	Suwen; Plain Questions

编号 الرقم المسلسل Code	汉文术语 المصطلح الصيني Chinese term	汉语拼音 الأبجدية الصينية الصوتية Chinese Pinyin	阿文音译 الترجمة الصوتية العربية Arabic transliteration	阿文术语 المصطلح العربي Arabic Term	英文术语 المصطلح الإنجليزي English term
02.004	黄帝内经	huáng dì nèi jīng	هوانغ دي ني جينغ	هوانغ دي ني جينغ؛ القانون الداخلي للإمبراطور الأصفر (كتاب الإمبراطور الأصفر للطب الباطني)	Huangdi Neijing; Huangdi's Inner Canon
02.005	神农本草经	shén nóng běn cǎo jīng	شن نونغ بن تساو جينغ	شن نونغ بن تساو جينغ؛ كتاب شن نونغ حول المواد الطبية	Shennong Bencao Jing; Shennong's Classic of Materia Medica
02.006	难经	nàn jīng	نان جينغ	نان جينغ؛ كتاب المسائل الصعبة	Nan Jing; The Classic of Difficult Issues
02.007	伤寒杂病论	shāng hán zá bìng lùn	شانغ هان تسا بينغ لون	شانغ هان تسا بينغ لون؛ نظاريات عن البرد والأمراض المختلفة	Shanghan Zabing Lun; Treatise on Cold-Damage and Miscellaneous Diseases
02.008	伤寒论	shāng hán lùn	شانغ هان لون	شانغ هان لون؛ نظريات عن أضرار البرد	Shanghan Lun; Treatise on Cold -Damage
02.009	金匮要略	jīn guì yào lüè	جين قوي ياو ليويه	جين قوي ياو ليويه؛ الموجز عن الحجرة الذهبية	Jingui Yaolüe; Synopsis of Golden Chamber
02.010	针灸甲乙经	zhēn jiǔ jiǎ yǐ jīng	تشن جيو جيا يي جينغ	تشن جيو جيا يي جينغ؛ كتاب أ-ب عن الوخز بالإبر والكي	Zhenjiu Jiayi Jing; A-B Classic of Acupuncture and Moxibustion
02.011	脉经	mài jīng	ماي جينغ	ماي جينغ؛ كتاب النبض	Mai Jing; The Pulse Classic
02.012	肘后备急方	zhǒu hòu bèi jí fāng	تشو هو بي جي فانغ	تشو هو بي جي فانغ؛ الوصفات لعلاج حالات الطوارئ	Zhouhou Beiji Fang; Handbook of Formulas for Emergencies
02.013	刘涓子鬼遗方	liú juān zǐ guǐ yí fāng	ليو جيوان تسي قوي يي فانغ	ليو جيوان تسي قوي يي فانغ؛ الوصفات الملائكية لليوجيوان تسي	Liu Juanzi Guiyi Fang; Liu Juan-zi's Ghost-Bequeathed Formula
02.014	雷公炮炙论	léi gōng pào zhì lùn	لي قونغ باو تشي لون	لي قونغ باو تشي لون؛ نظرية الخبير لي حول تصنيع الدواء	Leigong Paozhi Lun; Master Lei's Discourse on Medicinal Processing

编号 الرقم المسلسل Code	汉文术语 المصطلح الصيني Chinese term	汉语拼音 الأبجدية الصينية الصوتية Chinese Pinyin	阿文音译 الترجمة الصوتية العربية Arabic transliteration	阿文术语 المصطلح العربي Arabic Term	英文术语 المصطلح الإنجليزي English term
02.015	神农本草经集注	shén nóng běn cǎo jīng jí zhù	شن نونغ بن تساو جينغ جي تشو	شن نونغ بن تساو جينغ جي تشو؛ تفسير كتاب الإمبراطور الأصفر للطبّ الباطني	Shennong Bencao Jing Jizhu; Collected Commentaries on 'Shen Nong's Classic of Materia Medica'
02.016	黄帝内经太素	huáng dì nèi jīng tài sù	هوانغ دي ني جينغ تاي سو	هوانغ دي ني جينغ تاي سو؛ التفسير لكتاب الإمبراطور الأصفر للطبّ الباطني	Huangdi Neijing Taisu; Grand Simplicity of 'Huangdi's Inner Canon'
02.017	诸病源候论	zhū bìng yuán hòu lùn	تشو بينغ يوان هو لون	تشو بينغ يوان هو لون؛ نظريات عن الأسباب والأعراض لجميع الأمراض	Zhu Bing Yuan Hou Lun; Treatise on the Origins and Manifestations of Various Diseases
02.018	备急千金要方	bèi jí qiān jīn yào fāng	بي جي تشيان جين ياو فانغ	بي جي تشيان جين ياو فانغ؛ الوصفات القيمة للحالات الطارئة	Beiji Qianjin Yao Fang; Essential Formulas Worth a Thousand Gold Pieces for Emergency
02.019	新修本草；唐本草	xīn xiū běn cǎo; táng běn cǎo	شين شيو بن تساو؛ تانغ بن تساو	شين شيو بن تساو؛ كتاب عن المواد الطبية المنقحة حديثا	Xinxiu Bencao; Newly Revised Materia Medica
02.020	千金翼方	qiān jīn yì fāng	تشيان جين يي فانغ	تشيان جين يي فانغ؛ كتاب مكمل في الوصفات القيمة	Qianjin Yi Fang; Supplement to 'Essential Formulas Worth a Thousand Gold Pieces for Emergencies'
02.021	本草拾遗	běn cǎo shí yí	بن تساو شي يي	بن تساو شي يي؛ كتاب مكمل حول المواد الطبية	Bencao Shiyi; A Supplement to Materia Medica
02.022	食疗本草	shí liáo běn cǎo	شي لياو بن تساو	شي لياو بن تساو؛ المواد الطبية للعلاج الغذائي	Shiliao Bencao; Materia Medica for Dietotherapy
02.023	外台秘要方；外台秘要	wài tái mì yào fāng; wài tái mì yào	واي تاي مي ياو فانغ؛ واي تاي مي ياو	واي تاي مي ياو فانغ؛ الوصفات السرية من المكتبة الإمبراطورية	Waitai Miyao Fang; Arcane Essentials from the Imperial Library

编号 الرقم المسلسل Code	汉文术语 المصطلح الصيني Chinese term	汉语拼音 الأبجدية الصينية الصوتية Chinese Pinyin	阿文音译 الترجمة الصوتية العربية Arabic transliteration	阿文术语 المصطلح العربي Arabic Term	英文术语 المصطلح الإنجليزي English term
02.024	食医心鉴	shí yī xīn jiàn	شي يي شين جيان	شي يي شين جيان؛ تجارب للعلاج الغذائي	Shiyi Xin Jian; Heart Mirror of Dietotherapy
02.025	海药本草	hǎi yào běn cǎo	هاي ياو بن تساو	هاي ياو بن تساو؛ المواد الطبية من خارج الصين	Haiyao Bencao; Oversea Materia Medica
02.026	太平圣惠方	tài píng shèng huì fāng	تاي بينغ شنغ هوي فانغ	تاي بينغ شنغ هوي فانغ؛ الوصفات الملكية الخيرية	Taiping Shenghui Fang; Taiping Royal Benevolent Formularies
02.027	经史证类备急本草	jīng shǐ zhèng lèi bèi jí běn cǎo	جينغ شي تشنغ لي بي جي بن تساو	جينغ شي تشنغ لي بي جي بن تساو؛ المواد الطبية حسب أعراض الأمراض الطارئة من الكتب التاريخية الشهيرة	Jing Shi Zheng Lei Beiji Bencao; Classified Materia Medica from Historical Classics for Emergency
02.028	太平惠民和剂局方；和剂局方	tài píng huì mín hé jì jú fāng; hé jì jú fāng	تاي بينغ هوي مين خه جي جيوي فانغ؛ خه جي جيوي فانغ	تاي بينغ هوي مين خه جي جيوي فانغ؛ الوصفات الطبية لهوي مين خه جي جيوي لتاي بينغ	Taiping Huimin Heji Ju Fang; Formularies of Taiping Benevolent Dispensary & Medicinal Compounding Bureau
02.029	圣济总录	shèng jì zǒng lù	شنغ جي تسونغ لو	شنغ جي تسونغ لو؛ السجلّات العامة للنجدة المقدّسة	Sheng Ji Zonglu; General Records of Royal Benevolence
02.030	本草衍义	běn cǎo yǎn yì	بن تساو يان يي	بن تساو يان يي؛ الاستنتاج المفصل من المواد الطبية	Bencao Yanyi; Augmented Materia Medica
02.031	圣济经	shèng jì jīng	شنغ جي جينغ	شنغ جي جينغ؛ كتاب النجدة المقدّسة	Sheng Ji Jing; Classic of Royal Benevolence
02.032	小儿药证直诀	xiǎo ér yào zhèng zhí jué	شياو أر ياو تشنغ تشي جيويه	شياو أر ياو تشنغ تشي جيويه؛ علم تشخيص وعلاج أمراض الأطفال	Xiao'er Yao Zheng Zhi Jue; Key to Diagnosis and Treatment of Children's Diseases
02.033	伤寒明理论	shāng hán míng lǐ lùn	شانغ هان مينغ لي لون	شانغ هان مينغ لي لون؛ شرح واضح للزكام والبرد	Shanghan Mingli Lun; Concise Exposition on Cold-Damage

编号 الرقم المسلسل Code	汉文术语 المصطلح الصيني Chinese term	汉语拼音 الأبجدية الصينية الصوتية Chinese Pinyin	阿文音译 الترجمة الصوتية العربية Arabic transliteration	阿文术语 المصطلح العربي Arabic Term	英文术语 المصطلح الإنجليزي English term
02.034	幼幼新书	yòu yòu xīn shū	يو يو شين شو	يو يو شين شو؛ الكتاب الجديد في طب الأطفال	Youyou Xin Shu; A New Book of Pediatrics
02.035	宣明论方	xuān míng lùn fāng	شيوان مينغ لون فانغ	شيوان مينغ لون فانغ؛ الملخص الواضح في الوصفات	Xuanming Lun Fang; Clear Synopsis on Formulas
02.036	三因极一病证方论	sān yīn jí yī bìng zhèng fāng lùn	سان ين جي يي بينغ تشنغ فانغ لون	سان ين جي يي بينغ تشنغ فانغ لون؛ الدراسة عن ثلاثة أنواع من أسباب المرض	Sanyin Ji Yi Bingzheng Fang Lun; Treatise on Diseases, Patterns and Formulas Related to the Unification of the Three Etiologies
02.037	儒门事亲	rú mén shì qīn	رو من شي تشين	رو من شي تشين؛ النظرية الكونفوشيوسية وخدمة كبار السن	Rumen Shi Qin; Confucians' Duties to Parents
02.038	妇人大全良方	fù rén dà quán liáng fāng	فو رن دا تشيوان ليانغ فانغ	فو رن دا تشيوان ليانغ فانغ؛ الوصفات الفعالة الشاملة للأمراض النسائية	Furen Daquan Liang Fang; Complete Effective Formulas for Women's Diseases
02.039	重修政和经史证类备急本草	chóng xiū zhèng hé jīng shǐ zhèng lèi bèi jí běn cǎo	تشونغ شيو تشنغ خه جينغ شي تشنغ لي بي جي بن تساو	تشونغ شيو تشنغ خه جينغ شي تشنغ لي بي جي بن تساو؛ إعادة التحقيق والتصحيح في كتاب المواد الطبية حسب أعراض الأمراض الطارئة من الكتب التاريخية الشهيرة خلال فترة تشنغ خه في أسرة سونغ الملكية	Chongxiu Zhenghe Jing Shi Zheng Lei Beiji Bencao; The Revised Zhenghe Classified Materia Medica from Historical Classics for Emergency
02.040	脾胃论	pí wèi lùn	بي وي لون	بي وي لون؛ الدراسة في الطحال والمعدة	Piwei Lun; Treatise on the Spleen and Stomach
02.041	仁斋直指方	rén zhāi zhí zhǐ fāng	رن تشاي تشي تشي فانغ	رن تشاي تشي تشي فانغ؛ الوصفات الفعالية لرن تشاي (كتاب وصفات الطب الصيني التقليدي في عهد أسرة سونغ الجنوبية)	Renzhai Zhi Zhi Fang; [Yang] Ren-zhai's Direct Guidance on Formulas

编号 الرقم المسلسل Code	汉文术语 المصطلح الصيني Chinese term	汉语拼音 الأبجدية الصينية الصوتية Chinese Pinyin	阿文音译 الترجمة الصوتية العربية Arabic transliteration	阿文术语 المصطلح العربي Arabic Term	英文术语 المصطلح الإنجليزي English term
02.042	外科精要	wài kē jīng yào	واي كه جينغ ياو	واي كه جينغ ياو؛ جوهر طب الجراحة	Waike Jingyao; Essence of External Medicine
02.043	洗冤录	xǐ yuān lù	شي يوان لو	شي يوان لو؛ سجلات الطب الشرعي (المقصود بها سجلات تصحيح الخطأ)	Xiyuan Lu; Records for Vindication
02.044	兰室秘藏	lán shì mì cáng	لان شي مي تسانغ	لان شي مي تسانغ؛ الكتاب السري من لان شي	Lanshi Micang; Secret Book of Orchid Chamber
02.045	秘传眼科龙木论	mì chuán yǎn kē lóng mù lùn	مي تشوان يان كه لونغ مو لون	مي تشوان يان كه لونغ مو لون؛ الدراسة السرية عن طبّ العيون لناغا رجونا (طب العيون في الطب الصيني التقليدي من أسرتي سونغ ويوان)	Michuan Yanke Longmu Lun; Nagarjuna's Ophthalmology Esoterica
02.046	汤液本草	tāng yè běn cǎo	تانغ يه بن تساو	تانغ يه بن تساو؛ كتاب المواد الطبية لديكوتيون	Tangye Bencao; Materia Medica for Decoctions
02.047	瑞竹堂经验方	ruì zhú táng jīng yàn fāng	روي تشو تانغ جينغ يان فانغ	روي تشو تانغ جينغ يان فانغ؛ الوصفات التجريبية من روي تشو تانغ	Ruizhutang Jingyan Fang; Ruizhutang Empirical Formulas
02.048	饮膳正要	yǐn shàn zhèng yào	ين شان تشنغ ياو	ين شان تشنغ ياو؛ المبادئ في الأكل والشرب (المبادئ في التغذية)	Yin Shan Zhengyao; Principles of Correct Diet
02.049	世医得效方	shì yī dé xiào fāng	شي يي ده شياو فانغ	شي يي ده شياو فانغ؛ الوصفات الفعالة المتوارثة عبر الأجيال	Shi Yi De Xiao Fang; Effective Formulas from Generations of Physicians
02.050	十四经发挥	shí sì jīng fā huī	شي سي جينغ فا هوي	شي سي جينغ فا هوي؛ توضيح القنوات الأربع عشرة	Shisijing Fahui; Elucidation of Fourteen Channels
02.051	格致余论	gé zhì yú lùn	قه تشي يوي لون	قه تشي يوي لون؛ الدراسة عن شروح النظرية الطبية	Gezhi Yu Lun; Further Discourses on the Acquisition of Knowledge through Profound Studies

编号 الرقم المسلسل Code	汉文术语 المصطلح الصيني Chinese term	汉语拼音 الأبجدية الصينية الصوتية Chinese Pinyin	阿文音译 الترجمة الصوتية العربية Arabic transliteration	阿文术语 المصطلح العربي Arabic Term	英文术语 المصطلح الإنجليزي English term
02.052	局方发挥	jú fāng fā huī	جيوي فانغ فا هوي	جيوي فانغ فا هوي؛ التوضيح للوصفات الرسمية -خه جي جيوي (الوصفات الرسمية في الطب الصيني)	Jufang Fahui; Elaboration of the 'Bureau Formularies'
02.053	回回药方	huí huí yào fāng	هوي هوي ياو فانغ	هوي هوي ياو فانغ؛ الوصفات الطبية لهوي هوي	Huihui Yaofang; Huihui Formularies
02.054	丹溪心法	dān xī xīn fǎ	دان شي شين فا	دان شي شين فا؛ تعاليم طبيب دان شي	Danxi Xinfa; [Zhu] Danxi's Mastery of Medicine
02.055	普济方	pǔ jì fāng	بو جي فانغ	بو جي فانغ؛ وصفات للنجدة العامّة والإغاثة	Puji Fang; Formulas for Universal Relief
02.056	救荒本草	jiù huāng běn cǎo	جيو هوانغ بن تساو	جيو هوانغ بن تساو؛ المواد الطبية لمقاومة المجاعة	Jiuhuang Bencao; Materia Medica for Famine Relief
02.057	本草品汇精要	běn cǎo pǐn huì jīng yào	بن تساو بين هوي جينغ ياو	بن تساو بين هوي جينغ ياو؛ مختارات من المواد الطبية	Bencao Pinhui Jingyao; Collected Essentials of Species of Materia Medica
02.058	名医类案	míng yī lèi àn	مينغ يي لي آن	مينغ يي لي آن؛ الحالات المصنفة لأشهر الأطباء	Mingyi Leian; Classified Case Records of Celebrated Physicians
02.059	古今医统大全	gǔ jīn yī tǒng dà quán	قو جين يي تونغ دا تشيوان	قو جين يي تونغ دا تشيوان؛ الموسوعة الطبية الشاملة من القديم وحتى الآن	Gujin Yitong Daquan; The Complete Compendium of Ancient and Modern Medical Works
02.060	医学纲目	yī xué gāng mù	يي شيويه قانغ مو	يي شيوه قانغ مو؛ الخلاصة الطبية الوافية	Yixue Gangmu; Compendium of Medicine
02.061	本草纲目	běn cǎo gāng mù	بن تساو قانغ مو	بن تساو قانغ مو؛ الخلاصة الوافية في المواد الطبية	Bencao Gangmu; Compendium of Materia Medica
02.062	万密斋医学全书	wàn mì zhāi yī xué quán shū	وان مي تشاي يي شيويه تشيوان شو	وان مي تشاي يي شيوه تشيوان شو؛ الموسوعة الطبية لوان مي تشاي	Wan Mizhai Yixue Quanshu; Wan Mi-zhai's Complete Medical Works

编号 الرقم المسلسل Code	汉文术语 المصطلح الصيني Chinese term	汉语拼音 الأبجدية الصينية الصوتية Chinese Pinyin	阿文音译 الترجمة الصوتية العربية Arabic transliteration	阿文术语 المصطلح العربي Arabic Term	英文术语 المصطلح الإنجليزي English term
02.063	赤水玄珠	chì shuǐ xuán zhū	تشي شوي شيوان تشو	تشي شوي شيوان تشو؛ اللؤلؤة السوداء من النهر الأحمر	Chishui Xuanzhu; Black Pearl from Red Water
02.064	万病回春	wàn bìng huí chūn	وان بينغ هوي تشون	وان بينغ هوي تشون؛ الشفاء من جميع الأمراض	Wanbing Huichun; Health Restoration from Myriad Diseases
02.065	针灸大成	zhēn jiǔ dà chéng	تشن جيو دا تشنغ	تشن جيو دا تشنغ؛ الجامع في الوخز بالإبر وكي الجلد الجامع	Zhenjiu Dacheng; Compendium of Acupuncture and Moxibustion
02.066	证治准绳	zhèng zhì zhǔn shéng	تشنغ تشي تشون شنغ	تشنغ تشي تشون شنغ؛ المقياس في التشخيص والعلاج	Zhengzhi Zhunsheng; Standards for Diagnosis and Treatment
02.067	寿世保元	shòu shì bǎo yuán	شو شي باو يوان	شو شي باو يوان؛ إطالة أمد الحياة وحفظ تشي الأصلي	Shoushi Baoyuan; Prolonging Life and Preserving the Origin
02.068	外科正宗	wài kē zhèng zōng	واي كه تشنغ تسونغ	واي كه تشنغ تسنغ؛ الدليل الأصيل في الأمراض الجراحية (أمراض خارجية)	Waike Zhengzong; Orthodox Lineage of External Medicine
02.069	医贯	yī guàn	يي قوان	يي قوان؛ مفتاح الإرتباط للطب	Yi Guan; Key Link of Medicine
02.070	济阴纲目	jì yīn gāng mù	جي ين قانغ مو	جي ين قانغ مو؛ الخلاصة الوافية للأمراض النسائية	Ji Yin Gangmu; Compendium of Women's Diseases
02.071	景岳全书	jǐng yuè quán shū	جينغ يويه تشيوان شو	جينغ يوه تشيوان شو؛ الأعمال الكاملة لجينغ يوه	Jingyue Quanshu; [Zhang] Jing-yue's Complete Works
02.072	类经	lèi jīng	لي جينغ	لي جينغ؛ المجموعة المصنفة لقانون الداخلي للإمبراطور الأصفر	Lei Jing; Classified Canon
02.073	霉疮秘录	méi chuāng mì lù	مي تشوانغ مي لو	مي تشوانغ مي لو؛ السجلات السرية في مرض الزهري	Meichuang Milu; Secret Record of Syphilis

编号 الرقم المسلسل Code	汉文术语 المصطلح الصيني Chinese term	汉语拼音 الأبجدية الصينية الصوتية Chinese Pinyin	阿文音译 الترجمة الصوتية العربية Arabic transliteration	阿文术语 المصطلح العربي Arabic Term	英文术语 المصطلح الإنجليزي English term
02.074	温疫论	wēn yì lùn	ون يي لون	ون يي لون؛ نظريات عن الأمراض الوبائية	Wenyi Lun; Treatise on Warm-Heat Pestilence
02.075	审视瑶函	shěn shì yáo hán	شن شي ياو هان	شن شي ياو هان؛ الكتاب القيم في طب العيون	Shen Shi Yao Han; Precious Book of Ophthalmology
02.076	医方集解	yī fāng jí jiě	يي فانغ جي جيه	يي فانغ جي جيه؛ تفسير الوصفات الطبية	Yifang Jijie; Collected Exegesis of Formulas
02.077	汤头歌诀	tāng tóu gē jué	تانغ تو قه جيويه	تانغ تو قه جيويه؛ الوصفات الطبية في الشعرية	Tangtou Gejue; Formulas in Rhyme
02.078	外科证治全生集	wài kē zhèng zhì quán shēng jí	واي كه تشنغ تشي تشيوان شنغ جي	واي كه تشنغ تشي تشيوان شنغ جي؛ الموسوعة الطبية لحفظ الحياة في التشخيص والعلاج للأمراض الجراحية (أمراض خارجية)	Waike Zhengzhi Quansheng Ji; Life-saving Manual of Diagnosis and Treatment of External Medicine
02.079	医宗金鉴	yī zōng jīn jiàn	يي تسونغ جين جيان	يي تسنغ جين جيان؛ المرآة الذهبية في علم الطبّ	Yizong Jinjian; Golden Mirror of Medicine
02.080	临证指南医案	lín zhèng zhǐ nán yī àn	لين تشنغ تشي نان يي آن	لين تشنغ تشي نان يي آن؛ سجلات الحالة كدلائل للممارسة السريرية في الطب	Linzheng Zhinan Yi'an; Case Records as a Guide to Clinical Practice
02.081	幼幼集成	yòu yòu jí chéng	يو يو جي تشنغ	يو يو جي تشنغ؛ الجامع في أمراض الأطفال الجامع	Youyou Jicheng; Complete Work on Pediatrics
02.082	喉科指掌	hóu kē zhǐ zhǎng	هو كه تشي تشانغ	هو كه تشي تشانغ؛ دليل علم أمراض الحنجرة	Houke Zhizhang; Guide Book of Laryngology
02.083	串雅内编	chuàn yǎ nèi biān	تشوان يا ني بيان	تشوان يا ني بيان؛ السجلات للطب الشعبي المجلد الأول	Chuanya Nei Bian; Inner Treatise on Folk Medicine
02.084	串雅外编	chuàn yǎ wài biān	تشوان يا واي بيان	تشوان يا واي بيان؛ السجلات للطب الشعبي المجلد الثاني	Chuanya Wai Bian; Outer Treatise on Folk Medicine

编号 الرقم المسلسل Code	汉文术语 المصطلح الصيني Chinese term	汉语拼音 الأبجدية الصينية الصوتية Chinese Pinyin	阿文音译 الترجمة الصوتية العربية Arabic transliteration	阿文术语 المصطلح العربي Arabic Term	英文术语 المصطلح الإنجليزي English term
02.085	徐灵胎医学全书	xú líng tāi yī xué quán shū	شيوي لينغ تاي يي شيويه تشيوان شو	شيوي لينغ تاي يي شيوه تشيوان شو؛ الأعمال الكاملة لشيوي لينغ تاي	Xu Lingtai Yixue Quanshu; Xu Ling-tai's Complete Medical Works
02.086	本草纲目拾遗	běn cǎo gāng mù shí yí	بن تساو قانغ مو شي يي	بن تساو قانغ مو شي يي؛ ملحق الخلاصة الوافية في المواد الطبية	Bencao Gangmu Shiyi; A Supplement to 'The Compendium of Materia Medica'
02.087	续名医类案	xù míng yī lèi àn	شيوي مينغ يي لي آن	شيوي مينغ يي لي آن؛ ملحق بالحالات المصنفة لأشهر الأطباء	Xu Mingyi Lei'an; Supplement to 'The Classified Case Records of Celebrated Physicians'
02.088	竹林寺女科；竹林寺女科秘书	zhú lín sì nǚ kē; zhú lín sì nǚ kē mì shū	تشو لين سي نيوي كه؛ تشو لين سي نيوي كه مي شو	تشو لين سي نيوي كه؛ كتاب عن الأمراض النسائية لتشو لين سي	Zhulinsi Nüke; Zhulin Temple Gynecology
02.089	温病条辨	wēn bìng tiáo biàn	ون بينغ تياو بيان	ون بينغ تياو بيان؛ التحليل المفصل عن الأمراض الدافئة الوبائية	Wenbing Tiaobian; Detailed Analysis of Warm Diseases
02.090	疡科心得集	yáng kē xīn dé jí	يانغ كه شين ده جي	يانغ كه شين ده جي؛ مجموعة التجارب العلاجية للأمراض الجراحية	Yangke Xinde Ji; Experience Gained in Treating External Diseases
02.091	傅青主女科	fù qīng zhǔ nǚ kē	فو تشينغ تشو نيوي كه	فو تشينغ تشو نيوي كه؛ علم طبّ النساء لفو تشينغ تشو	Fu Qingzhu Nüke; Fu Qing-zhu's Obstetrics and Gynecology
02.092	医林改错	yī lín gǎi cuò	يي لين قاي تسوه	يي لين قاي تسوه؛ تعديل الأخطاء للمؤلّفات الطبية	Yilin Gaicuo; Correction on Errors in Medical Classics
02.093	验方新编	yàn fāng xīn biān	يان فانغ شين بيان	يان فانغ شين بيان؛ المجموعة الجديدة للوصفات الطبية المجرّبة	Yanfang Xinbian; New Compilation of Proven Formulas
02.094	植物名实图考	zhí wù míng shí tú kǎo	تشي وو مينغ شي تو كاو	تشي وو مينغ شي تو كاو؛ دراسة أسماء الأدوية من صور النباتات	Zhiwu Mingshi Tukao; Illustration Research on Reality and Titles of Plants

编号 الرقم المسلسل Code	汉文术语 المصطلح الصيني Chinese term	汉语拼音 الأبجدية الصينية الصوتية Chinese Pinyin	阿文音译 الترجمة الصوتية العربية Arabic transliteration	阿文术语 المصطلح العربي Arabic Term	英文术语 المصطلح الإنجليزي English term
02.095	理瀹骈文	lǐ yuè pián wén	لي يويه بيان ون	لي يوه بيان ون؛ العلاجات الموضعية السطحية (العلاج الخارجي)	Li Yue Pianwen; Rhymed Discourse for Topical Remedies
02.096	血证论	xuè zhèng lùn	شيويه تشنغ لون	شيوه تشنغ لون؛ نظريات عن أعراض الدم	Xuezheng Lun; On Blood Diseases
02.097	重楼玉钥	chóng lóu yù yào	تشونغ لو يوي ياو	تشونغ لو يوي ياو؛ مفتاح اليشم لعلاج أمراض الحنجرة	Chonglou Yuyao; Jade Key to the Throat Diseases
02.098	新针灸学	xīn zhēn jiǔ xué	شين تشن جيو شيويه	الجديد في الوخز بالإبر وكي الجلد	New Acupuncture and Moxibustion
02.02 医家 الأطباء Doctors					
02.099	黄帝	huáng dì	هوانغ دي	هوانغ دي؛ الإمبراطور الأصفر	Huangdi
02.100	神农	shén nóng	شن نونغ	شن نونغ	Shennong
02.101	岐伯	qí bó	تشي بوه	تشي بوه	Qibo
02.102	医和	yī hé	يي خه	يي خه	Yihe
02.103	扁鹊	biǎn què	بيان تشيويه	بيان تشيويه	Bianque
02.104	淳于意	chún yú yì	تشون يوي يي	تشون يوي يي	Chunyu Yi
02.105	张仲景	zhāng zhòng jǐng	تشانغ تشونغ جينغ	تشانغ تشونغ جينغ	Zhang Zhongjing
02.106	华佗	huà tuó	هوا توه	هوا توه	Hua Tuo
02.107	王叔和	wáng shū hé	وانغ شو خه	وانغ شو خه	Wang Shuhe
02.108	皇甫谧	huáng fǔ mì	هوانغ فو مي	هوانغ فو مي	Huangfu Mi
02.109	葛洪	gě hóng	قه هونغ	قه هونغ	Ge Hong
02.110	雷敩	léi xiào	لي شياو	لي شياو	Lei Xiao
02.111	陶弘景	táo hóng jǐng	تاوهونغ جينغ	تاوهونغ جينغ	Tao Hongjing
02.112	徐之才	xú zhī cái	شيوي تشي تساي	شيوي تشي تساي	Xu Zhicai
02.113	巢元方	cháo yuán fāng	تساو يوان فانغ	تساو يوان فانغ	Chao Yuanfang

编号 الرقم المسلسل Code	汉文术语 المصطلح الصيني Chinese term	汉语拼音 الأبجدية الصينية الصوتية Chinese Pinyin	阿文音译 الترجمة الصوتية العربية Arabic transliteration	阿文术语 المصطلح العربي Arabic Term	英文术语 المصطلح الإنجليزي English term
02.114	杨上善	yáng shàng shàn	يانغ شانغ شان	يانغ شانغ شان	Yang Shangshan
02.115	孙思邈	sūn sī miǎo	سون سي مياو	سون سي مياو	Sun Simiao
02.116	王焘	wáng tāo	وانغ تاو	وانغ تاو	Wang Tao
02.117	陈藏器	chén zāng qì	تشن تسانغ تشي	تشن تسانغ تشي	Chen Zangqi
02.118	鉴真	jiàn zhēn	جيان تشن	جيان تشن	Jianzhen
02.119	王冰	wáng bīng	وانغ بينغ	وانغ بينغ	Wang Bing
02.120	庞安时	páng ān shí	بانغ آن شي	بانغ آن شي	Pang Anshi
02.121	钱乙	qián yǐ	تشيان يي	تشيان يي	Qian Yi
02.122	唐慎微	táng shèn wēi	تانغ شن وي	تانغ شن وي	Tang Shenwei
02.123	寇宗奭	kòu zōng shì	كو تسونغ شي	كو تسونغ شي	Kou Zongshi
02.124	成无己	chéng wú jǐ	تشنغ وو جي	تشنغ وو جي	Cheng Wuji
02.125	许叔微	xǔ shū wēi	شيوي شو وي	شيوي شو وي	Xu Shuwei
02.126	刘昉	liú fǎng	ليو فانغ	ليو فانغ	Liu Fang
02.127	陈言	chén yán	تشن يان	تشن يان	Chen Yan
02.128	张元素	zhāng yuán sù	تشانغ يوان سو	تشانغ يوان سو	Zhang Yuansu
02.129	宋慈	sòng cí	سونغ تسي	سونغ تسي	Song Ci
02.130	陈自明	chén zì míng	تشن تسي مينغ	تشن تسي مينغ	Chen Ziming
02.131	李迅	lǐ xùn	لي شيون	لي شيون	Li Xun
02.132	刘完素	liú wán sù	ليو وان سو	ليو وان سو	Liu Wansu
02.133	张子和	zhāng zǐ hé	تشانغ تسي خه	تشانغ تسي خه	Zhang Zihe
02.134	李杲	lǐ gǎo	لي قاو	لي قاو	Li Gao
02.135	杨士瀛	yáng shì yíng	يانغ شي ينغ	يانغ شي ينغ	Yang Shiying
02.136	罗天益	luó tiān yì	لوه تيان يي	لوه تيان يي	Luo Tianyi
02.137	齐德之	qí dé zhī	تشي ده تشي	تشي ده تشي	Qi Dezhi
02.138	危亦林	wēi yì lín	وي يي لين	وي يي لين	Wei Yilin

编号 الرقم المسلسل Code	汉文术语 المصطلح الصيني Chinese term	汉语拼音 الأبجدية الصينية الصوتية Chinese Pinyin	阿文音译 الترجمة الصوتية العربية Arabic transliteration	阿文术语 المصطلح العربي Arabic Term	英文术语 المصطلح الإنجليزي English term
02.139	朱震亨	zhū zhèn hēng	تشو تشن هنغ	تشو تشن هنغ	Zhu Zhenheng
02.140	忽思慧	hū sī huì	هو سي هوي	هو سي هوي	Husihui
02.141	王好古	wáng hào gǔ	وانغ هاو قو	وانغ هاو قو	Wang Haogu
02.142	倪维德	ní wéi dé	ني وي ده	ني وي ده	Ni Weide
02.143	滑寿	huá shòu	هوا شو	هوا شو	Hua Shou
02.144	汪机	wāng jī	وانغ جي	وانغ جي	Wang Ji
02.145	薛己	xuē jǐ	شيويه جي	شيويه جي	Xue Ji
02.146	万全	wàn quán	وان تشيوان	وان تشيوان	Wan Quan
02.147	高武	gāo wǔ	قاو وو	قاو وو	Gao Wu
02.148	徐春甫	xú chūn fǔ	شيوي تشون فو	شيوي تشون فو	Xu Chunfu
02.149	李时珍	lǐ shí zhēn	لي شي تشن	لي شي تشن	Li Shizhen
02.150	杨继洲	yáng jì zhōu	يانغ جي تشو	يانغ جي تشو	Yang Jizhou
02.151	孙一奎	sūn yī kuí	سون يي كوي	سون يي كوي	Sun Yikui
02.152	方有执	fāng yǒu zhí	فانغ يو تشي	فانغ يو تشي	Fang Youzhi
02.153	龚廷贤	gōng tíng xián	قونغ تينغ سيان	قونغ تينغ سيان	Gong Tingxian
02.154	王肯堂	wáng kěn táng	وانغ كن تانغ	وانغ كن تانغ	Wang Kentang
02.155	吴昆	wú kūn	وو كون	وو كون	Wu Kun
02.156	陈实功	chén shí gōng	تشن شي قونغ	تشن شي قونغ	Chen Shigong
02.157	张景岳	zhāng jǐng yuè	تشانغ جينغ يويه	تشانغ جينغ يويه	Zhang Jingyue
02.158	喻昌	yù chāng	يوي تشانغ	يوي تشانغ	Yu Chang
02.159	吴有性	wú yǒu xìng	وو يو شينغ	وو يو شينغ	Wu Youxing
02.160	傅仁宇	fù rén yǔ	فو رن يوي	فو رن يوي	Fu Renyu
02.161	赵献可	zhào xiàn kě	تشاو شيان كه	تشاو شيان كه	Zhao Xianke
02.162	傅山	fù shān	فو شان	فو شان	Fu Shan

编号 الرقم المسلسل Code	汉文术语 المصطلح الصيني Chinese term	汉语拼音 الأبجدية الصينية الصوتية Chinese Pinyin	阿文音译 الترجمة الصوتية العربية Arabic transliteration	阿文术语 المصطلح العربي Arabic Term	英文术语 المصطلح الإنجليزي English term
02.163	汪昂	wāng áng	وانغ آنغ	وانغ آنغ	Wang Ang
02.164	张璐	zhāng lù	تشانغ لو	تشانغ لو	Zhang Lu
02.165	叶桂	yè guì	يه قوي	يه قوي	Ye Gui
02.166	尤在泾	yóu zài jīng	يو تساي جينغ	يو تساي جينغ	You Zaijing
02.167	薛雪	xuē xuě	شيويه شيويه	شيويه شيويه	Xue Xue
02.168	王洪绪	wáng hóng xù	وانغ هونغ شيوي	وانغ هونغ شيوي	Wang Hongxu
02.169	吴谦	wú qiān	وو تشيان	وو تشيان	Wu Qian
02.170	徐大椿	xú dà chūn	شيوي دا تشون	شيوي دا تشون	Xu Dachun
02.171	赵学敏	zhào xué mǐn	تشاو شيويه مين	تشاو شيويه مين	Zhao Xuemin
02.172	郑梅涧	zhèng méi jiàn	تشنغ مي جيان	تشنغ مي جيان	Zheng Meijian
02.173	陈修园	chén xiū yuán	تشن شيو يوان	تشن شيو يوان	Chen Xiuyuan
02.174	吴瑭	wú táng	وو تانغ	وو تانغ	Wu Tang
02.175	王清任	wáng qīng rèn	وانغ تشينغ رن	وانغ تشينغ رن	Wang Qingren
02.176	费伯雄	fèi bó xióng	في بوه شيونغ	في بوه شيونغ	Fei Boxiong
02.177	王旭高	wáng xù gāo	وانغ شيوي قاو	وانغ شيوي قاو	Wang Xugao
02.178	吴尚先	wú shàng xiān	وو شانغ شيان	وو شانغ شيان	Wu Shangxian
02.179	王士雄	wáng shì xióng	وانغ شي شيونغ	وانغ شي شيونغ	Wang Shixiong
02.03 其他 أخرى Others					
02.180	药王	yào wáng	ياو وانغ	شيخ الطب	king of medicine; yao wang
02.181	医圣	yī shèng	يي شنغ	الحكيم الطبي	medical sage
02.182	疾医	jí yī	جي يي	الطبيب الباطني في أسرة تشو	physician

编号 الرقم المسلسل Code	汉文术语 المصطلح الصيني Chinese term	汉语拼音 الأبجدية الصينية الصوتية Chinese Pinyin	阿文音译 الترجمة الصوتية العربية Arabic transliteration	阿文术语 المصطلح العربي Arabic Term	英文术语 المصطلح الإنجليزي English term
02.183	疡医	yáng yī	يانغ يي	الطبيب الجراح في أسرة تشو	surgeon
02.184	食医	shí yī	شي يي	أخصائي التغذية في أسرة تشو	imperial dietitian
02.185	太医	tài yī	تاي يي	طبيب القصر	palace physician
02.186	医博士	yī bó shì	يي بوه شي	دكتور في الطب	general doctor
02.187	针博士	zhēn bó shì	تشن بوه شي	دكتور في الوخز بالإبر	acupuncture doctor
02.188	按摩博士	àn mó bó shì	آن موه بوه شي	دكتور في التدليك	massage doctor
02.189	咒禁博士	zhòu jìn bó shì	تشو جين بوه شي	دكتور التعويذ	exorcism doctor
02.190	太医署	tài yī shǔ	تاي يي شو	الأكاديمية الطبية الإمبراطورية	Imperial Medical Office
02.191	太医局	tài yī jú	تاي يي جيوي	المصلحة الطبية الإمبراطورية	Imperial Medical Bureau
02.192	太医院	tài yī yuàn	تاي يي يوان	المعهد الطبي الإمبراطوري	Imperial Medical Institute
02.193	尚药局	shàng yào jú	شانغ ياو جيوي	مصلحة الأدوية الإمبراطورية	Imperial Medicinal Bureau
02.194	御药院	yù yào yuàn	يوي ياو يوان	معهد الأدوية الملكي	Royal Medicinal Institute
02.195	和剂局	hé jì jú	خه جي جيوي	مكتب الطب المركب	Medicine-Compounding Bureau
02.196	惠民局	huì mín jú	هوي مين جيوي	مستوصف خيري (الإدارة الطبية الخيرية)	Benevolent Dispensary Bureau
02.197	十三科	shí sān kē	شي سان كه	أقسام الطب الثلاثة عشر	thirteen medical divisions
02.198	大方脉	dà fāng mài	دا فانغ ماي	القسم الباطني للكبار	division for adult disorders
02.199	杂医科	zá yī kē	تسا يي كه	قسم الأمراض المتنوعة	division of miscellaneous diseases
02.200	小方脉	xiǎo fāng mài	شياو فانغ ماي	القسم الباطني للصغار	division for children disorders
02.201	风科	fēng kē	فنغ كه	قسم الأمراض بسبب الريح	division of wind disorders
02.202	产科	chǎn kē	تشان كه	قسم التوليد	division of obstetrics

编号 الرقم المسلسل Code	汉文术语 المصطلح الصيني Chinese term	汉语拼音 الأبجدية الصينية الصوتية Chinese Pinyin	阿文音译 الترجمة الصوتية العربية Arabic transliteration	阿文术语 المصطلح العربي Arabic Term	英文术语 المصطلح الإنجليزي English term
02.203	眼科	yǎn kē	يان كه	قسم أمراض العيون	division of ophthalmology
02.204	口齿科	kǒu chǐ kē	كو تشي كه	قسم أمراض الفم والأسنان	division of dentistry and stomatology
02.205	咽喉科	yān hóu kē	يان هو كه	قسم أمراض الحنجرة	division of pharynx and larynx
02.206	正骨科	zhèng gǔ kē	تشنغ قو كه	قسم تقويم العظام	division of bone orthopedics
02.207	金疮肿科	jīn chuāng zhǒng kē	جين تشوانغ تشونغ كه	قسم القرحة والجروح	division of sores and wounds
02.208	针灸科	zhēn jiǔ kē	تشن جيو كه	قسم الوخز بالإبر والكي	division of acupuncture and moxibustion
02.209	祝由科	zhù yóu kē	تشو يو كه	قسم الدعاء	division of incantation
02.210	禁科	jìn kē	جين كه	قسم التعويذة	division of exorcism
02.211	金元四家	jīn yuán sì jiā	جين يوان سي جيا	الفروع الأربعة في أسرتي جين ويوان	four scholars of Jin-Yuan Dynasties
02.212	温病学派	wēn bìng xué pài	ون بينغ شيويه باي	مذهب أمراض الحمى	school of warm diseases
02.213	砭石	biān shí	بيان شي	الإبر الحجري	bian stone
02.214	刺禁	cì jìn	تسي جين	موانع الوخز بالابر	needling contraindications
02.215	灸禁	jiǔ jìn	جيو جين	المحرمات للكي (موانع الموكسا)	moxibustion contraindications
02.216	本草	běn cǎo	بن تساو	المواد الطبية -بنتساو	materia medica
02.217	医经	yī jīng	يي جينغ	الكتاب الطبي	medical classic
02.218	诊籍	zhěn jí	تشن جي	السجلات التشخيصية	case records
02.219	明堂图	míng táng tú	مينغ تانغ تو	الرسم البياني للنقاط والقنوات الجسمية	mingtang acupoint chart
02.220	麻沸散	má fèi sǎn	ما في سان	مسحوق التخدير	mafei anesthetic powder
02.221	五石散	wǔ shí sǎn	وو شي سان	مسحوق المعادن الخمسة	five-mineral powder
02.222	寒食散	hán shí sǎn	هان شي سان	مسحوق يؤخذ بعد الأكل البارد	cold-taken powder

编号 الرقم المسلسل Code	汉文术语 المصطلح الصينيَ Chinese term	汉语拼音 الأبجدية الصينية الصوتية Chinese Pinyin	阿文音译 الترجمة الصوتية العربية Arabic transliteration	阿文术语 المصطلح العربي Arabic Term	英文术语 المصطلح الإنجليزي English term
02.223	人痘接种术	rén dòu jiē zhòng shù	رن دو جيه تشونغ شو	لقاح الجدري البشري	variolation
02.224	厘	lí	لي	لي (وحدة الكتلة القديمة)	li
02.225	分	fēn	فن	فين (وحدة الكتلة القديمة)	fen
02.226	钱	qián	تشيان	تشيان (وحدة الكتلة القديمة)	qian
02.227	两	liǎng	ليانغ	ليانغ (وحدة الكتلة القديمة)	liang
02.228	斤	jīn	جين	جين (وحدة الكتلة القديمة)	jin
02.229	合	gě	قه	قه (وحدة السعة القديمة)	ge
02.230	升	shēng	شنغ	شنغ (وحدة السعة القديمة)	sheng
02.231	寸	cùn	تسون	تسون (وحدة الطول القديمة)	cun
02.232	尺	chǐ	تشي	تشي (وحدة الطول القديمة)	chi
02.233	炮炙	pào zhì	باو تشي	معالجة المواد الطبية	processing
02.234	修事	xiū shì	شيو شي	معالجة المواد الطبية	processing
02.235	㕮咀	fǔ jǔ	فو جيوي	قطع	cutting
02.236	炼丹术	liàn dān shù	ليان دان شو	الكيمياء القديمة	alchemy
02.237	煮散	zhǔ sǎn	تشو سان	مسحوق للغليان	powder for boiling
02.238	平旦服	píng dàn fú	بينغ دان فو	التناول حين الفجر	take at dawn
02.239	七方	qī fāng	تشي فانغ	الوصفات السبع	seven kinds of formulas
02.240	大方	dà fāng	دا فانغ	الوصفة الكبيرة	grand formulas
02.241	小方	xiǎo fāng	شياو فانغ	الوصفة الصغيرة	tiny formulas
02.242	缓方	huǎn fāng	هوان فانغ	الوصفة المعتدلة	formula with slow effect
02.243	急方	jí fāng	جي فانغ	الوصفة الطارئة	formula with drastic effect
02.244	奇方	jī fāng	تشي فانغ	الوصفة الفردية	odd number medicinal formula
02.245	偶方	ǒu fāng	أو فانغ	الوصفة الزوجية	even number medicinal formula

编号 الرقم المسلسل Code	汉文术语 المصطلح الصيني Chinese term	汉语拼音 الأبجدية الصينية الصوتية Chinese Pinyin	阿文音译 الترجمة الصوتية العربية Arabic transliteration	阿文术语 المصطلح العربي Arabic Term	英文术语 المصطلح الإنجليزي English term
02.246	重方	chóng fāng	تشونغ فانغ	الوصفة المركبة	compound formula
02.247	十剂	shí jì	شي جي	عشرة أنواع من الوصفات	ten types of formulas
02.248	宣剂	xuān jì	شيوان جي	وصفة تبديد	dispersing formula
02.249	通剂	tōng jì	تونغ جي	وصفة نعرات	dredging formula
02.250	补剂	bǔ jì	بو جي	وصفة التغذية؛ وصفة التنشيط	tonifying formula
02.251	泄剂	xiè jì	شيه جي	وصفة الملين	purging formula
02.252	轻剂	qīng jì	تشينغ جي	الوصفة الخفيفة	light formula
02.253	重剂	zhòng jì	تشونغ جي	الوصفة الثقيلة	heavy formula
02.254	滑剂	huá jì	هوا جي	وصفة التشحيم	lubricating formula
02.255	涩剂	sè jì	سه جي	وصفة القابِض (الشد)	astringent formula
02.256	燥剂	zào jì	تساو جي	الوصفة الجافة	dry formula
02.257	湿剂	shī jì	شي جي	الوصفة الرطبة	moist formula
02.258	八阵	bā zhèn	با تشن	الترتيبات الثمانية التكتيكية	eight tactical arrays
02.259	补阵	bǔ zhèn	بو تشن	ترتيب التعزيز	tonifying array
02.260	和阵	hé zhèn	خه تشن	ترتيب الانسجام	harmonizing array
02.261	攻阵	gōng zhèn	قونغ تشن	الترتيب الهجومي	attacking array
02.262	散阵	sàn zhèn	سان تشن	ترتيب التبديد	dissipating array
02.263	寒阵	hán zhèn	هان تشن	الترتيب البارد	cold array
02.264	热阵	rè zhèn	ره تشن	الترتيب الحار	heat array
02.265	固阵	gù zhèn	قو تشن	الترتيب القابِض	securing array
02.266	因阵	yīn zhèn	ين تشن	ترتيب تمييز أسباب المرض	adaptation array
02.267	八法	bā fǎ	با فا	الطرق الثمانية	eight methods
02.268	汗法	hàn fǎ	هان فا	طرق التعرق	sweating method
02.269	吐法	tù fǎ	تو فا	طرق التقيؤ (طريقة علاجية ذات تأثير مقيئ)	emesis method
02.270	下法	xià fǎ	شيا فا	طرق الملين	purging method
02.271	和法	hé fǎ	خه فا	طرق الانسجام	harmonizing method

编号 الرقم المسلسل Code	汉文术语 المصطلح الصيني Chinese term	汉语拼音 الأبجدية الصينية الصوتية Chinese Pinyin	阿文音译 الترجمة الصوتية العربية Arabic transliteration	阿文术语 المصطلح العربي Arabic Term	英文术语 المصطلح الإنجليزي English term
02.272	温法	wēn fǎ	ون فا	طرق التدفئة	warming method
02.273	清法	qīng fǎ	تشينغ فا	طرق التطهير	clearing method
02.274	消法	xiāo fǎ	شياو فا	طرق الإزالة	resolving method
02.275	补法	bǔ fǎ	بو فا	طرق التغذية	tonifying method
03. 中医基础理论 النظرية الأساسية للطب الصيني التقليدي Basic theory of traditional Chinese medicine					
03.01 总论 المصطلحات العامة General					
03.001	整体观念	zhěng tǐ guān niàn	تشنغ تي قوان نيان	نظرية الشمولية	holism
03.002	天气	tiān qì	تيان تشي	تشي السماوية	heaven qi; celestial qi
03.003	地气	dì qì	دي تشي	تشي الأرضية	earth qi
03.004	气立	qì lì	تشي لي	الإنشاء العام لتشي	establishment of general qi
03.005	天人相应	tiān rén xiāng yìng	تيان رن شيانغ ينغ	الانسجام بين الإنسان والطبيعة	correspondence between human and nature
03.006	辨证论治	biàn zhèng lùn zhì	بيان تشنغ لون تشي	تحديد العلاج استناداً إلى تحليل الظواهر والدلائل المرضية	treatment based on pattern identification
03.007	理法方药	lǐ fǎ fāng yào	لي فا فانغ ياو	مبدأ- نهج- وصفة- دواء	principle-method-formula-medicinal
03.008	标本	biāo běn	بياو بن	أصول وفروع	tip and root; manifestation and root cause
03.009	阴阳	yīn yáng	ين يانغ	ين ويانغ؛ ين-يانغ	yin-yang; yin and yang
03.010	阴阳学说	yīn yáng xué shuō	ين يانغ شيويه شوه	نظرية الين واليانغ	yin-yang theory
03.011	阳气	yáng qì	يانغ تشي	يانغ تشي	yang qi
03.012	阴气	yīn qì	ين تشي	ين تشي	yin qi
03.013	生之本	shēng zhī běn	شنغ تشي بن	أصل الحياة	root of life
03.014	阴阳对立	yīn yáng duì lì	ين يانغ دوي لي	التعارض بين الين واليانغ	opposition between yin and yang

编号 الرقم المسلسل Code	汉文术语 المصطلح الصيني Chinese term	汉语拼音 الأبجدية الصينية الصوتية Chinese Pinyin	阿文音译 الترجمة الصوتية العربية Arabic transliteration	阿文术语 المصطلح العربي Arabic Term	英文术语 المصطلح الإنجليزي English term
03.015	阴静阳躁	yīn jìng yáng zào	ين جينغ يانغ تساو	ين الهادئ ويانغ المنفعل	steady yin and agitated yang
03.016	阳化气	yáng huà qì	يانغ هوا تشي	يانغ تشكل تشي	yang transforming qi
03.017	阴成形	yīn chéng xíng	ين تشنغ شينغ	ين تشكل الجسد	yin making up form
03.018	阴阳互根	yīn yáng hù gēn	ين يانغ هو قن	الترابط الجذري بين الين واليانغ	interdependence between yin and yang
03.019	阴阳消长	yīn yáng xiāo zhǎng	ين يانغ شياو تشانغ	ازدياد وانخفاض الين واليانغ	waxing and waning of yin and yang
03.020	阴阳转化	yīn yáng zhuǎn huà	ين يانغ تشوان هوا	التحول المتبادل بين الين واليانغ	mutual conversion of yin and yang
03.021	重阳必阴	chóng yáng bì yīn	تشونغ يانغ بي ين	تحول يانغ المفرط إلى ين	extreme yang changing into yin
03.022	重阴必阳	chóng yīn bì yáng	تشونغ ين بي يانغ	تحول ين المفرط إلى يانغ	extreme yin changing into yang
03.023	阴平阳秘	yīn píng yáng mì	ين بينغ يانغ مي	التوازن النسبي بين الين واليانغ	relative equilibrium of yin and yang
03.024	阴阳自和	yīn yáng zì hé	ين يانغ تسي خه	الانسجام الطبيعي بين الين واليانغ	self-adjusting of yin and yang
03.025	五行	wǔ xíng	وو شينغ	العناصر الخمسة	five phases
03.026	五行学说	wǔ xíng xué shuō	وو شينغ شيويه شوه	نظرية العناصر الخمسة	five-phase theory
03.027	木	mù	مو	الخشب	wood
03.028	火	huǒ	هوه	النار	fire
03.029	土	tǔ	تو	التراب	earth
03.030	金	jīn	جين	المعدن	metal
03.031	水	shuǐ	شوي	الماء	water
03.032	木曰曲直	mù yuē qū zhí	مو يويه تشيوي تشي	الخشب يتصف بالانحناء والاستقامة	wood characterized by bending and straightening
03.033	火曰炎上	huǒ yuē yán shàng	هوه يويه يان شانغ	النار تتصف بالحريق والاشتعال	fire characterized by flaring up

编号 الرقم المسلسل Code	汉文术语 المصطلح الصيني Chinese term	汉语拼音 الأبجدية الصينية الصوتية Chinese Pinyin	阿文音译 الترجمة الصوتية العربية Arabic transliteration	阿文术语 المصطلح العربي Arabic Term	英文术语 المصطلح الإنجليزي English term
03.034	土爰稼穑	tǔ yuán jià sè	تو يوان جيا سه	الأرض تتصف بالزرع والحصاد	earth characterized by sowing and reaping
03.035	金曰从革	jīn yuē cóng gé	جين يويه تسونغ قه	المعدن يتصف بالمقاصة والتغيير	metal characterized by clearing and changing
03.036	水曰润下	shuǐ yuē rùn xià	شوي يويه رون شيا	الماء يتصف بالترطيب والتدفق للأسفل	water characterized by moistening and descending
03.037	五时	wǔ shí	وو شي	المواسم الخمسة	five seasons
03.038	五方	wǔ fāng	وو فانغ	الاتجاهات الخمسة	five directions
03.039	五行相生	wǔ xíng xiāng shēng	وو شينغ شيانغ شنغ	التولّد المتبادل للعناصر الخمسة	sequential generation of five phases
03.040	母气	mǔ qì	مو تشي	الأمّ تشي	mother qi
03.041	子气	zǐ qì	تسي تشي	الطفل تشي	child qi
03.042	母病及子	mǔ bìng jí zǐ	مو بينغ جي تسي	اضطراب الأم يؤثر على الابن	disorder of mother organ affecting child one
03.043	子病及母	zǐ bìng jí mǔ	تسي بينغ جي مو	اضطراب الابن يؤثر على الأم	disorder of child organ affecting mother one
03.044	木生火	mù shēng huǒ	مو شنغ هوه	الخشب يولّد النار	wood generating fire
03.045	火生土	huǒ shēngtǔ	هوه شنغ تو	النار تولّد التراب	fire generating earth
03.046	土生金	tǔ shēng jīn	تو شنغ جين	التراب يولّد المعدن	earth generating metal
03.047	金生水	jīn shēng shuǐ	جين شنغ شوي	المعدن يولّد الماء	metal generating water
03.048	水生木	shuǐ shēng mù	شوي شنغ مو	الماء يولّد الخشب	water generating wood
03.049	五行相克	wǔ xíng xiāng kè	وو شينغ شيانغ كه	التقييد المتبادل بين العناصر الخمسة	sequential restriction among five phases
03.050	五行所胜	wǔ xíng suǒ shèng	وو شينغ سوه شنغ	العنصر المكبوح	phase being restricted
03.051	五行所不胜	wǔ xíng suǒ bú shèng	وو شينغ سوه بو شنغ	العنصر غير المكبوح	phase being unrestricted

编号 الرقم المسلسل Code	汉文术语 المصطلح الصيني Chinese term	汉语拼音 الأبجدية الصينية الصوتية Chinese Pinyin	阿文音译 الترجمة الصوتية العربية Arabic transliteration	阿文术语 المصطلح العربي Arabic Term	英文术语 المصطلح الإنجليزي English term
03.052	木克土	mù kè tǔ	مو كه تو	الخشب يكبح التراب	wood restricting earth
03.053	火克金	huǒ kè jīn	هوه كه جين	النار تكبح المعدن	fire restricting metal
03.054	土克水	tǔ kè shuǐ	تو كه شوي	التراب يكبح الماء	earth restricting water
03.055	水克火	shuǐ kè huǒ	شوي كه هوه	الماء يكبح النار	water restricting fire
03.056	金克木	jīn kè mù	جين كه مو	المعدن يكبح الخشب	metal restricting wood
03.057	五行相乘	wǔ xíng xiāng chèng	وو شينغ شيانغ تشنغ	مفرط الكبح في العناصر الخمسة	over-restriction of five phases
03.058	五行相侮	wǔ xíng xiāng wǔ	وو شينغ شيانغ وو	الكبح المعكوس في العناصر الخمسة	counter-restriction of five phases
03.059	亢害承制	kàng hài chéng zhì	كانغ هاي تشنغ تشي	تقييد الإفراط في اكتساب الانسجام	restraining hyperactive phase to acquire order
03.060	制化	zhì huà	تشي هوا	التحكم والتوالد	restriction and transformation
03.061	运气学说	yùn qì xué shuō	يون تشي شيويه شوه	نظرية المراحل التطورية للعناصر الخمسة والعوامل الستة المناخية	circuit-qi theory; doctrine of five evolutive phases and six climatic factors
03.062	干支	gān zhī	قان تشي	الجذوع السمائية والفروع الأرضية	heavenly stems and earthly branches
03.063	甲子	jiǎ zǐ	جيا تسي	دورة الستين عاما	sixty-year cycle
03.064	运气	yùn qì	يون تشي	مراحل تطور العناصر الخمسة والعوامل المناخية الست	circuit qi; five evolutive phases and six climatic factors
03.065	五运	wǔ yùn	وو يون	مراحل تطور العناصر الخمسة	five circuits; five evolutive phases
03.066	六气	liù qì	ليو تشي	العوامل المناخية الست	six qi; six climatic factors
03.067	主气	zhǔ qì	تشو تشي	تشي المناخ الأوليّة	host qi
03.068	客气	kè qi	كه تشي	تشي المناخ الثانويّة	guest qi
03.069	司天	sī tiān	سي تيان	تشي الإدارة السماوية	celestial-manage qi
03.070	在泉	zài quán	تساي تشيوان	تشي الإدارة الأرضية	terrestrial-manage qi
03.071	主运	zhǔ yùn	تشو يون	مرحلة التطوير الأوليّ	host circuit

编号 الرقم المسلسل Code	汉文术语 المصطلح الصيني Chinese term	汉语拼音 الأبجدية الصينية الصوتية Chinese Pinyin	阿文音译 الترجمة الصوتية العربية Arabic transliteration	阿文术语 المصطلح العربي Arabic Term	英文术语 المصطلح الإنجليزي English term
03.072	客运	kè yùn	كه يون	مرحلة التطوير الثانوية	guest circuit
03.073	岁运	suì yùn	سوي يون	مرحلة التطوير السنوية	annual circuit
03.074	客主加临	kè zhǔ jiā lín	كه تشو جيا لين	إضافة تشي المناخ الثانوية إلى تشي المناخ الأولية	guest qi adding to fixed host qi
03.075	运气相合	yùn qì xiāng hé	يون تشي شيانغ خه	التحليل المشترك في المراحل التطورية للعناصر الخمسة والعوامل المناخية الستة	combination of circuit and qi
03.076	运气盛衰	yùn qì shèng shuāi	يون تشي شنغ شواي	الازدهار والانهيار في المراحل التطورية للعناصر الخمسة والعوامل المناخية الستة	rise and fall of circuit and qi
03.077	天符	tiān fú	تيان فو	التطابق لتشي في السماء	celestial coincidence
03.078	岁会	suì huì	سوي هوي	الأحوال الجوية السنوية	annual coincidence
03.079	平气	píng qì	بينغ تشي	العوامل المناخية العادية	normal qi
03.080	运气太过	yùn qì tài guò	يون تشي تاي قوه	الزيادة في مراحل التطور الخمسة المتغيّرة والعوامل المناخية الست	excess of circuit qi
03.081	运气不及	yùn qì bù jí	يون تشي بو جي	النقص في مراحل التطور الخمسة المتغيّرة والعوامل المناخية الست	deficiency of circuit qi
03.082	标本中气	biāo běn zhōng qì	بياو بن تشونغ تشي	المظاهر وأصولها وتشي الوسط	human-climate-medial qi

03.02 脏象 مظاهر الأحشاء الخارجية Visceral manifestations

03.083	脏腑	zàng fǔ	تسانغ فو	الأحشاء الصلبة والأحشاء الجوفاء (الأحشاء تسانغ والأحشاء فو)	zang-fu viscera; zang-fu organ
03.084	脏象	zàng xiàng	تسانغ شيانغ	نظرية المظاهر الخارجية للأحشاء	visceral manifestations
03.085	脏象学说	zàng xiàng xué shuō	تسانغ شيانغ شيويه شوه	نظرية المظاهر الخارجية للأحشاء	theory of visceral manifestations

编号 الرقم المسلسل Code	汉文术语 المصطلح الصيني Chinese term	汉语拼音 الأبجدية الصينية الصوتية Chinese Pinyin	阿文音译 الترجمة الصوتية العربية Arabic transliteration	阿文术语 المصطلح العربي Arabic Term	英文术语 المصطلح الإنجليزي English term
03.086	五脏	wǔ zàng	وو تسانغ	الأحشاء الخمسة الصلبة	five zang viscera
03.087	藏精气而不泻	cáng jīng qì ér bú xiè	تسانغ جينغ تشي أر بو شيه	اختزان تشي الجوهرية دون تسرّب	storing essence without leaking
03.088	五神	wǔ shén	وو شن	الأرواح الخمسة	five spirits
03.089	五华	wǔ huá	وو هوا	أنواع الرونق الخمسة	five lustre
03.090	五体	wǔ tǐ	وو تي	العناصر الجسدية الخمسة	five body constituents
03.091	五志	wǔ zhì	وو تشي	المشاعر الخمسة	five emotions
03.092	七情	qī qíng	تشي تشينغ	المشاعر السبعة	seven emotions
03.093	五液	wǔ yè	وو يه	السوائل الخمسة	five humors
03.094	心	xīn	شين	القلب	heart
03.095	心包络	xīn bāo luò	شين باو لوه	غشاء القلب (التّأمُور)	pericardium
03.096	心气	xīn qì	شين تشي	تشي القلب	heart qi
03.097	心血	xīn xuè	شين شيويه	دم القلب	heart blood
03.098	心阴	xīn yīn	شين ين	ين القلب	heart yin
03.099	心阳	xīn yáng	شين يانغ	يانغ القلب	heart yang
03.100	君火	jūn huǒ	جيون هوه	النار الملكية	sovereign fire
03.101	心藏神	xīn cáng shén	شين تسانغ شن	القلب يختزن الروح	heart storing spirit
03.102	心主血脉	xīn zhǔ xuè mài	شين تشو شيويه ماي	القلب يتحكّم في الدم والأوعية الدموية	heart governing blood and vessels
03.103	心开窍于舌	xīn kāi qiào yú shé	شين كاي تشياو يوي شه	حالة القلب تنعكس في اللسان	heart opening at tongue
03.104	心恶热	xīn wù rè	شين وو ره	القلب ينفر من الحرارة	heart disliking heat
03.105	肺	fèi	في	الرئة	lung
03.106	肺气	fèi qì	في تشي	تشي الرئة	lung qi
03.107	肺阴	fèi yīn	في ين	ين الرئة	lung yin
03.108	肺阳	fèi yáng	في يانغ	يانغ الرئة	lung yang
03.109	肺主气	fèi zhǔ qì	في تشو تشي	الرئة تتحكّم في تشي	lung governing qi

编号 الرقم المسلسل Code	汉文术语 المصطلح الصيني Chinese term	汉语拼音 الأبجدية الصينية الصوتية Chinese Pinyin	阿文音译 الترجمة الصوتية العربية Arabic transliteration	阿文术语 المصطلح العربي Arabic Term	英文术语 المصطلح الإنجليزي English term
03.110	肺藏魄	fèi cáng pò	في تسانغ بوه	الرئة تختزن الروح الجسدية	lung storing corporeal soul
03.111	肺朝百脉	fèi cháo bǎi mài	في تشاو باي ماي	الرئة تربط الأوعية الدموية	lung linking with all vessels
03.112	肺主治节	fèi zhǔ zhì jié	في تشو تشي جيه	الرئة تتحكم في الإدارة والتنسيق	lung governing management and regulation
03.113	肺主宣发	fèi zhǔ xuān fā	في تشو شيوان فا	الرئة تتحكم في الصاعدة والتشتت لتشي	lung governing ventilation and dispersion
03.114	肺主肃降	fèi zhǔ sù jiàng	في تشو سو جيانغ	الرئة تتحكم في التطهير والانحدار	lung governing purifying and descending
03.115	肺司呼吸	fèi sī hū xī	في سي هو شي	الرئة تتحكم في التنفس	lung controlling breathing
03.116	肺主通调水道	fèi zhǔ tōng tiáo shuǐ dào	في تشو تونغ تياو شوي داو	الرئة تتحكم في دورة المياه	lung governing regulation of water passages
03.117	肺主皮毛	fèi zhǔ pí máo	في تشو بي ماو	الرئة تتحكم في الجلد والشعر	lung governing skin and hair
03.118	肺开窍于鼻	fèi kāi qiào yú bí	في كاي تشياو يوي بي	حالة الرئة تنعكس على الأنف	lung opening at nose
03.119	肺恶寒	fèi wù hán	في وو هان	الرئة تنفر من البرد	lung disliking cold
03.120	脾	pí	بي	الطحال	spleen
03.121	脾气	pí qì	بي تشي	تشي الطحال	spleen qi
03.122	脾阴	pí yīn	بي ين	ين الطحال	spleen yin
03.123	脾阳	pí yáng	بي يانغ	يانغ الطحال	spleen yang
03.124	脾主运化	pí zhǔ yùn huà	بي تشو يون هوا	الطحال يتحكّم في النقل والتحويل	spleen governing transportation and transformation
03.125	脾为后天之本	pí wéi hòu tiān zhī běn	بي وي هو تيان تشي بن	الطحال يعمل كالأساس المكتسب	spleen being acquired foundation
03.126	脾主升清	pí zhǔ shēng qīng	بي تشو شنغ تشينغ	الطحال يتحكّم في رفع تشي النقية لأعلى	spleen governing ascending clear
03.127	脾统血	pí tǒng xuè	بي تونغ شيويه	الطحال يتحكّم في الدمّ	spleen controlling blood

编号 الرقم المسلسل Code	汉文术语 المصطلح الصيني Chinese term	汉语拼音 الأبجدية الصينية الصوتية Chinese Pinyin	阿文音译 الترجمة الصوتية العربية Arabic transliteration	阿文术语 المصطلح العربي Arabic Term	英文术语 المصطلح الإنجليزي English term
03.128	脾主四肢	pí zhǔ sì zhī	بي تشو سي تشي	الطحال يتحكّم في الأطراف	spleen governing limbs
03.129	脾主肌肉	pí zhǔ jī ròu	بي تشو جي رو	الطحال يتحكّم في العضلات	spleen governing muscles
03.130	脾藏营	pí cáng yíng	بي تسانغ ينغ	الطحال يختزن تشي الغذاء	spleen storing nutrient qi
03.131	脾藏意	pí cáng yì	بي تسانغ يي	الطحال يختزن الخواطر	spleen storing idea
03.132	脾开窍于口	pí kāi qiào yú kǒu	بي كاي تشياو يوي كو	حالة الطحال تنعكس على الفم	spleen opening at mouth
03.133	脾喜燥恶湿	pí xǐ zào wù shī	بي شي تساو وو شي	الطحال يميل إلى الجفاف وينفر عن الرطوبة	spleen preferring dryness and disliking dampness
03.134	胰	yí	يي	البنكرياس	pancreas
03.135	肝	gān	قان	الكبد	liver
03.136	肝气	gān qì	قان تشي	تشي الكبد	liver qi
03.137	肝血	gān xuè	قان شيويه	دم الكبد	liver blood
03.138	肝阴	gān yīn	قان ين	ين الكبد	liver yin
03.139	肝阳	gān yáng	قان يانغ	يانغ الكبد	liver yang
03.140	肝主疏泄	gān zhǔ shū xiè	قان تشو شو شيه	الكبد يتحكّم في وظيفة التفريغ والتبدّد	liver controlling unobstruction and dredging
03.141	肝主升发	gān zhǔ shēng fā	قان تشو شنغ فا	الكبد يتحكّم في رفع تشي والتفريغ	liver governing ascending and dispersion
03.142	肝为刚脏	gān wéi gāng zàng	قان وي قانغ تسانغ	الكبد أقوى الأحشاء الصلبة (الأحشاء -تسانغ)	liver being bold and firm zang-viscera
03.143	肝体阴用阳	gān tǐ yīn yòng yáng	قان تي ين يونغ يانغ	الكبد ين مادياً ويانغ وظيفيا	liver being substantial yin and functional yang
03.144	肝主筋	gān zhǔ jīn	قان تشو جين	الكبد يتحكّم في أوتار العضلة	liver governing sinews
03.145	肝藏血	gān cáng xuè	قان تسانغ شيويه	الكبد يختزن الدم	liver storing blood
03.146	肝藏魂	gān cáng hún	قان تسانغ هون	الكبد يختزن الروح	liver storing ethereal soul
03.147	肝开窍于目	gān kāi qiào yú mù	قان كاي تشياو يوي مو	حالة الكبد تنعكس في العين	liver opening at eye

编号 الرقم المسلسل Code	汉文术语 المصطلح الصيني Chinese term	汉语拼音 الأبجدية الصينية الصوتية Chinese Pinyin	阿文音译 الترجمة الصوتية العربية Arabic transliteration	阿文术语 المصطلح العربي Arabic Term	英文术语 المصطلح الإنجليزي English term
03.148	肝恶风	gān wù fēng	قان وو فنغ	الكبد ينفر من الريح	liver disliking wind
03.149	肾	shèn	شن	الكلى	kidney
03.150	命门	mìng mén	مينغ من	البوآبة الحيوية	life gate
03.151	命门之火	mìng mén zhī huǒ	مينغ من تشي هوه	نار البوابة الحيوية	life gate fire
03.152	精室	jīng shì	جينغ شي	حجرة الجوهر الحيوي (جينغ)	essence chamber
03.153	肾精	shèn jīng	شن جينغ	جوهر الكلى	kidney essence
03.154	肾气	shèn qì	شن تشي	تشي الكلى	kidney qi
03.155	肾阴	shèn yīn	شن ين	ين الكلى	kidney yin
03.156	肾阳	shèn yáng	شن يانغ	يانغ الكلى	kidney yang
03.157	天癸	tiān guǐ	تيان قوي	تيان قوي (جوهر محفز الجنس)	tian gui; sex-stimulating essence
03.158	相火	xiàng huǒ	شيانغ هوه	النار الوزارية	ministerial fire
03.159	肾为先天之本	shèn wéi xiān tiān zhī běn	شن وي شيان تيان تشي بن	الكلية أصل خلقيّ من الولادة	kidney being innate foundation
03.160	肾主封藏	shèn zhǔ fēng cáng	شن تشو فنغ تسانغ	الكلية تتحكم في التخزين	kidney governing storage
03.161	肾主生殖	shèn zhǔ shēng zhí	شن تشو شنغ تشي	الكلية تتحكم في التكاثر	kidney governing reproduction
03.162	肾主水液	shèn zhǔ shuǐ yè	شن تشو شوي يه	الكلية تتحكم في المياه	kidney governing water
03.163	肾主纳气	shèn zhǔ nà qì	شن تشو نا تشي	الكلية تتحكم في تلقي تشي	kidney governing reception of qi
03.164	肾藏精	shèn cáng jīng	شن تسانغ جينغ	الكلية تختزن الجوهر الحيوي (جينغ)	kidney storing essence
03.165	肾藏志	shèn cáng zhì	شن تسانغ تشي	الكلية تختزن الإرادة	kidney storing will
03.166	肾主骨	shèn zhǔ gǔ	شن تشو قو	الكلية تتحكم في العظام	kidney governing bones
03.167	肾开窍于耳	shèn kāi qiào yú ěr	شن كاي تشياو يوي أر	حالة الكلية تنعكس في الأذن	kidney opening at ear

编号 الرقم المسلسل Code	汉文术语 المصطلح الصيني Chinese term	汉语拼音 الأبجدية الصينية الصوتية Chinese Pinyin	阿文音译 الترجمة الصوتية العربية Arabic transliteration	阿文术语 المصطلح العربي Arabic Term	英文术语 المصطلح الإنجليزي English term
03.168	肾恶燥	shèn wù zào	شن وو تساو	الكلية تنفر عن الجفاف	Kidney disliking dryness
03.169	六腑	liù fǔ	ليو فو	الأحشاء الستة الجوفاء (الأحشاء فو)	six fu-viscera; six fu-organ
03.170	传化物而不藏	chuán huà wù ér bù cáng	تشوان هوا وو أر بو تسانغ	هضم ونقل الأطعمة والشراب بدون تخزين	digesting and transporting [food and drink] without storing [essence]
03.171	胆	dǎn	دان	المرارة	gallbladder
03.172	胆气	dǎn qì	دان تشي	تشي المرارة	gallbladder qi
03.173	胆汁	dǎn zhī	دان تشي	الصفراء	bile
03.174	中清之腑	zhōng qīng zhī fǔ	تشونغ تشينغ تشي فو	الأحشاء-فو تختزن مرار النقي	fu-viscera with clear juice
03.175	中正之官	zhōng zhèng zhī guān	تشونغ تشنغ تشي قوان	الأحشاء-فو بوظيفة حازمة	fu-viscera with decisive character
03.176	胃	wèi	وي	المعدة	stomach
03.177	胃气	wèi qì	وي تشي	تشي المعدة	stomach qi
03.178	胃阴	wèi yīn	وي ين	ين المعدة	stomach yin
03.179	胃阳	wèi yáng	وي يانغ	يانغ المعدة	stomach yang
03.180	胃津	wèi jīn	وي جينغ	سوائل المعدة	stomach fluid
03.181	水谷之海	shuǐ gǔ zhī hǎi	شوي قو تشي هاي	(المعدة) حوض الطعام والشراب	sea of food and drink
03.182	胃主受纳	wèi zhǔ shòu nà	وي تشو شو نا	المعدة تتحكّم في استقبال الطعام والشراب	stomach governing reception
03.183	胃喜润恶燥	wèi xǐ rùn wù zào	وي شي رون وو تساو	المعدة تميل إلى الرطوبة وتنفر من الجفاف	stomach preferring moistness and disliking dryness
03.184	小肠	xiǎo cháng	شياو تشانغ	الأمعاء الدقيقة	small intestine
03.185	回肠	huí cháng	هوي تشانغ	المعي اللفيفي	ileum
03.186	受盛化物	shòu chéng huà wù	شو تشنغ هوا وو	(المعي الدقيق) الخزان والمحوّل	reception and transformation
03.187	分清泌浊	fēn qīng mì zhuó	فن تشينغ مي تشوه	(المعي الدقيق) اختيار النقاء وفرز العكر	separating clear and excreting turbid

编号 الرقم المسلسل Code	汉文术语 المصطلح الصيني Chinese term	汉语拼音 الأبجدية الصينية الصوتية Chinese Pinyin	阿文音译 الترجمة الصوتية العربية Arabic transliteration	阿文术语 المصطلح العربي Arabic Term	英文术语 المصطلح الإنجليزي English term
03.188	大肠	dà cháng	دا تشانغ	الأمعاء الغليظة	large intestine
03.189	传导之官	chuán dǎo zhī guān	تشوان داو تشي قوان	(المعي الغليظ) مسؤل النقل	official of transportation
03.190	膀胱	páng guāng	بانغ قوانغ	المثانة	bladder
03.191	膀胱气化	páng guāng qì huà	بانغ قوانغ تشي هوا	تحويل تشي المثانة	qi transformation of bladder
03.192	三焦	sān jiāo	سان جياو	سان جياو (المسخن الثلاثي)	sanjiao
03.193	上焦	shàng jiāo	شانغ جياو	الجياو العلوي (المسخن العلوي)	upper jiao
03.194	上焦如雾	shàng jiāo rú wù	شانغ جياو رو وو	الجياو العلوي كعضو لبثّ تشي	upper jiao being organ of fogging
03.195	中焦	zhōng jiāo	تشونغ جياو	الجياو الأوسط (المسخن الأوسط)	middle jiao
03.196	中焦如沤	zhōng jiāo rú ōu	تشونغ جياو رو أو	الجياو الأوسط كعضو للهضم	middle jiao being organ of retting
03.197	下焦	xià jiāo	شيا جياو	الجياو السفلي (المسخن السفلي)	lower jiao
03.198	下焦如渎	xià jiāo rú dú	شيا جياو رو دو	الجياو السفلي كعضو للتصريف	lower jiao being organ of draining
03.199	奇恒之腑	qí héng zhī fǔ	تشي هنغ تشي فو	الأحشاء الجوفاء الاستثنائية	extraordinary fu-viscera
03.200	脑	nǎo	ناو	المخ	brain
03.201	脑髓	nǎo suǐ	ناو سوي	المخ والنخاع	brain marrow
03.202	脑户	nǎo hù	ناو هو	باب المخّ	door of brain
03.203	囟门	xìn mén	شين من	اليافوخ في جمجمة الطفل	fontanel
03.204	元神之府	yuán shén zhī fǔ	يوان شن تشي فو	بيت الروح الأصلية؛ المخ	house of primordial spirit
03.205	髓	suǐ	سوي	نخاع العظم	marrow
03.206	骨	gǔ	قو	العظم	bone
03.207	髓之府	suǐ zhī fǔ	سوي تشيفو	بيت النخاع؛ العظم	house of marrow

编号 الرقم المسلسل Code	汉文术语 المصطلح الصيني Chinese term	汉语拼音 الأبجدية الصينية الصوتية Chinese Pinyin	阿文音译 الترجمة الصوتية العربية Arabic transliteration	阿文术语 المصطلح العربي Arabic Term	英文术语 المصطلح الإنجليزي English term
03.208	骨度	gǔ dù	قو دو	مقياس طول العظم	bone-length measurement
03.209	脉	mài	ماي	الأوعية الدموية	vessel
03.210	血之府	xuè zhī fǔ	شيويه تشي فو	بيت الدم؛ الأوعية الدموية	house of blood
03.211	胞宫	bāo gōng	باو قونغ	الرحم	uterus
03.212	胞脉	bāo mài	باو ماي	الأوعية الدموية المرتبطة بالرحم	uterine vessels
03.213	胞门	bāo mén	باو من	عنق الرحم	uterine ostium
03.214	阴道	yīn dào	ين داو	المهبل	vagina
03.215	月经	yuè jīng	يويه جينغ	الحيض	menstruation
03.216	胎衣	tāi yī	تاي يي	الغشاء الجنيني والمشيمة	placenta
03.217	脏腑相合	zàng fǔ xiāng hé	تسانغ فو شيانغ خه	الترابط بين الأحشاء الصلبة والأحشاء الجوفاء	interconnection of zang and fu viscera
03.218	心合小肠	xīn hé xiǎo cháng	شين خه شياو تشانغ	ارتباط القلب بالأمعاء الدقيقة	heart connecting with small intestine
03.219	肺合大肠	fèi hé dà cháng	في خه دا تشانغ	ارتباط الرئة بالأمعاء الغليظة	lung connecting with large intestine
03.220	脾合胃	pí hé wèi	بي خه وي	ارتباط الطحال بالمعدة	spleen connecting with stomach
03.221	肝合胆	gān hé dǎn	قان خه دان	ارتباط الكبد بالمرارة	liver connecting with gallbladder
03.222	肾合膀胱	shèn hé páng guāng	شن خه بانغ قوانغ	ارتباط الكلى بالمثانة	kidney connecting with bladder
03.223	心肾相交	xīn shèn xiāng jiāo	شين شن شيانغ جياو	الانسجام بين القلب والكلى	communication between heart and kidney
03.224	肝肾同源	gān shèn tóng yuán	قان شن تونغ يوان	الكبد والكلى من نفس المصدر	homogeny of liver and kidney
03.225	肺肾相生	fèi shèn xiāng shēng	في شن شيانغ شنغ	التأثير المتبادل للرئة والكلية	mutual promotion of lung and kidney
03.226	仓廪之本	cāng lǐn zhī běn	تسانغ لين تشي بن	أصل تخزين الغذاء (الطحال والمعدة)	root of granary; spleen and stomach

编号 الرقم المسلسل Code	汉文术语 المصطلح الصيني Chinese term	汉语拼音 الأبجدية الصينية الصوتية Chinese Pinyin	阿文音译 الترجمة الصوتية العربية Arabic transliteration	阿文术语 المصطلح العربي Arabic Term	英文术语 المصطلح الإنجليزي English term
03.03 经络 قنوات ومسارات؛ جينغ ولوه Channels and collaterals					
03.227	经络	jīng luò	جينغ لوه	قنوات ومسارات؛ جينغ ولوه (القنوات الحيوية الرئسية والفرعية في الجسم)	channel and collateral; meridian and collateral
03.228	经络学说	jīng luò xué shuō	جينغ لوه شيويه شوه	نظرية قنوات ومسارات؛ نظرية الجينغ لوه	channel-collateral theory; meridian-collateral theory
03.229	经脉	jīng mài	جينغ ماي	القنوات الحيوية الرئيسية في الجسم؛ قناة؛ الجينغ ماي	channel; meridian
03.230	经气	jīng qì	جينغ تشي	جينغ تشي (قناة التشي)	channel qi
03.231	根结	gēn jié	قن جيه	الأصول والنهاية لمسارات التشي	root and knot
03.232	气街	qì jiē	تشي جيه	ممرات تشي	pathway of qi
03.233	四海	sì hǎi	سي هاي	البحار الأربعة	four seas
03.234	十二经脉	shí èr jīng mài	شي آر جينغ ماي	القنوات الاثنتي عشرة الاعتيادية	twelve regular channels
03.235	手三阳经	shǒu sān yáng jīng	شو سان يانغ جينغ	قنوات يانغ الثلاث لليد	three yang channels of hand
03.236	手三阴经	shǒu sān yīn jīng	شو سان ين جينغ	قنوات ين الثلاث لليد	three yin channels of hand
03.237	足三阳经	zú sān yáng jīng	تسو سان يانغ جينغ	قنوات يانغ الثلاث للقدم	three yang channels of foot
03.238	足三阴经	zú sān yīn jīng	تسو سان ين جينغ	قنوات ين الثلاث للقدم	three yin channels of foot
03.239	手太阴肺经	shǒu tài yīn fèi jīng	شو تاي ين في جينغ	قناة الرئة من (تاي ين) لليد؛ قناة الرئة	lung channel of hand-taiyin (LU)
03.240	手阳明大肠经	shǒu yáng míng dà cháng jīng	شو يانغ مينغ دا تشانغ جينغ	قناة الأمعاء الغليظة (يانغ مينغ) لليد؛ قناة الأمعاء الغليظة	large intestine channel of hand-yangming (LI)
03.241	足阳明胃经	zú yáng míng wèi jīng	تسو يانغ مينغ وي جينغ	قناة المعدة (يانغ مينغ) للقدم؛ قناة المعدة	stomach channel of foot-yangming (ST)

编号 الرقم المسلسل Code	汉文术语 المصطلح الصيني Chinese term	汉语拼音 الأبجدية الصينية الصوتية Chinese Pinyin	阿文音译 الترجمة الصوتية العربية Arabic transliteration	阿文术语 المصطلح العربي Arabic Term	英文术语 المصطلح الإنجليزي English term
03.242	足太阴脾经	zú tài yīn pí jīng	تسو تاي ين بي جينغ	قناة الطحال (تاي ين) للقدم؛ قناة الطحال	spleen channel of foot-taiyin (SP)
03.243	手少阴心经	shǒu shào yīn xīn jīng	شو شاو ين شين جينغ	قناة القلب (شاو ين) لليد؛ قناة القلب	heart channel of hand-shaoyin (HT)
03.244	手太阳小肠经	shǒu tài yáng xiǎo cháng jīng	شوتاي يانغ شياو تشانغ جينغ	قناة الأمعاء الدقيقة (تاي يانغ) لليد؛ قناة الأمعاء الدقيقة	small intestine channel of hand-taiyang (SI)
03.245	足太阳膀胱经	zú tài yáng páng guāng jīng	تسو تاي يانغ بانغ قوانغ جينغ	قناة المثانة (تاي يانغ) للقدم؛ قناة المثانة	bladder channel of foot-taiyang (BL)
03.246	足少阴肾经	zú shào yīn shèn jīng	تسو شاو ين شن جينغ	قناة الكلى (شاو ين) للقدم؛ قناة الكلى	kidney channel of foot-shaoyin (KI)
03.247	手厥阴心包经	shǒu jué yīn xīn bāo jīng	شو جيويه ين شين باو جينغ	قناة غشاء القلب (جيويه ين) لليد؛ قناة غشاء القلب	pericardium channel of hand-jueyin (PC)
03.248	手少阳三焦经	shǒu shào yáng sān jiāo jīng	شو شاو يانغ سان جياو جينغ	قناة سان جياو (شاو يانغ) لليد؛ قناة المسخن (شاويانغ) لليد؛ قناة سان جياو	sanjiao channel of hand-shaoyang (SJ); triple energizer channel of hand-shaoyang (TE)
03.249	足少阳胆经	zú shào yáng dǎn jīng	تسو شاو يانغ دان جينغ	قناة المرارة (شاو يانغ) للقدم؛ قناة المرارة	gallbladder channel of foot-shaoyang (GB)
03.250	足厥阴肝经	zú jué yīn gān jīng	تسو جيويه ين قان جينغ	قناة الكبد (جيويه ين) للقدم؛ قناة الكبد	liver channel of foot-jueyin (LR)
03.251	奇经八脉	qí jīng bā mài	تشي جينغ با ماي	القنوات الثمان الاستثنائية؛ ثماني قنوات حصرية	eight extra channels; eight extra vessels
03.252	督脉	dū mài	دو ماي	الأوعية المسيطرة (دو ماي)	du channel; governor vessel (GV)
03.253	任脉	rèn mài	رن ماي	الأوعية الحمل (رن ماي)	ren channel; conception vessel (CV)
03.254	冲脉	chōng mài	تشونغ ماي	الأوعية النافذة (تشوانغ ماي)	chong channel; thoroughfare vessel
03.255	带脉	dài mài	داي ماي	الأوعية الحزامية (داي ماي)	dai channel; belt vessel

编号 الرقم المسلسل Code	汉文术语 المصطلح الصيني Chinese term	汉语拼音 الأبجدية الصينية الصوتية Chinese Pinyin	阿文音译 الترجمة الصوتية العربية Arabic transliteration	阿文术语 المصطلح العربي Arabic Term	英文术语 المصطلح الإنجليزي English term
03.256	阴跷脉	yīn qiāo mài	ين تشياو ماي	ين أوعية الكعب (ين تشياو ماي)	yinqiao channel; yin heel vessel
03.257	阳跷脉	yáng qiāo mài	يانغ تشياو ماي	يانغ أوعية الكعب (يانغ تشياو ماي)	yangqiao channel; yang heel vessel
03.258	阴维脉	yīn wéi mài	ين وي ماي	ين قناة الربط؛ ين أوعية الربط (ين واي ماي)	yinwei channel; yin link vessel
03.259	阳维脉	yáng wéi mài	يانغ وي ماي	يانغ قناة الربط؛ يانغ أوعية الربط (يانغ واي ماي)	yangwei channel; yang link vessel
03.260	十四经	shí sì jīng	شي سي جينغ	القنوات الأربعة عشرة	fourteen channels
03.261	经别	jīng bié	جينغ بيه	القنوات المتباينة	divergent channel
03.262	经筋	jīng jīn	جينغ جين	قناة الأوتار	channel sinew
03.263	皮部	pí bù	بي بو	منطقة جلدية	cutaneous region
03.264	络脉	luò mài	لوه ماي	مسار لوه	collateral
03.265	孙络	sūn luò	سون لوه	مسار لوه الأصغر	tertiary collateral
03.266	浮络	fú luò	فو لوه	مسار لوه السطحي	superficial collateral
03.267	别络	bié luò	بيه لوه	مسار لوه المتباين	divergent collateral
03.04 形体官窍 بنية الجسم، أعضاء الحواس الخمس، والفوهات السبع Body constituents and orifices					
03.268	形	xíng	شينغ	بنية الجسم	physique
03.269	皮毛	pí máo	بي ماو	الجلد والشعر	skin and hair
03.270	腠理	còu lǐ	تسو لي	هامش بين الخلايا العضلية	striae and interstitial space
03.271	玄府	xuán fǔ	شيوان فو	مسام العرق	sweat pore
03.272	肌肉	jī ròu	جي رو	عضلة	muscle
03.273	筋	jīn	جين	وتر	① soft tissue; ② tendon
03.274	膜	mó	موه	غشاء	membrane
03.275	关节	guān jié	قوان جيه	مفصل	joint
03.276	百骸	bǎi hái	باي هاي	عظام	bones

编号 الرقم المسلسل Code	汉文术语 المصطلح الصيني Chinese term	汉语拼音 الأبجدية الصينية الصوتية Chinese Pinyin	阿文音译 الترجمة الصوتية العربية Arabic transliteration	阿文术语 المصطلح العربي Arabic Term	英文术语 المصطلح الإنجليزي English term
03.277	完骨	wán gǔ	وان قو	الخشاء (الأصمعي)	mastoid process
03.278	枕骨	zhěn gǔ	تشن قو	عظم قذالي	occipital bone
03.279	头颅骨	tóu lú gǔ	تو لو قو	جمجمة	skull
03.280	曲牙	qǔ yá	تشيو ييا	زاوية الفك السفلي	mandibular angle
03.281	眉棱骨	méi léng gǔ	مي لنغ قو	قوس الحاجبين	supra-orbital bone
03.282	辅骨	fǔ gǔ	فو قو	عظم مساعد	① condyle; ② fibula and radius
03.283	高骨	gāo gǔ	قاو قو	عظم الجاحظ	protruding bones
03.284	交骨	jiāo gǔ	جياو قو	عظم العانة	pubis bone
03.285	颈骨	jǐng gǔ	جينغ قو	فقرات عنقية	cervical vertebra
03.286	髋骨	kuān gǔ	كوان قو	عظم الورك	hip bone
03.287	髋	kuān	كوان	ورك	hip
03.288	上横骨	shàng héng gǔ	شانغ هنغ قو	عظم القص العلوي	manubrium of sternum
03.289	尾闾骨	wěi lú gǔ	وي ليوي قو	العصعص	coccyx
03.290	腰骨	yāo gǔ	ياو قو	فقرات قطنية	lumbar bone
03.291	手骨	shǒu gǔ	شو قو	عظام اليد	hand bone
03.292	合骨	hé gǔ	خه قو	كعب داخلي	medial malleolus
03.293	跖	zhí	تشي	أخمصية	metatarsus
03.294	头	tóu	تو	رأس	head
03.295	精明之府	jīng míng zhī fǔ	جينغ مينغ تشي فو	بيت الذكاء؛ الرأس	house of intelligence
03.296	腰	yāo	ياو	خصر	waist
03.297	肾之府	shèn zhī fǔ	شن تشي فو	بيت الكلية؛ الخصر	house of kidney
03.298	膝	xī	شي	ركبة	knee
03.299	筋之府	jīn zhī fǔ	جين تشي فو	بيت الوتر؛ الركبة	house of tendon
03.300	膜原	mó yuán	موه يوان	موه يوان: جزء بين الحجاب الحاجز وغشاء الجنب	mo yuan; interpleuro-diaphragmatic space

编号 الرقم المسلسل Code	汉文术语 المصطلح الصيني Chinese term	汉语拼音 الأبجدية الصينية الصوتية Chinese Pinyin	阿文音译 الترجمة الصوتية العربية Arabic transliteration	阿文术语 المصطلح العربي Arabic Term	英文术语 المصطلح الإنجليزي English term
03.301	膏肓	gāo huāng	قاو هوانغ	قاو هوانغ: جزء بين القلب والحجاب الحاجز	gao huang; inter cardiodia-phragmatic part
03.302	膈	gé	قه	الحجاب الحاجز	diaphragm
03.303	脊	jǐ	جي	العمود الفقري	spine
03.304	背	bèi	بي	ظهر	back
03.305	胁肋	xié lèi	شيه لي	المراق؛ جوانب الصدر (المنطقة من الإبط إلى الخصر)	lateral thorax
03.306	腹	fù	فو	البطن	abdomen
03.307	脐腹	qí fù	تشي فو	المنطقة المحيطة بالسرة	periumbilical region
03.308	小腹	xiǎofù	شياو فو	أسفل البطن	lower abdomen
03.309	少腹	shào fù	شاو فو	جوانب أسفل البطن	lateral lower abdomen
03.310	四极	sì jí	سي جي	الأطراف الأربعة	four limbs; four poles
03.311	五官	wǔ guān	وو قوان	أعضاء الحواس الخمس	five sense organs
03.312	七窍	qī qiào	تشي تشياو	الفوهات السبع	seven orifices
03.313	九窍	jiǔ qiào	جيو تشياو	الفوهات التسع	nine orifices
03.314	目	mù	مو	عين	eye
03.315	目系	mù xì	مو شي	أربطة العين	eye connector
03.316	五轮八廓	wǔ lún bā kuò	وو لون با كوه	العجلات الخمس (تقسيم مقلة العين من الخارج للداخل) والمناطق الثمان (أجزاء العين الخارجية)	five wheels and eight regions
03.317	肉轮	ròu lún	رو لون	عجلة اللحوم	flesh wheel
03.318	血轮	xuè lún	شيويه لون	عجلة الدم	blood wheel
03.319	气轮	qì lún	تشي لون	عجلة تشي	qi wheel
03.320	风轮	fēng lún	فنغ لون	عجلة الريح	wind wheel
03.321	水轮	shuǐ lún	شوي لون	عجلة الماء	water wheel
03.322	眦	zì	تسي	زاوية العين	canthus
03.323	目内眦	mù nèi zì	مو ني تسي	زاوية العين الداخلية	inner canthus

编号 الرقم المسلسل Code	汉文术语 المصطلح الصيني Chinese term	汉语拼音 الأبجدية الصينية الصوتية Chinese Pinyin	阿文音译 الترجمة الصوتية العربية Arabic transliteration	阿文术语 المصطلح العربي Arabic Term	英文术语 المصطلح الإنجليزي English term
03.324	目外眦	mù wài zì	مو واي تسي	زاوية العين الخارجية	outer canthus
03.325	目窠	mù kē	مو كه	محجر العين	eye socket
03.326	眼带	yǎn dài	يان داي	عضلات العين	ocular muscles
03.327	目眶	mù kuàng	مو كوانغ	إطار العين	ocular orbit
03.328	眼睑	yǎn jiǎn	يان جيان	جفن	eyelid
03.329	睑弦	jiǎn xián	جيان شيان	هامش جفني	palpebral margin
03.330	睫毛	jié máo	جيه ماو	رمش	eyelash
03.331	泪	lèi	لي	دمع	tear
03.332	泪泉	lèi quán	لي تشيوان	الغدة الدمعية	lachrymal gland
03.333	泪窍	lèi qiào	لي تشياو	النقطة الدمعية	lachrymal punctum
03.334	白睛	bái jīng	باي جينغ	العين البيضاء (ملتحمة وصلبة العين)	white of the eye; bulbar conjunctiva and sclera
03.335	黑睛	hēi jīng	هي جينغ	العين السوداء (قرنية وقزحية العين)	black of the eye; cornea and iris
03.336	瞳神	tóng shén	تونغ شن	الحدقة؛ البؤبؤ	pupil
03.337	虹彩	hóng cǎi	هونغ تساي	قزحية	iris
03.338	神水	shén shuǐ	شن شوي	الخلط المائي	spiritual water; aqueous humor
03.339	晶珠	jīng zhū	جينغ تشو	عدسة العين	crystal pearl; lens
03.340	神膏	shén gāo	شن قاو	الجسم الزجاجي	vitreum
03.341	视衣	shì yī	شي يي	اللباس البصري (الشبكية والمشيمية)	visual cloth
03.342	舌	shé	شه	لسان	tongue
03.343	舌系	shé xì	شه شي	أربطة اللسان	tongue connector; sublingual vessels and ligament
03.344	口	kǒu	كو	فم	mouth
03.345	唇	chún	تشون	شفة	lip
03.346	齿	chǐ	تشي	سن	tooth

编号 الرقم المسلسل Code	汉文术语 المصطلح الصيني Chinese term	汉语拼音 الأبجدية الصينية الصوتية Chinese Pinyin	阿文音译 الترجمة الصوتية العربية Arabic transliteration	阿文术语 المصطلح العربي Arabic Term	英文术语 المصطلح الإنجليزي English term
03.347	真牙	zhēn yá	تشن يا	ضرس العقل	wisdom tooth
03.348	龈	yín	ين	لثة	gum
03.349	腭	è	أ	حنك	palate
03.350	硬腭	yìng è	ينغ أ	حنك صلب	hard palate
03.351	软腭	ruǎn è	روان أ	حنك رخو	soft palate
03.352	咽	yān	يان	بلعوم	pharynx
03.353	喉	hóu	هو	حلق	throat
03.354	喉核	hóu hé	هو خه	لوزة الحلق	node of throat; tonsil
03.355	喉关	hóu guān	هو قوان	باب الحلق	throat pass
03.356	喉底	hóu dǐ	هو دي	قاع الحلق	bottom of throat; posterior pharyngeal wall
03.357	颃颡	háng sǎng	هانغ سانغ	البلعوم الأنفي	nasopharynx
03.358	鼻	bí	بي	أنف	nose
03.359	明堂	míng táng	مينغ تانغ	١. منطقة الأنف؛ ٢. مخطط الوخز بالإبر	① nose; ② acupoint chart
03.360	鼻准	bí zhǔn	بي تشون	قمة الأنف	nasal apex
03.361	頞	àn	آن	جذر الأنف	nasal root
03.362	耳	ěr	أر	أذن	ear
03.363	耳郭	ěr guō	أر قوه	صيوان الأذن	auricle
03.364	前阴	qián yīn	تشيان ين	الأعضاء التناسلية الخارجية	external genitalia
03.365	宗筋	zōng jīn	تسونغ جين	١. قضيب وخصية؛ ٢. جميع الأوتار	① penis and testes; ② convergent tendon
03.366	茎	jīng	جينغ	قضيب	penis
03.367	精窍	jīng qiào	جينغ تشياو	فوهة مجرى البول للذكر	seminal orifice; external orifice of male urethra
03.368	睾	gāo	قاو	خصية	testicle
03.369	阴户	yīn hù	ين هو	فرج الأنثى	vaginal door
03.370	阴门	yīn mén	ين من	فتحة المهبل	vaginal orifice

编号 الرقم المسلسل Code	汉文术语 المصطلح الصيني Chinese term	汉语拼音 الأبجدية الصينية الصوتية Chinese Pinyin	阿文音译 الترجمة الصوتية العربية Arabic transliteration	阿文术语 المصطلح العربي Arabic Term	英文术语 المصطلح الإنجليزي English term
03.371	后阴	hòu yīn	هو ين	شرج	anus
03.372	魄门	pò mén	بوه من	فتحة الشرج	door of corporeal soul; anus

03.05 气血津液精神 تشي، الدم، سوائل-جن، سوائل-يه، الجوهر، والروح Qi, blood, fluid, humor, essence and spirit

编号 الرقم المسلسل Code	汉文术语 المصطلح الصيني Chinese term	汉语拼音 الأبجدية الصينية الصوتية Chinese Pinyin	阿文音译 الترجمة الصوتية العربية Arabic transliteration	阿文术语 المصطلح العربي Arabic Term	英文术语 المصطلح الإنجليزي English term
03.373	气	qì	تشي	تشي	qi
03.374	气化	qì huà	تشي هوا	تحويل تشي	qi transformation
03.375	气机	qì jī	تشي جي	حركة تشي	qi movement
03.376	升降出入	shēng jiàng chū rù	شنغ جيانغ تشو رو	صعود وهبوط وخروج ودخول التشي	ascending, descending, exiting and entering
03.377	气主煦之	qì zhǔ xù zhī	تشي تشو شيوي تشي	تشي يتحكّم في تدفئة الجسم	qi warming body
03.378	元气	yuán qì	يوان تشي	تشي البدائية	primordial qi
03.379	真气	zhēn qì	تشن تشي	تشي الحقيقية	genuine qi
03.380	宗气	zōng qì	تسونغ تشي	تشي الصدرية	pectoral qi
03.381	中气	zhōng qì	تشونغ تشي	تشي الوسط	middle qi
03.382	卫气	wèi qì	وي تشي	تشي الدفاعية	defense qi
03.383	营气	yíng qì	ينغ تشي	تشي المغذية	nutrient qi
03.384	脏腑之气	zàng fǔ zhī qì	تسانغ فو تشي تشي	تشي الأحشاء (تشي الأحشاء الصلبة والأحشاء الجوفاء)	qi of zang-fu viscera
03.385	血	xuè	شيويه	دم	blood
03.386	营血	yíng xuè	ينغ شيويه	الدم والمغذي	nutrient-blood
03.387	血主濡之	xuè zhǔ rú zhī	شيويه تشو رو تشي	تحكم الدم في ترطيب وتغذية الجسم	blood governing moistening and nourishing body
03.388	津液	jīn yè	جين يه	سوائل الجسم	fluid and humor
03.389	津	jīn	جين	سوائل-جن	fluid
03.390	液	yè	يه	سوائل-يه	humor

编号 الرقم المسلسل Code	汉文术语 المصطلح الصيني Chinese term	汉语拼音 الأبجدية الصينية الصوتية Chinese Pinyin	阿文音译 الترجمة الصوتية العربية Arabic transliteration	阿文术语 المصطلح العربي Arabic Term	英文术语 المصطلح الإنجليزي English term
03.391	精	jīng	جينغ	١. جوهر؛ ٢. السائل المنوي	① essence; ② semen
03.392	精气	jīng qì	جينغ تشي	تشي الجوهرية	essence qi
03.393	身之本	shēn zhī běn	شن تشي بن	أصل البدن	root of body
03.394	先天之精	xiān tiān zhī jīng	شيان تيان تشي جينغ	جوهر خلقي	congenital essence
03.395	后天之精	hòu tiān zhī jīng	هو تيان تشي جينغ	جوهر مكتسب	acquired essence
03.396	神	shén	شن	١. حيوية؛ ٢. روح؛ ٣. أنشطة التفكير	① vitality; ② spirit; ③ mental activity
03.397	神机	shén jī	شن جي	حركة روحية	spiritual mechanism
03.398	元神	yuán shén	يوان شن	روح أصلية	primordial spirit
03.399	魂	hún	هون	الروح الأثيرية	ethereal soul
03.400	魄	pò	بوه	الروح الجسدية	corporeal soul
03.401	意	yì	يي	فكرة	idea
03.402	志	zhì	تشي	إرادة	will
03.403	思	sī	سي	فكر	thought
03.404	虑	lǜ	ليوي	قلق	deliberation
03.405	智	zhì	تشي	حكمة	wisdom
03.406	气为血帅	qì wéi xuè shuài	تشي وي شيويه شواي	تشي بمثابة قائد الدم	qi being commander of blood
03.407	血为气母	xuè wéi qì mǔ	شيويه وي تشي مو	الدم بمثابة أم تشي	blood being mother of qi
03.408	津血同源	jīn xuè tóng yuán	جين شيويه تونغ يوان	السوائل والدم من نفس المصدر	fluid and blood from same source
03.409	精血同源	jīng xuè tóng yuán	جينغ شيويه تونغ يوان	الجوهر والدم من نفس المصدر	essence and blood from same source
03.410	禀赋	bǐng fù	بينغ فو	موهبة خلقية	natural endowment
03.411	稚阴	zhì yīn	تشي ين	ين الواهنة للأطفال	tender yin

编号 الرقم المسلسل Code	汉文术语 المصطلح الصيني Chinese term	汉语拼音 الأبجدية الصينية الصوتية Chinese Pinyin	阿文音译 الترجمة الصوتية العربية Arabic transliteration	阿文术语 المصطلح العربي Arabic Term	英文术语 المصطلح الإنجليزي English term
03.412	稚阳	zhì yáng	تشي يانغ	يانغ الواهنة للأطفال	tender yang
03.413	变蒸	biàn zhēng	بيان تشنغ	حمى النمو (تبخير تغيري للأطفال: حمى وتعرق طفيف في فترة النمو)	growth fever
03.06 病因 أسباب المرض Cause of disease					
03.414	病因	bìng yīn	بينغ ين	أسباب المرض	cause of disease
03.415	病因学说	bìng yīn xué shuō	بينغ ين شيويه شوه	علم أسباب المرض	etiology
03.416	病起过用	bìng qǐ guò yòng	بينغ تشي قوه يونغ	الأمراض بسبب الاستخدام المفرط	overuse causing disease
03.417	三因	sān yīn	سان ين	أسباب المرض الثلاث	three types of disease causes
03.418	三因学说	sān yīn xué shuō	سان ين شيويه شوه	نظرية الأسباب الثلاث للمرض	theory of three types of disease causes
03.419	内因	nèi yīn	ني ين	الأسباب الداخلية	internal cause
03.420	外因	wài yīn	واي ين	الأسباب الخارجية	external cause
03.421	不内外因	bú nèi wài yīn	بو ني واي ين	الأسباب غير الداخلية والخارجية	non-endo-non-exogenous cause
03.422	邪气	xié qì	شيه تشي	تشي شريرة (تشي الممرضة)	pathogenic qi
03.423	阳邪	yáng xié	يانغ شيه	شر يانغ (يانغ ممرض)	yang pathogen
03.424	阴邪	yīn xié	ين شيه	شر ين (ين ممرض)	yin pathogen
03.425	实邪	shí xié	شي شيه	شر الإفراط (الإفراط الممرض)	excess pathogen
03.426	虚邪	xū xié	شيوي شيه	شر النقص (النقص الممرض)	deficiency pathogen
03.427	五邪	wǔ xié	وو شيه	الشرور الخمسة (مسببات الأمراض الخمس)	five pathogens
03.428	时邪	shí xié	شي شيه	شر موسمي (مرض موسمي)	seasonal pathogen

编号 الرقم المسلسل Code	汉文术语 المصطلح الصيني Chinese term	汉语拼音 الأبجدية الصينية الصوتية Chinese Pinyin	阿文音译 الترجمة الصوتية العربية Arabic transliteration	阿文术语 المصطلح العربي Arabic Term	英文术语 المصطلح الإنجليزي English term
03.429	外感	wài gǎn	واي قان	الإصابة الخارجية	external contraction
03.430	六淫	liù yín	ليو ين	الشرور الستة	six excesses
03.431	客邪	kè xié	كه شيه	شر متزاور (المرض الزائر)	visiting pathogen
03.432	风邪	fēng xié	فنغ شيه	شر الريح (الريح الممرض)	wind pathogen
03.433	风性开泄	fēng xìng kāi xiè	فنغ شينغ كاي شيه	الريح تتسم بالانفتاح والإطلاق	wind characterized by opening and dispersing
03.434	风易伤阳位	fēng yì shāng yáng wèi	فنغ يي شانغ يانغ وي	الريح تغزو أجزاء يانغ في الجسم	wind tending to attack yang portion
03.435	风为百病之长	fēng wéi bǎi bìng zhī zhǎng	فنغ وي باي بينغ تشي تشانغ	الريح تكون بوابة الأمراض لكل المسببات	wind being primary cause of disease
03.436	风性主动	fēng xìng zhǔ dòng	فنغ شينغ تشو دونغ	خواص الريح تكون متحركة	wind characterized by mobile
03.437	风善行数变	fēng shàn xíng shuò biàn	فنغ شان شينغ شوه بيان	صفة الريح هي الحركة من مكان لآخر والتغير	wind characterized by mobile and changeable
03.438	寒邪	hán xié	هان شيه	شر البرد (البرد الممرض)	cold pathogen
03.439	寒易伤阳	hán yì shāng yáng	هان يي شانغ يانغ	البرودة تغزو اليانغ	cold tending to injure yang
03.440	寒性凝滞	hán xìng níng zhì	هان شينغ نينغ تشي	تتسم البرودة بالركود والتجمد	cold characterized by congealing and stagnant
03.441	寒性收引	hán xìng shōu yǐn	هان شينغ شو ين	البرد له خواص الانكماش	cold characterized by contraction
03.442	暑邪	shǔ xié	شو شيه	شر الحرارة الصيفية (حرارة الصيف الممرض)	summerheat pathogen
03.443	暑性炎热	shǔ xìng yán rè	شو شينغ يان ره	تتصف حرارة الصيف بالحرارة المشتعلة	summerheat characterized by flaming heat
03.444	暑性升散	shǔ xìng shēng sàn	شو شينغ شنغ سان	تتصف حرارة الصيف بالتصاعد والانتشار	summerheat characterized by ascending and dispersing

编号 الرقم المسلسل Code	汉文术语 المصطلح الصيني Chinese term	汉语拼音 الأبجدية الصينية الصوتية Chinese Pinyin	阿文音译 الترجمة الصوتية العربية Arabic transliteration	阿文术语 المصطلح العربي Arabic Term	英文术语 المصطلح الإنجليزي English term
03.445	暑易夹湿	shǔ yì jiā shī	شو يي جيا شي	الحرارة الصيفية تكون مصاحبة للرطوبة	summerheat tending to mix with dampness
03.446	暑易扰心	shǔ yì rǎo xīn	شو يي راو شين	حرارة الصيف تؤثر على القلب	summerheat tending to disturb heart
03.447	湿邪	shī xié	شي شيه	شر الرطوبة (الرطوبة الممرضة)	dampness pathogen
03.448	湿阻气机	shī zǔ qì jī	شي تسو تشي جي	الرطوبة تعيق دوران تشي	dampness hampering qi movement
03.449	湿性重浊	shī xìng zhòng zhuó	شي شينغ تشونغ تشوه	خواص الرطوبة الثقل والعكر	dampness characterized by heavy and turbid
03.450	湿性黏滞	shī xìng nián zhì	شي شينغ نيان تشي	خواص الرطوبة تكون لزجة	dampness characterized by sticky and stagnant
03.451	湿性趋下	shī xìng qū xià	شي شينغ تشيوي شيا	خواص الرطوبة تكون تنازلية	dampness characterized by descending
03.452	燥邪	zào xié	تساو شيه	شر الجفاف (الجفاف الممرض)	dryness pathogen
03.453	风燥	fēng zào	فنغ تساو	جفاف الريح	wind dryness
03.454	凉燥	liáng zào	ليانغ تساو	جفاف البرد	cool dryness
03.455	温燥	wēn zào	ون تساو	جفاف الدفء	warm dryness
03.456	燥性干涩	zào xìng gān sè	تساو شينغ قان سه	خواص الجفاف تكون جافة ومقلصة	dryness characterized by dry and astringent
03.457	燥易伤肺	zào yì shāng fèi	تساو يي شانغ في	الجفاف عرضة ليضر الرئة	dryness tending to injure lung
03.458	火邪	huǒ xié	هوه شيه	شر النار (ممرض النار)	fire pathogen
03.459	热邪	rè xié	ره شيه	شر الحرارة (ممرض الحرارة)	heat pathogen
03.460	热毒	rè dú	ره دو	سم الحرارة	heat toxin
03.461	火性炎上	huǒ xìng yán shàng	هوه شينغ يان شانغ	النار تتسم بالاشتعال للأعلى	fire characterized by flaring up
03.462	火耗气伤阴	huǒ hào qì shāng yīn	هوه هاو تشي شانغ ين	الاحتراق يستهلك تشي ويضر ين	fire tending to consume qi and injuring yin

编号 الرقم المسلسل Code	汉文术语 المصطلح الصيني Chinese term	汉语拼音 الأبجدية الصينية الصوتية Chinese Pinyin	阿文音译 الترجمة الصوتية العربية Arabic transliteration	阿文术语 المصطلح العربي Arabic Term	英文术语 المصطلح الإنجليزي English term
03.463	火易生风动血	huǒ yì shēng fēng dòng xuè	هوه يي شنغ فنغ دونغ شيويه	تؤدي النار إلى حدوث التشنج والنزيف	fire tending to generating wind and cause bleeding
03.464	火易扰心	huǒ yì rǎo xīn	هوه يي راو شين	النار عرضة للإخلال بالقلب	fire tending to disturb heart
03.465	疠气	lì qì	لي تشي	تشي الوبائي	pestilent qi
03.466	瘟毒	wēn dú	ون دو	السم الوبائي	pestilent toxin
03.467	疟邪	nüè xié	نيوه شيه	شر الملاريا	malarial pathogen
03.468	麻毒	má dú	ما دو	سم الحصبة	measles toxin
03.469	瘴气	zhàng qì	تشانغ تشي	حمى المستنقع (وبالة)	miasma
03.470	内伤	nèi shāng	ني شانغ	إصابة داخلية	internal injury
03.471	五劳	wǔ láo	وو لاو	المستهلكات الخمسة	five consumptions
03.472	七伤	qī shāng	تشي شانغ	الأضرار السبعة	seven injuries
03.473	七情所伤	qī qíng suǒ shāng	تشي تشينغ سوه شانغ	الإصابة من تذبذب العواطف السبع	injury by seven emotions
03.474	惊恐伤肾	jīng kǒng shāng shèn	جينغ كونغ شانغ شن	الخوف المؤثر على الكلى	fear injuring kidney
03.475	悲忧伤肺	bēi yōu shāng fèi	بي يو شانغ في	الحزن المؤثر على الرئتين	melancholy injuring lung
03.476	思虑伤脾	sī lǜ shāng pí	سي ليوي شانغ بي	القلق المؤثر على الطحال	worry injuring spleen
03.477	暴喜伤心	bào xǐ shāng xīn	باو شي شانغ شين	الفرح المفرط المؤثر على القلب	overwhelming joy injuring heart
03.478	大怒伤肝	dà nù shāng gān	دا نو شانغ قان	الغضب المؤثر على الكبد	rage injuring liver
03.479	喜怒伤气	xǐ nù shāng qì	شي نو شانغ تشي	السرور والغضب المؤثران على تشي	excessive joy and anger injuring qi
03.480	饮食所伤	yǐn shí suǒ shāng	ين شي سوه شانغ	أمراض بسبب الغذاء	injury due to diet
03.481	五味偏嗜	wǔ wèi piān shì	وو وي بيان شي	ميل النكهة	flavor predilection

编号 الرقم المسلسل Code	汉文术语 المصطلح الصيني Chinese term	汉语拼音 الأبجدية الصينية الصوتية Chinese Pinyin	阿文音译 الترجمة الصوتية العربية Arabic transliteration	阿文术语 المصطلح العربي Arabic Term	英文术语 المصطلح الإنجليزي English term
03.482	膏粱厚味	gāo liáng hòu wèi	قاو ليانغ هو وي	نكهة دهنية سمينة	greasy and surfeit flavour
03.483	过用	guò yòng	قوه يونغ	الاستخدام المفرط	overuse
03.484	劳倦	láo juàn	لاو جيوان	إرهاق	overstrain
03.485	房劳	fáng láo	فانغ لاو	الزيادة في الجماع الجنسي	excessive sexual intercourse
03.486	水土不服	shuǐ tǔ bù fú	شوي تو بو فو	عدم التأقلم	non-acclimatization
03.487	误治	wù zhì	وو تشي	علاج خاطئ	mistreatment
03.488	外伤	wài shāng	واي شانغ	الإصابة الخارجية	external injury
03.489	虫兽伤	chóng shòu shāng	تشونغ شو شانغ	عضة من الحيوان والحشرة	bite by animal and insect
03.490	痰饮	tán yǐn	تان ين	البلغم وركود السوائل	phlegm and fluid retention
03.491	痰	tán	تان	بلغم	phlegm
03.492	饮	yǐn	ين	ركود السوائل	fluid retention
03.493	瘀血	yū xuè	يوي شيويه	ركود الدم	static blood
03.494	胎毒	tāi dú	تاي دو	سم الجنين	fetal toxin
03.495	禀赋不足	bǐng fù bù zú	بينغ فو بو تسو	قصور الهبة الخلقية	constitutional insufficiency
03.496	酒客	jiǔ kè	جيو كه	سكير	alcoholic
03.497	湿家	shī jiā	شي جيا	شخص يعاني من الرطوبة	person suffering from dampness
03.498	黄家	huáng jiā	هوانغ جيا	شخص يعاني من اليرقان	person suffering from jaundice
03.499	失精家	shī jīng jiā	شي جينغ جيا	شخص يعاني من الاحتلام	person suffering from seminal loss
03.07 病机 آلية المرض Pathogenesis					
03.500	病机	bìng jī	بينغ جي	آلية الأمراض	pathogenesis
03.501	病机学说	bìng jī xué shuō	بينغ جي شيويه شوه	نظرية آلية الأمراض	theory of pathogenesis

编号 الرقم المسلسل Code	汉文术语 المصطلح الصيني Chinese term	汉语拼音 الأبجدية الصينية الصوتية Chinese Pinyin	阿文音译 الترجمة الصوتية العربية Arabic transliteration	阿文术语 المصطلح العربي Arabic Term	英文术语 المصطلح الإنجليزي English term
03.502	正气	zhèng qì	تشنغ تشي	تشي الحيوي	healthy qi
03.503	正邪相争	zhèng xié xiāng zhēng	تشنغ شيه شيانغ تشنغ	النضال بين تشي الحيوي وتشي الشر	struggle between healthy qi and pathogen
03.504	邪正盛衰	xié zhèng shèng shuāi	شيه تشنغ شنغ شواي	تغير الارتفاع والهبوط بين تشي الحيوي وتشي الشر	exuberance or decline of healthy qi and pathogen
03.505	传染	chuán rǎn	تشوان ران	عدوى	infection
03.506	新感	xīn gǎn	شين قان	حمة جسدية جديدة	new affection
03.507	卒发	cù fā	تسو فا	إصابة مفاجئة	sudden onset
03.508	徐发	xú fā	شيوي فا	ظهور تدريجي للمرض	gradual onset
03.509	伏邪	fú xié	فو شيه	الشر الكامن	latent pathogen
03.510	病发于阴	bìng fā yú yīn	بينغ فا يوي ين	الأمراض التي تنشأ من ين	disease arising from yin
03.511	病发于阳	bìng fā yú yáng	بينغ فا يوي يانغ	الأمراض التي تنشأ من يانغ	disease arising from yang
03.512	劳复	láo fù	لاو فو	تكرار المرض بسبب شدّة الإرهاق	overstrain relapse
03.513	食复	shí fù	شي فو	تكرار المرض بسبب الحمية غير المنتظمة	relapse due to improper diet
03.514	胎传	tāi chuán	تاي تشوان	العدوى الجنينية	congenital transmission
03.515	虚	xū	شيوي	النقص	deficiency
03.516	精气夺	jīng qì duó	جينغ تشي دوه	فقدان الجوهر تشي	loss of essence-qi
03.517	实	shí	شي	الإفراط؛ الزيادة	excess
03.518	邪气盛	xié qì shèng	شيه تشي شنغ	إفراط تشي المرض	excess of pathogenic qi
03.519	虚实夹杂	xū shí jiā zá	شيوي شي جيا تسا	التمازج بين الإفراط والنقص	intermingled deficiency and excess
03.520	虚中夹实	xū zhōng jiā shí	شيوي تشونغ جيا شي	النقص المعقد مع الإفراط	deficiency complicated with excess
03.521	实中夹虚	shí zhōng jiā xū	شي تشونغ جيا شيوي	الإفراط المعقد مع النقص	excess complicated with deficiency

编号 الرقم المسلسل Code	汉文术语 المصطلح الصيني Chinese term	汉语拼音 الأبجدية الصينية الصوتية Chinese Pinyin	阿文音译 الترجمة الصوتية العربية Arabic transliteration	阿文术语 المصطلح العربي Arabic Term	英文术语 المصطلح الإنجليزي English term
03.522	上盛下虚	shàng shèng xià xū	شانغ شنغ شيا شواي	الإفراط في الأعلى والنقص في الأسفل	upper excess and lower deficiency
03.523	上虚下实	shàng xū xià shí	شانغ شيوي شيا شي	النقص في الأعلى والإفراط في الأسفل	upper deficiency and lower excess
03.524	虚实真假	xū shí zhēn jiǎ	شيوي شي تشن جيا	الحقيقي والزائف في النقص والإفراط	true or false excess and deficiency
03.525	真实假虚	zhēn shí jiǎ xū	تشن شي جيا شيوي	الإفراط الحقيقي مع مظاهر النقص الكاذبة	true excess with false deficiency
03.526	真虚假实	zhēn xū jiǎ shí	تشن شيوي جيا شي	النقص الحقيقي مع مظاهر الإفراط الكاذبة	true deficiency with false excess
03.527	表虚	biǎo xū	بياو شيوي	النقص الخارجي	exterior deficiency
03.528	表实	biǎo shí	بياو شي	الإفراط الخارجي	exterior excess
03.529	里虚	lǐ xū	لي شيوي	النقص الداخلي	interior deficiency
03.530	里实	lǐ shí	لي شي	الإفراط الداخلي	interior excess
03.531	阴阳失调	yīn yáng shī tiáo	ين يانغ شي تياو	التنافر بين ين ويانغ	yin-yang disharmony
03.532	阴阳偏盛	yīn yáng piān shèng	ين يانغ بيان شنغ	فرط الين أو اليانغ	excessiveness of either yin or yang
03.533	阴盛	yīn shèng	ين شنغ	فرط ين	yin excessiveness
03.534	阳盛	yáng shèng	يانغ شنغ	فرط يانغ	yang excessiveness
03.535	阴阳偏衰	yīn yáng piān shuāi	ين يانغ بيان شواي	النقص لين أو يانغ	decline of either yin or yang
03.536	阳虚	yáng xū	يانغ شيوي	نقص يانغ	yang deficiency
03.537	阳虚生寒	yáng xū shēng hán	يانغ شيوي شنغ هان	أعراض البرد بسبب نقص يانغ	cold manifestation due to yang deficiency
03.538	虚阳上浮	xū yáng shàng fú	شيوي يانغ شانغ فو	ارتفاع يانغ الزائف بسبب نقص ين	deficiency-yang floating upward
03.539	阴虚	yīn xū	ين شيوي	نقص ين	yin deficiency
03.540	阴虚阳亢	yīn xū yáng kàng	ين شيوي يانغ كانغ	فرط نشاط يانغ بسبب نقص ين	yang hyperactivity due to yin deficiency

编号 الرقم المسلسل Code	汉文术语 المصطلح الصيني Chinese term	汉语拼音 الأبجدية الصينية الصوتية Chinese Pinyin	阿文音译 الترجمة الصوتية العربية Arabic transliteration	阿文术语 المصطلح العربي Arabic Term	英文术语 المصطلح الإنجليزي English term
03.541	阴虚发热	yīn xū fā rè	ين شيوي فا ره	الحمّى بسبب نقص ين	fever due to yin deficiency
03.542	阴虚火旺	yīn xū huǒ wàng	ين شيوي هوه وانغ	فرط نشاط النار بسبب نقص ين	effulgent fire due to yin deficiency
03.543	虚火上炎	xū huǒ shàng yán	شيوي هوه شانغ يان	نار النقص تتوهج للأعلى	deficiency fire flaming upward
03.544	阴阳两虚	yīn yáng liǎng xū	ين يانغ ليانغ شيوي	نقص كل من ين ويانغ	yin-yang deficiency
03.545	阴损及阳	yīn sǔn jí yáng	ين سون جي يانغ	يانغ المؤثّر بنقص ين	yin injury involving yang
03.546	阳损及阴	yáng sǔn jí yīn	يانغ سون جي ين	ين المؤثّر بنقص يانغ	yang injury involving yin
03.547	阴阳格拒	yīn yáng gé jù	ين يانغ قه جيوي	طرد وإخراج ين أو يانغ	expulsion of yin and yang
03.548	阳极似阴	yáng jí sì yīn	يانغ جي سي ين	شدّة يانغ في الباطن مع أعراض ين في الظاهر	extreme yang manifesting as yin
03.549	阴极似阳	yīn jí sì yáng	ين جي سي يانغ	شدّة ين في الباطن مع أعراض يانغ في الظاهر	extreme yin manifesting as yang
03.550	内闭外脱	nèi bì wài tuō	ني بي واي توه	الانسداد الداخلي يسبب الانهيار الخارجي	internal blockade and external collapse
03.551	亡阳	wáng yáng	وانغ يانغ	نضوب يانغ	yang depletion
03.552	亡阴	wáng yīn	وانغ ين	نضوب ين	yin depletion
03.553	阴竭阳脱	yīn jié yáng tuō	ين جيه يانغ توه	استنفاذ ين يسبّب انهيار يانغ	yin exhaustion and yang collapse
03.554	阴阳离决	yīn yáng lí jué	ين يانغ لي جيه	انفصال ين-يانغ	divorce of yin-yang
03.555	表寒	biǎo hán	بياو هان	البرودة الخارجية	exterior cold
03.556	表热	biǎo rè	بياو ره	الحرارة الخارجية	exterior heat
03.557	里寒	lǐ hán	لي هان	البرودة الداخلية	interior cold
03.558	里热	lǐ rè	لي ره	الحرارة الداخلية	interior heat

编号 الرقم المسلسل Code	汉文术语 المصطلح الصيني Chinese term	汉语拼音 الأبجدية الصينية الصوتية Chinese Pinyin	阿文音译 الترجمة الصوتية العربية Arabic transliteration	阿文术语 المصطلح العربي Arabic Term	英文术语 المصطلح الإنجليزي English term
03.559	寒热真假	hán rè zhēn jiǎ	هان ره تشن جيا	الحقيقي والزائف في البرد والحرارة	true or false of cold and heat
03.560	真寒假热	zhēn hán jiǎ rè	تشن هان جيا ره	البرد الحقيقي مع مظاهر الحرارة الزائفة	true cold with false heat
03.561	真热假寒	zhēn rè jiǎ hán	تشن ره جيا هان	الحرارة الحقيقية مع مظاهر البرد الزائف	true heat with false cold
03.562	寒热错杂	hán rè cuò zá	هان ره تسوه تسا	التمازج بين البرد والحرارة	intermingled cold and heat
03.563	表热里寒	biǎo rè lǐ hán	بياو ره لي هان	الحرارة الخارجية مع البرودة الداخلية	exterior heat with interior cold
03.564	表寒里热	biǎo hán lǐ rè	بياو هان لي ره	البرودة الخارجية مع الحرارة الداخلية	exterior cold with interior heat
03.565	五夺	wǔ duó	وو دوه	أنواع الإعياء الخمسة	five exhaustions
03.566	气血失调	qì xuè shī tiáo	تشي شيويه شي تياو	خلل تشي والدم	imbalance of qi and blood
03.567	气虚	qì xū	تشي شيوي	نقص تشي	qi deficiency
03.568	气虚中满	qì xū zhōng mǎn	تشي شيوي تشونغ مان	انتفاخ الجياو الوسط (إمتلاء البطن) بسبب نقص تشي	qi deficiency causing abdominal fullness
03.569	气虚不摄	qì xū bú shè	تشي شيوي بو شه	عدم استطاعة حفظ السوائل بسبب نقص تشي	deficiency-qi failing in keeping fluid
03.570	气不化津	qì bú huà jīn	تشي بو هوا جين	عدم استطاعة تحويل تشي للسوائل	qi failing in transforming fluid
03.571	气脱	qì tuō	تشي توه	انهيار تشي	qi collapse
03.572	劳则气耗	láo zé qì hào	لاو تسه تشي هاو	استهلاك تشي بسبب شدة الارهاق	overexertion leading to qi consumption
03.573	气机不利	qì jī bú lì	تشي جي بو لي	خلل لحركة التشي	disorder of qi movement
03.574	气滞	qì zhì	تشي تشي	ركود تشي	qi stagnation
03.575	气郁	qì yù	تشي يوي	كبح تشي	qi depression
03.576	气郁化火	qì yù huà huǒ	تشي يوي هوا هوه	التشي المكبوح يتحول لنار	qi depression transforming into fire

编号 الرقم المسلسل Code	汉文术语 المصطلح الصيني Chinese term	汉语拼音 الأبجدية الصينية الصوتية Chinese Pinyin	阿文音译 الترجمة الصوتية العربية Arabic transliteration	阿文术语 المصطلح العربي Arabic Term	英文术语 المصطلح الإنجليزي English term
03.577	气闭	qì bì	تشي بي	انسداد تشي	qi blockage
03.578	气逆	qì nì	تشي ني	سريان تشي عكسيا	qi counterflow
03.579	气化无权	qì huà wú quán	تشي هوا وو تشيوان	عجز تشي في التحويل	qi failing in transformation
03.580	喜则气缓	xǐ zé qì huǎn	شي تسه تشي هوان	الفرح يبطئ حركة تشي	excessive joy causing qi loose
03.581	怒则气上	nù zé qì shàng	نو تسه تشي شانغ	الغضب يرفع تشي	rage causing qi ascending
03.582	思则气结	sī zé qì jié	سي تسه تشي جيه	القلق يحدث ركود تشي	pensiveness causing qi stagnation
03.583	悲则气消	bēi zé qì xiāo	بي تسه تشي شياو	الحزن يستهلك تشي	grief causing qi consumption
03.584	恐则气下	kǒng zé qì xià	كونغ تسه تشي شيا	الخوف يحدث انخفاض تشي	fear causing qi sinking
03.585	惊则气乱	jīng zé qì luàn	جينغ تسه تشي لوان	الفزع يسبّب اضطراب تشي	fright causing qi turbulence
03.586	血虚	xuè xū	شيويه شيوي	نقص الدم	blood deficiency
03.587	血瘀	xuè yū	شيويه يوي	ركود الدم	blood stasis
03.588	血寒	xuè hán	شيويه هان	برد الدم	blood cold
03.589	血热	xuè rè	شيويه ره	حرارة الدم	blood heat
03.590	血脱	xuè tuō	شيويه توه	نضوب الدم؛ استنفاذ الدم	blood collapse
03.591	气滞血瘀	qì zhì xuè yū	تشي تشي شيويه يوي	ركود تشي والدم	qi stagnation and blood stasis
03.592	气虚血瘀	qì xū xuè yū	تشي شيوي شيويه يوي	نقص تشي يسبب ركود الدم	blood stasis due to qi deficiency
03.593	气不摄血	qì bú shè xuè	تشي بو شه شيويه	فشل تشي في التحكّم في الدم	qi failing to control blood
03.594	气随血脱	qì suí xuè tuō	تشي سوي شيويه توه	انهيار تشي من الجسد بسبب نضوب الدم	qi collapse following blood depletion

编号 الرقم المسلسل Code	汉文术语 المصطلح الصيني Chinese term	汉语拼音 الأبجدية الصينية الصوتية Chinese Pinyin	阿文音译 الترجمة الصوتية العربية Arabic transliteration	阿文术语 المصطلح العربي Arabic Term	英文术语 المصطلح الإنجليزي English term
03.595	血随气逆	xuè suí qì nì	شيويه سوي تشي ني	نزف الدم بسبب تدفق تشي المعاكس	blood flowing upward following reversed qi
03.596	伤津	shāng jīn	شانغ جين	اعتلال سوائل-جن	impairment of fluid
03.597	津脱	jīn tuō	جين توه	نضوب سوائل-جن؛ استنفاذ سوائل-جن	fluid collapse
03.598	液脱	yè tuō	يه توه	نضوب سوائل-يه؛ استنفاذ سوائل-يه	humor collapse
03.599	津枯血燥	jīn kū xuè zào	جين كو شيويه تساو	نضوب سوائل-جن يسبب جفاف الدم	fluid depletion causing blood dryness
03.600	气随液脱	qì suí yè tuō	تشي سوي يه توه	نضوب السوائل يسبب انهيار تشي	qi collapse following humor collapse
03.601	气阴两虚	qì yīn liǎng xū	تشي ين ليانغ شيوي	نقص كل من تشي وين	dual qi-yin deficiency
03.602	内风	nèi fēng	ني فنغ	الريح الداخلية	endogenous wind; internal wind
03.603	风胜则动	fēng shèng zé dòng	فنغ شنغ تسه دونغ	الريح السائد يسبب الحركة	predominate wind causing motion
03.604	阴虚风动	yīn xū fēng dòng	ين شيوي فنغ دونغ	نشاط الريح بسبب نقص ين	yin deficiency causing wind stirring
03.605	肝阳化风	gān yáng huà fēng	قان يانغ هوا فنغ	فرط يانغ الكبد يسبّب الريح	liver yang transforming into wind
03.606	热极生风	rè jí shēng fēng	ره جي شنغ فنغ	شدّة الحرارة تسبّب الريح	extreme heat generating wind
03.607	血虚生风	xuè xū shēng fēng	شيويه شيوي شنغ فنغ	نقص الدم يسبّب الريح	blood deficiency generating wind
03.608	血燥生风	xuè zào shēng fēng	شيويه تساو شنغ فنغ	جفاف الدم يسبّب الريح	blood dryness generating wind
03.609	痰瘀生风	tán yū shēng fēng	تان يوي شنغ فنغ	ركود البلغم والدم يسبّب الريح	phlegm stasis generating wind
03.610	内寒	nèi hán	ني هان	برد داخلي	endogenous cold; internal cold

编号 الرقم المسلسل Code	汉文术语 المصطلح الصيني Chinese term	汉语拼音 الأبجدية الصينية الصوتية Chinese Pinyin	阿文音译 الترجمة الصوتية العربية Arabic transliteration	阿文术语 المصطلح العربي Arabic Term	英文术语 المصطلح الإنجليزي English term
03.611	内湿	nèi shī	ني شي	رطوبة داخلية	endogenous dampness; internal dampness
03.612	湿胜［则］濡泻	shī shèng [zé] rú xiè	شي شنغ (تسه) رو شيه	فرط الرطوبة يسبب الإسهال	predominant dampness causing watery diarrhea
03.613	湿胜阳微	shī shèng yáng wēi	شي شنغ يانغ وي	فرط الرطوبة يضر يانغ تشي	predominant dampness causing weak yang
03.614	内燥	nèi zào	ني تساو	جفاف داخلي	endogenous dryness; internal dryness
03.615	燥热	zào rè	تساو ره	جفاف الحرارة	dryness heat
03.616	燥结	zào jié	تساو جيه	تراكم الجفاف	dryness accumulation
03.617	燥胜则干	zào shèng zé gān	تساو شنغ تسه قان	فرط الجفاف يسبب الذبول	predominant dryness causing withering
03.618	燥气伤肺	zào qì shāng fèi	تساو تشي شانغ في	جفاف تشي يضر الرئة	dryness-qi impairing lung
03.619	燥干清窍	zào gān qīng qiào	تساو قان تشينغ تشياو	يؤثر الجفاف على ثقوب الرأس	dryness affecting clear orifices
03.620	内热	nèi rè	ني ره	حرارة داخلية	endogenous heat; internal heat
03.621	热结	rè jié	ره جيه	تراكم الحرارة	heat accumulation
03.622	热郁	rè yù	ره يوي	ركود الحرارة	heat stagnation
03.623	热闭	rè bì	ره بي	حصار الحرارة	heat block
03.624	热遏	rè è	ره أ	حجز الحرارة	heat obstruction
03.625	火郁	huǒ yù	هوه يوي	ركود النار	fire stagnation
03.626	火逆	huǒ nì	هوه ني	العلاج الخاطئ بالنار	fire reversal; malpractice of heat therapy
03.627	热胜则肿	rè shèng zé zhǒng	ره شنغ تسه تشونغ	فرط الحرارة يسبب التورم	predominant heat causing swelling
03.628	炅则气泄	jiǒng zé qì xiè	جيونغ تسه تشي شيه	فرط الحرارة يؤدي إلى ارتشاح تشي	overheat causing qi leakage
03.629	五志化火	wǔ zhì huà huǒ	وو تشي هوا هوه	تحويل العواطف الخمسة إلى نار	five wills transforming into fire

编号 الرقم المسلسل Code	汉文术语 المصطلح الصيني Chinese term	汉语拼音 الأبجدية الصينية الصوتية Chinese Pinyin	阿文音译 الترجمة الصوتية العربية Arabic transliteration	阿文术语 المصطلح العربي Arabic Term	英文术语 المصطلح الإنجليزي English term
03.630	心气虚	xīn qì xū	شين تشي شيوي	نقص تشي القلب	heart qi deficiency
03.631	心阴不足	xīn yīn bù zú	شين ين بو تسو	نقص ين القلب	heart yin insufficiency
03.632	心阳不振	xīn yáng bú zhèn	شين يانغ بو تشن	عدم انتعاش يانغ القلب	devitalization of heart yang
03.633	心血失养	xīn xuè shī yǎng	شين شيويه شي يانغ	سوء التغذية بسبب نقص دم القلب	heart-blood disnourishment
03.634	心火亢盛	xīn huǒ kàng shèng	شين هوه كانغ شنغ	فرط نشاط نار القلب	heart fire exuberance
03.635	心火上炎	xīn huǒ shàng yán	شين هوه شانغ يان	توهج نار القلب	heart fire flaring upward
03.636	心血瘀阻	xīn xuè yū zǔ	شين شيويه يوي تسو	حصار وركود لدم القلب	heart blood stasis and stagnation
03.637	热伤神明	rè shāng shén míng	ره شانغ شن مينغ	الحرارة تؤثر على العقل	heat affecting mental activity
03.638	痰火扰心	tán huǒ rǎo xīn	تان هوه راو شين	البلغم والنار يخلان بالقلب	phlegm-fire disturbing heart
03.639	痰蒙心窍	tán méng xīn qiào	تان منغ شين تشياو	كثرة البلغم يضر القلب	phlegm confusing heart spirit
03.640	肺气虚	fèi qì xū	في تشي شيوي	نقص تشي الرئة	lung qi deficiency
03.641	肺阴虚	fèi yīn xū	في ين شيوي	نقص ين الرئة	lung yin deficiency
03.642	风热犯肺	fēng rè fàn fèi	فنغ ره فان في	الريح الحارة تغزو الرئة	wind-heat invading lung
03.643	风寒袭肺	fēng hán xí fèi	فنغ هان شي في	الريح الباردة تغزو الرئة	wind-cold attacking lung
03.644	肺气不宣	fèi qì bù xuān	في تشي بو شيوان	فشل تشي الرئة في الانتشار	lung qi failing in dispersing
03.645	肺失清肃	fèi shī qīng sù	في شي تشينغ سو	فشل الرئة في تطهير وانخفاض تشي	lung failing in descending qi
03.646	肺络损伤	fèi luò sǔn shāng	في لوه سون شانغ	تضرر مسار الرئة	lung collateral injury

编号 الرقم المسلسل Code	汉文术语 المصطلح الصيني Chinese term	汉语拼音 الأبجدية الصينية الصوتية Chinese Pinyin	阿文音译 الترجمة الصوتية العربية Arabic transliteration	阿文术语 المصطلح العربي Arabic Term	英文术语 المصطلح الإنجليزي English term
03.647	痰浊阻肺	tán zhuó zǔ fèi	تان تشوه تسو في	البلغم العكر يعيق الرئة	turbid phlegm obstructing lung
03.648	燥热伤肺	zào rè shāng fèi	تساو ره شانغ في	الحرارة الجافة تضر الرئة	dry-heat impairing lung
03.649	金破不鸣	jīn pò bù míng	جين بوه بو مينغ	ضرر الرئة يسبب فقدان الصوت	voice loss due to damaged bell
03.650	金实不鸣	jīn shí bù míng	جين شي بو مينغ	حمى الرئة تسبب فقدان الصوت	voice loss due to obstructed bell
03.651	肺为贮痰之器	fèi wéi zhù tán zhī qì	في وي تشو تان تشي تشي	الرئة هي الإناء الذي يخزن البلغم	lung being reservoir of phlegm
03.652	脾气虚	pí qì xū	بي تشي شيوي	نقص تشي الطحال	spleen qi deficiency
03.653	脾气下陷	pí qì xià xiàn	بي تشي شيا شيان	انخفاض تشي الطحال	sinking of spleen qi
03.654	脾阴虚	pí yīn xū	بي ين شيوي	نقص ين الطحال	spleen yin deficiency
03.655	脾阳虚	pí yáng xū	بي يانغ شيوي	نقص يانغ الطحال	spleen yang deficiency
03.656	脾虚湿困	pí xū shī kùn	بي شيوي شي كون	ركود الرطوبة بسبب نقص طاقة الطحال	dampness stagnation due to spleen deficiency
03.657	脾虚生风	pí xū shēng fēng	بي شيوي شنغ فنغ	نقص طحال تشي يسبب الريح	spleen deficiency generating wind
03.658	脾不统血	pí bù tǒng xuè	بي بو تونغ شيويه	عجز الطحال السيطرة على الدم	spleen failing to control blood
03.659	湿热蕴脾	shī rè yùn pí	شي ره يون بي	الحرارة والرطوبة المتراكة في الطحال	dampness-heat stagnating in spleen
03.660	脾失健运	pí shī jiàn yùn	بي شي جيان يون	ضعف الطحال في النقل	spleen failing in transportation
03.661	脾虚生痰	pí xū shēng tán	بي شيوي شنغ تان	ضعف فاعلية الطحال تنتج البلغم	spleen deficiency generating phlegm
03.662	寒湿困脾	hán shī kùn pí	هان شي كون بي	الرطوبة الباردة تعيق الطحال	cold-dampness encumbering spleen
03.663	脾为生痰之源	pí wéi shēng tán zhī yuán	بي وي شنغ تان تشي يوان	الطحال هو مصدر البلغم	spleen being source of phlegm
03.664	肝气虚	gān qì xū	قان تشي شيوي	نقص تشي الكبد	liver qi deficiency

编号 الرقم المسلسل Code	汉文术语 المصطلح الصيني Chinese term	汉语拼音 الأبجدية الصينية الصوتية Chinese Pinyin	阿文音译 الترجمة الصوتية العربية Arabic transliteration	阿文术语 المصطلح العربي Arabic Term	英文术语 المصطلح الإنجليزي English term
03.665	肝血虚	gān xuè xū	قان شيويه شيوي	نقص دم الكبد	liver blood deficiency
03.666	肝阴虚	gān yīn xū	قان ين شيوي	نقص ين الكبد	liver yin deficiency
03.667	肝阳虚	gān yáng xū	قان يانغ شيوي	نقص يانغ الكبد	liver yang deficiency
03.668	肝阳上亢	gān yáng shàng kàng	قان يانغ شانغ كانغ	فرط نشاط يانغ الكبد	liver yang hyperactivity
03.669	肝气郁结	gān qì yù jié	قان تشي يوي جيه	ركود تشي في الكبد	liver qi stagnation
03.670	肝气横逆	gān qì héng nì	قان تشي هنغ ني	اختلال عكسي عرضي لتشي الكبد	transverse dysfunction of liver qi
03.671	肝火上炎	gān huǒ shàng yán	قان هوه شانغ يان	توهج نار الكبد	liver fire flaming up
03.672	肝经风热	gān jīng fēng rè	قان جينغ فنغ ره	الريح الحارة تغزو قناة الكبد	wind-heat invading liver channel
03.673	肝经郁热	gān jīng yù rè	قان جينغ يوي ره	ركود الحرارة في قناة الكبد	stagnated heat in liver channel
03.674	肝经湿热	gān jīng shī rè	قان جينغ شي ره	الحرارة والرطوبة المتراكمة في قناة الكبد	dampness-heat in liver channel
03.675	肾气虚	shèn qì xū	شن تشي شيوي	نقص تشي الكلى	kidney qi deficiency
03.676	肾不纳气	shèn bú nà qì	شن بو نا تشي	فشل الكلى في تلقي تشي	kidney failing in receiving qi
03.677	肾气不固	shèn qì bú gù	شن تشي بو قو	تشي الكلى غير ثابتة	kidney qi failing in consolidating
03.678	肾阳虚	shèn yáng xū	شن يانغ شيوي	نقص يانغ الكلى	kidney yang deficiency
03.679	肾虚水泛	shèn xū shuǐ fàn	شن شيوي شوي فان	انتشار المياه بسبب نقص الكلى	kidney deficiency causing water flooding
03.680	命门火衰	mìng mén huǒ shuāi	مينغ من هوه شواي	نقص نار البوابة الحيوية	decline of life gate fire
03.681	肾阴虚	shèn yīn xū	شن ين شيوي	نقص ين الكلى	kidney yin deficiency
03.682	相火妄动	xiàng huǒ wàng dòng	شيانغ هوه وانغ دونغ	فرط النشاط من النار الوزارية	ministerial fire flaming
03.683	肾精不足	shèn jīng bù zú	شن جينغ بو تسو	قصور جوهر الكلى	kidney essence insufficiency

编号 الرقم المسلسل Code	汉文术语 المصطلح الصيني Chinese term	汉语拼音 الأبجدية الصينية الصوتية Chinese Pinyin	阿文音译 الترجمة الصوتية العربية Arabic transliteration	阿文术语 المصطلح العربي Arabic Term	英文术语 المصطلح الإنجليزي English term
03.684	精脱	jīng tuō	جينغ توه	انهيار جوهر الكلى	essence collapse
03.685	胆经郁热	dǎn jīng yù rè	دان جينغ يوي ره	ركود الحرارة لقناة المرارة	heat stagnation in gallbladder channel
03.686	胆郁痰扰	dǎn yù tán rǎo	دان يوي تان راو	ركود تشي المرارة يسبب هجوم البلغم	gallbladder qi stagnation causing phlegm harassment
03.687	胆虚气怯	dǎn xū qì qiè	دان شيوي تشي تشيه	نقص تشي المرارة يسبب الضعف والفزع	gallbladder qi deficiency causing timidity
03.688	胃气虚	wèi qì xū	وي تشي شيوي	نقص تشي المعدة	stomach qi deficiency
03.689	胃阴虚	wèi yīn xū	وي ين شيوي	نقص ين المعدة	stomach yin deficiency
03.690	胃寒	wèi hán	وي هان	برودة المعدة	stomach cold
03.691	胃热	wèi rè	وي ره	حرارة المعدة	stomach heat
03.692	胃气不降	wèi qì bú jiàng	وي تشي بو جيانغ	عجز نزول تشي المعدة	stomach qi failing in descending
03.693	胃气上逆	wèi qì shàng nì	وي تشي شانغ ني	ارتفاع سلبي لتشى المعدة	stomach qi counterflow
03.694	胃热消谷	wèi rè xiāo gǔ	وي ره شياو قو	حرارة المعدة تسرع الهضم	stomach heat accelerating digestion
03.695	胃火炽盛	wèi huǒ chì shèng	وي هوه تشي شنغ	وفرة نار المعدة	exuberance of stomach fire
03.696	胃不和	wèi bù hé	وي بو خه	عدم ارتياح في المعدة	discomfort in stomach
03.697	胃纳呆滞	wèi nà dāi zhì	وي نا داي تشي	فقد الشهية	anorexia
03.698	小肠虚寒	xiǎo cháng xū hán	شياو تشانغ شيوي هان	نقص-برودة الأمعاء الدقيقة	deficiency-cold of small intestine
03.699	小肠实热	xiǎo cháng shí rè	شياو تشانغ شي ره	فرط-حرارة الأمعاء الدقيقة	excess-heat of small intestine
03.700	大肠虚寒	dà cháng xū hán	دا تشانغ شيوي هان	نقص-برودة الأمعاء الغليظة	deficiency-cold of large intestine
03.701	大肠液亏	dà cháng yè kuī	دا تشانغ يه كوي	نقص السائل في الأمعاء الغليظة	fluid insufficiency of large intestine

编号 الرقم المسلسل Code	汉文术语 المصطلح الصيني Chinese term	汉语拼音 الأبجدية الصينية الصوتية Chinese Pinyin	阿文音译 الترجمة الصوتية العربية Arabic transliteration	阿文术语 المصطلح العربي Arabic Term	英文术语 المصطلح الإنجليزي English term
03.702	大肠热结	dà cháng rè jié	دا تشانغ ره جيه	جمود الحرارة في الأمعاء الغليظة	heat accumulation of large intestine
03.703	大肠湿热	dà cháng shī rè	دا تشانغ شي ره	الرطوبة-الحارة في الأمعاء الغليظة	dampness-heat of large intestine
03.704	大肠寒结	dà cháng hán jié	دا تشانغ هان جيه	جمود البرد في الأمعاء الغليظة	cold accumulation of large intestine
03.705	热迫大肠	rè pò dà cháng	ره بوه دا تشانغ	غزو الحرارة للأمعاء الغليظة	heat invading large intestine
03.706	膀胱湿热	páng guāng shī rè	بانغ قوانغ شي ره	الرطوبة-الحارة في المثانة	dampness-heat of bladder
03.707	热结膀胱	rè jié páng guāng	ره جيه بانغ قوانغ	الاحتفاظ بالحرارة في المثانة	heat accumulation of bladder
03.708	膀胱虚寒	páng guāng xū hán	بانغ قوانغ شيوي هان	نقص البرودة في المثانة	deficiency-cold of bladder
03.709	热入血室	rè rù xuè shì	ره رو شيويه شي	غزو الحرارة لحجرة الدم	heat invading blood chamber
03.710	热伏冲任	rè fú chōng rèn	ره فو تشونغ رن	تختبئ الحرارة في قنوات التشونغ والرن	heat lodging in Chong and Conception Channels
03.711	冲任不调	chōng rèn bù tiáo	تشونغ رن بو تياو	عدم الانسجام بين قنوات التشونغ والرن	disharmony of Chong and Conception Channels
03.712	冲任不固	chōng rèn bú gù	تشونغ رن بو قو	قنوات التشونغ والرن غير الثابتين	unconsolidation of Chong and Conception Channels
03.713	心肺气虚	xīn fèi qì xū	شين في تشي شيوي	نقص تشي للقلب والرئة	heart-lung qi deficiency
03.714	心脾两虚	xīn pí liǎng xū	شين بي ليانغ شيوي	نقص كل من القلب والطحال	dual heart-spleen deficiency
03.715	心肝血虚	xīn gān xuè xū	شين قان شيويه شيوي	نقص الدم للقلب والكبد	heart-liver blood deficiency
03.716	心肝火旺	xīn gān huǒ wàng	شين قان هوه وانغ	فرط نشاط النار في القلب والكبد	heart-liver fire hyperactivity
03.717	心肾不交	xīn shèn bù jiāo	شين شن بو جياو	التنافر بين القلب والكلى	disharmony between heart and kidney

编号 الرقم المسلسل Code	汉文术语 المصطلح الصيني Chinese term	汉语拼音 الأبجدية الصينية الصوتية Chinese Pinyin	阿文音译 الترجمة الصوتية العربية Arabic transliteration	阿文术语 المصطلح العربي Arabic Term	英文术语 المصطلح الإنجليزي English term
03.718	水气凌心	shuǐ qì líng xīn	شوي تشي لينغ شين	المياه الفائضة تهين القلب	water pathogen insulting heart
03.719	水寒射肺	shuǐ hán shè fèi	شوي هان شه في	برودة الماء تهاجم الرئة	water-cold attacking lung
03.720	心虚胆怯	xīn xū dǎn qiè	شين شيوي دان تشيه	نقص القلب والمرارة يسبب الجبن	heart-gallbladder qi deficiency causing timidity
03.721	心胃火燔	xīn wèi huǒ fán	شين وي هوه فان	النار المشتعلة من القلب والمعدة	heart-stomach fire blazing
03.722	肺脾两虚	fèi pí liǎng xū	في بي ليانغ شيوي	نقص كل من الرئة والطحال	dual lung-spleen deficiency
03.723	肺肾阴虚	fèi shèn yīn xū	في شن ين شيوي	نقص ين للكلى والرئة	lung-kidney yin deficiency
03.724	肺肾气虚	fèi shèn qì xū	في شن تشي شيوي	نقص تشي للكلى والرئة	lung-kidney qi deficiency
03.725	脾胃虚弱	pí wèi xū ruò	بي وي شيوي روه	نقص الطحال والمعدة	spleen-stomach weakness
03.726	脾胃阴虚	pí wèi yīn xū	بي وي ين شيوي	نقص ين للطحال والمعدة	spleen-stomach yin deficiency
03.727	脾胃虚寒	pí wèi xū hán	بي وي شيوي هان	نقص -البرد للطحال والمعدة	deficiency-cold of spleen and stomach
03.728	脾胃湿热	pí wèi shī rè	بي وي شي ره	الحرارة -الرطبة للطحال والمعدة	dampness-heat of spleen and stomach
03.729	脾肾阳虚	pí shèn yáng xū	بي شن يانغ شيوي	نقص يانغ في الطحال والكلى	spleen-kidney yang deficiency
03.730	肝肾阴虚	gān shèn yīn xū	قان شن ين شيوي	نقص ين للكبد والكلى	liver-kidney yin deficiency
03.731	肝火犯肺	gān huǒ fàn fèi	قان هوه فان في	نار الكبد تغزو الرئة	liver fire invading lung
03.732	水不涵木	shuǐ bù hán mù	شوي بو هان مو	فشل المياه في تغذية الخشب	water failing to nourish wood
03.733	肝气犯脾	gān qì fàn pí	قان تشي فان بي	تشي الكبد يغزو الطحال	liver qi invading spleen

编号 الرقم المسلسل Code	汉文术语 المصطلح الصيني Chinese term	汉语拼音 الأبجدية الصينية الصوتية Chinese Pinyin	阿文音译 الترجمة الصوتية العربية Arabic transliteration	阿文术语 المصطلح العربي Arabic Term	英文术语 المصطلح الإنجليزي English term
03.734	肝气犯胃	gān qì fàn wèi	قان تشي فان وي	تشي الكبد يغزو المعدة	liver qi invading stomach
03.735	肝郁脾虚	gān yù pí xū	قان يوي بي شيوي	ركود تشي الكبد ونقص تشي الطحال	liver qi stagnation and spleen deficiency
03.736	肝胆湿热	gān dǎn shī rè	قان دان شي ره	الرطوبة-الحارة للكبد والمرارة	dampness-heat in liver and gallbladder; liver-gallbladder dampness-heat
03.737	肝胆实热	gān dǎn shí rè	قان دان شي ره	الحرارة المفرطة للكبد والمرارة	excessive heat in liver and gallbladder; liver-gallbladder excess-heat
03.738	是动病	shì dòng bìng	شي دونغ بينغ	المرض الناجم عن اضطراب المسار المعين	disorder of this channel
03.739	所生病	suǒ shēng bìng	سوه شنغ بينغ	مرض الأحشاء المتصلب للمسار المعين	derived disorder
03.740	卫气虚	wèi qì xū	وي تشي شيوي	نقص تشي الدفاعية	defense qi deficiency
03.741	营卫不和	yíng wèi bù hé	ينغ وي بو خه	عدم الانسجام بين تشي المغذية والدفاعية	disharmony between nutrient and defense qi
03.742	胃家实	wèi jiā shí	وي جيا شي	إفراط في المعدة والأمعاء	excess heat in stomach and intestine
03.743	阳明燥热	yáng míng zào rè	يانغ مينغ تساو ره	الحرارة الجافة ليانغ مينغ	yangming dryness-heat
03.744	阳明腑实	yáng míng fǔ shí	يانغ مينغ فو شي	فرط في يانغ مينغ الأحشاء الجوفاء	yangming fu-viscera excess
03.745	阳明虚寒	yáng míng xū hán	يانغ مينغ شيوي شي	نقص-البرد ليانغ مينغ	yangming deficiency-cold
03.746	邪郁少阳	xié yù shào yáng	شيه يوي شاو يانغ	شر الركود لشاو يانغ	pathogen stagnation in shaoyang
03.747	半表半里	bàn biǎo bàn lǐ	بان بياو بان لي	بين الخارج والباطن	half-exterior and half-interior
03.748	太阴寒湿	tài yīn hán shī	تاي ين هان شي	رطوبة-باردة في تاي ين	taiyin cold-dampness
03.749	太阴虚寒	tài yīn xū hán	تاي ين شيوي هان	نقص-البرد لتاي ين	taiyin deficiency-cold

编号 الرقم المسلسل Code	汉文术语 المصطلح الصيني Chinese term	汉语拼音 الأبجدية الصينية الصوتية Chinese Pinyin	阿文音译 الترجمة الصوتية العربية Arabic transliteration	阿文术语 المصطلح العربي Arabic Term	英文术语 المصطلح الإنجليزي English term
03.750	少阴寒化	shào yīn hán huà	شاو ين هان هوا	تحول البرودة لمرض شاو ين	cold transformation of shaoyin disease
03.751	少阴热化	shào yīn rè huà	شاو ين ره هوا	تحول الحرارة لمرض شاو ين	heat transformation of shaoyin disease
03.752	厥热胜复	jué rè shèng fù	جيويه ره شنغ فو	تعاقب البرد والحرارة	alternate cold and heat
03.753	卫分	wèi fèn	وي فن	وي فن (الطبقة الدفاعية)	defense aspect
03.754	卫阳被遏	wèi yáng bèi è	وي يانغ بي أ	عرقلة يانغ الدفاعية	defense-yang being obstructed
03.755	气分	qì fèn	تشي فن	تشي فن (طبقة التشي)	qi aspect
03.756	热炽津伤	rè chì jīn shāng	ره تشي جين شانغ	ضرر سوائل الجسم بسبب الحر المفرط	fluid injury due to blazing heat
03.757	营分	yíng fèn	ينغ فن	ينغ فن (الطبقة المغذية)	nutrient aspect
03.758	热入心包	rè rù xīn bāo	ره رو شين باو	الحمى تغزو غشاء القلب	heat invading pericardium
03.759	心营过耗	xīn yíng guò hào	شين ينغ قوه هاو	الاستهلاك المفرط لينغ القلب	over-consumption of heart nutrient
03.760	营阴损伤	yíng yīn sǔn shāng	ينغ ين سون شانغ	تشي المغذية والسائل ين المضرر	nutrient qi and yin fluid injury
03.761	血分	xuè fèn	شيويه فن	شيويه فن (طبقة الدم)	blood aspect
03.762	热入血分	rè rù xuè fèn	ره رو شيويه فن	الحمى تغزو طبقة الدم	heat invading blood aspect
03.763	血分瘀热	xuè fèn yū rè	شيويه فن يوي ره	ركود الحرارة في طبقة الدم	stagnated heat in blood aspect
03.764	血分热毒	xuè fèn rè dú	شيويه فن ره دو	سم الحرارة في طبقة الدم	heat-toxin in blood aspect
03.765	上焦湿热	shàng jiāo shī rè	شانغ جياو شي ره	الرطوبة-الحارة في الجياو العلوي	dampness-heat in upper jiao
03.766	中焦湿热	zhōng jiāo shī rè	تشونغ جياو شي ره	الرطوبة-الحارة في الجياو الأوسط	dampness-heat in middle jiao
03.767	下焦湿热	xià jiāo shī rè	شيا جياو شي ره	الرطوبة-الحارة في الجياو السفلي	dampness-heat in lower jiao
03.768	传变	chuán biàn	تشوان بيان	انتقال	transmission

编号 الرقم المسلسل Code	汉文术语 المصطلح الصيني Chinese term	汉语拼音 الأبجدية الصينية الصوتية Chinese Pinyin	阿文音译 الترجمة الصوتية العربية Arabic transliteration	阿文术语 المصطلح العربي Arabic Term	英文术语 المصطلح الإنجليزي English term
03.769	从化	cóng huà	تسونغ هوا	التحول المتفق مع البنية الجسمانية	transformation in accord with constitution
03.770	顺传	shùn chuán	شون تشوان	انتقال تسلسلي	sequential transmission
03.771	逆传	nì chuán	ني تشوان	انتقال عكسي	reverse transmission
03.772	逆传心包	nì chuán xīn bāo	ني تشوان شين باو	انتقال عكسي إلى غشاء القلب	reversed transmission to pericardium
03.773	转归	zhuǎn guī	تشوان قوي	التكهن (تنبؤ إحتمالي بنتيجة المرض)	sequelae
03.774	康复	kāng fù	كانغ فو	التعافي – الشفاء	recovery
03.775	表邪入里	biǎo xié rù lǐ	بياو شيه رو لي	انتقال شر السطح إلى الباطن	exterior pathogens entering interior
03.776	里病出表	lǐ bìng chū biǎo	لي بينغ تشو بياو	انتقال المرض الباطني إلى السطح	interior disease passing to exterior
03.777	表里同病	biǎo lǐ tóng bìng	بياو لي تونغ بينغ	المرض الخارجي والداخلي المشترك	concurrence of exterior and interior patterns
03.778	两感	liǎng gǎn	ليانغ قان	البرد يهاجم القنوات المقترنة	double contraction on paired channels
03.779	阳病入阴	yáng bìng rù yīn	يانغ بينغ رو ين	مرض يانغ يتحول إلى ين	yang disease entering yin
03.780	阴病出阳	yīn bìng chū yáng	ين بينغ تشو يانغ	مرض ين يتحول إلى يانغ	yin disease passing to yang
03.781	上损及下	shàng sǔn jí xià	شانغ سون جي شيا	النقص ينتقل من العلوي إلى السفلي	deficiency transmitted from upper body to lower body
03.782	下损及上	xià sǔn jí shàng	شيا سون جي شانغ	النقص ينتقل من السفلي إلى العلوي	deficiency transmitted from lower body to upper body
03.783	气病及血	qì bìng jí xuè	تشي بينغ جي شيويه	مرض تشي ينتقل إلى الدم	qi disease involving blood
03.784	血病及气	xuè bìng jí qì	شيويه بينغ جي تشي	مرض الدم ينتقل إلى التشي	blood disease involving qi

编号 الرقم المسلسل Code	汉文术语 المصطلح الصيني Chinese term	汉语拼音 الأبجدية الصينية الصوتية Chinese Pinyin	阿文音译 الترجمة الصوتية العربية Arabic transliteration	阿文术语 المصطلح العربي Arabic Term	英文术语 المصطلح الإنجليزي English term
03.785	脏病及腑	zàng bìng jí fǔ	تسانغ بينغ جي فو	مرض الأحشاء الصلبة ينتقل إلى الأحشاء الجوفاء	zang-viscera disease involving fu-viscera
03.786	腑病及脏	fǔ bìng jí zàng	فو بينغ جي تسانغ	مرض الأحشاء الجوفاء ينتقل إلى الأحشاء الصلبة	fu-viscera disease involving zang-viscera
03.787	直中	zhí zhòng	تشي تشونغ	إصابة مباشرة	direct attack
03.788	循经传	xún jīng chuán	شيون جينغ تشوان	انتقال تسلسلي على طول القنوات	sequential channel transmission
03.789	越经传	yuè jīng chuán	يويه جينغ تشوان	انتقال تجاوزي إلى قناة أخرى	bypassing channel transmission
03.790	再经	zài jīng	تساي جينغ	مرض ينطوي على قناة أخرى	disease involving other channel
03.791	过经	guò jīng	قوه جينغ	المرض المنتقل من قناة إلى أخرى	disease transmitting from one channel to another
03.792	经尽	jīng jìn	جينغ جين	مرض محصور في قناة واحدة	disease of one channel without transmission
03.793	合病	hé bìng	خه بينغ	المرض الموجود في قناتين أو أكثر	disease involving two or more channels
03.794	并病	bìng bìng	بينغ بينغ	المرض الموجود في قناة وقناة أخرى في آن واحد	disease of one channel involving another channel
03.795	卫气同病	wèi qì tóng bìng	وي تشي تونغ بينغ	المرض في وي فن وتشي فن	disease involving defense and qi aspects
03.796	卫营同病	wèi yíng tóng bìng	وي ينغ تونغ بينغ	المرض في وي فن وينغ فن	disease involving defense and nutrient aspects
03.797	气营两燔	qì yíng liǎng fán	تشي ينغ ليانغ فان	اشتعال الحرارة في تشي فن وينغ فن	blazing heat in qi and nutrient aspects
03.798	气血两燔	qì xuè liǎng fán	تشي شيويه ليانغ فان	اشتعال الحرارة في تشي فن وشيويه فن	blazing heat in qi and blood aspects
03.799	从阴化寒	cóng yīn huà hán	تسونغ ين هوا هان	البرودة المتحولة من ين	cold transformation from yin
03.800	从阳化热	cóng yáng huà rè	تسونغ يانغ هوا ره	الحرارة المتحولة من يانغ	heat transformation from yang

编号 الرقم المسلسل Code	汉文术语 المصطلح الصيني Chinese term	汉语拼音 الأبجدية الصينية الصوتية Chinese Pinyin	阿文音译 الترجمة الصوتية العربية Arabic transliteration	阿文术语 المصطلح العربي Arabic Term	英文术语 المصطلح الإنجليزي English term
03.801	因虚致实	yīn xū zhì shí	ين شيوي تشي شي	الإفراط الناتج عن النقص	excess resulted from deficiency
03.802	由实转虚	yóu shí zhuǎn xū	يو شي تشوان شيوي	التحول من الإفراط إلى النقص	deficiency transformed from excess
03.803	实则阳明	shí zé yáng míng	شي تسه يانغ مينغ	أعراض فرط اليانغ-مينغ	excess tending to catch yangming disease
03.804	虚则太阴	xū zé tài yīn	شيوي تسه تاي ين	أعراض النقص في تاي ين	deficiency tending to catch taiyin disease

04. 诊断学 علم التشخيص Diagnostics

04.01 诊法 طريقة التشخيص Diagnostic methods

04.001	诊法	zhěn fǎ	تشن فا	طريقة التشخيص	diagnostic method
04.002	四诊	sì zhěn	سي تشن	طرق التشخيص الأربع	four examinations
04.003	症状	zhèng zhuàng	تشنغ تشوانغ	أعراض المرض	symptom
04.004	内证	nèi zhèng	ني تشنغ	متلازمة باطنية (داخلية)	interior pattern
04.005	外证	wài zhèng	واي تشنغ	متلازمة خارجية	exterior pattern
04.006	四诊合参	sì zhěn hé cān	سي تشن خه تسان	التحليل الشامل عن طريق طرق التشخيص الأربع	synthetical analysis on four examinations
04.007	司外揣内	sī wài chuǎi nèi	سي واي تشواي ني	تحليل الأمراض الداخلية عن طريق فحص علامتها الخارجية	judging inside by observing outside
04.008	审症求因	shěn zhèng qiú yīn	شن تشنغ تشيو ين	تحديد أسباب المرض عن طريق تمييز الأعراض	differentiating symptoms to seek cause
04.009	平人	píng rén	بينغ رن	الشخص السليم	healthy person
04.010	望诊	wàng zhěn	وانغ تشن	الفحص بالملاحظة	inspection
04.011	望神	wàng shén	وانغ شن	الفحص بملاحظة الروح	inspection of vitality
04.012	得神	dé shén	ده شن	الروح الوافرة (مفعمة بالحيوية)	presence of vitality
04.013	失神	shī shén	شي شن	روح ضعيفة (غير مفعمة بالحيوية)	loss of vitality

编号 الرقم المسلسل Code	汉文术语 المصطلح الصيني Chinese term	汉语拼音 الأبجدية الصينية الصوتية Chinese Pinyin	阿文音译 الترجمة الصوتية العربية Arabic transliteration	阿文术语 المصطلح العربي Arabic Term	英文术语 المصطلح الإنجليزي English term
04.014	假神	jiǎ shén	جيا شن	الروح المزيفة (الحيوية الزائفة)	false vitality
04.015	烦躁	fán zào	فان تساو	الانزعاج والانفعال	vexation and agitation
04.016	但欲寐	dàn yù mèi	دان يوي مي	الرغبة بالنوم / نعاس دائم	desire only to sleep
04.017	昏厥	hūn jué	هون جيويه	إغماء	fainting
04.018	神昏	shén hūn	شن هون	فقدان الوعي	unconsciousness
04.019	望色	wàng sè	وانغ سه	ملاحظة لون الوجه	inspection of color
04.020	五色	wǔ sè	وو سه	الألوان الخمسة	five colors
04.021	色泽	sè zé	سه تسه	لون وبريق البشرة	sheen and complexion
04.022	常色	cháng sè	تشانغ سه	لون البشرة الطبيعية	normal complexion
04.023	主色	zhǔ sè	تشو سه	لون البشرة الأصلي	governing complexion
04.024	客色	kè sè	كه سه	لون البشرة النائب	visiting complexion
04.025	病色	bìng sè	بينغ سه	لون البشرة المرضي	morbid complexion
04.026	善色	shàn sè	شان سه	لون البشرة الحميد	benign complexion
04.027	恶色	è sè	أ سه	لون البشرة الخبيث	malign complexion
04.028	五色主病	wǔ sè zhǔ bìng	وو سه تشو بينغ	الألوان الخمسة المتعلقة بالدلالة التشخيصية	diagnostic significance of five colors
04.029	面色	miàn sè	ميان سه	لون الوجه	complexion
04.030	面色萎黄	miàn sè wěi huáng	ميان سه وي هوانغ	شحوب الوجه	sallow complexion
04.031	身目俱黄	shēn mù jù huáng	شن مو جيوي هوانغ	البشرة والعيون الصفراء	yellow skin and eye
04.032	面色红	miàn sè hóng	ميان سه هونغ	وجه أحمر	red complexion
04.033	颧红	quán hóng	تشيوان هونغ	الخد المحموم	hectic cheek
04.034	泛红如妆	fàn hóng rú zhuāng	فان هونغ رو تشوانغ	وجه شاحب مع خدود حمراء	rouged cheek
04.035	面色青	miàn sè qīng	ميان سه تشينغ	وجه مخضر	greenish complexion
04.036	面色白	miàn sè bái	ميان سه باي	وجه أبيض	pale complexion
04.037	面色苍白	miàn sè cāng bái	ميان سه تسانغ باي	وجه شاحب	pale white complexion

编号 الرقم المسلسل Code	汉文术语 المصطلح الصيني Chinese term	汉语拼音 الأبجدية الصينية الصوتية Chinese Pinyin	阿文音译 الترجمة الصوتية العربية Arabic transliteration	阿文术语 المصطلح العربي Arabic Term	英文术语 المصطلح الإنجليزي English term
04.038	面色㿠白	miàn sè huàng bái	ميان سه هوانغ باي	وجه شاحب استسقائي	bright white complexion
04.039	面色淡白	miàn sè dàn bái	ميان سه دان باي	وجه شاحب أبيض	pale white complexion
04.040	面色黧黑	miàn sè lí hēi	ميان سه لي هي	وجه داكن	darkish complexion
04.041	面色晦暗	miàn sè huì àn	ميان سه هوي آن	وجه مظلم	dim complexion
04.042	面垢	miàn gòu	ميان قو	وجه وسخ (أغبر)	dirty face
04.043	口唇青紫	kǒu chún qīng zǐ	كو تشون تشينغ تسي	الشفاه البنفسجية	cyanotic lips
04.044	口唇红肿	kǒu chún hóng zhǒng	كو تشون هونغ تشونغ	الشفاه المتورمة	red swollen lips
04.045	口唇淡白	kǒu chún dàn bái	كو تشون دان باي	الشفاه الشاحبة	pale lips
04.046	真脏色	zhēn zàng sè	تشن تسانغ سه	حالة الأحشاء تنعكس على لون الوجه	true visceral complexion
04.047	病色相克	bìng sè xiāng kè	بينغ سه شيانغ كه	التقييد المتبادل بين الأمراض ولون بشرة الوجه	mutual restriction between disease and complexion
04.048	须发早白	xū fà zǎo bái	شيوي فا تساو باي	الشيب المبكر	premature graying hair
04.049	望形态	wàng xíng tài	وانغ شينغ تاي	ملاحظة الجسم وحركاته	inspection of physique and motion
04.050	肥胖	féi pàng	في بانغ	بدانة	obesity
04.051	消瘦	xiāo shòu	شياو شو	الهزال	emaciation
04.052	身体尪羸	shēn tǐ wāng léi	شن تي وانغ لي	الهزال مع تشوه المفصل	emaciation with deformed joints
04.053	破䐃脱肉	pò jiǒng tuō ròu	بوه جيونغ توه رو	الهزال مع فقدان العضلات	emaciation with withered muscle
04.054	脱形	tuō xíng	توه شينغ	الهزال الشديد	extreme emaciation
04.055	咳逆倚息	ké nì yǐ xī	كه ني يي شي	السعال والربو وعدم القدرة على الاستلقاء	coughing and dyspnea in semireclining position

编号 الرقم المسلسل Code	汉文术语 المصطلح الصيني Chinese term	汉语拼音 الأبجدية الصينية الصوتية Chinese Pinyin	阿文音译 الترجمة الصوتية العربية Arabic transliteration	阿文术语 المصطلح العربي Arabic Term	英文术语 المصطلح الإنجليزي English term
04.056	肩息	jiān xī	جيان شي	ضيق التنفس مع ارتفاع الكتف	raised-shoulder breathing
04.057	半身不遂	bàn shēn bù suí	بان شن بو سوي	شلل نصفي	hemiplegia
04.058	痉厥	jìng jué	جينغ جيويه	الإغماء مع التشنج	syncope with convulsion
04.059	瘫痪	tān huàn	تان هوان	شلل	paralysis
04.060	身振摇	shēn zhèn yáo	شن تشن ياو	هزة واهتزاز الجسم	body shaking
04.061	筋惕肉瞤	jīn tì ròu shùn	جين تي رو شون	تشنج العضلات اللاإرادي	muscular twitching and cramp
04.062	手足蠕动	shǒu zú rú dòng	شو تسو رو دونغ	ارتعاش الأطراف	wriggling of limbs
04.063	抽搐	chōu chù	تشو تشو	تشنج	convulsion
04.064	瘛疭	chì zòng	تشي تسونغ	الانقباض والانبساط باليد والقدم	tugging and slackening
04.065	头摇	tóu yáo	تو ياو	ارتعاش الرأس	head tremor
04.066	项强	xiàng qiáng	شيانغ تشيانغ	تصلب الرقبة	stiffness of neck
04.067	循衣摸床	xún yī mō chuáng	شيون يي موه تشوانغ	نتف الدثار	carphology
04.068	角弓反张	jiǎo gōng fǎn zhāng	جياو قونغ فان تشانغ	تشنج الظهركوس	opisthotonus
04.069	腰背偻俯	yāo bèi lǚ fǔ	ياو بي ليوي فو	تحدب الظهر	kyphosis
04.070	四肢强直	sì zhī qiáng zhí	سي تشي تشيانغ تشي	تصلب الأطراف الأربعة	rigidity of limbs
04.071	肢体痿废	zhī tǐ wěi fèi	تشي تي وي في	ضمور وإعاقة الأطراف	disabled wilted limbs
04.072	关节红肿	guān jié hóng zhǒng	قوان جيه هونغ تشونغ	المفاصل المتورمة	redness and swelling of joints
04.073	关节变形	guān jié biàn xíng	قوان جيه بيان شينغ	تشوه المفاصل	deformed joints
04.074	转筋	zhuàn jīn	تشوان جين	تشنج	cramp
04.075	手颤	shǒu chàn	شو تشان	رعشة اليد	tremor of hand

编号 الرقم المسلسل Code	汉文术语 المصطلح الصيني Chinese term	汉语拼音 الأبجدية الصينية الصوتية Chinese Pinyin	阿文音译 الترجمة الصوتية العربية Arabic transliteration	阿文术语 المصطلح العربي Arabic Term	英文术语 المصطلح الإنجليزي English term
04.076	足颤	zú chàn	تسو تشان	رعشة القدم	tremor of feet
04.077	腹露青筋	fù lù qīng jīn	فو لو تشينغ جين	احتقان وريدي على البطن	venous engorgement on abdomen
04.078	单腹胀大	dān fù zhàng dà	دان فو تشانغ دا	تطبل	tympanites
04.079	囟门下陷	xìn mén xià xiàn	شين من شيا شيان	اليافوخ الغائر	sunken fontanel
04.080	囟门高突	xìn mén gāo tū	شين من قاو تو	اليافوخ المرتفع	bulging fontanel
04.081	囟门不合	xìn mén bù hé	شين من بو خه	اليافوخ غير المغلق	metopism; non-closure of fontanel
04.082	望五官	wàng wǔ guān	وانغ وو قوان	ملاحظة أعضاء الحس الخمسة	inspection of five sense organs
04.083	望眼神	wàng yǎn shén	وانغ يان شن	ملاحظة حيوية العين	inspection of eye spirit
04.084	望人中	wàng rén zhōng	وانغ رن تشونغ	ملاحظة النثرة	inspection of philtrum
04.085	目赤	mù chì	مو تشي	عين حمراء	red eye
04.086	抱轮红赤	bào lún hóng chì	باو لون هونغ تشي	حمرة حول سواد العين	reddening around the black of eye
04.087	眼睑浮肿	yǎn jiǎn fú zhǒng	يان جيان فو تشونغ	الجفون المتورمة	eyelids swelling
04.088	目下陷	mù xià xiàn	مو شيا شيان	عيون غائرة	sunken eye
04.089	眼睑下垂	yǎn jiǎn xià chuí	يان جيان شيا تشوي	تدلي الجفن؛ إطراق	ptosis
04.090	颜面浮肿	yán miàn fú zhǒng	يان ميان فو تشونغ	تورم الوجه	facial edema; puffiness of face
04.091	鼻衄	bí nǜ	بي نيو	نزف الأنف؛ الرعاف	nosebleed; epistaxis
04.092	鼻煽	bí shān	بي شان	رفرفة جناح الأنف	flapping of nasal wings
04.093	耳郭枯槁	ěr guō kū gǎo	أر قوه كو قاو	ذبول صيوان الأذن	withered auricle

编号 الرقم المسلسل Code	汉文术语 المصطلح الصيني Chinese term	汉语拼音 الأبجدية الصينية الصوتية Chinese Pinyin	阿文音译 الترجمة الصوتية العربية Arabic transliteration	阿文术语 المصطلح العربي Arabic Term	英文术语 المصطلح الإنجليزي English term
04.094	耳内流脓	ěr nèi liú nóng	أر ني ليو نونغ	تقيح صديدي في الأذن	purulent discharge in ear
04.095	口眼㖞斜	kǒu yǎn wāi xié	كو يان واي شيه	انحراف العين والفم	deviated eye and mouth
04.096	口噤	kǒu jìn	كو جين	عدم قدرة الفم على الفتح (تصلب الفم)	lockjaw
04.097	撮口	cuō kǒu	تسوه كو	تشنج شفاه الأطفال	neonatal lockjaw
04.098	口中生疮	kǒu zhōng shēng chuāng	كو تشونغ شنغ تشوانغ	قرحة في الفم	sore in mouth
04.099	口疮	kǒu chuāng	كو تشوانغ	قلاع	oral ulcer; aphtha
04.100	口糜	kǒu mí	كو مي	تآكل قلاعي	oral erosion
04.101	口唇颤动	kǒu chún chàn dòng	كو تشون تشان دونغ	رعشة الشفاه	tremor of lips
04.102	口唇焦裂	kǒu chún jiāo liè	كو تشون جياو ليه	تصدع وجفاف الشفاه	parched and fissured lips
04.103	唇反	chún fǎn	تشون فان	انقلاب الشفة	cheilectropion; eclabium
04.104	齿衄	chǐ nǜ	تشي نيو	نزف اللثة	gum bleeding
04.105	𬺈齿	xiè chǐ	شيه تشي	طحن الأسنان	grinding of teeth
04.106	牙龈溃烂	yá yín kuì làn	يا ين كوي لان	قرحة اللثة	gum ulceration
04.107	牙龈萎缩	yá yín wěi suō	يا ين وي سوه	ضمور اللثة	gum atrophy
04.108	牙齿焦黑	yá chǐ jiāo hēi	يا تشي جياو هي	أسوداد الأسنان	blackened teeth
04.109	望络脉	wàng luò mài	وانغ لوه ماي	ملاحظة الأوردة	inspection of collateral
04.110	望皮肤	wàng pí fū	وانغ بي فو	ملاحظة الجلد	inspection of skin
04.111	毛悴色夭	máo cuì sè yāo	ماو تسوي سه ياو	ذبول الجلد والشعر	withered skin and hairs
04.112	浮肿	fú zhǒng	فو تشونغ	التورم	edema
04.113	肌肤甲错	jī fū jiǎ cuò	جي فو جيا تسوه	جلد حرشفي وجاف	encrusted skin
04.114	瘢	bān	بان	بقعة	macula

编号 الرقم المسلسل Code	汉文术语 المصطلح الصيني Chinese term	汉语拼音 الأبجدية الصينية الصوتية Chinese Pinyin	阿文音译 الترجمة الصوتية العربية Arabic transliteration	阿文术语 المصطلح العربي Arabic Term	英文术语 المصطلح الإنجليزي English term
04.115	疹	zhěn	تشن	طفح جلدي	rash
04.116	紫癍	zǐ bān	تسي بان	البقعة الأرجوانية	purple macula
04.117	丘疹	qiū zhěn	تشيو تشن	حطاطة	papule
04.118	疱疹	pào zhěn	باو تشن	فقاعة؛ التبثر	bleb; vesicle
04.119	白痦	bái pèi	باي بي	الدخنيات البيضاء	miliaria alba
04.120	风团	fēng tuán	فنغ توان	انتبار	wheal
04.121	息肉	xī ròu	شي رو	سليلة	polyp
04.122	溃疡	kuì yáng	كوي يانغ	قرحة	ulcer
04.123	漏	lòu	لو	تَسَرُّب	leak
04.124	瘘管	lòu guǎn	لو قوان	ناسور	fistula
04.125	窦道	dòu dào	دو داو	تجويف؛ جَيب	sinus
04.126	毛发脱落	máo fà tuō luò	ماو فا توه لوه	تساقط الشعر	loss of hair
04.127	枕秃	zhěn tū	تشن تو	تساقط الشعر من الخلف (المناطق الملامسة للوسادة)	pillow bald
04.128	朱砂掌	zhū shā zhǎng	تشو شا تشانغ	الكف الأحمر الزاهي	cinnabar palm
04.129	望排出物	wàng pái chū wù	وانغ باي تشو وو	ملاحظة الإفرازات	inspection of excreta
04.130	咯血	kǎ xiě	كا شيه	نفث الدم	hemoptysis
04.131	咳血	ké xiě	كه شيه	سعال دموي	coughing up blood
04.132	吐血	tù xiě	تو شيه	تقيؤ دموي	hematemesis
04.133	唾血	tuò xiě	توه شيه	بصق الدم	spitting blood
04.134	衄血	nǜ xiě	نيو شيه	نزيف خارجي عفوي (من الجلد و أعضاء الحس الخمس)	spontaneous external bleeding
04.135	便血	biàn xiě	بيان شيه	تدمي البراز؛ تغوط دموي	hemafecia
04.136	远血	yuǎn xuè	يوان شيه	نزيف بعيد عن الشرج	distal bleeding
04.137	近血	jìn xuè	جين شيه	نزيف قريب من الشرج	proximal bleeding

编号 الرقم المسلسل Code	汉文术语 المصطلح الصيني Chinese term	汉语拼音 الأبجدية الصينية الصوتية Chinese Pinyin	阿文音译 الترجمة الصوتية العربية Arabic transliteration	阿文术语 المصطلح العربي Arabic Term	英文术语 المصطلح الإنجليزي English term
04.138	尿血	niào xiě	نياو شيه	تدمي التبول؛ بول دموي	hematuria
04.139	尿脓	niào nóng	نياو نونغ	بول قيحي (بول يحتوي على صديد)	purulent urine
04.140	尿中砂石	niào zhōng shā shí	نياو تشونغ شا شي	البول مع الرمل	sandy urine
04.141	小便浑浊	xiǎo biàn hún zhuó	شياو بيان هون تشوه	البول العكر	turbid urine
04.142	小便黄赤	xiǎo biàn huáng chì	شياو بيان هوانغ تشي	البول غامق اللون	dark urine
04.143	小便清长	xiǎo biàn qīng cháng	شياو بيان تشينغ تشانغ	البول الشفاف ذو الكمية الكبيرة	clear urine in large amounts
04.144	血精	xuè jīng	شيويه جينغ	تدمي المني	hematospermia
04.145	白浊	bái zhuó	باي تشوه	سيلان البول العكر	white turbidity
04.146	恶露	è lù	أ لو	هلابة (إفرازات النفاس)	lochia
04.147	望经血	wàng jīng xuè	وانغ جينغ شيويه	ملاحظة دم الحيض	inspection of menstrual blood
04.148	白带	bái dài	باي داي	إفرازات مهبلية بيضاء	white vaginal discharge
04.149	带下	dài xià	داي شيا	الإفرازات المهبلية وأمراضها	vaginal discharge
04.150	黄带	huáng dài	هوانغ داي	إفرازات مهبلية صفراء	yellow vaginal discharge
04.151	赤白带	chì bái dài	تشي باي داي	إفرازات مهبلية حمراء وبيضاء	red and white vaginal discharge
04.152	小儿指纹	xiǎo ér zhǐ wén	شياو أر تشي ون	وريد السبابة للطفل	infantile index finger venule
04.153	虎口三关	hǔ kǒu sān guān	هو كو سان قوان	الثلاث ثغور بالسبابة (لمعرفة مرحلة المرض)	three passes of index finger
04.154	风关	fēng guān	فنغ قوان	ثغر الريح	wind pass
04.155	气关	qì guān	تشي قوان	ثغر التشي	qi pass
04.156	命关	mìng guān	مينغ قوان	ثغر الحياة	life pass
04.157	透关射甲	tòu guān shè jiǎ	تو قوان شه جيا	المرور بالثغور الثلاثة للوصول إلى الأظفار	extension through passes toward nail

编号 الرقم المسلسل Code	汉文术语 المصطلح الصيني Chinese term	汉语拼音 الأبجدية الصينية الصوتية Chinese Pinyin	阿文音译 الترجمة الصوتية العربية Arabic transliteration	阿文术语 المصطلح العربي Arabic Term	英文术语 المصطلح الإنجليزي English term
04.158	舌诊	shé zhěn	شه تشن	تشخيص من اللسان	tongue examination
04.159	舌象	shé xiàng	شه شيانغ	مظهر اللسان	tongue manifestation
04.160	正常舌象	zhèng cháng shé xiàng	تشنغ تشانغ شه شيانغ	مظهر اللسان الطبيعي	normal tongue
04.161	舌质	shé zhì	شه تشي	حالة اللسان؛ جودة اللسان	tongue body
04.162	舌色	shé sè	شه سه	لون اللسان	tongue color
04.163	淡白舌	dàn bái shé	دان باي شه	اللسان الأبيض الفاتح	pale tongue
04.164	淡红舌	dàn hóng shé	دان هونغ شه	لسان وردي	light red tongue
04.165	红舌	hóng shé	هونغ شه	لسان أحمر	red tongue
04.166	绛舌	jiàng shé	جيانغ شه	لسان قرمزي	crimson tongue
04.167	紫舌	zǐ shé	تسي شه	لسان أرجواني	purple tongue
04.168	青舌	qīng shé	تشينغ شه	لسان أزرق	blue tongue
04.169	舌神	shé shén	شه شن	حيوية اللسان	tongue spirit
04.170	荣枯老嫩	róng kū lǎo nèn	رونغ كو لاو نن	براق، ذابل، خشن ولين	lustrous, withered, tough and tender
04.171	荣舌	róng shé	رونغ شه	لسان براق	lustrous tongue
04.172	枯舌	kū shé	كو شه	لسان ذابل	withered tongue
04.173	老舌	lǎo shé	لاو شه	لسان خشن	tough tongue
04.174	嫩舌	nèn shé	نن شه	لسان لين	tender tongue
04.175	舌形	shé xíng	شه شينغ	شكل اللسان	form of tongue
04.176	胖大舌	pàng dà shé	بانغ دا شه	جسم لسان ممتلئ	plump tongue
04.177	齿痕舌	chǐ hén shé	تشي هن شه	لسان مع علامات الأسنان	teeth-printed tongue
04.178	肿胀舌	zhǒng zhàng shé	تشونغ تشانغ شه	لسان متورم	swollen tongue
04.179	瘦薄舌	shòu bó shé	شو بوه شه	لسان رقيق	thin tongue
04.180	芒刺舌	máng cì shé	مانغ تسي شه	لسان شائك	prickly tongue
04.181	裂纹舌	liè wén shé	ليه ون شه	لسان مشقوق	fissured tongue
04.182	地图舌	dì tú shé	دي تو شه	طبقة اللسان كالخريطة	geographical tongue
04.183	镜面舌	jìng miàn shé	جينغ ميان شه	اللسان كالمرآة	mirror tongue

编号 الرقم المسلسل Code	汉文术语 المصطلح الصيني Chinese term	汉语拼音 الأبجدية الصينية الصوتية Chinese Pinyin	阿文音译 الترجمة الصوتية العربية Arabic transliteration	阿文术语 المصطلح العربي Arabic Term	英文术语 المصطلح الإنجليزي English term
04.184	舌干	shé gān	شه قان	لسان جاف	dry tongue
04.185	舌润	shé rùn	شه رون	لسان مبلل	moistened tongue
04.186	舌衄	shé nǜ	شه نيو	تدمي اللسان	spontaneous tongue bleeding
04.187	舌生瘀斑	shé shēng yū bān	شه شنغ يوي بان	كدمات على اللسان	ecchymosis on tongue
04.188	舌疮	shé chuāng	شه تشوانغ	قرحة اللسان	tongue sores
04.189	重舌	chóng shé	تشونغ شه	لسان مزدوج (تورم اللسان)	double tongue
04.190	舌态	shé tài	شه تاي	حركة اللسان	motility of tongue
04.191	舌痿	shé wěi	شه وي	اللسان المترهل	flaccid tongue
04.192	舌强	shé qiáng	شه تشيانغ	لسان صلب	stiff tongue
04.193	舌卷	shé juǎn	شه جيوان	لسان مجعد	curled tongue
04.194	舌短缩	shé duǎn suō	شه دوان سوه	لسان قصير منقبض	shortened and contracted tongue
04.195	绊舌	bàn shé	بان شه	التصاق اللسان	ankyloglossia; tongue-tie
04.196	舌纵	shé zòng	شه تسونغ	لسان ممتد	protracted tongue
04.197	舌歪	shé wāi	شه واي	اللسان الأعوج	wry tongue
04.198	舌颤	shé chàn	شه تشان	اللسان المرتعش	trembling tongue
04.199	吐舌	tǔ shé	تو شه	مج اللسان	protruding tongue
04.200	弄舌	nòng shé	نونغ شه	مج اللسان المتكرر	waggling tongue
04.201	啮舌	niè shé	نيه شه	عض اللسان	tongue biting
04.202	舌下络脉	shé xià luò mài	شه شيا لوه ماي	وعاء دموي تحت لسان	sublingual vessel
04.203	舌苔	shé tāi	شه تاي	طبقة اللسان	tongue fur
04.204	苔质	tāi zhì	تاي تشي	حالة طبقة اللسان؛ جودة طبقة اللسان	fur texture
04.205	无根苔	wú gēn tāi	وو قن تاي	طبقة اللسان بدون الجذور	rootless fur
04.206	有根苔	yǒu gēn tāi	يو قن تاي	طبقة اللسان ذو الجذور	rooted fur
04.207	厚苔	hòu tāi	هو تاي	طبقة اللسان السميكة	thick fur

编号 الرقم المسلسل Code	汉文术语 المصطلح الصيني Chinese term	汉语拼音 الأبجدية الصينية الصوتية Chinese Pinyin	阿文音译 الترجمة الصوتية العربية Arabic transliteration	阿文术语 المصطلح العربي Arabic Term	英文术语 المصطلح الإنجليزي English term
04.208	薄苔	báo tāi	بوه تاي	طبقة اللسان الرقيقة	thin fur
04.209	润苔	rùn tāi	رون تاي	طبقة اللسان الرطبة الطبيعية	moist fur
04.210	腐苔	fǔ tāi	فو تاي	طبقة اللسان المتخثرة	curdy fur
04.211	腻苔	nì tāi	ني تاي	طبقة اللسان الدهنية	greasy fur
04.212	黏腻苔	nián nì tāi	نيان ني تاي	طبقة اللسان الدهنية اللزجة	sticky greasy fur
04.213	滑苔	huá tāi	هوا تاي	طبقة اللسان الزلقة	slippery fur
04.214	燥苔	zào tāi	تساو تاي	طبقة اللسان الجافة	dry fur
04.215	糙苔	cāo tāi	تساو تاي	طبقة اللسان الخشنة	rough fur
04.216	燥裂苔	zào liè tāi	تساو ليه تاي	طبقة اللسان الجافة المتصدعة	dry and cracked fur
04.217	剥苔	bāo tāi	باو تاي	طبقة اللسان المقشّرة	peeling fur
04.218	苔色	tāi sè	تاي سه	لون طبقة اللسان	fur color
04.219	白苔	bái tāi	باي تاي	طبقة اللسان البيضاء	white fur
04.220	积粉苔	jī fěn tāi	جي فن تاي	طبقة اللسان مثل المسحوق	powder-like fur
04.221	黄苔	huáng tāi	هوانغ تاي	طبقة اللسان الصفراء	yellow fur
04.222	灰苔	huī tāi	هوي تاي	طبقة اللسان الرمادية	gray fur
04.223	黑苔	hēi tāi	هي تاي	طبقة اللسان السوداء	black fur
04.224	绿苔	lǜ tāi	ليوي تاي	طبقة اللسان الخضراء	green fur
04.225	霉酱苔	méi jiàng tāi	مي جيانغ تاي	طبقة اللسان مثل معجون التوت	rotten-curdy fur
04.226	染苔	rǎn tāi	ران تاي	طبقة اللسان المصبوغة	stained fur
04.227	闻诊	wén zhěn	ون تشن	التشخيص بالشم والسمع	listening and smelling
04.228	听声音	tīng shēng yīn	تينغ شنغ ين	تشخيص بالاستماع	listening
04.229	语声低微	yǔ shēng dī wēi	يوي شنغ دي وي	صوت منخفض ولغة بطيئة	faint low voice

编号 الرقم المسلسل Code	汉文术语 المصطلح الصيني Chinese term	汉语拼音 الأبجدية الصينية الصوتية Chinese Pinyin	阿文音译 الترجمة الصوتية العربية Arabic transliteration	阿文术语 المصطلح العربي Arabic Term	英文术语 المصطلح الإنجليزي English term
04.230	语声重浊	yǔ shēng zhòng zhuó	يوي شنغ تشونغ تشوه	صوت خفيض عميق	deep and harsh voice
04.231	语声洪亮	yǔ shēng hóng liàng	يوي شنغ هونغ ليانغ	صوت عال واضح	sonorous voice
04.232	声嗄	shēng shà	شنغ شا	بحة الصوت	hoarseness
04.233	失音	shī yīn	شي ين	فقدان الصوت	loss of voice
04.234	鼻鼾	bí hān	بي هان	الشخير	snoring
04.235	谵语	zhān yǔ	تشان يوي	هذيان	delirium
04.236	郑声	zhèng shēng	تشنغ شنغ	صوت ضعيف ومتقطع	mussitation
04.237	重言	chóng yán	تشونغ يان	تلعثم	stuttering
04.238	错语	cuò yǔ	تسوه يوي	اختلال الكلام (خطل التسمية)	disordered speech; paraphasia
04.239	独语	dú yǔ	دو يوي	مناجاة النفس	soliloquy
04.240	狂言	kuáng yán	كوانغ يان	كلام مجنون	manic raving
04.241	语言謇涩	yǔ yán jiǎn sè	يوي يان جيان سه	صعوبة الكلام	sluggish speech
04.242	呵欠	hē qiàn	خه تشيان	تثاءب	yawning
04.243	短气	duǎn qì	دوان تشي	ضيق التنفس	shortness of breath
04.244	喘	chuǎn	تشوان	الربو	dyspnea
04.245	哮鸣	xiào míng	شياو مينغ	تنفس بصفير	wheezing
04.246	喉中痰鸣	hóu zhōng tán míng	هو تشونغ تان مينغ	تنفس بصفير بسبب البلغم في الحلق	phlegm-wheezing in throat
04.247	咳嗽	ké sòu	كه سو	سعال	cough
04.248	咳痰	ké tán	كه تان	سعال مع البلغم	coughing up phlegm; expectoration
04.249	干咳	gān ké	قان كه	السعال الجاف	dry cough
04.250	干呕	gān ǒu	قان أو	تهوع	retching
04.251	呃逆	è nì	أ ني	فواق	hiccup; hiccough
04.252	嗳气	ài qì	آي تشي	التجشؤ	belching

编号 الرقم المسلسل Code	汉文术语 المصطلح الصيني Chinese term	汉语拼音 الأبجدية الصينية الصوتية Chinese Pinyin	阿文音译 الترجمة الصوتية العربية Arabic transliteration	阿文术语 المصطلح العربي Arabic Term	英文术语 المصطلح الإنجليزي English term
04.253	太息	tài xī	تاي شي	تنهد	sighing
04.254	口臭	kǒu chòu	كو تشو	رائحة الفم الكريهة	halitosis
04.255	汗臭	hàn chòu	هان تشو	رائحة العرق الكريهة	bromhidrosis
04.256	尿臭	niào chòu	نياو تشو	رائحة البول الكريهة	urinary smell
04.257	矢气	shǐ qì	شي تشي	اطلاق الريح	flatus
04.258	问诊	wèn zhěn	ون تشن	التشخيص بالسؤال	inquiry
04.259	十问	shí wèn	شي ون	الأسئلة العشرة	ten questions
04.260	恶寒	wù hán	وو هان	النفور من البرد	aversion to cold
04.261	发热	fā rè	فا ره	حمى	fever
04.262	恶寒发热	wù hán fā rè	وو هان فا ره	الحمى مع القشعريرة	aversion to cold with fever
04.263	恶风	wù fēng	وو فنغ	النفور من الريح	aversion to wind
04.264	畏寒	wèi hán	وي هان	خوف من البرد (القشعريرة)	chill
04.265	但寒不热	dàn hán bú rè	دان هان بو ره	القشعريرة بدون حمى	chill without fever
04.266	寒战	hán zhàn	هان تشان	ارتجاف	shivering
04.267	恶热	wù rè	وو ره	النفور من الحرارة	aversion to heat
04.268	但热不寒	dàn rè bù hán	دان ره بو هان	حمى بدون القشعريرة	fever without chill
04.269	壮热	zhuàng rè	تشوانغ ره	الحمى الشديد	high fever
04.270	潮热	cháo rè	تشاو ره	حمى كالمد	tidal fever
04.271	午后潮热	wǔ hòu cháo rè	وو هو تشاو ره	حمى كالمد بعد الظهر	afternoon tidal fever
04.272	日晡潮热	rì bū cháo rè	ري بو تشاو ره	إثارة حمى المد تتراوح بين الساعة الثالثة والخامسة	late afternoon tidal fever
04.273	身热不扬	shēn rè bù yáng	شن ره بو يانغ	الحمى الاختفائية (الحمى غير الظاهرة)	hiding fever; unsurfaced fever
04.274	五心烦热	wǔ xīn fán rè	وو شين فان ره	الحمى في الصدر والكفين وأخمص القدمين	vexing heat in chest, palms and soles

编号 الرقم المسلسل Code	汉文术语 المصطلح الصيني Chinese term	汉语拼音 الأبجدية الصينية الصوتية Chinese Pinyin	阿文音译 الترجمة الصوتية العربية Arabic transliteration	阿文术语 المصطلح العربي Arabic Term	英文术语 المصطلح الإنجليزي English term
04.275	骨蒸	gǔ zhēng	قو تشنغ	حمى العظام (الحمى المبخرة من العظام)	bone-steaming fever
04.276	身热夜甚	shēn rè yè shèn	شن ره يه شن	زيادة الحمى في الليل	fever aggravated at night
04.277	夜热早凉	yè rè zǎo liáng	يه ره تساو ليانغ	انخفاض حمى الليل عند الفجر	night fever abating at dawn
04.278	微热	wēi rè	وي ره	الحمى المنخفضة	mild fever
04.279	寒热往来	hán rè wǎng lái	هان ره وانغ لاي	تعاقب الحمى والبرد	alternating chill and fever
04.280	寒热如疟	hán rè rú nuè	هان ره رو نيوه	تعاقب الحمى والبرد كحالة الملاريا	chill and fever similar to malaria
04.281	寒热起伏	hán rè qǐ fú	هان ره تشي فو	تعاقب الحمى والبرد المتكرر	alternative chill and fever
04.282	问汗	wèn hàn	ون هان	طرح الأسئلة عن حالة العرق	inquiry about sweating
04.283	无汗	wú hàn	وو هان	عدم التعرق	absence of sweating
04.284	有汗	yǒu hàn	يو هان	وجود عرق	sweating
04.285	自汗	zì hàn	تسي هان	التعرق التلقائي	spontaneous sweating
04.286	盗汗	dào hàn	داو هان	التعرق الليلي	night sweat
04.287	大汗	dà hàn	دا هان	التعرق الغزير	profuse sweating
04.288	多汗	duō hàn	دوه هان	فرط التعرق	excessive sweating; hyperhidrosis
04.289	绝汗	jué hàn	جيويه هان	تعرق خطير في الحالة الشديدة	expiry sweating
04.290	脱汗	tuō hàn	توه هان	تعرق النضوب	collapse sweating; shock sweating
04.291	油汗	yóu hàn	يو هان	العرق كالزيت	oily sweat
04.292	黄汗	huáng hàn	هوانغ هان	عرق أصفر	yellow sweat
04.293	红汗	hóng hàn	هونغ هان	عرق أحمر	epistaxis in febrile disease
04.294	冷汗	lěng hàn	لنغ هان	عرق بارد	cold sweat

编号 الرقم المسلسل Code	汉文术语 المصطلح الصيني Chinese term	汉语拼音 الأبجدية الصينية الصوتية Chinese Pinyin	阿文音译 الترجمة الصوتية العربية Arabic transliteration	阿文术语 المصطلح العربي Arabic Term	英文术语 المصطلح الإنجليزي English term
04.295	战汗	zhàn hàn	تشان هان	التعرق بعد الارتعاش	shiver sweating
04.296	头汗	tóu hàn	تو هان	العرق على الرأس	sweating head
04.297	胸汗	xiōng hàn	شيونغ هان	عرق على الصدر	sweating chest
04.298	半身汗出	bàn shēn hàn chū	بان شن هان تشو	التعرق في نصف الجسد	half-body sweating; hemihidrosis
04.299	半身无汗	bàn shēn wú hàn	بان شن وو هان	عدم التعرق في نصف الجسد	half-body absence of sweating; hemianhidrosis
04.300	手足汗出	shǒu zú hàn chū	شو تسو هان تشو	التعرق في اليد والقدم	sweating hands and feet
04.301	手足心汗	shǒu zú xīn hàn	شو تسو شين هان	التعرق في الكف وأخمص القدم	sweating palms and soles
04.302	腋汗	yè hàn	يه هان	التعرق في الإبط	sweating armpit
04.303	阴汗	yīn hàn	ين هان	التعرق في العورة	genital sweating
04.304	麻木	má mù	ما مو	خدر	numbness
04.305	头痛	tóu tòng	تو تونغ	صداع	headache
04.306	头项强痛	tóu xiàng qiáng tòng	تو شيانغ تشيانغ تونغ	صداع مع صلابة في مؤخرة العنق	headache and painful stiff nape
04.307	偏头痛	piān tóu tòng	بيان تو تونغ	الصداع النصفي	migraine
04.308	耳痛	ěr tòng	أر تونغ	ألم في الأذن	earache
04.309	牙痛	yá tòng	يا تونغ	ألم في الأسنان	toothache
04.310	舌痛	shé tòng	شه تونغ	ألم في اللسان	pain in tongue
04.311	牙龈肿痛	yá yín zhǒng tòng	يا ين تشونغ تونغ	تورم وألم اللثة	swelling and aching of gum
04.312	咽喉肿痛	yān hóu zhǒng tòng	يان هو تشونغ تونغ	تورم وألم في الحنجرة والحلق	swelling and pain in throat
04.313	身痛	shēn tòng	شن تونغ	آلام في الجسم	pantalgia; generalized pain
04.314	背痛	bèi tòng	بي تونغ	ألم في الظهر	backache; back pain
04.315	骨痛	gǔ tòng	قو تونغ	ألم في العظام	osteodynia
04.316	胸痛	xiōng tòng	شيونغ تونغ	ألم في الصدر	chest pain

编号 الرقم المسلسل Code	汉文术语 المصطلح الصيني Chinese term	汉语拼音 الأبجدية الصينية الصوتية Chinese Pinyin	阿文音译 الترجمة الصوتية العربية Arabic transliteration	阿文术语 المصطلح العربي Arabic Term	英文术语 المصطلح الإنجليزي English term
04.317	虚里疼痛	xū lǐ téng tòng	شيوي لي تنغ تونغ	ألم في شيو لي (ألم الصدر المفاجئ)	precordial pain
04.318	胁痛	xié tòng	شيه تونغ	ألم المراقي	hypochondriac pain, rib-side pain
04.319	肩痛	jiān tòng	جيان تونغ	ألم في الكتف	shoulder pain
04.320	臂痛	bì tòng	بي تونغ	ألم في الذراع	arm pain
04.321	关节疼痛	guān jié téng tòng	قوان جيه تنغ تونغ	ألم في المفاصل	arthralgia
04.322	胃痛	wèi tòng	وي تونغ	ألم في المعدة	stomachache
04.323	腹痛	fù tòng	فو تونغ	ألم في البطن	abdominal pain
04.324	脐腹痛	qí fù tòng	تشي فو تونغ	ألم حول السرة	perinavel pain
04.325	小腹痛	xiǎo fù tòng	شياو فو تونغ	ألم في أسفل البطن	lower abdominal pain
04.326	少腹痛	shào fù tòng	شاو فو تونغ	ألم في جانبي أسفل البطن	lateral lower abdominal pain
04.327	腰痛	yāo tòng	ياو تونغ	ألم في الخصر	lumbago; lumbar pain
04.328	尾闾痛	wěi lǘ tòng	وي ليوي تونغ	ألم في العصعص	coccygeal pain
04.329	股阴痛	gǔ yīn tòng	قو ين تونغ	ألم في الفخذ	thigh pain
04.330	四肢疼痛	sì zhī téng tòng	سي تشي تنغ تونغ	ألم في الأطراف الأربعة	limbs pain
04.331	膝肿痛	xī zhǒng tòng	شي تشونغ تونغ	ألم في الركبة	swelling and pain in knee
04.332	足痛	zú tòng	تسو تونغ	ألم في القدم	foot pain
04.333	足跟痛	zú gēn tòng	تسو قن تونغ	ألم في العقب	heel pain
04.334	乳房疼痛	rǔ fáng téng tòng	رو فانغ تنغ تونغ	ألم في الثدي	breast pain
04.335	胀痛	zhàng tòng	تشانغ تونغ	ألم منتفخ	distending pain
04.336	闷痛	mèn tòng	من تونغ	ألم مختنق	stuffy pain; oppressive pain
04.337	刺痛	cì tòng	تسي تونغ	ألم كالطعن أو كالوخز	stabbing pain
04.338	窜痛	cuàn tòng	تسوان تونغ	ألم هارب	scurrying pain

编号 الرقم المسلسل Code	汉文术语 المصطلح الصيني Chinese term	汉语拼音 الأبجدية الصينية الصوتية Chinese Pinyin	阿文音译 الترجمة الصوتية العربية Arabic transliteration	阿文术语 المصطلح العربي Arabic Term	英文术语 المصطلح الإنجليزي English term
04.339	痛无定处	tòng wú dìng chù	تونغ وو دينغ تشو	ألم متجول	migratory pain
04.340	痛有定处	tòng yǒu dìng chù	تونغ يو دينغ تشو	ألم ثابت	fixed pain
04.341	冷痛	lěng tòng	لنغ تونغ	ألم بارد	cold pain
04.342	灼痛	zhuó tòng	تشوه تونغ	ألم محرق	burning pain
04.343	剧痛	jù tòng	جيوي تونغ	ألم شديد	severe pain
04.344	绞痛	jiǎo tòng	جياو تونغ	مغص	colic
04.345	隐痛	yǐn tòng	ين تونغ	ألم خفيف	dull pain
04.346	重痛	zhòng tòng	تشونغ تونغ	ألم ثقيل	heavy pain
04.347	掣痛	chè tòng	تشه تونغ	ألم تشنجي	pulling pain
04.348	空痛	kōng tòng	كونغ تونغ	ألم فارغ	empty pain
04.349	酸痛	suān tòng	سوان تونغ	وجع	aching pain
04.350	持续痛	chí xù tòng	تشي شيوي تونغ	ألم مستمر	persistent pain
04.351	阵发痛	zhèn fā tòng	تشن فا تونغ	ألم انتيابي	paroxysmal pain
04.352	脑鸣	nǎo míng	ناو مينغ	طنين في المخ	tinnitus cerebri
04.353	首如裹	shǒu rú guǒ	شو رو قوه	إحساس بقيود في الرأس	head with binding sensation
04.354	头重	tóu zhòng	تو تشونغ	إحساس ثقيل للرأس	heavy-headedness
04.355	头晕	tóu yùn	تو يون	دوخة	vertigo
04.356	头昏	tóu hūn	تو هون	دوّار	dizziness
04.357	头胀	tóu zhàng	تو تشانغ	شعور بالامتلاء في الرأس	distention of head
04.358	头皮麻木	tóu pí má mù	تو بي ما مو	خدر في فروة الرأس	numbness of scalp
04.359	鼻塞	bí sāi	بي ساي	انسداد الأنف	nasal congestion
04.360	不闻香臭	bù wén xiāng chòu	بو ون شيانغ تشو	فقدان الشم	loss of smell
04.361	牙齿酸弱	yá chǐ suān ruò	يا تشي سوان روان	أسنان ضعيفة مؤلمة	aching and weakness of teeth

编号 الرقم المسلسل Code	汉文术语 المصطلح الصيني Chinese term	汉语拼音 الأبجدية الصينية الصوتية Chinese Pinyin	阿文音译 الترجمة الصوتية العربية Arabic transliteration	阿文术语 المصطلح العربي Arabic Term	英文术语 المصطلح الإنجليزي English term
04.362	牙齿浮动	yá chǐ fú dòng	يا تشي فو دونغ	أسنان متقلقلة	loosening of teeth; odontoseisis; gomphiasis
04.363	腮肿	sāi zhǒng	ساي تشونغ	تورم الخد	swollen cheeks
04.364	背冷	bèi lěng	بي لنغ	احساس ببرد في الظهر	coldness in back
04.365	背热	bèi rè	بي ره	احساس بحرارة في الظهر	hotness in back
04.366	胸闷	xiōng mèn	شيونغ من	ضيق الصدر	oppression in chest
04.367	憋气	biē qì	بيه تشي	اختناق	suffocation
04.368	胸胁苦满	xiōng xié kǔ mǎn	شيونغ شيه كو مان	الامتلاء في المراق والصدر	fullness and discomfort in chest and hypochondrium
04.369	痞满	pǐ mǎn	بي مان	الامتلاء	stuffiness and fullness
04.370	心悸	xīn jì	شين جي	خفقان شديد	palpitation
04.371	心下悸	xīn xià jì	شين شيا جي	خفقان تحت القلب	epigastric throbbing; palpitations below the heart
04.372	心慌	xīn huāng	شين هوانغ	خفقان مع خوف	flusteredness
04.373	心中憺憺大动	xīn zhōng dàn dàn dà dòng	شين تشونغ دان دان دا دونغ	خفقان شديد	severe palpitation
04.374	心中懊憹	xīn zhōng ào nào	شين تشونغ آو ناو	شديد الاضطراب والقلق	anguish in the heart; feeling of vexation
04.375	心下痞	xīn xià pǐ	شين شيا بي	انتفاخ شرسوفي	epigastric oppression
04.376	心下支结	xīn xià zhī jié	شين شيا تشي جيه	الشعور بالعرقلة في الشرسوف	obstructive sensation in epigastrium
04.377	气上冲心	qì shàng chōng xīn	تشي شانغ تشونغ شين	تدفق تشي إلي القلب	qi rushing upward to heart
04.378	嘈杂	cáo zá	تساو تساي	اضطراب المعدة	gastric upset
04.379	脐下悸动	qí xià jì dòng	تشي شيا جي دونغ	تذبذب تحت السرة	throbbing below umbilicus
04.380	少腹急结	shào fù jí jié	شاو فو جي جيه	ألم تشنجي أسفل البطن	spasmodic pain in lower abdomen
04.381	身重	shēn zhòng	شن تشونغ	ثقل الجسم	heavy body

编号 الرقم المسلسل Code	汉文术语 المصطلح الصيني Chinese term	汉语拼音 الأبجدية الصينية الصوتية Chinese Pinyin	阿文音译 الترجمة الصوتية العربية Arabic transliteration	阿文术语 المصطلح العربي Arabic Term	英文术语 المصطلح الإنجليزي English term
04.382	身痒	shēn yǎng	شن يانغ	حكة الجسم	generalized itching
04.383	阴痒	yīn yǎng	ين يانغ	حكة الفرج	pudendal itch; pruritus vulvae
04.384	神疲	shén pí	شن بي	إرهاق عقلي	spiritlessness; lassitude of spirit
04.385	乏力	fá lì	فا لي	تعب الجسم	lack of strength
04.386	腰酸	yāo suān	ياو سوان	الألم في الخصر	aching lumbar
04.387	腰重	yāo zhòng	ياو تشونغ	الثقل في الخصر	heaviness in waist
04.388	腰冷	yāo lěng	ياو لنغ	البرد في الخصر	coldness in waist
04.389	腰膝酸软	yāo xī suān ruǎn	ياو شي سوان روان	ألم وضعف للخصر والركبتين	aching and weakness of waist and knees
04.390	项背拘急	xiàng bèi jū jí	شيانغ بي جيوي جي	التشنج في العنق والظهر	spasm of nape and back
04.391	四肢拘急	sì zhī jū jí	سي تشي جيوي جي	التشنج في الأطراف الأربعة	spasm of limbs
04.392	手指挛急	shǒu zhǐ luán jí	شو تشي لوان جي	تشنج الأصابع	spasm of fingers
04.393	耳鸣	ěr míng	أر مينغ	طنين الأذن	tinnitus
04.394	耳聋	ěr lóng	أر لونغ	صمم	deafness
04.395	耳痒	ěr yǎng	أر يانغ	حكة الأذن	itching in ear
04.396	重听	chóng tīng	تشونغ تينغ	ضعف السمع	hearing impairment
04.397	目痒	mù yǎng	مو يانغ	حكة العين	itchy eyes
04.398	畏光	wèi guāng	وي قوانغ	رهاب الضوء	photophobia
04.399	目痛	mù tòng	مو تونغ	ألم في العين	eye pain
04.400	眼胞瘀痛	yǎn bāo yū tòng	يان باو يوي تونغ	ألم وركود الدم في الجفن	eyelid stasis and pain
04.401	目眩	mù xuàn	مو شيوان	دوخة	dizzy vision
04.402	视歧	shì qí	شي تشي	ازدواج النظر	double vision
04.403	目昏	mù hūn	مو هون	عدم وضوح الرؤية	blurred vision
04.404	目涩	mù sè	مو سه	جفاف العين	dry eye

编号 الرقم المسلسل Code	汉文术语 المصطلح الصيني Chinese term	汉语拼音 الأبجدية الصينية الصوتية Chinese Pinyin	阿文音译 الترجمة الصوتية العربية Arabic transliteration	阿文术语 المصطلح العربي Arabic Term	英文术语 المصطلح الإنجليزي English term
04.405	不寐	bú mèi	بو مي	أرق	insomnia
04.406	多梦	duō mèng	دوه منغ	الأحلام الكثيرة	dreaminess
04.407	梦游	mèng yóu	منغ يو	جولان، المشي أثناء النوم	sleep walking; somnambulism
04.408	口渴	kǒu kě	كو كه	عطش	thirst
04.409	渴不欲饮	kě bú yù yǐn	كه بو يوي ين	عطش بدون الرغبة في الشرب	thirst without desire to drink
04.410	口干	kǒu gān	كو قان	جفاف الفم	dry mouth
04.411	饮水则呛	yǐn shuǐ zé qiāng	ين شوي تسه تشيانغ	غصص عند شرب الماء	choke when drinking
04.412	流涎	liú xián	ليو شيان	سيلان اللعاب	salivation
04.413	多唾	duō tuò	دوه توه	لعاب كثير	hypersalivation
04.414	口味	kǒu wèi	كو وي	ذوق؛ طعم	taste in mouth
04.415	口淡	kǒu dàn	كو دان	ذوق الفم خفيف	bland taste in mouth
04.416	口苦	kǒu kǔ	كو كو	طعم مر في الفم	bitter taste in mouth
04.417	口甜	kǒu tián	كو تيان	طعم حلو في الفم	sweet taste in mouth
04.418	口酸	kǒu suān	كو سوان	طعم حامض في الفم	sour taste in mouth
04.419	口咸	kǒu xián	كو شيان	طعم مالح في الفم	salty taste in mouth
04.420	口黏腻	kǒu nián nì	كو نيان ني	شعور بلزوجة في الفم	sticky and greasy sensation in mouth
04.421	泛酸	fàn suān	فان سوان	قلس الحمض	acid regurgitation
04.422	吞酸	tūn suān	تون سوان	ابتلاع الحمض	acid swallowing
04.423	吐酸	tǔ suān	تو سوان	تقيأ الحمض	acid vomiting
04.424	口麻	kǒu má	كو ما	خدر الفم	numbness in mouth
04.425	口中和	kǒu zhōng hé	كو تشونغ خه	الطعم الطبيعي للفم	normal taste in mouth
04.426	舌麻	shé má	شه ما	تخدر اللسان	numbness of tongue
04.427	舌不知味	shé bù zhī wèi	شه بو تشي وي	فقدان حاسة التذوق	tasteless of tongue

编号 الرقم المسلسل Code	汉文术语 المصطلح الصيني Chinese term	汉语拼音 الأبجدية الصينية الصوتية Chinese Pinyin	阿文音译 الترجمة الصوتية العربية Arabic transliteration	阿文术语 المصطلح العربي Arabic Term	英文术语 المصطلح الإنجليزي English term
04.428	纳呆	nà dāi	نا داي	قلة الأكل	torpid intake
04.429	厌食	yàn shí	يان شي	قهم، فقدان الشهية	anorexia
04.430	纳谷不香	nà gǔ bù xiāng	نا قو بو شيانغ	قلّة الشهية	poor appetite
04.431	饥不欲食	jī bú yù shí	جي بو يوي شي	جوع بدون الرغبة في الأكل	hunger without appetite
04.432	恶心	ě xīn	أ شين	غثيان	nausea
04.433	呕吐	ǒu tù	أو تو	تقيؤ	vomiting
04.434	反胃	fǎn wèi	فان وي	قلس؛ ارتجاع	regurgitation
04.435	食已则吐	shí yǐ zé tù	شي يي تسه تو	تقيأ بعد الأكل	vomiting right after eating
04.436	暮食朝吐	mù shí zhāo tù	مو شي تشاو تو	تقيأ في الصبح ما أكل في الليل	morning vomiting of food eaten last night
04.437	朝食暮吐	zhāo shí mù tù	تشاو شي مو تو	تقيأ في الليل ما أكل في الصباح	evening vomiting of food eaten in the morning
04.438	吐蛔	tù huí	تو هوي	التقيؤ الدودي (قيء لدود الصفر الأسطواني)	vomiting ascaris
04.439	消谷善饥	xiāo gǔ shàn jī	شياو قو شان جي	الجوع الدائم بسبب الهضم السريع	swift digestion with rapid hungering
04.440	吞食梗塞	tūn shí gěng sāi	تون شي قنغ ساي	عرقلة الطعام عند الابتلاع	blockage in swollowing
04.441	喜食异物	xǐ shí yì wù	شي شي يي وو	شهوة الغرائب	pica
04.442	肠鸣	cháng míng	تشانغ مينغ	قرقرة الأمعاء	borborygmus
04.443	大便秘结	dà biàn mì jié	دا بيان مي جيه	إمساك	constipation
04.444	大便艰难	dà biàn jiān nán	دا بيان جيان نان	صعوبة التبرز	difficult defecation
04.445	热结旁流	rè jié páng liú	ره جيه بانغ ليو	إمساك (كتل غائطية) بسبب الحرارة مع الإفراز المائي	heat fecaloma with watery discharge
04.446	腹泻	fù xiè	فو شيه	إسهال	diarrhea
04.447	便溏	biàn táng	بيان تانغ	براز بدون شكل	loose stool

编号 الرقم المسلسل Code	汉文术语 المصطلح الصيني Chinese term	汉语拼音 الأبجدية الصينية الصوتية Chinese Pinyin	阿文音译 الترجمة الصوتية العربية Arabic transliteration	阿文术语 المصطلح العربي Arabic Term	英文术语 المصطلح الإنجليزي English term
04.448	自利清水	zì lì qīng shuǐ	تسي لي تشنغ شوي	إسهال كسائل الماء	diarrhea with watery discharge
04.449	完谷不化	wán gǔ bú huà	وان قو بو هوا	إسهال مع الأكل غير المهضوم	undigested food in stool
04.450	泻下不爽	xiè xià bù shuǎng	شيه شيا بو شوانغ	الإسهال غير السلس	ungratifying diarrhea
04.451	便脓血	biàn nóng xiě	بيان نونغ شيه	التبرز مع القيح والدم	stool with pus and blood
04.452	肠垢	cháng gòu	تشانغ قو	براز فاسد	putrid stool
04.453	里急	lǐ jí	لي جي	ألم في البطن قبل التغوط	abdominal pain before defecation
04.454	里急后重	lǐ jí hòu zhòng	لي جي هو تشونغ	زحير	tenesmus
04.455	大便滑脱	dà biàn huá tuō	دا بيان هوا توه	سلس البراز	fecal incontinence
04.456	小便频数	xiǎo biàn pín shuò	شياو بيان بين شوه	تبول متكرر	frequent urination
04.457	小便涩痛	xiǎo biàn sè tòng	شياو بيان سه تونغ	تبول مؤلم	difficult painful urination
04.458	小便不利	xiǎo biàn bú lì	شياو بيان بو لي	عسر التبول	inhibited urination
04.459	小便不通	xiǎo biàn bù tōng	شياو بيان بو تونغ	التبول غير السلس	blockage of urine
04.460	小便夹精	xiǎo biàn jiā jīng	شياو بيان جيا جينغ	تبول مع مني	semen in urine
04.461	小便失禁	xiǎo biàn shī jìn	شياو بيان شي جين	سلس البول	incontinence of urine
04.462	尿后余沥	niào hòu yú lì	نياو هو يوي لي	تقطير بعد التبول	dribble of urine
04.463	夜尿多	yè niào duō	يه نياو دوه	كثرة التبول الليلي	nocturia
04.464	遗尿	yí niào	يي نياو	سلس البول	enuresis
04.465	房事淡漠	fáng shì dàn mò	فانغ شي دان موه	فقدان الرغبة الجنسية	asexuality

编号 الرقم المسلسل Code	汉文术语 المصطلح الصيني Chinese term	汉语拼音 الأبجدية الصينية الصوتية Chinese Pinyin	阿文音译 الترجمة الصوتية العربية Arabic transliteration	阿文术语 المصطلح العربي Arabic Term	英文术语 المصطلح الإنجليزي English term
04.466	阴冷	yīn lěng	ين لنغ	برد في العورة	coldness of external genitals
04.467	遗精	yí jīng	يي جينغ	قذف أثناء النوم	spermatorrhea
04.468	梦遗	mèng yí	منغ يي	الإحتلام	nocturnal emission
04.469	滑精	huá jīng	هوا جينغ	نز المني	spermatorrhea
04.470	阳痿	yáng wěi	يانغ وي	عجز جنسي	impotence
04.471	梦交	mèng jiāo	منغ جياو	أحلام الجماع	dreaming intercourse
04.472	切诊	qiè zhěn	تشيه تشن	التشخيص باللمس	palpation
04.473	脉诊	mài zhěn	ماي تشن	التشخيص من النبض	pulse diagnosis
04.474	脉象	mài xiàng	ماي شيانغ	حالة النبض	pulse manifestation
04.475	平息	píng xī	بينغ شي	التنفس الطبيعي	normal respiration
04.476	布指	bù zhǐ	بو تشي	توزيع الأصابع	arranging fingers
04.477	举按寻	jǔ àn xún	جيوي آن شيون	اللمس والضغط والبحث	touching, pressing and searching
04.478	推寻	tuī xún	توي شيوه	البحث عن النبض مع تحرك الأصبع	pushing and searching
04.479	单按	dān àn	دان آن	جس بإصبع واحد	single finger palpation
04.480	总按	zǒng àn	تسونغ آن	جس بالأصابع الثلاث معا	simultaneous palpation
04.481	五十动	wǔ shí dòng	وو شي دونغ	النبض لخمسين مرة	fifty beats
04.482	平脉	píng mài	بينغ ماي	نبضة طبيعية	normal pulse
04.483	脉静	mài jìng	جينغ ماي	نبضة ساكنة	tranquil pulse
04.484	胃神根	wèi shén gēn	وي شن قن	تشي المعدة وروح وجذر للنبض	stomach qi, vitality and root
04.485	胃	wèi	وي	تشي المعدة للنبض	stomach qi of pulse
04.486	神	shén	شن	روح النبض	vitality of pulse
04.487	根	gēn	قن	جذر النبض	root of pulse
04.488	脉应四时	mài yìng sì shí	ماي ينغ سي شي	تغير النبض مع الفصول الأربعة	congruence of pulse with four seasons
04.489	脉逆四时	mài nì sì shí	ماي ني سي شي	تغير النبض ضد الفصول الأربعة	incongruence of pulse with four seasons

编号 الرقم المسلسل Code	汉文术语 المصطلح الصيني Chinese term	汉语拼音 الأبجدية الصينية الصوتية Chinese Pinyin	阿文音译 الترجمة الصوتية العربية Arabic transliteration	阿文术语 المصطلح العربي Arabic Term	英文术语 المصطلح الإنجليزي English term
04.490	病脉	bìng mài	بينغ ماي	نبض غير طبيعي	abnormal pulse
04.491	色脉合参	sè mài hé cān	سه ماي خه تسان	التشخيص بلون البشرة والنبض معا	synthetical analysis of complexion and pulse
04.492	脉症合参	mài zhèng hé cān	ماي تشنغ خه تسان	التشخيص بالنبض والأعراض معا	synthetical analysis of pulse and symptoms
04.493	舍脉从症	shě mài cóng zhèng	شه ماي تسونغ تشنغ	أسبقية الأعراض على مظاهر النبض	precedence of symptoms over pulse manifestation
04.494	舍症从脉	shě zhèng cóng mài	شه تشنغ تسونغ ماي	أسبقية مظاهر النبض على الأعراض	precedence of pulse manifestation over symptoms
04.495	寸口	cùn kǒu	تسون كو	موقع تشخيص النبض في المعصم (تسون كو)	cunkou; wrist pulse
04.496	寸关尺	cùn guān chǐ	تسون قوان تشي	مواقع النبض الثلاثة فوق رسغ اليد (تسون قوان تشي)	cun/inch, guan/bar and chi/cubit
04.497	三部九候	sān bù jiǔ hòu	سان بو جيو هو	الأجزاء الثلاثة والنبضات التسعة	three body parts and nine pulse taking sites
04.498	人迎	rén yíng	رن ينغ	موقع النبض عند طرفي عقدة العنق (رن ينغ)	renying; carotid pulse
04.499	趺阳	fū yáng	فو يانغ	نبض الظنبوب الأمامي (فو يانغ)	fuyang; anterior tibial pulse
04.500	反关脉	fǎn guān mài	فان قوان ماي	نبض الشريان الكعبري في ظهر المعصم (فان قوان)	ectopic radial pulse
04.501	斜飞脉	xié fēi mài	شيه في ماي	نبض الشريان الكعبري المنحرف (شيا في)	oblique running pulse
04.502	浮脉	fú mài	فو ماي	نبض عائم (النبض السطحي)	floating pulse
04.503	散脉	sǎn mài	سان ماي	نبض مبعثر	scattered pulse; dissipated pulse
04.504	芤脉	kōu mài	كو ماي	نبض أجوف	hollow pulse
04.505	沉脉	chén mài	تشن ماي	نبض عميق	deep pulse

编号 الرقم المسلسل Code	汉文术语 المصطلح الصيني Chinese term	汉语拼音 الأبجدية الصينية الصوتية Chinese Pinyin	阿文音译 الترجمة الصوتية العربية Arabic transliteration	阿文术语 المصطلح العربي Arabic Term	英文术语 المصطلح الإنجليزي English term
04.506	伏脉	fú mài	فو ماي	نبض عميق مخفي	hidden pulse; deep-sited pulse
04.507	牢脉	láo mài	لاو ماي	نبض متين	firm pulse
04.508	迟脉	chí mài	تشي ماي	نبض بطيء	slow pulse
04.509	缓脉	huǎn mài	هوان ماي	نبض معتدل	moderate pulse
04.510	数脉	shuò mài	شوه ماي	نبض سريع	rapid pulse
04.511	疾脉	jí mài	جي ماي	نبض سريع جدا	swift pulse; racing pulse
04.512	洪脉	hóng mài	هونغ ماي	نبض قوي كالموج	surging pulse
04.513	细脉	xì mài	شي ماي	نبض سلكي رفيع	thready pulse; fine pulse
04.514	长脉	cháng mài	تشانغ ماي	نبض طويل	long pulse
04.515	短脉	duǎn mài	دوان ماي	نبض قصير	short pulse
04.516	虚脉	xū mài	شيوي ماي	نبض واهن	feeble pulse; vacous pulse
04.517	弱脉	ruò mài	روه ماي	نبض ضعيف	weak pulse
04.518	微脉	wēi mài	وي ماي	نبض دقيق	faint pulse
04.519	实脉	shí mài	شي ماي	نبض قوي	excess pulse; replete pulse
04.520	滑脉	huá mài	هوا ماي	نبض زلق	slippery pulse
04.521	动脉	dòng mài	دونغ ماي	نبض مرتجف	stirred pulse
04.522	涩脉	sè mài	سه ماي	نبض غير سلس؛ نبض متردد	unsmooth pulse; rough pulse; hesitant pulse
04.523	弦脉	xián mài	شيوان ماي	نبض وتري	string-like pulse; wiry pulse
04.524	紧脉	jǐn mài	جين ماي	نبض ضيق	tight pulse
04.525	革脉	gé mài	قه ماي	نبض طبلاني	tympanic pulse; drum-skin pulse
04.526	濡脉	rú mài	رو ماي	نبض ناعم	soft pulse; soggy pulse
04.527	歇止脉	xiē zhǐ mài	شيه تشي ماي	نبض متقطع	intermitent pulse
04.528	结脉	jié mài	جيه ماي	نبض متقطع غير منتظم	irregularly intermittent pulse
04.529	促脉	cù mài	تسو ماي	نبض سريع غير منتظم	irregular-rapid pulse; skipping pulse

编号 الرقم المسلسل Code	汉文术语 المصطلح الصيني Chinese term	汉语拼音 الأبجدية الصينية الصوتية Chinese Pinyin	阿文音译 الترجمة الصوتية العربية Arabic transliteration	阿文术语 المصطلح العربي Arabic Term	英文术语 المصطلح الإنجليزي English term
04.530	代脉	dài mài	داي ماي	نبض متقطع منتظم	regularly intermittent pulse
04.531	相兼脉	xiāng jiān mài	شيانغ جيان ماي	أكثر من حالتي نبض (نبض متزامن)	concurrent pulse
04.532	真脏脉	zhēn zàng mài	تشن تسانغ ماي	نبض أعضاء تسانغ الحقيقية	true viscera pulse
04.533	怪脉	guài mài	قواي ماي	نبض غريب	strange pulse
04.534	离经脉	lí jīng mài	لي جينغ ماي	نبض ذا تردد غير منتظم	abnormal frequency pulse
04.535	按诊	àn zhěn	آن تشن	تشخيص الضغط باليد	body palpation
04.536	诊尺肤	zhěn chǐ fū	تشن تشي فو	فحص الجلد والساعدين	examining skin of forearm
04.537	诊虚里	zhěn xū lǐ	تشن شيوي لي	فحص شيوى لي	examining xuli; apical impulse examination
04.538	手足心热	shǒu zú xīn rè	شو تسو شين ره	حمى في راحتي اليدين والقدمين	feverishness in palms and soles
04.539	手背热	shǒu bèi rè	شو بي ره	حمى في ظهراليد	feverishness on dorsum of hand
04.540	手足厥逆	shǒu zú jué nì	شو تسو جيويه ني	برد شديد في اليد والقدم	reversal cold of hand and foot
04.541	腧穴压痛	shù xué yā tòng	شو شيويه يا تونغ	الرقة لنقطة الوخز	acupoint tenderness
04.542	腹诊	fù zhěn	فو تشن	فحص البطن	abdominal examination
04.543	腹痛拒按	fù tòng jù àn	فو تونغ جيوي آن	ألم البطن مع رفض الضغط عليها	abdominal pain refusing press
04.544	腹中痞块	fù zhōng pǐ kuài	فو تشونغ بي كواي	كتلة في البطن	mass in abdomen
04.545	腹部硬满	fù bù yìng mǎn	فو بو ينغ مان	تصلب وانتفاخ البطن	hard and full in abdomen

04.02 辨证 تمييز المتلازمة Pattern identification

04.546	辨证	biàn zhèng	بيان تشنغ	تمييز المتلازمات	syndrome differentiation; pattern identification

编号 الرقم المسلسل Code	汉文术语 المصطلح الصيني Chinese term	汉语拼音 الأبجدية الصينية الصوتية Chinese Pinyin	阿文音译 الترجمة الصوتية العربية Arabic transliteration	阿文术语 المصطلح العربي Arabic Term	英文术语 المصطلح الإنجليزي English term
04.547	证	zhèng	تشنغ	متلازمة	pattern; syndrome
04.548	证候	zhèng hòu	تشنغ هو	أعراض المتلازمة	pattern manifestation
04.549	证候相兼	zhèng hòu xiāng jiān	تشنغ هو شيانغ جيان	متلازمات متزامنة	concurrent pattern manifestation
04.550	证候错杂	zhèng hòu cuò zá	تشنغ هو تسوه تسا	متلازمات مختلطة	intermingling pattern manifestation
04.551	证候真假	zhèng hòu zhēn jiǎ	تشنغ هو تشن جيا	متلازمات حقيقية ومزيفة	true-false of pattern manifestation
04.552	顺证	shùn zhèng	شون تشنغ	المتلازمة المُواتية	favorable pattern
04.553	逆证	nì zhèng	ني تشنغ	المتلازمة غير المواتية	unfavorable pattern
04.554	辨病论治	biàn bìng lùn zhì	بيان بينغ لون تشي	العلاج على أسس تمييز الأمراض	treatment based on disease differentiation
04.555	八纲辨证	bā gāng biàn zhèng	با قانغ بيان تشنغ	تمييز المتلازمات من المبادئ الثمانية	pattern identification of eight principles
04.556	八纲	bā gāng	با قانغ	المبادئ الثمانية	eight-principle
04.557	阴阳辨证	yīn yáng biàn zhèng	ين يانغ بيان تشنغ	تمييز المتلازمات من ين ويانغ	pattern identification of yin and yang
04.558	表里辨证	biǎo lǐ biàn zhèng	بياو لي بيان تشنغ	تمييز المتلازمات من داخلي وخارجي	pattern identification of exterior and interior
04.559	虚实辨证	xū shí biàn zhèng	شيو يشي بيان تشنغ	تمييز المتلازمات من الإفراط والنقص	pattern identification of excess and deficiency
04.560	病因辨证	bìng yīn biàn zhèng	بينغ ين بيان تشنغ	تمييز المتلازمات من أسباب المرض	pattern identification of etiology
04.561	脏腑辨证	zàng fǔ biàn zhèng	تسانغ فو بيان تشنغ	تمييز المتلازمات من أحشاء تسانغ-فو	pattern identification of zang-fu viscera
04.562	脏腑兼病辨证	zàng fǔ jiān bìng biàn zhèng	تسانغ فو جيان بينغ بيان تشنغ	تمييز المتلازمات من الأمراض المتزامنة للأحشاء تسانغ-فو	pattern identification of concurrent visceral manifestation
04.563	肺及大肠辨证	fèi jí dà cháng biàn zhèng	في جي دا تشانغ بيان تشنغ	تمييز المتلازمات من الرئة والأمعاء الغليظة	pattern identification of lung and large intestine

编号 الرقم المسلسل Code	汉文术语 المصطلح الصيني Chinese term	汉语拼音 الأبجدية الصينية الصوتية Chinese Pinyin	阿文音译 الترجمة الصوتية العربية Arabic transliteration	阿文术语 المصطلح العربي Arabic Term	英文术语 المصطلح الإنجليزي English term
04.564	心及小肠辨证	xīn jí xiǎo cháng biàn zhèng	شين جي شياو تشانغ بيان تشنغ	تمييز المتلازمات من القلب والأمعاء الدقيقة	pattern identification of heart and small intestine
04.565	脾胃辨证	pí wèi biàn zhèng	بي وي بيان تشنغ	تمييز المتلازمات من الطحال والمعدة	pattern identification of spleen and stomach
04.566	肝胆辨证	gān dǎn biàn zhèng	قان دان بيان تشنغ	تمييز المتلازمات من الكبد والمرارة	pattern identification of liver and gallbladder
04.567	肾及膀胱辨证	shèn jí páng guāng biàn zhèng	شن جي بانغ قوانغ بيان تشنغ	تمييز المتلازمات من الكلى والمثانة	pattern identification of kidney and bladder
04.568	六经辨证	liù jīng biàn zhèng	ليو جينغ بيان تشنغ	تمييز المتلازمات من القنوات الستة	pattern identification of six channels
04.569	变证	biàn zhèng	بيان تشنغ	تدهور متلازمة	deteriorated pattern
04.570	坏病	huài bìng	هواي بينغ	سوء العلاج للمرض	mistreated disease
04.571	卫气营血辨证	wèi qì yíng xuè biàn zhèng	وي تشي ينغ شيويه بيان تشنغ	تمييز المتلازمات من وي-فن، تشي-فن، يينغ-فن، شيوه-فن (الطبقات الأربع)	pattern identification of defense-qi-nutrient- blood phases
04.572	三焦辨证	sān jiāo biàn zhèng	سان جياو بيان تشنغ	تمييز المتلازمات من سان جياو	sanjiao pattern identification
04.573	经络辨证	jīng luò biàn zhèng	جينغ لوه بيان تشنغ	تمييز المتلازمات من القنوات والمسارات	pattern identification of channels and collaterals
04.574	阴证	yīn zhèng	ين تشنغ	متلازمة ين	yin pattern
04.575	阳证	yáng zhèng	يانغ تشنغ	متلازمة يانغ	yang pattern
04.576	阳虚证	yáng xū zhèng	يانغ شيوي تشنغ	متلازمة نقص يانغ	yang deficiency pattern
04.577	阳气暴脱证	yáng qì bào tuō zhèng	يانغ تشي باو توه تشنغ	متلازمة الهبوط المفاجئ ليانغ تشي	pattern of sudden yang-qi collapse
04.578	阳虚气滞证	yáng xū qì zhì zhèng	يانغ شيوي تشي تشي تشنغ	متلازمة نقص يانغ وركود تشي	pattern of yang deficiency and qi stagnation
04.579	阳虚寒凝证	yáng xū hán níng zhèng	يانغ شيوي هيان نينغ تشنغ	متلازمة تخثُّر البرودة بسبب نقص يانغ	pattern of yang deficiency and cold congelation

编号 الرقم المسلسل Code	汉文术语 المصطلح الصيني Chinese term	汉语拼音 الأبجدية الصينية الصوتية Chinese Pinyin	阿文音译 الترجمة الصوتية العربية Arabic transliteration	阿文术语 المصطلح العربي Arabic Term	英文术语 المصطلح الإنجليزي English term
04.580	阳虚痰凝证	yáng xū tán níng zhèng	يانغ شيوي تان نينغ تشنغ	متلازمة تخثُّر البلغم بسبب نقص يانغ	pattern of yang deficiency and coagulated phlegm
04.581	阳虚水泛证	yáng xū shuǐ fàn zhèng	يانغ شيوي شوي فان تشنغ	متلازمة انتشار المياه بسبب نقص يانغ	pattern of water overflowing due to yang deficiency
04.582	阳虚血瘀证	yáng xū xuè yū zhèng	يانغ شيوي شيويه يوي تشنغ	متلازمة نقص يانغ وركود الدم	pattern of yang deficiency and blood stasis
04.583	阳虚外感证	yáng xū wài gǎn zhèng	يانغ شيوي واي قان تشنغ	متلازمة الإصابة الخارجية بسبب نقص يانغ	pattern of external contraction due to yang deficiency
04.584	阴虚证	yīn xū zhèng	ين شيوي تشنغ	متلازمة نقص ين	yin deficiency pattern
04.585	阴虚内热证	yīn xū nèi rè zhèng	ين شيوي ني ره تشنغ	متلازمة الحرارة الداخلية بسبب نقص ين	pattern of internal heat due to yin deficiency
04.586	阴虚火旺证	yīn xū huǒ wàng zhèng	ين شيوي هوه وانغ تشنغ	متلازمة فرط نشاط النار بسبب نقص ين	pattern of fire hyperactivity due to yin deficiency
04.587	阴虚阳亢证	yīn xū yáng kàng zhèng	ين شيوي يانغ كانغ تشنغ	متلازمة فرط نشاط اليانغ بسبب نقص ين	pattern of yang hyperactivity due to yin deficiency
04.588	阴虚外感证	yīn xū wài gǎn zhèng	ين شيوي واي قان تشنغ	متلازمة الإصابة الخارجية بسبب نقص ين	pattern of external contraction due to yin deficiency
04.589	阴虚湿热证	yīn xū shī rè zhèng	ين شيوي شي ره تشنغ	متلازمة نقص ين والرطوبة-الحرارة	pattern of yin deficiency and dampness-heat
04.590	阴虚血瘀证	yīn xū xuè yū zhèng	ين شيوي شيويه يوي تشنغ	متلازمة نقص ين وركود الدم	pattern of yin deficiency and blood stasis
04.591	阴虚血热证	yīn xū xuè rè zhèng	ين شيوي شيويه ره تشنغ	متلازمة نقص ين وحرارة الدم	pattern of yin deficiency and blood heat
04.592	阴虚血燥证	yīn xū xuè zào zhèng	ين شيوي شيويه تساو تشنغ	متلازمة نقص ين وجفاف الدم	pattern of yin deficiency and blood dryness
04.593	阴虚动血证	yīn xū dòng xuè zhèng	ين شيوي دونغ شيويه تشنغ	متلازمة تحريك الدم بسبب نقص ين	pattern of stirring blood due to yin deficiency

编号 الرقم المسلسل Code	汉文术语 المصطلح الصيني Chinese term	汉语拼音 الأبجدية الصينية الصوتية Chinese Pinyin	阿文音译 الترجمة الصوتية العربية Arabic transliteration	阿文术语 المصطلح العربي Arabic Term	英文术语 المصطلح الإنجليزي English term
04.594	阴虚动风证	yīn xū dòng fēng zhèng	ين شيوي دونغ فنغ تشنغ	متلازمة تحريك الريح بسبب نقص ين	pattern of stirring wind due to yin deficiency
04.595	阴虚津亏证	yīn xū jīn kuī zhèng	ين شيوي جينغ كوي تشنغ	متلازمة نقص ين وسوائل الجسم	pattern of yin deficiency and fluid insufficiency
04.596	热毒伤阴证	rè dú shāng yīn zhèng	ره دو شانغ ين تشنغ	متلازمة إصابة ين بالسم-الحرارة	pattern of yin injury by heat-toxin
04.597	亡阴证	wáng yīn zhèng	وانغ ين تشنغ	متلازمة استنفاذ ين؛ متلازمة نضوب ين	yin depletion pattern
04.598	亡阳证	wáng yáng zhèng	وانغ يانغ تشنغ	متلازمة استنفاذ يانغ؛ متلازمة نضوب يانغ	yang depletion pattern
04.599	阴阳两虚证	yīn yáng liǎng xū zhèng	ين يانغ ليانغ شيوي تشنغ	متلازمة نقص كل من ين ويانغ	pattern of deficiency of both yin and yang
04.600	阴盛阳衰证	yīn shèng yáng shuāi zhèng	ين شنغ يانغ شواي تشنغ	متلازمة فرط ين ونقص يانغ	pattern of yang deficiency due to yin excess
04.601	阴损及阳证	yīn sǔn jí yáng zhèng	ين سون جي يانغ تشنغ	متلازمة يانغ المُتأثر بنقص ين	pattern of yin deficiency involving yang
04.602	阳损及阴证	yáng sǔn jí yīn zhèng	يانغ سون جي ين تشنغ	متلازمة ين المُتأثر بنقص يانغ	pattern of yang deficiency involving yin
04.603	阴竭阳脱证	yīn jié yáng tuō zhèng	ين جيه يانغ توه تشنغ	متلازمة نضوب ين تُسبّب استنفاذ يانغ	pattern of depletion of yin causing yang collapse
04.604	阳亡阴竭证	yáng wáng yīn jié zhèng	يانغ وانغ ين جيه تشنغ	متلازمة استنفاذ يانغ تُسبّب نضوب ين	pattern of depletion of yang involving yin
04.605	表证	biǎo zhèng	بياو تشنغ	متلازمات خارجية	exterior pattern
04.606	表虚证	biǎo xū zhèng	بياو شيوي تشنغ	متلازمة النقص الخارجي	exterior deficiency pattern
04.607	表实证	biǎo shí zhèng	بياو شي تشنغ	متلازمة الإفراط الخارجي	exterior excess pattern
04.608	里证	lǐ zhèng	لي تشنغ	متلازمات داخلية	interior pattern
04.609	里寒证	lǐ hán zhèng	لي هان تشنغ	متلازمة البرد الداخلي	interior cold pattern

编号 الرقم المسلسل Code	汉文术语 المصطلح الصيني Chinese term	汉语拼音 الأبجدية الصينية الصوتية Chinese Pinyin	阿文音译 الترجمة الصوتية العربية Arabic transliteration	阿文术语 المصطلح العربي Arabic Term	英文术语 المصطلح الإنجليزي English term
04.610	里热证	lǐ rè zhèng	لي ره تشنغ	متلازمة الحرارة الداخلية	interior heat pattern
04.611	表寒里热证	biǎo hán lǐ rè zhèng	بياو هان لي ره تشنغ	متلازمة البرد الخارجي والحرارة الداخلية	pattern of exterior cold and interior heat
04.612	表热里寒证	biǎo rè lǐ hán zhèng	بياو ره لي هان تشنغ	متلازمة الحرارة الخارجية والبرد الداخلي	pattern of exterior heat and interior cold
04.613	表里俱寒证	biǎo lǐ jù hán zhèng	بياو لي جيوي هان تشنغ	متلازمة البرد الخارجي والداخلي معاً	pattern of cold in both exterior and interior
04.614	表里俱热证	biǎo lǐ jù rè zhèng	بياو لي جيو يره تشنغ	متلازمة الحرارة الخارجية والداخلية معاً	pattern of heat in both exterior and interior
04.615	寒证	hán zhèng	هان تشنغ	متلازمات البرد	cold pattern
04.616	实寒证	shí hán zhèng	شي هان تشنغ	متلازمة فرط البرد	excess-cold pattern
04.617	热证	rè zhèng	ره تشنغ	متلازمات الحرارة	heat pattern
04.618	实热证	shí rè zhèng	شي ره تشنغ	متلازمة فرط الحرارة	excess-heat pattern
04.619	寒热错杂证	hán rè cuò zá zhèng	هان ره تسوه تسا تشنغ	متلازمة الخلط بين البرودة والحرارة	pattern of intermingled heat and cold
04.620	真寒假热证	zhēn hán jiǎ rè zhèng	تشن هان جيا ره تشنغ	متلازمة البرد الحقيقي مع الحرارة الزائفة	pattern of true cold with false heat
04.621	真热假寒证	zhēn rè jiǎ hán zhèng	تشن ره جيا هان تشنغ	متلازمة الحرارة الحقيقية مع البرد الزائف	pattern of true heat with false cold
04.622	上寒下热证	shàng hán xià rè zhèng	شانغ هان شيا ره تشنغ	متلازمة البرودة في الأعلى مع الحرارة في الأسفل	pattern of upper cold and lower heat
04.623	上热下寒证	shàng rè xià hán zhèng	شانغ ره شيا هان تشنغ	متلازمة الحرارة في الأعلى مع البرودة في الأسفل	pattern of upper heat and lower cold
04.624	[里] 虚证	[lǐ] xū zhèng	(لي) شيوي تشنغ	متلازمات النقص (الداخلي)	[interior] deficiency pattern
04.625	[里] 实证	[lǐ] shí zhèng	(لي) شي تشنغ	متلازمات الإفراط (الداخلي)	[interior] excess pattern
04.626	真虚假实证	zhēn xū jiǎ shí zhèng	تشن شيوي جيا شي تشنغ	متلازمة النقص الحقيقي مع الإفراط المزيف	pattern of true deficiency with false excess

编号 الرقم المسلسل Code	汉文术语 المصطلح الصيني Chinese term	汉语拼音 الأبجدية الصينية الصوتية Chinese Pinyin	阿文音译 الترجمة الصوتية العربية Arabic transliteration	阿文术语 المصطلح العربي Arabic Term	英文术语 المصطلح الإنجليزي English term
04.627	真实假虚证	zhēn shí jiǎ xū zhèng	تشن شي جيا شيوي تشنغ	متلازمة الإفراط الحقيقي مع النقص المزيف	pattern of true excess with false deficiency
04.628	上盛下虚证	shàng shèng xià xū zhèng	شانغ شنغ شيا شيوي تشنغ	متلازمة الإفراط في الأعلى مع النقص في الأسفل	pattern of upper excess and lower deficiency
04.629	虚实夹杂证	xū shí jiā zá zhèng	شيوي شي جيا تسا تشنغ	متلازمة الخلط بين النقص والإفراط	pattern of intermingled deficiency and excess
04.630	正虚邪恋证	zhèng xū xié liàn zhèng	تشنغ شيوي شيه ليان تشنغ	متلازمة الشر العالق بسبب نقص تشي الحيوية	pattern of lingering pathogen due to healthy qi deficiency
04.631	风证	fēng zhèng	فنغ تشنغ	متلازمات الريح	wind pattern
04.632	外风证	wài fēng zhèng	واي فنغ تشنغ	متلازمة الريح الخارجية	exogenous wind pattern; external wind pattern
04.633	风寒束表证	fēng hán shù biǎo zhèng	فنغ هان سو بياو تشنغ	متلازمة تقييد الخارج بالريح-البرودة	pattern of wind-cold fettering exterior
04.634	风寒化热证	fēng hán huà rè zhèng	فنغ هان هوا ره تشنغ	متلازمة الحرارة المتحولة من الريح-البرودة	pattern of wind-cold transforming to heat
04.635	风热袭表证	fēng rè xí biǎo zhèng	فنغ ره شي بياو تشنغ	متلازمة غزو الريح-الحرارة على الخارج	pattern of wind-heat assaulting exterior
04.636	风湿挟毒证	fēng shī jiā dú zhèng	فنغ شيي جيا دو تشنغ	متلازمة الريح والرطوبة مع السم	pattern of wind-dampness intermingled with toxin
04.637	风湿化热证	fēng shī huà rè zhèng	فنغ شي هوا ره تشنغ	متلازمة الحرارة المتحولة من الريح-الرطوبة	pattern of wind-dampness transforming to heat
04.638	风水相搏证	fēng shuǐ xiāng bó zhèng	فنغ شوي شيانغ بوه تشنغ	متلازمة الصراع بين الريح والماء	pattern of fighting of wind with water
04.639	寒凝证	hán níng zhèng	هان نينغ تشنغ	متلازمة خثور البرد	cold congelation pattern
04.640	寒湿证	hán shī zhèng	هان شي تشنغ	متلازمة الرطوبة-البرودة	cold-dampness pattern
04.641	暑 [热] 证	shǔ [rè] zhèng	شو (ره) تشنغ	متلازمات الحرارة-الصيفية	summerheat [heat] pattern

编号 الرقم المسلسل Code	汉文术语 المصطلح الصيني Chinese term	汉语拼音 الأبجدية الصينية الصوتية Chinese Pinyin	阿文音译 الترجمة الصوتية العربية Arabic transliteration	阿文术语 المصطلح العربي Arabic Term	英文术语 المصطلح الإنجليزي English term
04.642	暑热动风证	shǔ rè dòng fēng zhèng	شو ره دونغ فنغ تشنغ	متلازمة تحرك الريح بسبب الحرارة-الصيفية	pattern of stirring wind due to summer-heat
04.643	暑伤津气证	shǔ shāng jīn qì zhèng	شو شانغ جينغ تشي تشنغ	متلازمة تضرر السوائل وتشي بالحرارة -الصيفية	pattern of summer-heat injuring fluid and qi
04.644	暑湿 [内蕴] 证	shǔ shī [nèi yùn] zhèng	شو شي (ني يون تشنغ)	متلازمة احتباس الحرارة-الصيفية والرطوبة	pattern of summerheat-dampness [internal accumulation]
04.645	暑湿袭表证	shǔ shī xí biǎo zhèng	شو شي شي بياو تشنغ	متلازمة غزو الحرارة-الصيفية والرطوبة على الخارج	pattern of exterior attacked by summerheat-dampness
04.646	湿阻证	shī zǔ zhèng	شي تسو تشنغ	متلازمة احتباس الرطوبة	dampness [retention] pattern
04.647	湿热 [蕴结] 证	shī rè [yùn jié] zhèng	شي ره (يون جيه تشنغ)	متلازمة تراكم الحرارة-الرطوبة	pattern of dampness-heat [accumulation]
04.648	湿重于热证	shī zhòng yú rè zhèng	شي تشونغ يوي ره تشنغ	متلازمة الرطوبة-الحرارة مع اشتداد الرطوبة	dampness-heat pattern with predominant dampness
04.649	热重于湿证	rè zhòng yú shī zhèng	ره تشونغ يوي شي تشنغ	متلازمة الرطوبة-الحرارة مع اشتداد الحرارة	dampness-heat pattern with predominant heat
04.650	湿热壅滞证	shī rè yōng zhì zhèng	شي ره يونغ تشي تشنغ	متلازمة الاحتباس الشديد للرطوبة والحرارة	pattern of stagnant and jamming dampness-heat
04.651	湿热浸淫证	shī rè jìn yín zhèng	شي ره جين ين تشنغ	متلازمة التخلل بالحرارة-الرطوبة	pattern of excessive dampness-heat
04.652	湿热瘀阻证	shī rè yū zǔ zhèng	شي ره يوي تسو تشنغ	متلازمة احتباس الرطوبة-الحرارة وركود الدم	pattern of dampness-heat obstruction and blood stasis
04.653	湿热下注证	shī rè xià zhù zhèng	شي ره شيا تشو تشنغ	متلازمة الحرارة-الرطوبة المنتشرة إلى أسفل	pattern of dampness-heat diffusing downward
04.654	燥证	zào zhèng	تساو تشنغ	متلازمات الجفاف	dryness pattern
04.655	外燥证	wài zào zhèng	واي تساو تشنغ	متلازمة الجفاف الخارجي	exogenous dryness pattern

编号 الرقم المسلسل Code	汉文术语 المصطلح الصيني Chinese term	汉语拼音 الأبجدية الصينية الصوتية Chinese Pinyin	阿文音译 الترجمة الصوتية العربية Arabic transliteration	阿文术语 المصطلح العربي Arabic Term	英文术语 المصطلح الإنجليزي English term
04.656	内燥证	nèi zào zhèng	ني تساو تشنغ	متلازمة الجفاف الداخلي	pattern of endogenous dryness
04.657	温燥证	wēn zào zhèng	ون تساو تشنغ	متلازمة الجفاف الدافئ	warm-dryness pattern
04.658	凉燥证	liáng zào zhèng	ليانغ تساو تشنغ	متلازمة الجفاف البارد	cold-dryness pattern
04.659	火证	huǒ zhèng	هوه تشنغ	متلازمات النار	fire pattern
04.660	热扰胸膈证	rè rǎo xiōng gé zhèng	ره راو شيونغ قه تشنغ	متلازمة تأثر الصدر والحجاب الحاجز بالحرارة	pattern of chest and diaphragm disturbed by heat
04.661	余热未清证	yú rè wèi qīng zhèng	يوي ره وي تشينغ تشنغ	متلازمة الحرارة العالقة/ الباقية غير المزالة	pattern of lingering heat
04.662	虚火上炎证	xū huǒ shàng yán zhèng	شيوي هوه شانغ يان تشنغ	متلازمة نار النقص المشتعلة للأعلى	pattern of flaring up of deficiency fire
04.663	风毒证	fēng dú zhèng	فنغ دو تشنغ	متلازمات سم-الريح	wind-toxin pattern
04.664	风火热毒证	fēng huǒ rè dú zhèng	فنغ هوه ره دو تشنغ	متلازمة نار-الريح وسم-الحرارة	pattern of wind-fire and heat-toxin
04.665	火毒证	huǒ dú zhèng	هوه دو تشنغ	متلازمة سم-النار	fire-toxin pattern
04.666	毒入营血证	dú rù yíng xuè zhèng	دو رو ينغ شيويه تشنغ	متلازمة غزو السم إلى طبقة ينغ وطبقة الدم	pattern of nutrient aspect and blood aspect invaded by toxin
04.667	热毒内陷证	rè dú nèi xiàn zhèng	ره دو ني شيان تشنغ	متلازمة غزو سم-الحرارة للداخل	pattern of inward sinking of heat-toxin
04.668	湿毒蕴结证	shī dú yùn jié zhèng	شي دو يون جيه تشنغ	متلازمة سم-الرطوبة المتراكمة	pattern of dampness-toxin accumulation
04.669	疫毒侵袭证	yì dú qīn xí zhèng	يي دو تشين شي تشنغ	متلازمة غزو السم الوبائي	pattern of epidemic toxin invasion
04.670	疫毒内闭证	yì dú nèi bì zhèng	يي دو ني بي تشنغ	متلازمة احتباس السم الوبائي	pattern of epidemic toxin blocked internally
04.671	瘟毒下注证	wēn dú xià zhù zhèng	ون دو شيا تشو تشنغ	متلازمة السم الوبائي يغزو إلى الأسفل	pattern of pestilential toxin invading downward

编号 الرقم المسلسل Code	汉文术语 المصطلح الصيني Chinese term	汉语拼音 الأبجدية الصينية الصوتية Chinese Pinyin	阿文音译 الترجمة الصوتية العربية Arabic transliteration	阿文术语 المصطلح العربي Arabic Term	英文术语 المصطلح الإنجليزي English term
04.672	邪伏膜原证	xié fú mó yuán zhèng	شيه فو موه يوان تشنغ	متلازمة الشرور المختبئة في موه يوان	pattern of pathogen hidden in moyuan; pattern of pathogen hidden in interpleuro-diaphramatic space
04.673	余毒未清证	yú dú wèi qīng zhèng	يوي دو وي تشينغ تشنغ	متلازمة السم العالق/الباقي غير المزال	pattern of remained toxin
04.674	胎毒蕴热证	tāi dú yùn rè zhèng	تاي دو يون ره تشنغ	متلازمة الحرارة المتراكمة بسبب سم الجنين	pattern of accumulated heat due to fetal toxin
04.675	痰证	tán zhèng	تان تشنغ	متلازمات البلغم	phlegm pattern
04.676	风痰证	fēng tán zhèng	فنغ تان تشنغ	متلازمة بلغم-الريح	wind-phlegm pattern
04.677	寒痰证	hán tán zhèng	هان تان تشنغ	متلازمة بلغم-البرد	cold-phlegm pattern
04.678	湿痰证	shī tán zhèng	شي تان تشنغ	متلازمة بلغم-الرطوبة	dampness-phlegm pattern
04.679	燥痰证	zào tán zhèng	تساو تان تشنغ	متلازمة بلغم-الجفاف	dry-phlegm pattern
04.680	热痰证	rè tán zhèng	ره تان تشنغ	متلازمة بلغم-الحرارة	heat-phlegm pattern
04.681	痰蒙清窍证	tán méng qīng qiào zhèng	تان منغ تشينغ تشياو تشنغ	متلازمة تغطي ثقوب الرأس بالبلغم	pattern of phlegm clouding clear orifices
04.682	痰热内扰证	tán rè nèi rǎo zhèng	تان ره ني راو تشنغ	متلازمة تأثر الداخل بالبلغم-الحرارة	pattern of internal disturbance of phlegm-heat
04.683	痰热内闭证	tán rè nèi bì zhèng	تان ره ني بي تشنغ	متلازمة احتباس الداخل بالبلغم-الحرارة	pattern of internal block of phlegm-heat
04.684	痰热动风证	tán rè dòng fēng zhèng	تان ره دونغ فنغ تشنغ	متلازمة تحريك الريح بسبب البلغم-الحرارة	pattern of stirring wind due to phlegma-heat
04.685	痰热结胸证	tán rè jié xiōng zhèng	تان ره جيه شيونغ تشنغ	متلازمة احتقان البلغم-الحرارة في الصدر	pattern of phlegm-heat binding in chest
04.686	痰火闭窍证	tán huǒ bì qiào zhèng	تان هوه بي تشياو تشنغ	متلازمة احتباس البلغم-النار في الفوهات	pattern of phlegm-fire blocking orifices

编号 الرقم المسلسل Code	汉文术语 المصطلح الصيني Chinese term	汉语拼音 الأبجدية الصينية الصوتية Chinese Pinyin	阿文音译 الترجمة الصوتية العربية Arabic transliteration	阿文术语 المصطلح العربي Arabic Term	英文术语 المصطلح الإنجليزي English term
04.687	风痰上扰证	fēng tán shàng rǎo zhèng	فنغ تان شانغ راو تشنغ	متلازمة تأثر البلغم-الريح للأعلى	pattern of wind-phlegm disturbing upward
04.688	痰气互结证	tán qì hù jié zhèng	تان تشي هو جيه تشنغ	متلازمة اختلاط البلغم والتشي	pattern of intermingled phlegm and qi
04.689	痰瘀互结证	tán yū hù jié zhèng	تان يوي هو جيه تشنغ	متلازمة اختلاط البلغم وركود الدم	pattern of intermin-gled phlegm and blood stasis
04.690	痰食互结证	tán shí hù jié zhèng	تان شي هو جيه تشنغ	متلازمة اختلاط البلغم والغذاء	pattern of intermingled phlegm and food
04.691	饮证	yǐn zhèng	ين تشنغ	متلازمات احتباس السوائل (الماء المتراكم)	fluid retention pattern
04.692	饮停胸胁证	yǐn tíng xiōng xié zhèng	ين تينغ شيونغ شيه تشنغ	متلازمة احتباس السوائل في الصدر والمراق	pattern of fluid retained in chest and hypochondrium
04.693	饮溢四肢证	yǐn yì sì zhī zhèng	ين يي سي تشي تشنغ	متلازمات احتباس السوائل في الأطراف الأربعة	pattern of fluid retention overflowing in limbs
04.694	饮留胃肠证	yǐn liú wèi cháng zhèng	ين ليو وي تشانغ تشنغ	متلازمات احتباس السوائل في المعدة والأمعاء	pattern of fluid retained in stomach and intestines
04.695	水湿内停证	shuǐ shī nèi tíng zhèng	شوي شي ني تينغ تشنغ	متلازمة احتباس الداخل بالماء والرطوبة	pattern of internal retention of fluid-dampness
04.696	肺气虚证	fèi qì xū zhèng	في تشي شيوي تشنغ	متلازمة نقص تشي الرئة	lung qi deficiency pattern
04.697	肺气阴两虚证	fèi qì yīn liǎng xū zhèng	في تشي ين ليانغ شيوي تشنغ	متلازمة نقص كل من التشي والين للرئة	pattern of qi-yin deficiency of lung
04.698	肺阴虚证	fèi yīn xū zhèng	في ين شيوي تشنغ	متلازمة نقص ين الرئة	lung yin deficiency pattern
04.699	阴虚肺燥证	yīn xū fèi zào zhèng	ين شيوي في تساو تشنغ	متلازمة جفاف الرئة بسبب نقص ين	pattern of lung dryness due to yin deficiency
04.700	风寒袭肺证	fēng hán xí fèi zhèng	فنغ هان شي في تشنغ	متلازمة هجوم الريح-البرد إلى الرئة	pattern of wind-cold attacking lung

编号 الرقم المسلسل Code	汉文术语 المصطلح الصيني Chinese term	汉语拼音 الأبجدية الصينية الصوتية Chinese Pinyin	阿文音译 الترجمة الصوتية العربية Arabic transliteration	阿文术语 المصطلح العربي Arabic Term	英文术语 المصطلح الإنجليزي English term
04.701	风热犯肺证	fēng rè fàn fèi zhèng	فنغ ره فان في تشنغ	متلازمة هجوم الريح-الحرارة إلى الرئة	pattern of wind-heat invading lung
04.702	寒饮停肺证	hán yǐn tíng fèi zhèng	هان ين تينغ في تشنغ	متلازمة احتباس السائل البارد في الرئة	pattern of cold fluid retained in lung
04.703	肺热炽盛证	fèi rè chì shèng zhèng	في ره تشي شنغ تشنغ	متلازمة فرط حرارة الرئة	pattern of lung heat exuberance
04.704	肺热阴虚证	fèi rè yīn xū zhèng	في ره ين شيوي تشنغ	متلازمة نقص ين بسبب حرارة الرئة	pattern of yin deficiency due to lung heat
04.705	肺热血瘀证	fèi rè xuè yū zhèng	في ره شيويه يوي تشنغ	متلازمة ركود الدم بسبب حرارة الرئة	pattern of blood stasis due to lung heat
04.706	热伤肺络证	rè shāng fèi luò zhèng	ره شانغ في لوه تشنغ	متلازمة إصابة الحرارة لمسار الرئة	pattern of lung collaterals injured by heat
04.707	暑伤肺络证	shǔ shāng fèi luò zhèng	شو شانغ في لوه تشنغ	متلازمة إصابة الحرارة-الصيفية لمسار الرئة	pattern of lung collaterals injured by summer-heat
04.708	燥邪犯肺证	zào xié fàn fèi zhèng	تساو شيه فان في تشنغ	متلازمة الجفاف يغزو الرئة	pattern of dryness invading lung
04.709	痰热壅肺证	tán rè yōng fèi zhèng	تان ره يونغ في تشنغ	متلازمة احتقان الحرارة-البلغم في الرئة	pattern of phlegm-heat obstructing lung
04.710	痰浊阻肺证	tán zhuó zǔ fèi zhèng	تان تشوه تسو في تشنغ	متلازمة احتقان البلغم في الرئة	pattern of turbid phlegm obstructing lung
04.711	痰瘀阻肺证	tán yū zǔ fèi zhèng	تان يوي تسو في تشنغ	متلازمة احتقان البلغم وركود-الدم في الرئة	pattern of phlegm and blood stasis obstructing lung
04.712	寒痰阻肺证	hán tán zǔ fèi zhèng	هان تان تسو في تشنغ	متلازمة احتقان البلغم-البارد في الرئة	pattern of cold-phlegm obstructing lung
04.713	热毒闭肺证	rè dú bì fèi zhèng	ره دو بي في تشنغ	متلازمة احتباس السم-الحرارة في الرئة	pattern of heat-toxin blocking lung
04.714	肺热肠燥证	fèi rè cháng zào zhèng	في ره تشانغ تساو تشنغ	متلازمة حرارة الرئة وجفاف الأمعاء	pattern of lung heat and intestine-dryness
04.715	大肠热结证	dà cháng rè jié zhèng	دا تشانغ ره جيه تشنغ	متلازمة الحرارة المتراكة في الأمعاء الغليظة	pattern of heat binding in large intestine

编号 الرقم المسلسل Code	汉文术语 المصطلح الصيني Chinese term	汉语拼音 الأبجدية الصينية الصوتية Chinese Pinyin	阿文音译 الترجمة الصوتية العربية Arabic transliteration	阿文术语 المصطلح العربي Arabic Term	英文术语 المصطلح الإنجليزي English term
04.716	大肠湿热证	dà cháng shī rè zhèng	دا تشانغ شي ره تشنغ	متلازمة الحرارة-الرطوبة في الأمعاء الغليظة	pattern of dampness-heat in large intestine
04.717	血虚肠燥证	xuè xū cháng zào zhèng	شيويه شيوي تشانغ تساو تشنغ	متلازمة جفاف الأمعاء بسبب نقص الدم	pattern of intestine dryness due to blood deficiency
04.718	阴虚肠燥证	yīn xū cháng zào zhèng	ين شيوي تشانغ تساو تشنغ	متلازمة جفاف الأمعاء بسبب نقص ين	pattern of intestine dryness due to yin deficiency
04.719	血热肠燥证	xuè rè cháng zào zhèng	شيويه ره تشانغ تساو تشنغ	متلازمة جفاف الأمعاء بسبب حرارة الدم	pattern of intestine dryness due to blood heat
04.720	心气虚证	xīn qì xū zhèng	شين تشي شيوي تشنغ	متلازمة نقص تشي القلب	heart qi deficiency pattern
04.721	心气血两虚证	xīn qì xuè liǎng xū zhèng	شين تشي شيويه ليانغ شيوي تشنغ	متلازمة نقص كل من التشي والدم للقلب	pattern of heart qi-blood deficiency
04.722	心气虚血瘀证	xīn qì xū xuè yū zhèng	شين تشي شيوي شيويه يوي تشنغ	متلازمة نقص-تشي وركود-الدم للقلب	pattern of heart qi deficiency and blood stasis
04.723	心气阴两虚证	xīn qì yīn liǎng xū zhèng	شين تشي ين ليانغ شيوي تشنغ	متلازمة نقص كل من تشي وين القلب	pattern of heart qi-yin deficiency
04.724	心阳虚证	xīn yáng xū zhèng	شين يانغ شيوي تشنغ	متلازمة نقص يانغ القلب	heart yang deficiency pattern
04.725	心阳暴脱证	xīn yáng bào tuō zhèng	شين يانغ باو توه تشنغ	متلازمة الهبوط المفاجئ ليانغ القلب	pattern of sudden collapse of heart yang
04.726	心阳虚血瘀证	xīn yáng xū xuè yū zhèng	شين يانغ شيوي شيويه يوي تشنغ	متلازمة نقص-يانغ وركود-الدم للقلب	pattern of heart yang deficiency and blood stasis
04.727	心血虚证	xīn xuè xū zhèng	شين شيويه شيوي تشنغ	متلازمة نقص دم القلب	heart blood deficiency pattern
04.728	心阴虚证	xīn yīn xū zhèng	شين ين شيوي تشنغ	متلازمة نقص ين القلب	heart yin deficiency pattern

编号 الرقم المسلسل Code	汉文术语 المصطلح الصيني Chinese term	汉语拼音 الأبجدية الصينية الصوتية Chinese Pinyin	阿文音译 الترجمة الصوتية العربية Arabic transliteration	阿文术语 المصطلح العربي Arabic Term	英文术语 المصطلح الإنجليزي English term
04.729	心阴阳两虚证	xīn yīn yáng liǎng xū zhèng	شين ين يانغ ليانغ شيوي تشنغ	متلازمة نقص كل من الين واليانغ القلب	pattern of heart yin-yang deficiency
04.730	心火炽盛证	xīn huǒ chì shèng zhèng	شين هوه تشي شنغ تشنغ	متلازمة وفرة نار القلب	pattern of blazing heart fire
04.731	心火上炎证	xīn huǒ shàng yán zhèng	شين هوه شانغ يان تشنغ	متلازمة اشتعال نار القلب إلى الأعلى	pattern of heart fire flaring upward
04.732	痰阻心脉证	tán zǔ xīn mài zhèng	تان تسو شين ماي تشنغ	متلازمة احتقان البلغم في أوعية القلب	pattern of phlegm obstructing heart vessel
04.733	心脉痹阻证	xīn mài bì zǔ zhèng	شين ماي بي تسو تشنغ	متلازمة احتقان أوعية القلب	pattern of heart vessel blockade
04.734	水气凌心证	shuǐ qì líng xīn zhèng	شوي تشي لينغ شين تشنغ	متلازمة غزو تشي-الماء للقلب	pattern of water pathogen attacking heart
04.735	热扰心神证	rè rǎo xīn shén zhèng	ره راو شين شن تشنغ	متلازمة تأثير العقل القلب بالحرارة	pattern of heat disturbing heart-mind
04.736	痰火扰神证	tán huǒ rǎo shén zhèng	تان هوه راو شن تشنغ	متلازمة تأثر العقل بالبلغم-النار	pattern of phlegm-fire disturbing mind
04.737	痰蒙心窍证	tán méng xīn qiào zhèng	تان منغ شين تشياو تشنغ	متلازمة تغطية فوهة القلب بالبلغم	pattern of phlegm clouding heart orifice
04.738	瘀阻脑络证	yū zǔ nǎo luò zhèng	يوي تسو ناو لوه تشنغ	متلازمة احتقان مسارات المخ بركود الدم	pattern of static blood blocking brain collateral
04.739	小肠实热证	xiǎo cháng shí rè zhèng	شياو تشانغ شي ره تشنغ	متلازمة فرط-حرارة الأمعاء الدقيقة	pattern of excessive heat of small intestine
04.740	虫积小肠证	chóng jī xiǎo cháng zhèng	تشونغ جي شياو تشانغ تشنغ	متلازمة تراكم الديدان المستديرة في الأمعاء الدقيقة	pattern of worm stagnation in small intestine
04.741	脾虚证	pí xū zhèng	بي شيوي تشنغ	متلازمات نقص الطحال	spleen deficiency pattern
04.742	脾气虚证	pí qì xū zhèng	بي تشي شيوي تشنغ	متلازمة نقص تشي الطحال	spleen qi deficiency pattern
04.743	脾虚气陷证	pí xū qì xiàn zhèng	بي شيوي تشي شيان تشنغ	متلازمة هبوط التشي بسبب نقص الطحال	pattern of qi sinking due to spleen deficiency

编号 الرقم المسلسل Code	汉文术语 المصطلح الصيني Chinese term	汉语拼音 الأبجدية الصينية الصوتية Chinese Pinyin	阿文音译 الترجمة الصوتية العربية Arabic transliteration	阿文术语 المصطلح العربي Arabic Term	英文术语 المصطلح الإنجليزي English term
04.744	脾不统血证	pí bù tǒng xuè zhèng	بي بو تونغ شيويه تشنغ	متلازمة فشل الطحال في التحكّم في الدم	pattern of spleen failing to manage blood
04.745	脾虚不固证	pí xū bú gù zhèng	بي شيوي بو قو تشنغ	متلازمة عدم القدرة على التحكّم بسبب نقص الطحال	pattern of unconsolidation due to spleen deficiency
04.746	脾虚水泛证	pí xū shuǐ fàn zhèng	بي شيوي شوي فان تشنغ	متلازمة انتشار المياه بسبب نقص الطحال	pattern of water diffusion due to spleen deficiency
04.747	脾虚湿困证	pí xū shī kùn zhèng	بي شيوي شي كون تشنغ	متلازمة ركود الرطوبة بسبب نقص الطحال	pattern of dampness retention due to spleen deficiency
04.748	脾虚湿热证	pí xū shī rè zhèng	بي شيوي شي ره تشنغ	متلازمة الحرارة-الرطوبة بسبب نقص الطحال	pattern of dampness-heat due to spleen deficiency
04.749	脾虚痰湿证	pí xū tán shī zhèng	بي شيوي تان شي تشنغ	متلازمة الرطوبة-البلغم بسبب نقص الطحال	pattern of phlegm-dampness due to spleen deficiency
04.750	脾虚食积证	pí xū shí jī zhèng	بي شيوي شي جي تشنغ	متلازمة احتباس الغذاء بسبب نقص الطحال	pattern of food retention due to spleen deficiency
04.751	脾阳虚证	pí yáng xū zhèng	بي يانغ شيوي تشنغ	متلازمة نقص يانغ الطحال	spleen yang deficiency pattern
04.752	脾阳虚水泛证	pí yáng xū shuǐ fàn zhèng	بي يانغ شيوي شوي فان تشنغ	متلازمة انتشار المياه بسبب نقص يانغ الطحال	pattern of water diffusion due to spleen yang deficiency
04.753	脾阴虚证	pí yīn xū zhèng	بي ين شيوي تشنغ	متلازمة نقص ين الطحال	spleen yin deficiency pattern
04.754	湿热蕴脾证	shī rè yùn pí zhèng	شي ره يون بي تشنغ	متلازمة الحرارة-الرطوبة المتراكة في الطحال	pattern of dampness-heat accumulation in spleen
04.755	寒湿困脾证	hán shī kùn pí zhèng	هان شي كون بي تشنغ	متلازمة تأثر الطحال بالرطوبة-البرودة	pattern of cold-dampness encumbering spleen
04.756	脾胃气虚证	pí wèi qì xū zhèng	بي وي تشي شيوي تشنغ	متلازمة نقص التشي في الطحال والمعدة	pattern of spleen-stomach qi deficiency
04.757	脾胃虚寒证	pí wèi xū hán zhèng	بي وي شيوي هان تشنغ	متلازمة نقص-البرودة في الطحال والمعدة	pattern of deficiency cold of spleen and stomach

编号 الرقم المسلسل Code	汉文术语 المصطلح الصيني Chinese term	汉语拼音 الأبجدية الصينية الصوتية Chinese Pinyin	阿文音译 الترجمة الصوتية العربية Arabic transliteration	阿文术语 المصطلح العربي Arabic Term	英文术语 المصطلح الإنجليزي English term
04.758	脾胃阴虚证	pí wèi yīn xū zhèng	بي وي ين شيوي تشنغ	متلازمة نقص ين في الطحال والمعدة	pattern of yin deficiency of spleen and stomach
04.759	脾胃湿热证	pí wèi shī rè zhèng	بي وي شي ره تشنغ	متلازمة الحرارة-الرطوبة في الطحال والمعدة	pattern of dampness-heat of spleen and stomach
04.760	脾胃不和证	pí wèi bù hé zhèng	بي وي بو خه تشنغ	متلازمة عدم الانسجام بين الطحال والمعدة	pattern of incoordination between spleen and stomach
04.761	胃气虚证	wèi qì xū zhèng	وي تشي شيوي تشنغ	متلازمة نقص تشي الطحال	stomach qi deficiency pattern
04.762	胃阴虚证	wèi yīn xū zhèng	وي ين شيوي تشنغ	متلازمة نقص ين المعدة	stomach yin deficiency pattern
04.763	胃燥津伤证	wèi zào jīn shāng zhèng	وي تساو جين شانغ تشنغ	متلازمة استهلاك السوائل بسبب جفاف المعدة	pattern of fluid injury due to stomach dryness
04.764	胃气上逆证	wèi qì shàng nì zhèng	وي تشي شانغ ني تشنغ	متلازمة التدفق العكسي لتشي المعدة	pattern of adverse rising of stomach qi
04.765	胃火炽盛证	wèi huǒ chì shèng zhèng	وي هوه تشي شنغ تشنغ	متلازمة فرط نار المعدة	pattern of blazing stomach fire
04.766	寒邪犯胃证	hán xié fàn wèi zhèng	هان شيه فان وي تشنغ	متلازمة هجوم البرد على المعدة	pattern of cold pathogen attacking stomach
04.767	食滞胃肠证	shí zhì wèi cháng zhèng	شي تشي وي تشانغ تشنغ	متلازمة احتباس الأطعمة في المعدة والأمعاء	pattern of food retention in stomach and intestine
04.768	瘀阻胃络证	yū zǔ wèi luò zhèng	يوي تسو وي لوه تشنغ	متلازمة إعاقة مسار المعدة بركود-الدم	pattern of static blood obstruction in stomach collaterals
04.769	肝阴虚证	gān yīn xū zhèng	قان ين شيوي تشنغ	متلازمة نقص ين الكبد	liver yin deficiency pattern
04.770	肝血虚证	gān xuè xū zhèng	قان شيويه شيوي تشنغ	متلازمة نقص دم الكبد	liver blood deficiency pattern
04.771	肝气虚证	gān qì xū zhèng	قان تشي شيوي تشنغ	متلازمة نقص تشي الكبد	liver qi deficiency pattern
04.772	肝阳虚证	gān yáng xū zhèng	قان يانغ شيوي تشنغ	متلازمة نقص يانغ الكبد	liver yang deficiency pattern

编号 الرقم المسلسل Code	汉文术语 المصطلح الصيني Chinese term	汉语拼音 الأبجدية الصينية الصوتية Chinese Pinyin	阿文音译 الترجمة الصوتية العربية Arabic transliteration	阿文术语 المصطلح العربي Arabic Term	英文术语 المصطلح الإنجليزي English term
04.773	肝阳上亢证	gān yáng shàng kàng zhèng	قان يانغ شانغ كانغ تشنغ	متلازمة فرط نشاط يانغ الكبد إلى الأعلى	pattern of liver yang hyperactivity
04.774	肝阴虚阳亢证	gān yīn xū yáng kàng zhèng	قان ين شيوي يانغ كانغ تشنغ	متلازمة فرط نشاط يانغ الكبد بسبب نقص ين	pattern of liver yin deficiency and liver yang hyperactivity
04.775	肝气郁结证	gān qì yù jié zhèng	قان تشي يوي جيه تشنغ	متلازمة ركود تشي الكبد	pattern of liver qi stagnation
04.776	肝郁血虚证	gān yù xuè xū zhèng	قان يوي شيويه شيوي تشنغ	متلازمة ركود تشي الكبد ونقص الدم	pattern of liver qi stagnation and blood deficiency
04.777	肝郁血瘀证	gān yù xuè yū zhèng	قان يوي شيويه يوي تشنغ	متلازمة ركود تشي ودم الكبد	pattern of liver qi stagnation and blood stasis
04.778	肝火炽盛证	gān huǒ chì shèng zhèng	قان هوه تشي شنغ تشنغ	متلازمة فرط نار الكبد	pattern of blazing liver fire
04.779	肝火上炎证	gān huǒ shàng yán zhèng	قان هوه شانغ يان تشنغ	متلازمة توهج نار الكبد إلى الأعلى	pattern of liver fire flaring upward
04.780	肝经湿热证	gān jīng shī rè zhèng	قان جينغ شي ره تشنغ	متلازمة الرطوبة-الحرارة في قناة الكبد	pattern of dampness-heat of liver channel
04.781	寒滞肝脉证	hán zhì gān mài zhèng	هان تشي قان ماي تشنغ	متلازمة البرد المتراكم في قناة الكبد	pattern of cold stagnation in liver channel
04.782	肝风内动证	gān fēng nèi dòng zhèng	قان فنغ ني دونغ تشنغ	متلازمة تحريك ريح الكبد للداخل	pattern of internal stirring of liver wind
04.783	肝阳化风证	gān yáng huà fēng zhèng	قان يانغ هوا فنغ تشنغ	متلازمة فرط نشاط الكبد يانغ تسبب الريح	pattern of liver yang transforming into wind
04.784	胆郁痰扰证	dǎn yù tán rǎo zhèng	دان يوي تان راو تشنغ	متلازمة ركود تشي المرارة وتأثر البلغم	pattern of gallbladder qi stagnation and phlegm harassment
04.785	胆经郁热证	dǎn jīng yù rè zhèng	دان جينغ يوي ره تشنغ	متلازمة ركود الحرارة في قناة المرارة	pattern of stagnated heat in gallbladder channel

编号 الرقم المسلسل Code	汉文术语 المصطلح الصيني Chinese term	汉语拼音 الأبجدية الصينية الصوتية Chinese Pinyin	阿文音译 الترجمة الصوتية العربية Arabic transliteration	阿文术语 المصطلح العربي Arabic Term	英文术语 المصطلح الإنجليزي English term
04.786	肝胆湿热证	gān dǎn shī rè zhèng	قان دان شي ره تشنغ	متلازمة الرطوبة-الحرارة في الكبد والمرارة	pattern of dampness-heat in liver and gallbladder
04.787	肾气虚证	shèn qì xū zhèng	شن تشي شيوي تشنغ	متلازمة نقص تشي الكلى	kidney qi deficiency pattern
04.788	肾气不固证	shèn qì bú gù zhèng	شن تشي بو قو تشنغ	متلازمة تشي الكلى غير الثابتة	pattern of kidney qi unconsolidation
04.789	肾阳虚证	shèn yáng xū zhèng	شن يانغ شيوي تشنغ	متلازمة نقص يانغ الكلى	kidney yang deficiency pattern
04.790	命门火衰证	mìng mén huǒ shuāi zhèng	مينغ من هوه شواي تشنغ	متلازمة هبوط النار للبوابة الحيوية	pattern of decline lifegate fire
04.791	肾阳虚水泛证	shèn yáng xū shuǐ fàn zhèng	شن يانغ شيوي شوي فان تشنغ	متلازمة انتشار المياه بسبب نقص يانغ الكلى	pattern of water diffusion due to kidney yang deficiency
04.792	肾阴虚证	shèn yīn xū zhèng	شن ين شيوي تشنغ	متلازمة نقص ين الكلى	kidney yin deficiency pattern
04.793	肾阴虚火旺证	shèn yīn xū huǒ wàng zhèng	شن ين شيوي هوه وانغ تشنغ	متلازمة فرط النار بسبب نقص ين الكلى	pattern of fire hyperactivity due to kidney yin deficiency
04.794	相火妄动证	xiàng huǒ wàng dòng zhèng	شيانغ هوه وانغ دونغ تشنغ	متلازمة إفراط نشاط النار الوزارية	pattern of ministerial fire hyperactivity
04.795	肾阴阳两虚证	shèn yīn yáng liǎng xū zhèng	شن ين يانغ ليانغ شيوي تشنغ	متلازمة نقص كل من ين ويانغ الكلى	pattern of kidney yin-yang deficiency
04.796	肾精亏虚证	shèn jīng kuī xū zhèng	شن جينغ كوي شيوي تشنغ	متلازمة نقص جوهر الكلى	pattern of kidney essence insufficiency
04.797	肾虚髓亏证	shèn xū suǐ kuī zhèng	شن شيوي سوي كوي تشنغ	متلازمة قصور نخاع العظم بسبب نقص الكلى	pattern of marrow depletion due to kidney deficiency
04.798	肾虚寒湿证	shèn xū hán shī zhèng	شن شيوي هان شي تشنغ	متلازمة البرد-الرطوبة بسبب نقص الكلى	pattern of cold-dampness due to kidney deficiency

编号 الرقم المسلسل Code	汉文术语 المصطلح الصيني Chinese term	汉语拼音 الأبجدية الصينية الصوتية Chinese Pinyin	阿文音译 الترجمة الصوتية العربية Arabic transliteration	阿文术语 المصطلح العربي Arabic Term	英文术语 المصطلح الإنجليزي English term
04.799	膀胱湿热证	páng guāng shī rè zhèng	بانغ قوانغ شي ره تشنغ	متلازمة الرطوبة-الحرارة في المثانة	pattern of dampness-heat of bladder
04.800	膀胱虚寒证	páng guāng xū hán zhèng	بانغ قوانغ شيوي هان تشنغ	متلازمة برودة النقص في المثانة	pattern of deficiency cold of bladder
04.801	寒凝胞宫证	hán níng bāo gōng zhèng	هان نينغ باو قونغ تشنغ	متلازمة خثور البرد في الرحم	pattern of cold congelation in uterus
04.802	痰凝胞宫证	tán níng bāo gōng zhèng	تان نينغ باو قونغ تشنغ	متلازمة خثور البلغم في الرحم	pattern of phlegm coagulation in uterus
04.803	瘀阻胞宫证	yū zǔ bāo gōng zhèng	يوي تسو باو قونغ تشنغ	متلازمة ركود الدم في الرحم	pattern of static blood obstructing in uterus
04.804	胞宫虚寒证	bāo gōng xū hán zhèng	باو قونغ شيوي هان تشنغ	متلازمة برودة النقص في الرحم	pattern of deficiency cold in uterus
04.805	胞宫湿热证	bāo gōng shī rè zhèng	باو قونغ شي ره تشنغ	متلازمة الرطوبة-الحرارة في الرحم	pattern of dampness-heat in uterus
04.806	热入血室证	rè rù xuè shì zhèng	ره رو شيويه شي تشنغ	متلازمة غزو الحرارة لحجرة الدم (الرحم)	pattern of heat entering blood chamber; pattern of heat invading uterus
04.807	瘀阻胞脉证	yū zǔ bāo mài zhèng	يوي تسو باو ماي تشنغ	متلازمة احتقان أوعية الرحم بركود الدم	pattern of static blood obstructing in uterine vessel
04.808	冲任不调证	chōng rèn bù tiáo zhèng	تشونغ رن بو تياو تشنغ	متلازمة عدم الانسجام بين قنوات التشونغ والرن	pattern of disharmony of chong and conception channels
04.809	冲任不固证	chōng rèn bú gù zhèng	تشونغ رن بو قو تشنغ	متلازمة قنوات التشونغ والرن غير الثابتتين	pattern of unconsolidation of chong and conception channels
04.810	心肾阴虚证	xīn shèn yīn xū zhèng	شين شن ين شيوي تشنغ	متلازمة نقص ين القلب والكلى	pattern of heart-kidney yin deficiency
04.811	心肾不交证	xīn shèn bù jiāo zhèng	شين شن بو جياو تشنغ	متلازمة عدم الانسجام بين القلب والكلى	pattern of non-interaction between heart and kidney
04.812	心肾阳虚证	xīn shèn yáng xū zhèng	شين شن يانغ شيوي تشنغ	متلازمة نقص يانغ القلب والكلى	pattern of heart-kidney yang deficiency

编号 الرقم المسلسل Code	汉文术语 المصطلح الصيني Chinese term	汉语拼音 الأبجدية الصينية الصوتية Chinese Pinyin	阿文音译 الترجمة الصوتية العربية Arabic transliteration	阿文术语 المصطلح العربي Arabic Term	英文术语 المصطلح الإنجليزي English term
04.813	心肺气虚证	xīn fèi qì xū zhèng	شين في تشي شيوي تشنغ	متلازمة نقص تشي في القلب والرئة	pattern of heart-lung qi deficiency
04.814	心脾两虚证	xīn pí liǎng xū zhèng	شين بي ليانغ شيوي تشنغ	متلازمة نقص كل من القلب والطحال	pattern of deficiency of both heart and spleen
04.815	心虚胆怯证	xīn xū dǎn qiè zhèng	شين شيوي دان تشيه تشنغ	متلازمة نقص القلب والمرارة يسبب الجبن	pattern of timidity due to heart qi deficiency
04.816	肝肾阴虚证	gān shèn yīn xū zhèng	قان شن ين شيوي تشنغ	متلازمة نقص ين الكبد والكلى	pattern of liver-kidney yin deficiency
04.817	肝郁脾虚证	gān yù pí xū zhèng	قان يوي بي شيوي تشنغ	متلازمة ركود تشي الكبد ونقص الطحال	pattern of liver qi stagnation and spleen deficiency
04.818	肝胃不和证	gān wèi bù hé zhèng	قان وي بو خه تشنغ	متلازمة عدم الانسجام بين الكبد والمعدة	pattern of incoordination between liver and stomach
04.819	肝火犯肺证	gān huǒ fàn fèi zhèng	قان هوه فان في تشنغ	متلازمة هجوم النار الكبد على الرئة	pattern of liver fire invading lung
04.820	脾肺气虚证	pí fèi qì xū zhèng	بي في تشي شيوي تشنغ	متلازمة نقص تشي الطحال والرئة	pattern of qi deficiency of spleen and lung
04.821	脾肾阳虚证	pí shèn yáng xū zhèng	بي شن يانغ شيوي تشنغ	متلازمة نقص يانغ الطحال والكلى	pattern of yang deficiency of spleen and kidney
04.822	肺肾阴虚证	fèi shèn yīn xū zhèng	في شن ين شيوي تشنغ	متلازمة نقص ين الرئة والكلى	pattern of yin deficiency of lung and kidney
04.823	肺肾气虚证	fèi shèn qì xū zhèng	في شن تشي شيوي تشنغ	متلازمة نقص تشي الرئة والكلى	pattern of qi deficiency of lung and kidney
04.824	气虚证	qì xū zhèng	تشي شيوي تشنغ	متلازمات نقص تشي	qi deficiency pattern
04.825	气陷证	qì xiàn zhèng	تشي شيان تشنغ	متلازمات نزول تشي	qi sinking pattern
04.826	气脱证	qì tuō zhèng	تشي توه تشنغ	متلازمات هبوط تشي	qi collapse pattern
04.827	气阴两虚证	qì yīn liǎng xū zhèng	تشي ين ليانغ شيوي تشنغ	متلازمة نقص كل من تشي وين	pattern of deficiency of both qi and yin
04.828	气虚外感证	qì xū wài gǎn zhèng	تشي شيوي واي قان تشنغ	متلازمة الإصابة الخارجية بسبب نقص تشي	pattern of external contraction due to qi deficiency

编号 الرقم المسلسل Code	汉文术语 المصطلح الصيني Chinese term	汉语拼音 الأبجدية الصينية الصوتية Chinese Pinyin	阿文音译 الترجمة الصوتية العربية Arabic transliteration	阿文术语 المصطلح العربي Arabic Term	英文术语 المصطلح الإنجليزي English term
04.829	气虚发热证	qì xū fā rè zhèng	تشي شيوي فا ره تشنغ	متلازمة الحمى بسبب نقص تشي	pattern of fever due to qi deficiency
04.830	气滞证	qì zhì zhèng	تشي تشي تشنغ	متلازمة ركود تشي	qi stagnation pattern
04.831	气闭证	qì bì zhèng	تشي بي تشنغ	متلازمة احتباس تشي	qi blockade pattern
04.832	气逆证	qì nì zhèng	تشي ني تشنغ	متلازمة تدفق تشي العكسي	qi counterflow pattern
04.833	气滞湿阻证	qì zhì shī zǔ zhèng	تشي تشي شي تسو تشنغ	متلازمة احتباس الرطوبة بسبب ركود تشي	pattern of dampness blockade due to qi stagnation
04.834	气郁化火证	qì yù huà huǒ zhèng	تشي يوي هوا هوه تشنغ	متلازمة ركود تشي وتحوله إلى النار	pattern of qi depression transforming into fire
04.835	血虚证	xuè xū zhèng	شيويه شيوي تشنغ	متلازمات نقص الدم	blood deficiency pattern
04.836	血虚风燥证	xuè xū fēng zào zhèng	شيويه شيوي فنغ تساو تشنغ	متلازمة جفاف الريح بسبب نقص الدم	pattern of wind-dryness due to blood deficiency
04.837	血虚寒凝证	xuè xū hán níng zhèng	شيويه شيوي هان نينغ تشنغ	متلازمة خثور البرد بسبب نقص الدم	pattern of coagulation cold due to blood deficiency
04.838	血虚津亏证	xuè xū jīn kuī zhèng	شيويه شيوي جين كوي تشنغ	متلازمة نقص الدم والسائل	pattern of blood deficiency and fluid insufficiency
04.839	血虚动风证	xuè xū dòng fēng zhèng	شيويه شيوي دونغ فنغ تشنغ	نمط إثارة الريح بسبب نقص الدم	pattern of stirring wind due to blood deficiency
04.840	血脱证	xuè tuō zhèng	شيويه توه تشنغ	متلازمات هبوط الدم	blood depletion pattern
04.841	血瘀证	xuè yū zhèng	شيويه يوي تشنغ	متلازمة ركود الدم	blood stasis pattern
04.842	血寒证	xuè hán zhèng	شيويه هان تشنغ	متلازمة برودة الدم	cold in blood pattern
04.843	气血两虚证	qì xuè liǎng xū zhèng	تشي شيويه ليانغ شيوي تشنغ	متلازمة نقص كل من الدم وتشي	pattern of deficiency of both qi and blood
04.844	气不摄血证	qì bú shè xuè zhèng	تشي بو شه شيويه تشنغ	متلازمة فشل تشي في التحكّم في الدم	pattern of qi failing to control blood

编号 الرقم المسلسل Code	汉文术语 المصطلح الصيني Chinese term	汉语拼音 الأبجدية الصينية الصوتية Chinese Pinyin	阿文音译 الترجمة الصوتية العربية Arabic transliteration	阿文术语 المصطلح العربي Arabic Term	英文术语 المصطلح الإنجليزي English term
04.845	气虚血瘀证	qì xū xuè yū zhèng	تشي شيوي شيويه يوي تشنغ	متلازمة ركود الدم بسبب نقص تشي	pattern of blood stasis due to qi deficiency
04.846	气滞血瘀证	qì zhì xuè yū zhèng	تشي تشي شيويه يوي تشنغ	متلازمة ركود الدم بسبب ركود تشي	pattern of qi stagnation and blood stasis
04.847	血瘀气滞证	xuè yū qì zhì zhèng	شيويه يوي تشي تشي تشنغ	متلازمة ركود تشي بسبب ركود الدم	pattern of blood stasis and qi stagnation
04.848	津液亏虚证	jīn yè kuī xū zhèng	جين يه كوي شيوي تشنغ	متلازمة نقص السائل	fluid deficiency pattern
04.849	热盛伤津证	rè shèng shāng jīn zhèng	ره شنغ شانغ جين تشنغ	متلازمة الحرارة الشديدة تؤذي السائل	pattern of exuberant heat injuring fluid
04.850	津气亏虚证	jīn qì kuī xū zhèng	جين تشي كوي شيوي تشنغ	متلازمة نقص تشي والسوائل	pattern of deficiency of fluid and qi
04.851	津亏热结证	jīn kuī rè jié zhèng	جين كوي ره جيه تشنغ	متلازمة نقص السوائل وتراكم الحرارة	pattern of fluid deficiency and heat accumulation
04.852	液脱证	yè tuō zhèng	يه توه تشنغ	متلازمة هبوط الأخلاط	humor depletion pattern
04.853	精气亏虚证	jīng qì kuī xū zhèng	جينغ تشي كوي شيوي تشنغ	متلازمة نقص تشي الجوهرية	pattern of deficiency of essence and qi
04.854	髓亏证	suǐ kuī zhèng	سوي كوي تشنغ	متلازمة نقص النخاع	marrow insufficiency pattern
04.855	太阳病证	tài yáng bìng zhèng	تاي يانغ بينغ تشنغ	متلازمات تاي يانغ	taiyang pattern
04.856	太阳伤寒证	tài yáng shāng hán zhèng	تاي يانغ شانغ هان تشنغ	متلازمة البرد في تاي يانغ	taiyang cold-damage pattern
04.857	太阳中风证	tài yáng zhòng fēng zhèng	تاي يانغ تشونغ فنغ تشنغ	متلازمة الإصابة بالريح في تاي يانغ	taiyang wind affection pattern
04.858	蓄水证	xù shuǐ zhèng	شيوي شوي تشنغ	متلازمات احتباس السوائل	fluid retention pattern
04.859	蓄血证	xù xuè zhèng	شيوي شيويه تشنغ	متلازمات ركود الدم	blood accumulation pattern

编号 الرقم المسلسل Code	汉文术语 المصطلح الصيني Chinese term	汉语拼音 الأبجدية الصينية الصوتية Chinese Pinyin	阿文音译 الترجمة الصوتية العربية Arabic transliteration	阿文术语 المصطلح العربي Arabic Term	英文术语 المصطلح الإنجليزي English term
04.860	阳明病证	yáng míng bìng zhèng	يانغ مينغ بينغ تشنغ	متلازمات يانغ-مينغ	yangming pattern
04.861	阳明经证	yáng míng jīng zhèng	يانغ مينغ جينغ تشنغ	متلازمات قناة يانغ-مينغ	yangming channel pattern
04.862	阳明腑证	yáng míng fǔ zhèng	يانغ مينغ فو تشنغ	متلازمات يانغ-مينغ الأحشاء فو	yangming fu-viscera pattern
04.863	少阳病证	shào yáng bìng zhèng	شاو يانغ بينغ تشنغ	متلازمات شاو-يانغ	shaoyang pattern
04.864	太阴病证	tài yīn bìng zhèng	تاي ين بينغ تشنغ	متلازمات تاي-ين	taiyin pattern
04.865	少阴病证	shào yīn bìng zhèng	شاو ين بينغ تشنغ	متلازمات شاو-ين	shaoyin pattern
04.866	少阴热化证	shào yīn rè huà zhèng	شاو ين ره هوا تشنغ	متلازمة تحول الحرارة في شاو-ين	shaoyin heat transformation pattern
04.867	少阴寒化证	shào yīn hán huà zhèng	شاو ين هان هوا تشنغ	متلازمة تحول البرد في شاو-ين	shaoyin cold transformation pattern
04.868	厥阴病证	jué yīn bìng zhèng	جيويه ين بينغ تشنغ	متلازمات جيويه-ين	jueyin pattern
04.869	厥阴寒厥证	jué yīn hán jué zhèng	جيويه ين هان جيويه تشنغ	متلازمة البرد مع برودة الأطراف في جيويه-ين	jueyin cold syncope pattern
04.870	厥阴热厥证	jué yīn rè jué zhèng	جيويه ين ره جيويه تشنغ	متلازمة الحرارة مع برودة الأطراف في جيويه-ين	jueyin heat syncope pattern
04.871	厥阴蛔厥证	jué yīn huí jué zhèng	جيويه ين هوي جيويه تشنغ	متلازمة الديدان المستديرة مع برودة الأطراف في جيويه-ين	jueyin ascariasis-syncope pattern
04.872	卫分证	wèi fèn zhèng	وي فن تشنغ	متلازمات الوي فن	defense aspect pattern; defense phase pattern
04.873	气分证	qì fèn zhèng	تشي فن تشنغ	متلازمات التشي فن	qi aspect pattern; defense phase pattern
04.874	卫气同病证	wèi qì tóng bìng zhèng	وي تشي تونغ بينغ تشنغ	متلازمة مرض الوي فن والتشي فن	pattern of involving both defense and qi aspects

编号 الرقم المسلسل Code	汉文术语 المصطلح الصيني Chinese term	汉语拼音 الأبجدية الصينية الصوتية Chinese Pinyin	阿文音译 الترجمة الصوتية العربية Arabic transliteration	阿文术语 المصطلح العربي Arabic Term	英文术语 المصطلح الإنجليزي English term
04.875	气分湿热证	qì fèn shī rè zhèng	تشي فن شي ره تشنغ	متلازمة الرطوبة-الحرارة في التشي فن	pattern of dampness-heat in qi aspect
04.876	营分证	yíng fèn zhèng	ينغ فن تشنغ	متلازمات الينغ فن	nutrient aspect pattern; nutrient phase pattern
04.877	气营两燔证	qì yíng liǎng fán zhèng	تشي ينغ ليانغ فان تشنغ	متلازمة اشتعال الحرارة في التشي فن والينغ فن	pattern of blazing heat in qi and nutrient aspects
04.878	血分证	xuè fèn zhèng	شيويه فن تشنغ	متلازمات الشيوه فن	blood aspect pattern; blood phase pattern
04.879	气血两燔证	qì xuè liǎng fán zhèng	تشي شيويه ليانغ فان تشنغ	متلازمة اشتعال الحرارة في التشي فن والشيويه فن	pattern of blazing heat in qi and blood aspects
04.880	热盛动血证	rè shèng dòng xuè zhèng	ره شنغ دونغ شيويه تشنغ	متلازمة تحريك الدم بسبب الحرارة الشديدة	pattern of exubernat heat stirring blood
04.881	热盛动风证	rè shèng dòng fēng zhèng	ره شنغ دونغ فنغ تشنغ	متلازمة تحريك الريح بسبب الحرارة الشديدة	pattern of exubernat heat stirring wind
04.882	血热动风证	xuè rè dòng fēng zhèng	شيويه ره دونغ فنغ تشنغ	متلازمة تحريك الريح بسبب حرارة الدم	pattern of blood heat stirring wind
04.883	热陷心包证	rè xiàn xīn bāo zhèng	ره شيان شين باو تشنغ	متلازمة غزو الحرارة لغشاء القلب (التامور)	pattern of heat invading pericardium
04.884	湿热弥漫三焦证	shī rè mí màn sān jiāo zhèng	شي ره مي مان سان جياو تشنغ	متلازمة الرطوبة-الحرارة المنتشرة في السان جياو	pattern of diffusive dampness-heat in sanjiao
04.885	上焦湿热证	shàng jiāo shī rè zhèng	شانغ جياو شي ره تشنغ	متلازمة الرطوبة-الحرارة في الجياو العلوية	pattern of dampness-heat in upper jiao
04.886	中焦湿热证	zhōng jiāo shī rè zhèng	تشونغ جياو شي ره تشنغ	متلازمة الرطوبة-الحرارة في الجياو الوسطى	pattern of dampness-heat in middle jiao
04.887	中焦实热证	zhōng jiāo shí rè zhèng	تشونغ جياو شي ره تشنغ	متلازمة فرط الحرارة في الجياو الوسطى	pattern of excessive heat in middle jiao
04.888	热入下焦证	rè rù xià jiāo zhèng	ره رو شيا جياو تشنغ	متلازمة الحرارة تغزو الجياو السفلي	pattern of heat entering lower jiao

编号 الرقم المسلسل Code	汉文术语 المصطلح الصيني Chinese term	汉语拼音 الأبجدية الصينية الصوتية Chinese Pinyin	阿文音译 الترجمة الصوتية العربية Arabic transliteration	阿文术语 المصطلح العربي Arabic Term	英文术语 المصطلح الإنجليزي English term
04.889	下焦湿热证	xià jiāo shī rè zhèng	شيا جياو شي ره تشنغ	متلازمة الرطوبة-الحرارة في الجياو السفلي	pattern of dampness-heat in lower jiao
04.890	风中经络证	fēng zhòng jīng luò zhèng	فنغ تشونغ جينغ لوه تشنغ	متلازمة إصابة القنوات والمسارات بالريح	pattern of wind striking channels and collaterals
04.891	风痰入络证	fēng tán rù luò zhèng	فنغ تان رو لوه تشنغ	متلازمة غزو الريح-البلغم للمسارات	pattern of wind-phlegm entering collaterals
04.892	风热阻络证	fēng rè zǔ luò zhèng	فنغ ره تسو لوه تشنغ	متلازمة احتقان المسارات بالريح-الحرارة	pattern of wind-heat obstructing collaterals
04.893	风毒入络证	fēng dú rù luò zhèng	فنغ دو رو لوه تشنغ	متلازمة غزو الرياح-السم للمسارات	pattern of wind-toxin entering collaterals
04.894	湿热阻络证	shī rè zǔ luò zhèng	شي ره تسو لوه تشنغ	متلازمة احتقان المسارات بالرطوبة-الحرارة	pattern of dampness-heat obstructing collaterals
04.895	寒湿阻络证	hán shī zǔ luò zhèng	هان شي تسو لوه تشنغ	متلازمة احتقان المسارات بالبرودة-الرطوبة	pattern of cold-dampness obstructing collaterals
04.896	痰湿阻络证	tán shī zǔ luò zhèng	تان شي تسو لوه تشنغ	متلازمة احتقان المسارات بالبلغم-الرطوبة	pattern of phlegm-dampness obstructing collaterals
04.897	瘀热入络证	yū rè rù luò zhèng	يوي ره رو لوه تشنغ	متلازمة غزو المسارات بسبب ركود الدم والحرارة	pattern of stasis-heat invading collaterals
04.898	瘀血阻络证	yū xuè zǔ luò zhèng	يوي شيويه تسو لوه تشنغ	متلازمة احتقان المسارات بركود-الدم	pattern of static blood obstructing collaterals
04.899	络伤出血证	luò shāng chū xuè zhèng	لوه شانغ تشو شيويه تشنغ	متلازمة النزيف بسبب إصابة المسارات	pattern of bleeding due to collateral injury
04.900	寒滞经脉证	hán zhì jīng mài zhèng	هان تشي جينغ ماي تشنغ	متلازمة البرد المتراكم في القنوات	pattern of cold stagnation in channels
04.901	风热犯头证	fēng rè fàn tóu zhèng	فنغ ره فان تو تشنغ	متلازمة غزو الريح-الحرارة للرأس	pattern of wind-heat invading head
04.902	风寒犯头证	fēng hán fàn tóu zhèng	فنغ هان فان تو تشنغ	متلازمة غزو الريح-البرودة للرأس	pattern of wind-cold invading head

编号 الرقم المسلسل Code	汉文术语 المصطلح الصيني Chinese term	汉语拼音 الأبجدية الصينية الصوتية Chinese Pinyin	阿文音译 الترجمة الصوتية العربية Arabic transliteration	阿文术语 المصطلح العربي Arabic Term	英文术语 المصطلح الإنجليزي English term
04.903	风湿犯头证	fēng shī fàn tóu zhèng	فنغ شي فان تو تشنغ	متلازمة غزو الريح-الرطوبة للرأس	pattern of wind-dampness invading head
04.904	热毒壅聚头面证	rè dú yōng jù tóu miàn zhèng	ره دو يونغ جيوي تو ميان تشنغ	متلازمة الحرارة-السم المتراكم في الرأس والوجه	pattern of heat-toxin congestion and stagnation in head and face
04.905	风热犯目证	fēng rè fàn mù zhèng	فنغ ره فان مو تشنغ	متلازمة غزو الريح-الحرارة للعين	pattern of wind-heat invading eye
04.906	风湿凌目证	fēng shī líng mù zhèng	فنغ شي لينغ مو تشنغ	متلازمة غزوالريح-الرطوبة للعين	pattern of wind-dampness insulting eye
04.907	风热侵[咽]喉证	fēng rè qīn [yān] hóu zhèng	فنغ ره تشين (يان) هو تشنغ	متلازمة غزو الريح-الحرارة للحلق	pattern of wind-heat invading throat
04.908	热毒攻喉证	rè dú gōng hóu zhèng	ره دو قونغ هو تشنغ	متلازمة غزو الحرارة-السم للحلق	pattern of heat-toxin attacking throat
04.909	瘀阻咽喉证	yū zǔ yān hóu zhèng	يوي تسو يان هو تشنغ	متلازمة احتقان الحلق بركود الدم	pattern of static blood obstructing throat
04.910	气滞痰凝咽喉证	qì zhì tán níng yān hóu zhèng	تشي تشي تان نينغ يان هو تشنغ	متلازمة ركود تشي والبلغم المتخثر في الحلق	pattern of qi stagnation and coagulated phlegm in throat
04.911	阴虚咽喉失濡证	yīn xū yān hóu shī rú zhèng	ين شيوي يان هو شي رو تشنغ	متلازمة فقدان رطوبة الحلق بسبب نقص ين	pattern of yin deficiency failing in moistening throat
04.912	风寒袭鼻证	fēng hán xí bí zhèng	فنغ هان شي بي تشنغ	متلازمة غزو الريح-البرودة للأنف	pattern of wind-cold invading nose
04.913	风热犯鼻证	fēng rè fàn bí zhèng	فنغ ره فان بي تشنغ	متلازمة غزو الريح-الحرارة للأنف	pattern of wind-heat invading nose
04.914	燥伤鼻窍证	zào shāng bí qiào zhèng	تساو شانغ بي تشياو تشنغ	متلازمة الجفاف الذي يجرح الأنف	pattern of dryness injuring nose
04.915	湿壅鼻窍证	shī yōng bí qiào zhèng	شي يونغ بي تشياو تشنغ	متلازمة الرطوبة تسد الأنف	pattern of dampness congesting nose

编号 الرقم المسلسل Code	汉文术语 المصطلح الصيني Chinese term	汉语拼音 الأبجدية الصينية الصوتية Chinese Pinyin	阿文音译 الترجمة الصوتية العربية Arabic transliteration	阿文术语 المصطلح العربي Arabic Term	英文术语 المصطلح الإنجليزي English term
04.916	痰热犯鼻证	tán rè fàn bí zhèng	تان ره فان بي تشنغ	متلازمة غزو البلغم-الحرارة للأنف	pattern of phlegm-heat invading nose
04.917	湿热蒸舌证	shī rè zhēng shé zhèng	شي ره تشنغ شه تشنغ	متلازمة اللسان المتبخر بالرطوبة-الحرارة	pattern of dampness-heat steaming tongue
04.918	热毒攻舌证	rè dú gōng shé zhèng	ره دو قونغ شه تشنغ	متلازمة غزو السم-الحرارة للسان	pattern of heat-toxin attacking tongue
04.919	血瘀舌下证	xuè yū shé xià zhèng	شيويه يوي شه شيا تشنغ	متلازمة ركود-الدم تحت اللسان	pattern of sublingual blood stasis
04.920	风火犯齿证	fēng huǒ fàn chǐ zhèng	فنغ هوه فان تشي تشنغ	متلازمة غزو الريح-النار للأسنان	pattern of wind-fire invading teeth
04.921	胃火燔龈证	wèi huǒ fán yín zhèng	وي هوه فان ين تشنغ	متلازمة اللثة الملتهبة بنار المعدة	pattern of stomach fire burning gum
04.922	阴虚齿燥证	yīn xū chǐ zào zhèng	ين شيوي تشي تساو تشنغ	متلازمة جفاف الأسنان بسبب نقص ين	pattern of teeth dryness due to yin deficiency
04.923	虚火灼龈证	xū huǒ zhuó yín zhèng	شيوي هوه تشوه ين تشنغ	متلازمة اللثة الملتهبة بنار النقص	pattern of deficiency fire scorching gum
04.924	风热犯耳证	fēng rè fàn ěr zhèng	فنغ ره فان أر تشنغ	متلازمة غزو الريح-الحرارة للأذن	pattern of wind-heat invading ear
04.925	湿热犯耳证	shī rè fàn ěr zhèng	شي ره فان أر تشنغ	متلازمة غزو الرطوبة-الحرارة للأذن	pattern of dampness-heat invading ear
04.926	毒火犯耳证	dú huǒ fàn ěr zhèng	دو هوه فان أر تشنغ	متلازمة غزو السم-النار للأذن	pattern of toxic fire invading ear
04.927	肝火燔耳证	gān huǒ fán ěr zhèng	قان هوه فان أر تشنغ	متلازمة نار الكبد مُسخن الأذن	pattern of liver fire burning ear
04.928	痰湿泛耳证	tán shī fàn ěr zhèng	تان شي فان أر تشنغ	متلازمة غزو البلغم-الرطوبة للأذن	pattern of phlegm-dampness invading ear
04.929	气滞耳窍证	qì zhì ěr qiào zhèng	تشي تشي أر تشياو تشنغ	متلازمة ركود تشي في الأذن	pattern of qi stagnation in ear
04.930	血瘀耳窍证	xuè yū ěr qiào zhèng	شيويه يوي أر تشياو تشنغ	متلازمة ركود الدم في الأذن	pattern of blood stasis in ear

编号 الرقم المسلسل Code	汉文术语 المصطلح الصيني Chinese term	汉语拼音 الأبجدية الصينية الصوتية Chinese Pinyin	阿文音译 الترجمة الصوتية العربية Arabic transliteration	阿文术语 المصطلح العربي Arabic Term	英文术语 المصطلح الإنجليزي English term
05. 治疗学 علم العلاج Therapeutics					
05.01 总论 المصطلحات العامة General					
05.001	治则	zhì zé	تشي تسه	مبدأ العلاج	principle of treatment
05.002	治病求本	zhì bìng qiú běn	تشي بينغ تشيو بن	علاج المرض الذي يرتكز على السبب الجذري	treatment aiming at root cause
05.003	急则治标	jí zé zhì biāo	جي تسه تشي بياو	علاج مظاهر المرض في الحالات الحادة	treating manifestation in acute condition
05.004	缓则治本	huǎn zé zhì běn	هوان تسه تشي بن	علاج السبب الجذري في الحالات المزمنة	treating root cause in chronic case
05.005	标本兼治	biāo běn jiān zhì	بياو بن جيان تشي	علاج كل من مظاهر والأسباب الجذرية للمرض	treating both manifestation and root cause
05.006	治未病	zhì wèi bìng	تشي وي بينغ	العلاج الوقائي للمرض	preventive treatment
05.007	同病异治	tóng bìng yì zhì	تونغ بينغ يي تشي	علاج نفس المرض بطرق مختلفة	treating same disease with different methods
05.008	异病同治	yì bìng tóng zhì	يي بينغ تونغ تشي	علاج الأمراض المختلفة بنفس الطريقة	treating different diseases with same method
05.009	因时制宜	yīn shí zhì yí	ين شي تشي يي	العلاج وفقا للظروف الموسمية	treatment in accordance with climate
05.010	因地制宜	yīn dì zhì yí	ين دي تشي يي	العلاج وفقا للظروف المحلّية	treatment in accordance with environment
05.011	因人制宜	yīn rén zhì yí	ين رن تشي يي	العلاج وفقا لفردية المريض	treatment in accordance with individuality
05.012	扶正祛邪	fú zhèng qū xié	فو تشنغ تشيوي شيه	تعزيز تشي الحيوي للقضاء على الشر (العوامل الممرضة)	strengthening healthy qi to eliminate pathogen
05.013	祛邪扶正	qū xié fú zhèng	تشيوي شيه فو تشنغ	القضاء على الشر (العوامل الممرضة) لتعزيز تشي الحيوي	eliminating pathogen and strengthening healthy qi
05.014	扶正固本	fú zhèng gù běn	فو تشنغ قو بن	تعزيز تشي الحيوي وتدعيم الجذر	strengthening healthy qi and consolidating root

编号 الرقم المسلسل Code	汉文术语 المصطلح الصيني Chinese term	汉语拼音 الأبجدية الصينية الصوتية Chinese Pinyin	阿文音译 الترجمة الصوتية العربية Arabic transliteration	阿文术语 المصطلح العربي Arabic Term	英文术语 المصطلح الإنجليزي English term
05.015	攻补兼施	gōng bǔ jiān shī	قونغ بو جيان شي	القضاء على الشر (العوامل المرضة) وتعزيز تشي الحيوية معاً	attacking and tonifying in combination
05.016	正治法	zhèng zhì fǎ	تشنغ تشي فا	طريقة العلاج بالأسلوب العادي	orthodox treatment
05.017	寒者热之	hán zhě rè zhī	هان تشه ره تشي	علاج متلازمة البرد بأساليب الحرارة	treating cold with heat
05.018	热者寒之	rè zhě hán zhī	ره تشه هان تشي	علاج متلازمة الحرارة بأساليب البرد	treating heat with cold
05.019	虚者补之	xū zhě bǔ zhī	شيوي تشه بو تشي	علاج متلازمة النقص بأساليب التعزيز	treating deficiency with tonifying
05.020	实者泻之	shí zhě xiè zhī	شي تشه شيه تشي	علاج متلازمة الإفراط بأساليب التفريغ	treating excess with purgation
05.021	反治法	fǎn zhì fǎ	فان تشي فا	طريقة العلاج بالأسلوب المناقض	paradoxical treatment
05.022	寒因寒用	hán yīn hán yòng	هان ين هان يونغ	علاج متلازمة البرد الزائف بأساليب البرد	treating false-cold pattern with cold method
05.023	热因热用	rè yīn rè yòng	ره ين ره يونغ	علاج متلازمة الحرارة الزائفة بأساليب الحرارة	treating false-heat pattern with heat method
05.024	塞因塞用	sāi yīn sāi yòng	ساي ين ساي يونغ	علاج متلازمة الانسداد بأساليب الانسداد (التعزيز)	treating obstructive pattern with tonifying method
05.025	通因通用	tōng yīn tōng yòng	تونغ ين تونغ يونغ	علاج متلازمة التصريف (الزائد) بأساليب التصريف	treating incontinent pattern with dredging method
05.026	调理阴阳	tiáo lǐ yīn yáng	تياو لي ين يانغ	تنظيم ين ويانغ	coordinating yin and yang
05.027	虚者补其母	xū zhě bǔ qí mǔ	شيوي تشه بو تشي مو	تعزيز الأحشاء الأمّ لعلاج متلازمة نقص الابن	reinforcing mother organ for deficiency of child
05.028	实者泻其子	shí zhě xiè qí zǐ	شي تشه شيه تشي تسي	تفريغ أحشاء الابن لعلاج متلازمة إفراط الأم	purging child organ for excess of mother

编号 الرقم المسلسل Code	汉文术语 المصطلح الصيني Chinese term	汉语拼音 الأبجدية الصينية الصوتية Chinese Pinyin	阿文音译 الترجمة الصوتية العربية Arabic transliteration	阿文术语 المصطلح العربي Arabic Term	英文术语 المصطلح الإنجليزي English term
05.029	治法	zhì fǎ	تشي فا	طرق العلاج	method of treatment
05.030	食疗	shí liáo	شي لياو	العلاج الغذائي	diet therapy
05.02 内治法 طرق العلاج الداخلي Internal treatment					
05.031	内治法	nèi zhì fǎ	ني تشي فا	العلاج الداخلي	internal treatment
05.032	解表法	jiě biǎo fǎ	جيه بياو فا	طرق تحرير الخارج؛ طرق تحرير السطح؛ طرق التعرق	releasing exterior method
05.033	辛温解表	xīn wēn jiě biǎo	شين ون جيه بياو	تحرير الخارج بعقاقير ذات طبيعة لاذعة ودافئة	releasing exterior with pungent-warm medicinal
05.034	辛凉解表	xīn liáng jiě biǎo	شين ليانغ جيه بياو	تحرير الخارج بعقاقير ذات طبيعة لاذعة وباردة	releasing exterior with pungent-cool medicinal
05.035	解肌清热	jiě jī qīng rè	جيه جي تشينغ ره	طرد الشر من العضل لتطهير الحرارة	releasing striae and clearing heat
05.036	辛凉清热	xīn liáng qīng rè	شين ليانغ تشينغ ره	تطهير الحرارة بعقاقير ذات طبيعة لاذعة وباردة	clearing heat with pungent-cool medicinal
05.037	疏风透疹	shū fēng tòu zhěn	شوفنغ تو تشن	تبديد الريح لتعزيز الطفح الجلدي	dispersing wind to promote eruption
05.038	扶正解表	fú zhèng jiě biǎo	فو تشنغ جيه بياو	تعزيز تشي الحيوية وتحرير الخارج	strengthening healthy qi to release exterior
05.039	助阳解表	zhù yáng jiě biǎo	تشو يانغ جيه بياو	تعزيز يانغ وتحرير الخارج	reinforcing yang to release exterior
05.040	滋阴解表	zī yīn jiě biǎo	تسي ين جيه بياو	تغذية ين وتحرير الخارج	nourishing yin to release exterior
05.041	益气解表	yì qì jiě biǎo	يي تشي جيه بياو	تعويض تشي وتحرير الخارج	replenishing qi to release exterior
05.042	表里双解	biǎo lǐ shuāng jiě	بياو لي شوانغ جيه	تحرير الخارج والداخل معاً	expelling pathogens from both interior and exterior
05.043	[涌]吐法	[yǒng] tù fǎ	(يونغ) تو فا	طريقة القيء (التفريج)	emesis method
05.044	[攻]下法	[gōng] xià fǎ	(قونغ) شيا فا	طريقة المسهل (الهُجوم)	[attacking and] purging method

编号 الرقم المسلسل Code	汉文术语 المصطلح الصيني Chinese term	汉语拼音 الأبجدية الصينية الصوتية Chinese Pinyin	阿文音译 الترجمة الصوتية العربية Arabic transliteration	阿文术语 المصطلح العربي Arabic Term	英文术语 المصطلح الإنجليزي English term
05.045	清热攻下	qīng rè gōng xià	تشينغ ره قونغ شيا	تطهير الحرارة والمسهل	clearing and purging heat
05.046	温阳通便	wēn yáng tōng biàn	ون يانغ تونغ بيان	تدفئة يانغ لتسهيل الإخراج	warming yang to ease defecation
05.047	攻下冷积	gōng xià lěng jī	قونغ شيا لنغ جي	علاج تراكم البرد بالتطهير لأسفل	purging cold accumulation
05.048	润燥通便	rùn zào tōng biàn	رون تساو تونغ بيان	ترطيب الجفاف لإرخاء الأمعاء	moistening dryness to ease defecation
05.049	泻下逐水	xiè xià zhú shuǐ	شيه شيا تشو شوي	طرد احتباس الماء بالتطهير لأسفل	expelling retaining water by purgation
05.050	和［解］法	hé [jiě] fǎ	خه (جيه) فا	طريقة الإفراج/التحرير والانسجام	harmonizing [and releasing] method
05.051	和解表里	hé jiě biǎo lǐ	خه جيه بياو لي	الإفراج/التحرير والانسجام بين الخارج والداخل	harmonizing and releasing exterior and interior
05.052	驱邪截疟	qū xié jié nüè	تشيوي شيه جيه نيويه	طرد الشر للوقاية من الملاريا	expelling pathogen to prevent malaria
05.053	调和肝脾	tiáo hé gān pí	تياو خه قان بي	تنظيم الكبد والطحال	regulating and harmonizing liver and spleen
05.054	疏肝和胃	shū gān hé wèi	شو قان خه وي	تهدئة تشي الكبد وتنظيم المعدة	soothing liver and harmonizing stomach
05.055	调理肠胃	tiáo lǐ cháng wèi	تياو لي تشانغ وي	تنظيم الأمعاء والمعدة	regulating intestines and stomach
05.056	调和气血	tiáo hé qì xuè	تياو خه تشي شيويه	تنظيم تشي والدم	regulating and harmonizing qi and blood
05.057	调和营卫	tiáo hé yíng wèi	تياو خه ينغ وي	تنظيم ينغ فن (الطبقة المغذية) ووي فن (الطبقة الدفاعية)	regulating and harmonizing nutrient and defense aspects
05.058	平调寒热	píng tiáo hán rè	بينغ تياو هان ره	تنظيم معتدل البرودة والحرارة	mildly regulating cold and heat

编号 الرقم المسلسل Code	汉文术语 المصطلح الصيني Chinese term	汉语拼音 الأبجدية الصينية الصوتية Chinese Pinyin	阿文音译 الترجمة الصوتية العربية Arabic transliteration	阿文术语 المصطلح العربي Arabic Term	英文术语 المصطلح الإنجليزي English term
05.059	温清并用	wēn qīng bìng yòng	ون تشينغ بينغ يونغ	الاستخدام المتزامن لطرق التدفئة والتطهير	simultaneous use of warming and clearing methods
05.060	分消走泄	fēn xiāo zǒu xiè	فن شياو تسو شيه	القضاء على الشر من خلال التغوط وإدرار البول	elimination of pathogens through purgation and diuresis
05.061	上下分消	shàng xià fēn xiāo	شانغ شيا فن شياو	القضاء على الشر في الجزء العلوي والسفلي	upward-downward elimination of pathogens
05.062	表里分消	biǎo lǐ fēn xiāo	بياو لي فن شياو	القضاء على الشر في الخارج والداخل (عن طريق العرق والتغوط)	exterior-interior elimination of pathogens
05.063	调理冲任	tiáo lǐ chōng rèn	تياو لي تشونغ رن	تنظيم قنوات التشونغ والرن	regulating chong and ren channels; regulating chong and conception vessels
05.064	清 [热] 法	qīng [rè] fǎ	تشينغ (ره) فا	طرق تطهير الحرارة	clearing heat method
05.065	清热泻火	qīng rè xiè huǒ	تشينغ ره شيه هوه	تطهير الحرارة والنار	clearing heat and purging fire
05.066	透热转气	tòu rè zhuǎn qì	تو ره تشوان تشي	طرد الحرارة من ينغ فن إلى تشي فن	expelling heat from nutrient aspect to qi
05.067	清营泻热	qīng yíng xiè rè	تشينغ ينغ شيه وه	تطهير الحرارة في ينغ فن	clearing nutrient aspect to expell heat
05.068	清热凉血	qīng rè liáng xuè	تشينغ ره ليانغ شيويه	تطهير الحرارة وتبريد الدم	clearing heat and cooling blood
05.069	清热透疹	qīng rè tòu zhěn	تشينغ ره تو تشن	تطهير الحرارة لتعزيز الطفح الجلدي	clearing heat to promote eruption
05.070	清热化瘀	qīng rè huà bān	تشينغ ره هوا بان	تطهير الحرارة لتبديد الحبرات	clearing heat to resolve petechia
05.071	凉血化瘀	liáng xuè huà bān	ليانغ شيويه هوا بان	تبريد الدم لتبديد الحبرات	cooling blood to resolve petechia

编号 الرقم المسلسل Code	汉文术语 المصطلح الصيني Chinese term	汉语拼音 الأبجدية الصينية الصوتية Chinese Pinyin	阿文音译 الترجمة الصوتية العربية Arabic transliteration	阿文术语 المصطلح العربي Arabic Term	英文术语 المصطلح الإنجليزي English term
05.072	解毒化瘢	jiě dú huà bān	جيه دو هوا بان	إزالة السموم لتبديد الحبرات	removing toxin to resolve petechia
05.073	凉血止血	liáng xuè zhǐ xuè	ليانغ شيويه تشي شيويه	تبريد الدم لإيقاف النزيف	cooling blood to stop bleeding
05.074	清热解毒	qīng rè jiě dú	تشينغ ره جيه دو	تطهير الحرارة وإزالة السموم	clearing heat and removing toxin
05.075	清热消肿	qīng rè xiāo zhǒng	تشينغ ره شياو تشونغ	تطهير الحرارة وتقليل التورم	clearing heat and relieving swelling
05.076	清宣郁热	qīng xuān yù rè	تشينغ شيوان يوي ره	تطهير وطرد الحرارة الراكدة	clearing and expelling stagnated heat
05.077	清泻虚热	qīng xiè xū rè	تشينغ شيه شيوي ره	تطهير حرارة النقص	clearing and purging deficiency-heat
05.078	清泻里热	qīng xiè lǐ rè	تشينغ شيه لي ره	تطهير الحرارة الداخلية	clearing and purging interior heat
05.079	清心泻火	qīng xīn xiè huǒ	تشينغ شين شيه هوه	تطهير نار القلب	clearing and purging heart fire
05.080	清热泻肺	qīng rè xiè fèi	تشينغ ره شيه في	تطهير حرارة الرئة	clearing and purging lung heat
05.081	清胃泻热	qīng wèi xiè rè	تشينغ وي شيه ره	تطهير حرارة المعدة	clearing and purging stomach heat
05.082	清肝泻火	qīng gān xiè huǒ	تشينغ قان شيه هوه	تطهير نار الكبد	clearing and purging liver fire
05.083	清泻肝胆	qīng xiè gān dǎn	تشينغ شيه قان دان	تطهير حرارة الكبد والمرارة	clearing and purging liver and gallbladder
05.084	清泻肠热	qīng xiè cháng rè	تشينغ شيه تشانغ ره	تطهير حرارة الأمعاء	clearing and purging intestinal heat
05.085	清肝泻肺	qīng gān xiè fèi	تشينغ قان شيه في	تطهير حرارة الكبد والرئة	clearing and purging liver and lung
05.086	清泻相火	qīng xiè xiàng huǒ	تشينغ شيه شيانغ هوه	تطهير النار الوزارية	clearing and purging ministerial fire
05.087	清热通淋	qīng rè tōng lín	تشينغ ره تونغ لين	تطهير الحرارة وإدرار البول	clearing heat and relieving strangury

编号 الرقم المسلسل Code	汉文术语 المصطلح الصيني Chinese term	汉语拼音 الأبجدية الصينية الصوتية Chinese Pinyin	阿文音译 الترجمة الصوتية العربية Arabic transliteration	阿文术语 المصطلح العربي Arabic Term	英文术语 المصطلح الإنجليزي English term
05.088	清热生津	qīng rè shēng jīn	تشينغ ره شنغ جين	تطهير الحرارة وتعزيز إنتاج السوائل	clearing heat and generating fluid
05.089	清热除蒸	qīng rè chú zhēng	تشينغ ره تشو تشنغ	تطهير الحرارة وتبديد حمى العظام	clearing heat and relieving hectic fever
05.090	清热解暑	qīng rè jiě shǔ	تشينغ ره جيه شو	تطهير الحرارة وتبديد حرارة الصيف	clearing heat and relieving heatstroke
05.091	祛暑解表	qū shǔ jiě biǎo	تشيوي شو جيه بياو	تبديد حرارة الصيف لتحرير الخارج	dispelling summerheat to release exterior
05.092	清暑益气	qīng shǔ yì qì	تشينغ شو يي تشي	تطهير حرارة الصيف وتعويض تشي	clearing summerheat and replenishing qi
05.093	清化暑湿	qīng huà shǔ shī	تشينغ هوا شو شي	تطهير حرارة الصيف وتبديد الرطوبة	clearing summerheat and resolving dampness
05.094	理气法	lǐ qì fǎ	لي تشي فا	طريقة تنظيم تدفق تشي	regulating qi method
05.095	理气行滞	lǐ qì xíng zhì	لي تشي شينغ تشي	تنظيم تشي وتنشيط الركود	regulating qi and moving stagnation
05.096	疏肝解郁	shū gān jiě yù	شو قان جيه يوي	تهدئة تشي الكبد وتخفيف الركود	soothing liver and relieving depression
05.097	疏肝利胆	shū gān lì dǎn	شو قان لي دان	تهدئة تشي الكبد وتعزيز إفراز الصفراء	soothing liver to promote bile secretion
05.098	宣肺通气	xuān fèi tōng qì	شيوان في تونغ تشي	تشتيت وتهوية تشي الرئة	dispersing and ventilating lung qi
05.099	理气和胃	lǐ qì hé wèi	لي تشي خه وي	تنظيم تشي والمعدة	regulating qi to harmonize stomach
05.100	理气健脾	lǐ qì jiàn pí	لي تشي جيان بي	تنظيم تشي لتعزيز الطحال	regulating qi to strengthen spleen
05.101	行气降逆	xíng qì jiàng nì	شينغ تشي جيانغ ني	تنشيط تشي وخفض تشي المعكوسة	moving qi and descending conterflow
05.102	宣肺降逆	xuān fèi jiàng nì	شيوان في جيانغ ني	تشتيت الرئة وخفض تشي المعكوسة	dispersing lung and descending conterflow
05.103	和胃降逆	hé wèi jiàng nì	خه وي جيانغ ني	تنظيم المعدة وخفض تشي المعكوسة	harmonizing stomach and descending conterflow

编号 الرقم المسلسل Code	汉文术语 المصطلح الصيني Chinese term	汉语拼音 الأبجدية الصينية الصوتية Chinese Pinyin	阿文音译 الترجمة الصوتية العربية Arabic transliteration	阿文术语 المصطلح العربي Arabic Term	英文术语 المصطلح الإنجليزي English term
05.104	平肝降逆	píng gān jiàng nì	بينغ قان جيانغ ني	قمع الكبد وخفض تشي المعكوسة	suppressing liver to descend conterflow
05.105	理气止痛	lǐ qì zhǐ tòng	لي تشي تشي تونغ	تنظيم تشي لتخفيف الألم	regulating qi to relieve pain
05.106	理血法	lǐ xuè fǎ	لي شيويه فا	طرق تنظيم الدم	regulating blood method
05.107	活血化瘀	huó xuè huà yū	هوه شيويه هوا يوي	تعزيز الدورة الدموية لإزالة ركود الدم	activating blood to resolve stasis
05.108	攻下逐瘀	gōng xià zhú yū	قونغ شيا تشو يوي	التطهير والقضاء على ركود الدم	expelling stasis by drastic purgation
05.109	破瘀散结	pò yū sàn jié	بوه يوي سان جيه	كسر ركود الدم وتبديد العقدة (تبديد التكتل)	breaking blood and dissipating mass
05.110	祛瘀生新	qū yū shēng xīn	تشيوي يوي شنغ شين	إزالة ركود الدم لتعزيز تجديد الأنسجة	removing stasis and promoting granulation
05.111	舒筋活络	shū jīn huó luò	شو جين هوه لوه	إرخاء العضلات وتنشيط المسارات	relaxing sinew and activating collaterals
05.112	活血通络	huó xuè tōng luò	هوه شيويه تونغ لوه	تعزيز الدورة الدموية وتنشيط المسارات	activating blood and dredging collaterals
05.113	活血调经	huó xuè tiáo jīng	هوه شيويه تياو جينغ	تعزيز الدورة الدموية وتنظيم الحيض	activating blood and regulating menstruation
05.114	祛湿法	qū shī fǎ	تشيوي شي فا	طرق القضاء على الرطوبة	eliminating dampness method
05.115	芳香化湿	fāng xiāng huà shī	فانغ شيانغ هوا شي	إزالة الرطوبة بالعقاقير العطرية	resolving dampness with aromatic medicinal
05.116	苦温燥湿	kǔ wēn zào shī	كو ون تساو شي	القضاء على الرطوبة بالعقاقير المرة والدافئة	drying dampness with bitter-warm medicinal
05.117	淡渗利湿	dàn shèn lì shī	دان شن لي شي	القضاء على الرطوبة بتعزيز التبول بعقاقير ذات طعم خفيف	draining dampness with bland medicinal
05.118	芳香化浊	fāng xiāng huà zhuó	فانغ شيانغ هوا تشو	تبديد التعكر بالعقاقير العطرية	resolving turbidity with aromatic medicinal

编号 الرقم المسلسل Code	汉文术语 المصطلح الصيني Chinese term	汉语拼音 الأبجدية الصينية الصوتية Chinese Pinyin	阿文音译 الترجمة الصوتية العربية Arabic transliteration	阿文术语 المصطلح العربي Arabic Term	英文术语 المصطلح الإنجليزي English term
05.119	化湿和中	huà shī hé zhōng	هوا شي خه تشونغ	القضاء على الرطوبة وتنظيم الطحال والمعدة	resolving dampness to harmonize middle jiao
05.120	健脾化湿	jiàn pí huà shī	جيان بي هوا شي	تنشيط الطحال والقضاء على الرطوبة	strengthening spleen to resolve dampness
05.121	祛风燥湿	qū fēng zào shī	تشيوي فنغ تساو شي	تبديد الريح المسببة للأمراض والقضاء على الرطوبة	dispelling wind and drying dampness
05.122	散寒除湿	sàn hán chú shī	سان هان تشو شي	تبديد البرد والقضاء على الرطوبة	dispersing cold and eliminating dampness
05.123	清热利湿	qīng rè lì shī	تشينغ ره لي شي	تطهير الحرارة والقضاء على الرطوبة	clearing heat and draining dampness
05.124	清利三焦	qīng lì sān jiāo	تشينغ لي سان جياو	إزالة الرطوبة-الحرارة في السان جياو	clearing and draining dampness-heat in sanjiao
05.125	利水消肿	lì shuǐ xiāo zhǒng	لي شوي شياو تشونغ	إدرار البول وتخفيف التورم	promoting urination to relieve edema
05.126	渗湿利水	shèn shī lì shuǐ	شن شي لي شوي	القضاء على الرطوبة وإدرار البول	draining dampness and promoting urination
05.127	健脾利水	jiàn pí lì shuǐ	جيان بي لي شوي	تنشيط الطحال وإدرار البول	strengthening spleen to promote urination
05.128	温阳利水	wēn yáng lì shuǐ	ون يانغ لي شوي	تدفئة يانغ وإدرار البول	warming yang to promote urination
05.129	宣肺利水	xuān fèi lì shuǐ	شيوان في لي شوي	تشتيت تشي الرئة وإدرار البول	ventilating lung qi and promoting urination
05.130	除湿通络	chú shī tōng luò	تشو شي تونغ لوه	القضاء على الرطوبة وتنشيط المسارات	eliminating dampness and dredging collaterals
05.131	除湿止带	chú shī zhǐ dài	تشو شي تشي داي	القضاء على الرطوبة وإيقاف الإفرازات المهبلية	eliminating dampness to stop leucorrhagia
05.132	祛湿宣痹	qū shī xuān bì	تشيوي شي شوان بي	إزالة الرطوبة وتبديد الانسداد	removing dampness and dispersing impediment
05.133	润燥法	rùn zào fǎ	رون تساو فا	طرق ترطيب الجفاف	moistening dryness method

编号 الرقم المسلسل Code	汉文术语 المصطلح الصيني Chinese term	汉语拼音 الأبجدية الصينية الصوتية Chinese Pinyin	阿文音译 الترجمة الصوتية العربية Arabic transliteration	阿文术语 المصطلح العربي Arabic Term	英文术语 المصطلح الإنجليزي English term
05.134	清热润燥	qīng rè rùn zào	تشينغ ره رون تساو	تطهير الحرارة وترطيب الجفاف	clearing heat and moistening dryness
05.135	清肺润燥	qīng fèi rùn zào	تشينغ في رون تساو	تطهير حرارة الرئة وترطيب الجفاف	clearing lung and moistening dryness
05.136	润肺化痰	rùn fèi huà tán	رون في هوا تان	تبليل الرئة وتبديد البلغم	moistening lung to resolve phlegm
05.137	润肺止咳	rùn fèi zhǐ ké	رون في تشي كه	تبليل الرئة وإيقاف السعال	moistening lung to stop cough
05.138	滋阴润燥	zī yīn rùn zào	تسي ين رون تساو	تغذية ين لترطيب الجفاف	nourishing yin to moisten dryness
05.139	补血润燥	bǔ xuè rùn zào	بو شيويه رون تساو	تعزيز الدم لترطيب الجفاف	nourishing blood to moisten dryness
05.140	补［益］法	bǔ [yì] fǎ	بو (يي) فا	طرق التعزيز (التعويض)	tonifying [replenishing] method
05.141	益气	yì qì	يي تشي	تعويض تشي	replenishing qi
05.142	益气生血	yì qì shēng xuè	يي تشي شنغ شيويه	تعويض تشي وتعزيز إنتاج الدم	replenishing qi to generate blood
05.143	益气活血	yì qì huó xuè	يي تشي هوه شيويه	تعويض تشي وتنشيط الدورة الدموية	replenishing qi to activate blood
05.144	益气生津	yì qì shēng jīn	يي تشي شنغ جينغ	تعويض تشي وتعزيز إنتاج السوائل	replenishing qi to generate fluid
05.145	补益心气	bǔ yì xīn qì	بو يي شين تشي	تعزيز تشي القلب	tonifying and replenishing heart-qi
05.146	补益肺气	bǔ yì fèi qì	بو يي في تشي	تعزيز تشي الرئة	tonifying and replenishing lung-qi
05.147	补中益气	bǔ zhōng yì qì	بو تشونغ يي تشي	تعزيز الطحال والمعدة وتعويض تشي	tonifying middle jiao and replenishing qi
05.148	补脾益气	bǔ pí yì qì	بو بي يي تشي	تعزيز الطحال وتعويض تشي	tonifying spleen and replenishing qi
05.149	补气升提	bǔ qì shēng tí	بو تشي شنغ تي	تعزيز التشي لرفعها	tonifying qi for ascending

编号 الرقم المسلسل Code	汉文术语 المصطلح الصيني Chinese term	汉语拼音 الأبجدية الصينية الصوتية Chinese Pinyin	阿文音译 الترجمة الصوتية العربية Arabic transliteration	阿文术语 المصطلح العربي Arabic Term	英文术语 المصطلح الإنجليزي English term
05.150	甘温除热	gān wēn chú rè	قان ون تشو ره	تطهير الحرارة بعقاقير ذات طبيعة حلوة ودافئة	relieving fever with sweet-warm medicinals
05.151	补益肝气	bǔ yì gān qì	بو يي قان تشي	تعزيز تشي الكبد	tonifying and replenishing liver qi
05.152	补益肾气	bǔ yì shèn qì	بو يي شن تشي	تعزيز تشي الكلى	tonifying and replenishing kidney qi
05.153	补脾益肺	bǔ pí yì fèi	بو بي يي في	تعزيز الطحال وتعويض الرئة	tonifying spleen to replenish lung
05.154	补气固脱	bǔ qì gù tuō	بو تشي قو توه	تعزيز تشي ومنع الانهيار	tonifying qi to stop collapse
05.155	补［养］血	bǔ [yǎng] xuè	بو (يانغ) شيويه	تعزيز (تغذية) الدم	tonifying [nourishing] blood
05.156	补血养心	bǔ xuè yǎng xīn	بو شيويه يانغ شين	تعزيز الدم وتغذية القلب	tonifying blood to nourish heart
05.157	补血养肝	bǔ xuè yǎng gān	بو شيويه يانغ قان	تعزيز الدم وتغذية الكبد	tonifying blood and nourishing liver
05.158	补血固脱	bǔ xuè gù tuō	بو شيويه قو توه	تعزيز الدم ومنع الانهيار	replenishing blood to stop collapse
05.159	养血调经	yǎng xuè tiáo jīng	يانغ شيويه تياو جينغ	تغذية الدم وتنظيم الحيض	nourishing blood and regulating menstruation
05.160	滋阴	zī yīn	تسي ين	تغذية ين	nourishing yin
05.161	滋补心阴	zī bǔ xīn yīn	تسي بو شين ين	تغذية وتعزيز ين القلب	nourishing and tonifying heart yin
05.162	滋补肺阴	zī bǔ fèi yīn	تسي بو في ين	تغذية وتعزيز ين الرئة	nourishing and tonifying lung yin
05.163	滋阴益胃	zī yīn yì wèi	تسي ين يي وي	تغذية ين وتعويض المعدة	nourishing yin and replenishing stomach
05.164	滋补脾阴	zī bǔ pí yīn	تسي بو بي ين	تغذية وتعزيز ين الطحال	nourishing and tonifying spleen yin
05.165	滋补肝阴	zī bǔ gān yīn	تسي بو قان ين	تغذية وتعزيز ين الكبد	nourishing and tonifying liver yin

编号 الرقم المسلسل Code	汉文术语 المصطلح الصيني Chinese term	汉语拼音 الأبجدية الصينية الصوتية Chinese Pinyin	阿文音译 الترجمة الصوتية العربية Arabic transliteration	阿文术语 المصطلح العربي Arabic Term	英文术语 المصطلح الإنجليزي English term
05.166	滋阴柔肝	zī yīn róu gān	تسي ين رو قان	تغذية ين وتليين الكبد	nourishing yin to soften liver
05.167	滋阴疏肝	zī yīn shū gān	تسي ين شو قان	تغذية ين وتنشيط تشي الكبد	nourishing yin and soothing liver
05.168	滋阴平肝	zī yīn píng gān	تسي ين بينغ قان	تغذية ين وكبح يانغ الكبد	nourishing yin and suppressing liver
05.169	滋补肾阴	zī bǔ shèn yīn	تسي بو شن ين	تغذية وتعزيز ين الكلى	nourishing yin and tonifying kidney yin
05.170	滋补心肺	zī bǔ xīn fèi	تسي بو شين في	تغذية وتعزيز القلب والرئة	nourishing and tonifying heart and lung
05.171	滋补肝胃	zī bǔ gān wèi	تسي بو قان وي	تغذية وتعزيز الكبد والمعدة	nourishing and tonifying liver and stomach
05.172	滋补脾胃	zī bǔ pí wèi	تسي بو بي وي	تغذية وتعزيز الطحال والمعدة	nourishing and tonifying spleen and stomach
05.173	滋肺润肠	zī fèi rùn cháng	تسي في رون تشانغ	تغذية الرئة وترطيب الأمعاء	nourishing lung and moistening intestine
05.174	滋补肝肾	zī bǔ gān shèn	تسي بو قان شن	تغذية وتعزيز الكبد والكلى	nourishing and tonifying liver and kidney
05.175	滋补心肾	zī bǔ xīn shèn	تسي بو شين شن	تغذية وتعزيز القلب والكلى	nourishing and tonifying heart and kidney
05.176	滋补肺肾	zī bǔ fèi shèn	تسي بو في شن	تغذية وتعزيز الرئة والكلى	nourishing and tonifying lung and kidney
05.177	滋补肺胃	zī bǔ fèi wèi	تسي بو في وي	تغذية وتعزيز الرئة والمعدة	nourishing and tonifying lung and stomach
05.178	滋阴清热	zī yīn qīng rè	تسي ين تشينغ ره	تغذية ين وتطهير الحرارة	nourishing yin and clearing heat
05.179	滋阴降火	zī yīn jiàng huǒ	تسي ين جيانغ هوه	تغذية ين وخفض النار	nourishing yin and lowering fire
05.180	滋阴潜阳	zī yīn qián yáng	تسي ين تشيان يانغ	تغذية ين وكبح يانغ	nourishing yin and suppressing yang
05.181	补阳	bǔ yáng	بو يانغ	تعزيز يانغ	tonifying yang

编号 الرقم المسلسل Code	汉文术语 المصطلح الصيني Chinese term	汉语拼音 الأبجدية الصينية الصوتية Chinese Pinyin	阿文音译 الترجمة الصوتية العربية Arabic transliteration	阿文术语 المصطلح العربي Arabic Term	英文术语 المصطلح الإنجليزي English term
05.182	温补心阳	wēn bǔ xīn yáng	ون بو شين يانغ	تدفئة وتعزيز يانغ القلب	warming and tonifying heart yang
05.183	温补脾阳	wēn bǔ pí yáng	ون بو بي يانغ	تدفئة وتعزيز يانغ الطحال	warming and tonifying spleen yang
05.184	温补肾阳	wēn bǔ shèn yáng	ون بو شن يانغ	تدفئة وتعزيز يانغ الكلى	warming and tonifying kidney yang
05.185	温补心肺	wēn bǔ xīn fèi	ون بو شين في	تدفئة وتعزيز القلب والرئة	warming and tonifying heart and lung
05.186	温补脾胃	wēn bǔ pí wèi	ون بو بي وي	تدفئة وتعزيز الطحال والمعدة	warming and tonifying spleen and stomach
05.187	温阳行气	wēn yáng xíng qì	ون يانغ شينغ تشي	تدفئة يانغ وتفعيل تشي	warming yang to move qi
05.188	补气养血	bǔ qì yǎng xuè	بو تشي يانغ شيويه	تعزيز تشي وتغذية الدم	tonifying qi and nourishing blood
05.189	补益肝脾	bǔ yì gān pí	بو يي قان بي	تعزيز الكبد والطحال	tonifying and replenishing liver and spleen
05.190	补益心脾	bǔ yì xīn pí	بو يي شين بي	تعزيز القلب والطحال	tonifying and replenishing heart and spleen
05.191	补益心肺	bǔ yì xīn fèi	بو يي شين في	تعزيز القلب والرئة	tonifying and replenishing heart and lung
05.192	补益脾肾	bǔ yì pí shèn	بو يي بي شن	تعزيز الطحال والكلى	tonifying and replenishing spleen and kidney
05.193	补益心肝	bǔ yì xīn gān	بو يي شين قان	تعزيز القلب والكبد	tonifying and replenishing heart and liver
05.194	滋阴补阳	zī yīn bǔ yáng	تسي ين بو يانغ	تغذية ين وتعزيز يانغ	nourishing yin and tonifying yang
05.195	温阳益气	wēn yáng yì qì	ون يانغ يي تشي	تدفئة يانغ وتعويض تشي	warming yang and replenishing qi
05.196	益气滋阴	yì qì zī yīn	يي تشي تسي ين	تعويض تشي وتغذية ين	replenishing qi and nourishing yin

编号 الرقم المسلسل Code	汉文术语 المصطلح الصيني Chinese term	汉语拼音 الأبجدية الصينية الصوتية Chinese Pinyin	阿文音译 الترجمة الصوتية العربية Arabic transliteration	阿文术语 المصطلح العربي Arabic Term	英文术语 المصطلح الإنجليزي English term
05.197	补益精髓	bǔ yì jīng suǐ	بو يي جينغ سوي	تعويض وتغذية الجوهر والنخاع	tonifying and replenishing essence and marrow
05.198	补肾调经	bǔ shèn tiáo jīng	بو شن تياو جينغ	تعزيز الكلى وتنظيم الحيض	tonifying kidney to regulate menstruation
05.199	滋补肾精	zī bǔ shèn jīng	تسي بو شن جينغ	تغذية وتعزيز جوهر الكلى	nourishing and tonifying kidney essence
05.200	补益心肾	bǔ yì xīn shèn	بو يي شين شن	تعزيز القلب والكلى	tonifying and replenishing heart and kidney
05.201	滋阴补血	zī yīn bǔ xuè	تسي ين بو شيويه	تغذية ين وتعزيز الدم	nourishing yin and tonifying blood
05.202	温里法	wēn lǐ fǎ	ون لي فا	طرق تدفئة الداخل	warming interior method
05.203	回阳[救逆]	huí yáng [jiù nì]	هوي يانغ (جيو ني)	استعادة يانغ (وإنقاذ المريض من الانهيار)	restoring yang [and rescuing patient from collapse]
05.204	温阳散寒	wēn yáng sàn hán	ون يانغ سان هان	تدفئة يانغ وتبديد البرودة	warming yang to disperse cold
05.205	温中散寒	wēn zhōng sàn hán	ون تشونغ سان هان	تدفئة الجياو الوسطى وتبديد البرودة	warming middle-jiao to disperse cold
05.206	温肺散寒	wēn fèi sàn hán	ون في سان هان	تدفئة الرئة وتبديد البرودة	warming lung to disperse cold
05.207	温肾散寒	wēn shèn sàn hán	ون شن سان هان	تدفئة الكلى وتبديد البرودة	warming kidney to disperse cold
05.208	暖肝散寒	nuǎn gān sàn hán	نوان قان سان هان	تدفئة الكبد وتبديد البرودة	warming liver to disperse cold
05.209	温胃散寒	wēn wèi sàn hán	ون وي سان هان	تدفئة المعدة وتبديد البرودة	warming stomach to disperse cold
05.210	温通小肠	wēn tōng xiǎo cháng	ون تونغ شياو تشانغ	تدفئة نعرات الأمعاء الدقيقة	warming and dredging small intestine
05.211	温经散寒	wēn jīng sàn hán	ون جينغ سان هان	تدفئة القنوات لتبديد البرودة	warming channel to disperse cold

编号 الرقم المسلسل Code	汉文术语 المصطلح الصيني Chinese term	汉语拼音 الأبجدية الصينية الصوتية Chinese Pinyin	阿文音译 الترجمة الصوتية العربية Arabic transliteration	阿文术语 المصطلح العربي Arabic Term	英文术语 المصطلح الإنجليزي English term
05.212	暖宫散寒	nuǎn gōng sàn hán	نوان قونغ سان هان	تدفئة الرحم لتبديد البرودة	warming uterus to disperse cold
05.213	温经活血	wēn jīng huó xuè	ون جينغ هوه شيويه	تدفئة القنوات وتنشيط الدورة الدموية	warming channel and activating blood
05.214	温经止血	wēn jīng zhǐ xuè	ون جينغ تشي شيويه	تدفئة القنوات لإيقاف النزيف	warming channel to stop bleeding
05.215	治风法	zhì fēng fǎ	تشي فنغ فا	طرق تبديد الريح	dispelling wind method
05.216	疏散风邪	shū sàn fēng xié	شو سان فنغ شيه	تبديد الريح المرض	dispelling and dispersing wind pathogen
05.217	祛风解肌	qū fēng jiě jī	تشيوي فنغ جيه جي	تبديد الريح وطرد الشر من العضل	dispelling wind and releasing striae
05.218	平肝息风	píng gān xī fēng	بينغ قان شي فنغ	قمع الكبد وتهدئة الريح	suppressing liver and calming wind
05.219	清热息风	qīng rè xī fēng	تشينغ ره شي فنغ	تطهير الحرارة وتهدئة الريح	clearing heat and calming wind
05.220	凉血息风	liáng xuè xī fēng	ليانغ شيويه شي فنغ	تبريد الدم وتهدئة الريح	cooling blood and calming wind
05.221	清肝息风	qīng gān xī fēng	تشينغ قان شي فنغ	تطهير نار الكبد وتهدئة الريح	clearing liver and calming wind
05.222	解毒息风	jiě dú xī fēng	جيه دو شي فنغ	إزالة السموم وتهدئة الريح	removing toxin and calming wind
05.223	柔肝息风	róu gān xī fēng	رو قان شي فنغ	تليين الكبد وتهدئة الريح	softening liver and calming wind
05.224	滋阴息风	zī yīn xī fēng	تسي ين شي فنغ	تغذية ين وتهدئة الريح	nourishing yin and calming wind
05.225	养血息风	yǎng xuè xī fēng	يانغ شيويه شي فنغ	تغذية الدم وتهدئة الريح	nourishing blood and calming wind
05.226	豁痰息风	huō tán xī fēng	هوه تان شي فنغ	القضاء على البلغم وتهدئة الريح	eliminating phlegm and calming wind
05.227	平肝潜阳	píng gān qián yáng	بينغ قان تشيان يانغ	كبح الكبد وتهدئة يانغ	suppressing hyperactive liver and subsiding yang

编号 الرقم المسلسل Code	汉文术语 المصطلح الصيني Chinese term	汉语拼音 الأبجدية الصينية الصوتية Chinese Pinyin	阿文音译 الترجمة الصوتية العربية Arabic transliteration	阿文术语 المصطلح العربي Arabic Term	英文术语 المصطلح الإنجليزي English term
05.228	息风解痉	xī fēng jiě jìng	شي فنغ جيه جينغ	تهدئة الريح لتخفيف التشنج	calming wind to relieve spasm
05.229	息风定痫	xī fēng dìng jiān	شي فنغ دينغ جيان	تهدئة الريح لوقف الصرع	calming wind to stop epilepsy
05.230	祛风解痉	qū fēng jiě jìng	تشيوي فنغ جيه جينغ	تبديد الريح لتخفيف التشنج	dispelling wind to resolve convulsion
05.231	祛痰法	qū tán fǎ	تشيوي تان فا	طرق طرد البلغم	expelling phlegm method
05.232	宣肺化痰	xuān fèi huà tán	شيوان في هوا تان	تشتيت تشي الرئة وتبديد البلغم	ventilating lung qi and resolve phlegm
05.233	燥湿化痰	zào shī huà tán	تساو شي هوا تان	تجفيف الرطوبة وتبديد البلغم	drying dampness and resolving phlegm
05.234	渗湿化痰	shèn shī huà tán	شن شي هوا تان	القضاء على الرطوبة وتبديد البلغم	draining dampness and resolving phlegm
05.235	祛痰化浊	qū tán huà zhuó	تشيوي تان هوا تشوه	طرد البلغم وتبديد التعكر	expelling phlegm and resolving turbidity
05.236	清热化痰	qīng rè huà tán	تشينغ ره هوا تان	تطهير الحرارة وتبديد البلغم	clearing heat and resolving phlegm
05.237	润燥化痰	rùn zào huà tán	رون تساو هوا تان	ترطيب الجفاف وتبديد البلغم	moistening dryness to resolve phlegm
05.238	温化寒痰	wēn huà hán tán	ون هوا هان تان	التدفئة وإزالة بلغم البرد	warming and resolving cold-phlegm
05.239	祛风化痰	qū fēng huà tán	تشيوي فنغ هوا تان	تبديد الريح وتبديد البلغم	dispelling wind and resolving phlegm
05.240	涤痰息风	dí tán xī fēng	دي تان شي فنغ	تطهير البلغم وتهدئة الريح	washing phlegm to calm wind
05.241	理气化痰	lǐ qì huà tán	لي تشي هوا تان	تنظيم تشي وتبديد البلغم	regulating qi to resolve phlegm
05.242	散寒化饮	sàn hán huà yǐn	سان هان هوا ين	تبديد البرد واحتباس السوائل	dispersing cold and resolving retaining fluid
05.243	泻肺逐饮	xiè fèi zhú yǐn	شيه في تشو ين	تطهير الرئة وطرد احتباس السوائل	purging lung to expel retaining fluid

编号 الرقم المسلسل Code	汉文术语 المصطلح الصيني Chinese term	汉语拼音 الأبجدية الصينية الصوتية Chinese Pinyin	阿文音译 الترجمة الصوتية العربية Arabic transliteration	阿文术语 المصطلح العربي Arabic Term	英文术语 المصطلح الإنجليزي English term
05.244	温阳化饮	wēn yáng huà yǐn	ون يانغ هوا ين	تدفئة يانغ وتبديد احتباس السوائل	warming yang to resolve fluid retention
05.245	化痰消瘀	huà tán xiāo yū	هوا تان شياو يوي	تبديد البلغم والقضاء على ركود الدم	resolving phlegm and dissipating blood stasis
05.246	化痰散结	huà tán sàn jié	هوا تان سان جيه	تبديد البلغم والعقدة	resolving phlegm and dissipating lump
05.247	化痰消瘿	huà tán xiāo yǐng	هوا تان شياو ينغ	تبديد البلغم والقضاء على تضخم الغدة الدرقية	resolving phlegm to dissipate goiter
05.248	祛痰宣痹	qū tán xuān bì	تشيوي تان شيوان بي	طرد البلغم وتنظيف الانسداد	expelling phlegm and dispersing impediment
05.249	开窍法	kāi qiào fǎ	كاي تشياو فا	طرق فتح الفوهات	opening orifices method
05.250	清热开窍	qīng rè kāi qiào	تشينغ ره كاي تشياو	تطهير الحرارة لفتح الفوهات	clearing heat to open orifice
05.251	宁心开窍	níng xīn kāi qiào	نينغ شين كاي تشياو	تهدئة القلب لفتح الفوهات	calming heart to open orifice
05.252	芳香开窍	fāng xiāng kāi qiào	فانغ شيانغ كاي تشياو	فتح الفوهات بالعقاقير العطرية	opening orifice with aromatic medicinal
05.253	化痰开窍	huà tán kāi qiào	هوا تان كاي تشياو	تبديد البلغم لفتح الفوهات	eliminating phlegm to open orifice
05.254	辛温开窍	xīn wēn kāi qiào	شين ون كاي تشياو	فتح الفوهات بالعقاقير ذات الطبيعة اللاذعة والدافئة	opening orifice with pungent-warm medicinal
05.255	驱虫法	qū chóng fǎ	تشيوي تشونغ فا	طرق طرد الطفيليات	method of expelling worm
05.256	驱蛔杀虫	qū huí shā chóng	تشيوي هوي شا تشونغ	طرد وقتل الديدان المستديرة	expelling and killing ascarid
05.257	温脏安蛔	wēn zàng ān huí	ون تسانغ ان هوي	تدفئة الأحشاء تسانغ وتهدئة الديدان المستديرة	warming zang-viscera to calm ascarid
05.258	驱虫攻下	qū chóng gōng xià	تشيوي تشونغ قونغ شيا	طرد الطفيليات المعوية عن طريق التطهير	expelling and purging worm
05.259	健脾驱虫	jiàn pí qū chóng	جيان بي تشيوي تشونغ	تنشيط الطحال وطرد الطفيليات المعوية	strengthening spleen to expel worm

编号 الرقم المسلسل Code	汉文术语 المصطلح الصيني Chinese term	汉语拼音 الأبجدية الصينية الصوتية Chinese Pinyin	阿文音译 الترجمة الصوتية العربية Arabic transliteration	阿文术语 المصطلح العربي Arabic Term	英文术语 المصطلح الإنجليزي English term
05.260	杀虫消疳	shā chóng xiāo gān	شا تشونغ شياو قان	تدمير الطفيليات وعلاج سوء التغذية	killing worm to heal malnutrition
05.261	安神法	ān shén fǎ	آن شن فا	طرق تهدئة العقل	method of tranquilizing mind
05.262	重镇安神	zhòng zhèn ān shén	تشونغ تشن آن شن	تهدئة العقل بالعقاقير الصينية الثقيلة وزناً	tranquilizing mind with heavy medicinals
05.263	养血安神	yǎng xuè ān shén	يانغ شيويه آن شن	تغذية الدم وتهدئة العقل	nourishing blood to tranquilize mind
05.264	益气安神	yì qì ān shén	يي تشي آن شن	تعويض تشي وتهدئة العقل	replenishing qi to tranquilize mind
05.265	滋阴安神	zī yīn ān shén	تسي ين آن شن	تغذية ين وتهدئة العقل	nourishing yin to tranquilize mind
05.266	解郁安神	jiě yù ān shén	جيه يوي آن شن	التخلص من الاكتئاب لتهدئة العقل	resolving stagnation to tranquilize mind
05.267	消［导］法	xiāo [dǎo] fǎ	شياو (داو) فا	طرق تعزيز الهضم (إزالة)	method of dissipating and promoting digestion
05.268	消食化滞	xiāo shí huà zhì	شياو شي هوا تشي	تبديد ركود الطعام	dissipating and resolving food stagnation
05.269	清热导滞	qīng rè dǎo zhì	تشينغ ره داو تشي	تطهير الحرارة وإزالة ركود الطعام	clearing heat and removing food stagnation
05.270	消痞化积	xiāo pǐ huà jī	شياو بي هوا جي	تبديد الامتلاء وتحرير التكدس	dissipating fullness and resolving amassment
05.271	软坚散结	ruǎn jiān sàn jié	روان جيان سان جيه	تليين وتبديد العقدة الصلبة	softening hardness and dissipating lump
05.272	固涩法	gù sè fǎ	قو سه فا	طرق القابض	consolidating and astringing method
05.273	固表止汗	gù biǎo zhǐ hàn	قو بياو تشي هان	قبض الخارج لوقف العرق	consolidating exterior to stop sweating
05.274	益气固表	yì qì gù biǎo	يي تشي قو بياو	تعويض تشي لقبض الخارج	replenishing qi to consolidate exterior
05.275	敛阴固表	liǎn yīn gù biǎo	ليان ين قو بياو	قبض ين لقبض الخارج	astringing yin to consolidate exterior

编号 الرقم المسلسل Code	汉文术语 المصطلح الصيني Chinese term	汉语拼音 الأبجدية الصينية الصوتية Chinese Pinyin	阿文音译 الترجمة الصوتية العربية Arabic transliteration	阿文术语 المصطلح العربي Arabic Term	英文术语 المصطلح الإنجليزي English term
05.276	敛肺止咳	liǎn fèi zhǐ ké	ليان في تشي كه	قبض الرئة لإيقاف السعال	astringing lung to stop cough
05.277	涩肠止泻	sè cháng zhǐ xiè	سه تشانغ تشي شيه	قبض الأمعاء لإيقاف الإسهال	astringing intestine to relieve diarrhea
05.278	益气摄精	yì qì shè jīng	يي تشي شه جينغ	تعويض تشي لقبض السائل المنوي	replenishing qi to consolidate semen
05.279	补肾摄精	bǔ shèn shè jīng	بو شن شه جينغ	تعزيز الكلى لقبض السائل المنوي	tonifying kidney to consolidate semen
05.280	固经止血	gù jīng zhǐ xuè	قو جينغ تشي شيويه	قبض الحيض لإيقاف النزيف	consolidating menstruation to stop bleeding
05.281	固摄止血	gù shè zhǐ xuè	قو شه تشي شيويه	إيقاف النزيف بطريقة القبض	astringing and controlling to stop bleeding
05.282	固冲止带	gù chōng zhǐ dài	قو تشونغ تشي داي	تعزيز قنوات التشونغ-رن لإيقاف الإفرازات المهبلية	consolidating chong channel to stop leukorrhagia
05.283	补肾安胎	bǔ shèn ān tāi	بو شن آن تاي	تعزيز الكلى ومنع الإجهاض	tonifying kidney to calm fetus
05.284	固涩敛乳	gù sè liǎn rǔ	قو سه ليان رو	إيقاف الرضاعة بطريقة القبض	consolidating and astringing to stop lactation
05.285	缩尿止遗	suō niào zhǐ yí	سوه نياو تشي يي	الحد من التبول لمنع سلس البول	concentrating urine to prevent enuresis
05.286	治痈疡法	zhì yōng yáng fǎ	تشي يونغ يانغ فا	طرق علاج الخُراج والقرح	method of treating sore and ulcer
05.287	疮疡消法	chuāng yáng xiāo fǎ	تشوانغ يانغ شياو فا	طريقة تبديد الخُراج والقرح	dissipating method for sore and ulcer
05.288	疮疡托法	chuāng yáng tuō fǎ	تشوانغ يانغ توه فا	علاج الخُراج والقرح عن طريق تعزيز تشي والدم	lifting method for sore and ulcer
05.289	疮疡补法	chuāng yáng bǔ fǎ	تشوانغ يانغ بو فا	طريقة تغذية الخُراج والقرح	tonifying method for sore and ulcer
05.290	解毒消痈	jiě dú xiāo yōng	جيه دو شياو يونغ	إزالة السموم لتبديد الخُراج	removing toxin and dissipating abscess

编号 الرقم المسلسل Code	汉文术语 المصطلح الصيني Chinese term	汉语拼音 الأبجدية الصينية الصوتية Chinese Pinyin	阿文音译 الترجمة الصوتية العربية Arabic transliteration	阿文术语 المصطلح العربي Arabic Term	英文术语 المصطلح الإنجليزي English term
05.291	活血解毒	huó xuè jiě dú	هوه شيويه جيه دو	تعزيز الدورة الدموية وإزالة السموم	activating blood and removing toxin
05.292	解毒护阴	jiě dú hù yīn	جيه دو هو ين	إزالة السموم وحماية ين	removing toxin to protect yin
05.293	解毒消肿	jiě dú xiāo zhǒng	جيه دو شياو تشونغ	إزالة السموم وتقليل التورم	removing toxin to relieve swelling
05.294	清热排脓	qīng rè pái nóng	تشينغ ره باي نونغ	تطهير الحرارة وإبعاد القيح	clearing heat and expelling pus
05.295	通腑排脓	tōng fǔ pái nóng	تونغ فو باي نونغ	افراغ الأمعاء وإبعاد القيح	purging fu-organ and expelling pus
05.296	祛瘀排脓	qū yū pái nóng	تشيوي يوي باي نونغ	إزالة ركود الدم وإبعاد القيح	removing blood stasis and expelling pus
05.297	托里排脓	tuō lǐ pái nóng	توه لي باي نونغ	تبديد القيح والسموم عن طريق تعزيز تشي الحيوية	lifting interior toxin and expelling pus
05.298	提脓拔毒	tí nóng bá dú	تي نونغ با دو	القضاء على القيح والسموم	eliminating pus and toxin
05.299	提脓去腐	tí nóng qù fǔ	تي نونغ تشيوي فو	إزالة القيح والقضاء على الأنسجة الميتة	eliminating pus and necrotic tissues
05.300	活血去腐	huó xuè qù fǔ	هوه شيويه تشيوي فو	تنشيط الدورة الدموية والقضاء على الأنسجة الميتة	activating blood and removing necrotic tissue
05.301	去腐消肿	qù fǔ xiāo zhǒng	تشيوي فو شياو تشونغ	القضاء على الأنسجة الميتة وتقليل التورم	removing necrotic tissues and reducing swelling
05.302	生肌收口	shēng jī shōu kǒu	شنغ جي شو كو	تعزيز نمو وإصلاح العضل والتئام الجروح	promoting granulation and healing wound
05.303	去腐生肌	qù fǔ shēng jī	تشيوي فو شنغ جي	القضاء على الأنسجة الميتة وتعزيز نمو وإصلاح العضل	removing necrotic tissues and promoting granulation
05.304	透脓生肌	tòu nóng shēng jī	تو نونغ شنغ جي	تعزيز تفريغ القيح ونمو وإصلاح العضل	promoting pus drainage and granulation
05.305	养阴生肌	yǎng yīn shēng jī	يانغ ين شنغ جي	تغذية ين وتعزيز نمو وإصلاح العضل	nourishing yin and promoting granulation
05.306	益气生肌	yì qì shēng jī	يي تشي شنغ جي	تعويض تشي وتعزيز نمو وإصلاح العضل	replenishing qi for promoting granulation

编号 الرقم المسلسل Code	汉文术语 المصطلح الصيني Chinese term	汉语拼音 الأبجدية الصينية الصوتية Chinese Pinyin	阿文音译 الترجمة الصوتية العربية Arabic transliteration	阿文术语 المصطلح العربي Arabic Term	英文术语 المصطلح الإنجليزي English term
05.307	养血生肌	yǎng xuè shēng jī	يانغ شيويه شنغ جي	تغذية الدم وتعزيز نمو وإصلاح العضل	nourishing blood and promoting granulation
05.308	回阳生肌	huí yáng shēng jī	هوي يانغ شنغ جي	استعادة يانغ وتعزيز نمو وإصلاح العضل	reviving yang and promoting granulation
05.309	去毒生肌	qù dú shēng jī	تشيوي دو شنغ جي	إزالة السموم وتعزيز نمو وإصلاح العضل	removing toxin and promoting granulation
05.310	消肿生肌	xiāo zhǒng shēng jī	شياو تشونغ شنغ جي	تقليل التورم وتعزيز نمو وإصلاح العضل	reducing swelling and promoting granulation
05.311	生肌定痛	shēng jī dìng tòng	شنغ جي دينغ تونغ	تعزيز نمو وإصلاح العضل وتخفيف الألم	promoting granulation and relieving pain
05.312	消痈散疖	xiāo yōng sàn jiē	شياو يونغ سان جيه	إزالة الدمامل وتبديد الخُراج	dissipating abscess and boil
05.313	通乳消痈	tōng rǔ xiāo yōng	تونغ رو شياو يونغ	نعرات الثدي (تعزيز الرضاعة) لتبديد الخُراج	promoting lactation to dissipate abscess
05.314	燥湿敛疮	zào shī liǎn chuāng	تساو شي ليان تشوانغ	القضاء على الرطوبة وشفاء القرحة	drying dampness and astringing sore
05.315	清解余毒	qīng jiě yú dú	تشينغ جيه يوي دو	طرد بقايا السموم	expelling remnant toxin
05.316	敛疮止痛	liǎn chuāng zhǐ tòng	ليان تشوانغ تشي تونغ	شفاء القرحة وتخفيف الألم	healing sore and relieving pain
05.317	明目	míng mù	مينغ مو	تحسين البصر	improving eyesight
05.318	祛风明目	qū fēng míng mù	تشيوي فنغ مينغ مو	تبديد الريح لتحسين البصر	dispelling wind and improving eyesight
05.319	清肝明目	qīng gān míng mù	تشينغ قان مينغ مو	إزالة نار الكبد لتحسين البصر	removing liver-fire and improving eyesight
05.320	凉血明目	liáng xuè míng mù	ليانغ شيويه مينغ مو	تبريد الدم لتحسين البصر	cooling blood and improving eyesight
05.321	化瘀明目	huà yū míng mù	هوا يوي مينغ مو	تبديد ركود الدم لتحسين البصر	resolving blood stasis and improving eyesight
05.322	补肾明目	bǔ shèn míng mù	بو شن مينغ مو	تغذية الكلى لتحسين البصر	tonifying kidney and improving eyesight

编号 الرقم المسلسل Code	汉文术语 المصطلح الصيني Chinese term	汉语拼音 الأبجدية الصينية الصوتية Chinese Pinyin	阿文音译 الترجمة الصوتية العربية Arabic transliteration	阿文术语 المصطلح العربي Arabic Term	英文术语 المصطلح الإنجليزي English term
05.323	滋肝明目	zī gān míng mù	تسي قان مينغ مو	تغذية الكبد لتحسين البصر	nourishing liver and improving eyesight
05.324	养血明目	yǎng xuè míng mù	يانغ شيويه مينغ مو	تغذية الدم لتحسين البصر	nourishing blood and improving eyesight
05.325	补气明目	bǔ qì míng mù	بو تشي مينغ مو	تغذية التشي لتحسين البصر	tonifying qi and improving eyesight
05.326	退翳明目	tuì yì míng mù	توي يي مينغ مو	إزالة سحابة القرنية لتحسين البصر	removing nebula and improving eyesight
05.327	通耳	tōng ěr	تونغ أر	تحسين السمع	improving hearing
05.328	通鼻	tōng bí	تونغ بي	تخفيف انسداد الأنف	relieving stuffy nose
05.329	利咽	lì yān	لي يان	تهدئة التهاب الحلق	relieving sore throat
05.330	清咽	qīng yān	تشينغ يان	تطهير الحرارة من الحلق	clearing throat
05.331	开音	kāi yīn	كاي ين	تحسين الصوت	easing voice
05.332	固齿	gù chǐ	قو تشي	تقوية الأسنان	strengthening teeth
05.333	壮水制阳	zhuàng shuǐ zhì yáng	تشوانغ شوي تشي يانغ	تغذية السوائل (ين) لكبح فرط نشاط يانغ	strengthening water to restrain yang
05.334	益火消阴	yì huǒ xiāo yīn	يي هوه شياو ين	تعزيز النار (يانغ) للقضاء على فرط ين	boosting fire to reduce yin
05.335	引火归原	yǐn huǒ guī yuán	ين هوه قوي يوان	توجيه يانغ إلى الموضع الأصلي	conducting fire back to origin
05.336	交通心肾	jiāo tōng xīn shèn	جياو تونغ شين شن	استعادة التنسيق الطبيعي بين القلب والكلى	communicating heart with kidney
05.337	续筋接骨	xù jīn jiē gǔ	شيوي جين جيه قو	إصلاح العضلات والعظام المكسورة	reunion of tendons and bones
05.338	强筋壮骨	qiáng jīn zhuàng gǔ	تشيانغ جين تشوانغ قو	تقوية الأوتار والعظام	strengthening tendons and bones
05.339	通络下乳	tōng luò xià rǔ	تونغ لوه شيا رو	نعرات المسارات لتعزيز إفراز الحليب	dredging collateral and promoting lactation
05.03 外治法 طرق العلاج الخارجي External treatment					
05.340	外治法	wài zhì fǎ	واي تشي فا	طرق العلاج الخارجي	external treatment

编号 الرقم المسلسل Code	汉文术语 المصطلح الصيني Chinese term	汉语拼音 الأبجدية الصينية الصوتية Chinese Pinyin	阿文音译 الترجمة الصوتية العربية Arabic transliteration	阿文术语 المصطلح العربي Arabic Term	英文术语 المصطلح الإنجليزي English term
05.341	掺药法	chān yào fǎ	تشان ياو فا	طرق نثر المسحوق الدوائي وخلطه	dusting powder drug therapy
05.342	吹药法	chuī yào fǎ	تشوي ياو فا	طرق نفخ الدواء	insufflating therapy
05.343	导药法	dǎo yào fǎ	داو ياو فا	طرق توجيه الدواء	guiding medicinal therapy
05.344	滴药法	dī yào fǎ	دي ياو فا	طريقة العلاج بالتقطير	dripping therapy
05.345	割治法	gē zhì fǎ	قه تشي فا	طرق العلاج بالقطع	cutting therapy
05.346	药熨疗法	yào yùn liáo fǎ	ياو يون لياو فا	طريقة العلاج بالأدوية الساخنة	medicinal ironing therapy
05.347	热敷疗法	rè fū liáo fǎ	ره فو لياو فا	طريقة العلاج بالكمادات الساخنة	hot compress therapy
05.348	敷贴疗法	fū tiē liáo fǎ	فو تيه لياو فا	طريقة العلاج بإلصاق الدواء	medicinal paste therapy
05.349	膏药疗法	gāo yào liáo fǎ	قاو ياو لياو فا	طريقة العلاج باللصقة العلاجية	plaster therapy
05.350	药膏疗法	yào gāo liáo fǎ	ياو قاو لياو فا	طريقة العلاج بالمرهم	ointment therapy
05.351	发疱疗法	fā pào liáo fǎ	فا باو لياو فا	طريقة العلاج الحويصلي (بتكوين البثور)	vesiculation therapy
05.352	箍围疗法	gū wéi liáo fǎ	قو وي لياو فا	طريقة العلاج بتطويق الآفة بالأدوية	lesion-encircling therapy
05.353	湿敷疗法	shī fū liáo fǎ	شي فو لياو فا	طريقة الكمادة العلاجية الرطبة	moisten compress therapy
05.354	敷脐疗法	fū qí liáo fǎ	فو تشي لياو فا	طريقة العلاج بإلصاق الدواء على السرة	umbilical compress therapy
05.355	药浴疗法	yào yù liáo fǎ	ياو يوي لياو فا	طريقة العلاج بحمام دوائي	medicinal bath therapy
05.356	熏洗疗法	xūn xǐ liáo fǎ	شيون شي لياو فا	طريقة العلاج بالتبخير والغسيل	fuming-washing therapy
05.357	熏蒸疗法	xūn zhēng liáo fǎ	شيون تشنغ لياو فا	طريقة العلاج بالتبخير	fuming-steaming therapy
05.358	冲洗疗法	chōng xǐ liáo fǎ	تشونغ شي لياو فا	طريقة العلاج بالنضح	douche

编号 الرقم المسلسل Code	汉文术语 المصطلح الصيني Chinese term	汉语拼音 الأبجدية الصينية الصوتية Chinese Pinyin	阿文音译 الترجمة الصوتية العربية Arabic transliteration	阿文术语 المصطلح العربي Arabic Term	英文术语 المصطلح الإنجليزي English term
05.359	浸洗疗法	jìn xǐ liáo fǎ	جين شي لياو فا	طريقة العلاج بالغمر والغسل	immersion and wash therapy
05.360	腐蚀疗法	fǔ shí liáo fǎ	فو شي لياو فا	طريقة العلاج بالتآكل	eroding therapy
05.361	缠缚疗法	chán fù liáo fǎ	تشان فو لياو فا	طريقة العلاج بالضمادات الطبية	binding therapy
05.362	切开疗法	qiē kāi liáo fǎ	تشيه كاي لياو فا	طريقة العلاج بالشق	incision therapy
05.363	引流疗法	yǐn liú liáo fǎ	ين ليو لياو فا	طريقة العلاج بتفريغ القيح	drainage therapy
05.364	放血疗法	fàng xuè liáo fǎ	فانغ شيويه لياو فا	طريقة العلاج بنزيف الدم	bloodletting therapy
05.365	火烙疗法	huǒ lào liáo fǎ	هوه لاو لياو فا	طريقة العلاج بالكي	cauterization therapy
05.366	烧蚀疗法	shāo shí liáo fǎ	شاو شي لياو فا	طريقة العلاج بالكي والتآكل	burning-eroding therapy
05.367	刮痧疗法	guā shā liáo fǎ	قوا شا لياو فا	طريقة العلاج بالكشط قواشا (كشط بآلة صلبة على جلد المريض حتى تظهر نقاط احتقان دموية)	scrapping therapy
05.368	神灯照疗法	shén dēng zhào liáo fǎ	شن دنغ تشاو لياو فا	طريقة العلاج بالإضاءة	lamp lighting up therapy
05.369	点眼疗法	diǎn yǎn liáo fǎ	ديان يان لياو فا	طريقة العلاج بقطرة العين	eye dripping therapy
05.370	敷眼疗法	fū yǎn liáo fǎ	فو يان لياو فا	طريقة علاج العين بالكمادات	eye compress therapy
05.371	金针拨障疗法	jīn zhēn bō zhàng liáo fǎ	جين تشن بوه تشانغ لياو فا	طريقة العلاج بتقشير الساد (الماء الأبيض) بإبرة وخز من الذهب الخالص	cataractopiesis with metal needle
05.372	钩割法	gōu gē fǎ	قو قه فا	طريقة العلاج بقطع الخطاف	hook-cutting therapy
05.373	滴耳疗法	dī ěr liáo fǎ	دي أر لياو فا	طريقة العلاج بقطرة الأذن	ear-dripping therapy
05.374	吹耳疗法	chuī ěr liáo fǎ	تشوي أر لياو فا	طريقة العلاج بنفخ الأذن	ear-insufflating therapy

编号 الرقم المسلسل Code	汉文术语 المصطلح الصيني Chinese term	汉语拼音 الأبجدية الصينية الصوتية Chinese Pinyin	阿文音译 الترجمة الصوتية العربية Arabic transliteration	阿文术语 المصطلح العربي Arabic Term	英文术语 المصطلح الإنجليزي English term
05.375	塞耳疗法	sāi ěr liáo fǎ	ساي أر لياو فا	طريقة العلاج بملء الدواء في الأذن	ear-plugging therapy
05.376	洗耳疗法	xǐ ěr liáo fǎ	شي أر لياو فا	طريقة العلاج بغسل الأذن	ear-washing therapy
05.377	鼻嗅疗法	bí xiù liáo fǎ	بي شيو لياو فا	طريقة العلاج بالشم واستنشاق الأدوية	smelling therapy
05.378	塞鼻疗法	sāi bí liáo fǎ	ساي بي لياو فا	طريقة العلاج بسد الأنف	nose-plugging therapy
05.379	吹鼻疗法	chuī bí liáo fǎ	تشوي بي لياو فا	طريقة العلاج بنفخ الأنف	nose-insufflating therapy
05.380	滴鼻疗法	dī bí liáo fǎ	دي بي لياو فا	طريقة العلاج بقطرة الأنف	nose-dripping therapy
05.381	鼻腔填塞疗法	bí qiāng tián sāi liáo fǎ	بي تشيانغ تيان ساي لياو فا	طريقة العلاج بملء التجويف الأنفي	nasal cavity plugging therapy
05.382	取嚏疗法	qǔ tì liáo fǎ	تشيوي تي لياو فا	طريقة العلاج بالعطس	sneezing therapy
05.383	喷雾疗法	pēn wù liáo fǎ	بن وو لياو فا	طريقة العلاج بالبخ	spraying therapy
05.384	蒸汽吸入疗法	zhēng qì xī rù liáo fǎ	تشنغ تشي شي رو لياو فا	طريقة العلاج باستنشاق البخار	steam-inhaling therapy
05.385	吹喉疗法	chuī hóu liáo fǎ	تشوي هو لياو فا	طريقة العلاج بالنفخ في الحنجرة	larynx- insufflating therapy
05.386	药栓疗法	yào shuān liáo fǎ	ياو شوان لياو فا	طريقة العلاج بالتحميلة الطبية	medicinal suppository therapy
05.387	药线疗法	yào xiàn liáo fǎ	ياو شيان لياو فا	طريقة العلاج بالخيط الطبي	medicated thread therapy
05.388	挂线疗法	guà xiàn liáo fǎ	قوا شيان لياو فا	معالجة الناسور بالربط	thread-cutting therapy
05.389	结扎疗法	jié zhā liáo fǎ	جيه تشا لياو فا	طريقة العلاج بالربط	ligating therapy
05.390	灌肠疗法	guàn cháng liáo fǎ	قوان تشانغ لياو فا	طريقة العلاج بحقنة شرجية	enema therapy
05.391	包扎固定疗法	bāo zhā gù dìng liáo fǎ	باو تشا قو دينغ لياو فا	طريقة العلاج بالضِمادة الثابتة	bandage-fixing therapy
05.392	夹板固定疗法	jiā bǎn gù dìng liáo fǎ	جيا بان قو دينغ لياو فا	طريقة العلاج بتثبيت جبيرة العظام	splintage

编号 الرقم المسلسل Code	汉文术语 المصطلح الصيني Chinese term	汉语拼音 الأبجدية الصينية الصوتية Chinese Pinyin	阿文音译 الترجمة الصوتية العربية Arabic transliteration	阿文术语 المصطلح العربي Arabic Term	英文术语 المصطلح الإنجليزي English term
05.393	整复疗法	zhěng fù liáo fǎ	تشنغ فو لياو فا	طريقة العلاج بالتقويم	reduction therapy
05.394	泥疗法	ní liáo fǎ	ني لياو فا	العلاج بالطين	mud therapy
05.395	蜡疗法	là liáo fǎ	لا لياو فا	العلاج بالشمع	wax therapy
05.396	药枕疗法	yào zhěn liáo fǎ	ياو تشن لياو فا	طريقة العلاج بالوسادة الطبية	medicinal pillow therapy
05.397	药兜疗法	yào dōu liáo fǎ	ياو دو لياو فا	طريقة العلاج بالحقيبة الطبية	medicinal bag therapy
05.398	蜂毒疗法	fēng dú liáo fǎ	فنغ دو لياو فا	طريقة العلاج بسم النحل	apitoxin therapy; bee venom therapy
05.399	鳝血疗法	shàn xuè liáo fǎ	شان شيويه لياو فا	طريقة العلاج بدم الأنقَلِيس (سمك شبيه بالثعابين)	eel-blood therapy

06. 中药学 علم العقاقير الصينية التقليدية Traditional Chinese pharmacy

06.01 总论 المصطلحات العامة General

编号	汉文术语	汉语拼音	阿文音译	阿文术语	英文术语
06.001	草药	cǎo yào	تساو ياو	الأعشاب الطبية	medicinal herb
06.002	[中]药材	[zhōng] yào cái	(تشونغ) ياو تساي	المواد الطبية (الصينية)	[Chinese] materia medica; CMM
06.003	道地药材	dào dì yào cái	دي داو ياو تساي	العقاقير الأصلية	authentic Chinese materia medica
06.004	鲜药	xiān yào	شيان ياو	الأدوية الطازجة	fresh medicinal
06.005	天然药物	tiān rán yào wù	تيان ران ياو وو	الأدوية الطبيعية	natural medicine
06.006	采制	cǎi zhì	تساي تشي	جمع ومعالجة	collection and processing
06.007	采收期	cǎi shōu qī	تساي شو تشي	فترة الحصاد (تجميع الأعشاب)	harvest period
06.008	产地加工	chǎn dì jiā gōng	تشان دي جيا قونغ	معالجة الأعشاب في مكان الإنتاج	habitat processing
06.009	萌发期	méng fā qī	منغ فا تشي	فترة الإنبات	germination period
06.010	枯萎期	kū wěi qī	كو وي تشي	فترة الذبول	wilting period

编号 الرقم المسلسل Code	汉文术语 المصطلح الصيني Chinese term	汉语拼音 الأبجدية الصينية الصوتية Chinese Pinyin	阿文音译 الترجمة الصوتية العربية Arabic transliteration	阿文术语 المصطلح العربي Arabic Term	英文术语 المصطلح الإنجليزي English term
06.011	贮藏	zhù cáng	تشو تسانغ	التخزين	storage
06.012	干燥	gān zào	قان تساو	الجفاف	drying
06.013	晒干	shài gān	شاي قان	التجفيف في الشمس	sun curing
06.014	阴干	yīn gān	ين قان	التجفيف في الظل	drying in shade
06.015	烘干	hōng gān	هونغ قان	التجفيف	fire curing
06.016	虫蛀	chóng zhù	تشونغ تشو	فساد بسبب عضة الحشرات(إصابة المحصول)	infestation
06.017	霉变	méi biàn	مي بيان	فساد وتعفن	mildew
06.018	泛油	fàn yóu	فان يو	فيْض الزيت (حالة من تسرب الزيت، بحيث تصبح الجودة ناعمة، واللون داكناً والطعم زنخاً)	oil going rancid
06.019	调剂	tiáo jì	تياو جي	تركيب العقاقير	compounding
06.020	原植物鉴定	yuán zhí wù jiàn dìng	يوان تشي وو جيان دينغ	تحديد النبات الأصلي	identification of original plant
06.021	原动物鉴定	yuán dòng wù jiàn dìng	يوان دونغ وو جيان دينغ	تحديد الحيوان الأصلي	identification of original animal
06.022	原矿物鉴定	yuán kuàng wù jiàn dìng	يوان كوانغ وو جيان دينغ	تحديد المعادن الأصلية	identification of original mineral
06.023	基源鉴定	jī yuán jiàn dìng	جي يوان جيان دينغ	تحديد المنشأ	origin identification
06.024	根	gēn	قن	جذر	root
06.025	根茎	gēn jīng	قن جينغ	الجذمور	rhizome
06.026	皮	pí	بي	قِشر؛ لحاء	bark; peel
06.027	叶	yè	يه	الأوراق	leaf
06.028	花	huā	هوا	الأزهار	flower
06.029	果实	guǒ shí	قوه شي	الثمرة	fruit
06.030	种子	zhǒng zǐ	تشونغ تسي	البذرة	seed
06.031	全草	quán cǎo	تشيوان تساو	عشب كامل	whole herb

编号 الرقم المسلسل Code	汉文术语 المصطلح الصيني Chinese term	汉语拼音 الأبجدية الصينية الصوتية Chinese Pinyin	阿文音译 الترجمة الصوتية العربية Arabic transliteration	阿文术语 المصطلح العربي Arabic Term	英文术语 المصطلح الإنجليزي English term
06.032	性状描述	xìng zhuàng miáo shù	شينغ تشوانغ مياو شو	وصف الأشكال والخصائص	character description
06.033	形状	xíng zhuàng	شينغ تشوانغ	شَكْل	shape; form
06.034	大小	dà xiǎo	دا شياو	حجم	size
06.035	表面特征	biǎo miàn tè zhēng	بياو ميان ته تشنغ	ملامح السطح (للأعشاب)	surface character
06.036	色泽	sè zé	سه تسه	لون وبريق	color and luster
06.037	质地	zhì dì	تشي دي	نَسيج؛ بِنية	texture
06.038	折断面	zhé duàn miàn	تشه دوان ميان	ملامح سطح متكسر	fracture surface
06.039	断面特征	duàn miàn tè zhēng	دوان ميان ته تشنغ	ملامح سطح مقطوع	cut surface character
06.040	菊花心	jú huā xīn	جيوي هوا شين	سطح بتصدعات تشبه الأقحوان	chrysanthemum striation
06.041	朱砂点	zhū shā diǎn	تشو شا ديان	سطح ببقع شبيهه بالزنجفر	cinnabar-colored dot
06.042	气［嗅］	qì [xiù]	تشي (شيو)	الرائحة (نتنة)	odor; smell
06.043	味	wèi	وي	المذاق	taste
06.044	显微鉴定	xiǎn wēi jiàn dìng	شيان وي جيان دينغ	تحديد مجهري	microscopical identification
06.045	理化鉴定	lǐ huà jiàn dìng	لي هوا جيان دينغ	تحديد فيزيائي وكيميائي	physical and chemical identification
06.046	生物鉴定	shēng wù jiǎn dìng	شنغ وو جيان دينغ	تحديد بيولوجي (اختبار حيوي)	biological identification; bioassay
06.047	质量分析	zhì liàng fēn xī	تشي ليانغ فن شي	تحليل الجودة	quality analysis
06.048	质量标准	zhì liàng biāo zhǔn	تشي ليانغ بياو تشون	معيار الجودة	quality standard
06.049	质量控制	zhì liàng kòng zhì	تشي ليانغ كونغ تشي	ضبط الجودة	quality control
06.050	性味	xìng wèi	شينغ وي	الطبيعة والمذاق	nature and flavour

编号 الرقم المسلسل Code	汉文术语 المصطلح الصيني Chinese term	汉语拼音 الأبجدية الصينية الصوتية Chinese Pinyin	阿文音译 الترجمة الصوتية العربية Arabic transliteration	阿文术语 المصطلح العربي Arabic Term	英文术语 المصطلح الإنجليزي English term
06.051	四气	sì qì	سي تشي	الطبائع الأربعة	four natures
06.052	寒	hán	هان	البرودة	cold
06.053	热	rè	ره	الحرارة	hot
06.054	温	wēn	ون	الدفء	warm
06.055	凉	liáng	ليانغ	البرودة المعتدلة	cool
06.056	平	píng	بينغ	حياد؛ تعادل	neutrality
06.057	五味	wǔ wèi	وو وي	الأذواق الخمسة	five flavours
06.058	辛	xīn	شين	لاذع؛ حادّ	pungent
06.059	甘	gān	قان	الحلاوة	sweet
06.060	酸	suān	سوان	الحموضة	sour
06.061	苦	kǔ	كو	المرارة	bitter
06.062	咸	xián	شيان	الملوحة	salty
06.063	淡	dàn	دان	خفيف	bland
06.064	涩	sè	سه	قابِض	astringent
06.065	升降浮沉	shēng jiàng fú chén	شنغ جيانغ فو تشن	الصاعد والنازل والعائم والغارق (الخصائص الأربع)	ascending, descending, floating and sinking
06.066	归经	guī jīng	قوي جينغ	انتساب العقاقير إلى قناة	channel tropism
06.067	引经	yǐn jīng	ين جينغ	انجذاب العقاقير إلى قناة	channel affinity; channel ushering
06.068	配伍	pèi wǔ	بي وو	توافق الأدوية	combination of medicinals
06.069	七情	qī qíng	تشي تشينغ	العلاقات السبعة (العلاقات المتبادلة)	seven relations
06.070	单行	dān xíng	دان شينغ	الدواء المستخدم منفردا	single application [of medicinal]
06.071	相使	xiāng shǐ	شيانغ شي	المساعدة المتبادلة	mutual assistance
06.072	相须	xiāng xū	شيانغ شيوي	التعزيز المتبادل	mutual reinforcement
06.073	相畏	xiāng wèi	شيانغ وي	التقييد المتبادل	mutual restraint

编号 الرقم المسلسل Code	汉文术语 المصطلح الصيني Chinese term	汉语拼音 الأبجدية الصينية الصوتية Chinese Pinyin	阿文音译 الترجمة الصوتية العربية Arabic transliteration	阿文术语 المصطلح العربي Arabic Term	英文术语 المصطلح الإنجليزي English term
06.074	相杀	xiāng shā	شيانغ شا	إزالة السُم المتبادلة	mutual suppression
06.075	相恶	xiāng wù	شيانغ وو	التثبيط المتبادل	mutual inhibition
06.076	相反	xiāng fǎn	شيانغ فان	التعارض المتبادل	clashing; antagonism
06.077	十八反	shí bā fǎn	شي با فان	ثمانية عشر نوعاً من التضاد للأدوية	eighteen antagonisms
06.078	十九畏	shí jiǔ wèi	شي جيو وي	تسعة عشر نوعاً من التقييد المتبادل	nineteen incompatibilities
06.079	禁忌	jìn jì	جين جي	موانع الاستعمال للدواء	contraindications
06.080	配伍禁忌	pèi wǔ jìn jì	بي وو جين جي	موانع الاستعمال لعدم توافق الأدوية	prohibited combination
06.081	证候禁忌	zhèng hòu jìn jì	تشنغ هو جين جي	موانع الاستعمال للدواء في متلازمات معينة	pattern contraindication
06.082	妊娠禁忌[药]	rèn shēn jìn jì [yào]	رن تشن جين جي (ياو)	موانع استعمال الدواء للحامل	contraindications during pregnancy
06.083	服药食忌	fú yào shí jì	فو ياو شي جي	موانع الاستعمال للدواء من الطعام	dietary contraindications during medication
06.084	剂量	jì liàng	جي ليانغ	مقدار الجرعة الدوائية	dosage
06.085	克	kè	كه	غرام	gram
06.086	毫升	háo shēng	هاو شنغ	مليلتر	milliliter
06.02 炮制 معالجة المواد الطبية Processing					
06.087	炮制	pào zhì	باو تشي	معالجة المواد الطبية	processing
06.088	饮片	yǐn piàn	ين بيان	أعشاب طبية مقطعة	decoction pieces
06.089	净制	jìng zhì	جينغ تشي	تطهير	cleansing
06.090	挑选	tiāo xuǎn	تياو شيوان	فرز	sorting
06.091	筛选	shāi xuǎn	شاي شيوان	الغربلة	screening
06.092	风选	fēng xuǎn	فنغ شيوان	الانتقاء بالريح (الغربلة)	winnowing
06.093	水选	shuǐ xuǎn	شوي شيوان	التنقية بالغسل	selection with water
06.094	洗漂	xǐ piǎo	شي بياو	الغسل والشطف	washing and rinsing
06.095	润	rùn	رون	الترطيب	moistening

编号 الرقم المسلسل Code	汉文术语 المصطلح الصيني Chinese term	汉语拼音 الأبجدية الصينية الصوتية Chinese Pinyin	阿文音译 الترجمة الصوتية العربية Arabic transliteration	阿文术语 المصطلح العربي Arabic Term	英文术语 المصطلح الإنجليزي English term
06.096	浸润	jìn rùn	جين رون	غمر	immersion
06.097	洗润	xǐ rùn	شي رون	الغسل والترطيب	rinsing moistening
06.098	淋润	lín rùn	لين رون	سكب العقاقير على الماء	showering moistening
06.099	泡润	pào rùn	باو رون	نقع العقاقير بالماء للترطيب	soaking moistening
06.100	切 [制]	qiē [zhì]	تشيه (تشي)	معالجة القطع	cutting [processing]
06.101	[切] 片	[qiē] piàn	بيان (تشيه)	مقطعة إلى شرائح	slicing
06.102	[切] 段	[qiē] duàn	دوان (تشيه)	مقطعة إلى أقسام	sectioning
06.103	[切] 块	[qiē] kuài	كواي (تشيه)	مقطعة إلى قطع	chopping
06.104	[切] 丝	[qiē] sī	سي (تشيه)	مقطعة إلى خُصل	slivering
06.105	炒 [制]	chǎo [zhì]	تشاو (تشي)	معالجة القلي	stir-frying [processing]
06.106	清炒	qīng chǎo	تشينغ تشاو	قلي بدون المواد المساعدة	simple stir-frying
06.107	加辅料炒	jiā fǔ liào chǎo	جيا فو لياو تشاو	قلي مع المواد المساعدة	stir-frying with adjuvant material
06.108	辅料	fǔ liào	فو لياو	المواد المساعدة	adjuvant material
06.109	麸炒	fū chǎo	فو تشاو	قلي مع النخالة	stir-frying with bran
06.110	土炒	tǔ chǎo	تو تشاو	قلي مع التربة	stir-frying with earth
06.111	烫 [制]	tàng [zhì]	تانغ (تشي)	المعالج بالسفعة؛ اللسع بالسفعة	scalding [processing]
06.112	砂烫	shā tàng	شا تانغ	السفع بالرمل؛ اللسع بالرمل	scalding with sand
06.113	煅 [制]	duàn [zhì]	دوان (تشي)	المعالجة بالتكليس	calcining [processing]
06.114	明煅	míng duàn	مينغ دوان	التكليس من غير عزل الهواء	calcining openly
06.115	煅淬	duàn cuì	دوان تسوي	التكليس والتبريد (التبريد بشكل مفاجئ في مادة سائلة)	calcining and quenching
06.116	制炭	zhì tàn	تشي تان	التفحيم	carbonizing
06.117	炒炭	chǎo tàn	تشاو تان	التفحيم بالقلي	carbonizing by stir-frying
06.118	煅炭	duàn tàn	دوان تان	التفحيم بالتكليس	carbonizing by calcining

编号 الرقم المسلسل Code	汉文术语 المصطلح الصيني Chinese term	汉语拼音 الأبجدية الصينية الصوتية Chinese Pinyin	阿文音译 الترجمة الصوتية العربية Arabic transliteration	阿文术语 المصطلح العربي Arabic Term	英文术语 المصطلح الإنجليزي English term
06.119	制炭存性	zhì tàn cún xìng	تشي تان تسون شينغ	التفحيم مع المحافظة على خواص العشب	burn as charcoal with function preserved
06.120	煨[制]	wēi [zhì]	وي (تشي)	المعالجة بالتحميص	roasting [processing]
06.121	蒸[制]	zhēng [zhì]	تشنغ (تشي)	المعالجة بالتبخير	steaming [processing]
06.122	煮[制]	zhǔ [zhì]	تشو (تشي)	المعالجة بالغلي	boiling [processing]
06.123	炖[制]	dùn [zhì]	دون (تشي)	المعالجة بالتسبيك	stewing [processing]
06.124	酒制	jiǔ zhì	جيو تشي	المعالجة بالخمر	processing with wine
06.125	酒炙	jiǔ zhì	جيو تشي	القلي بالخمر	stir-frying with wine
06.126	酒炖	jiǔ dùn	جيو دون	اليخنة بالخمر	stewing with wine
06.127	酒蒸	jiǔ zhēng	جيو تشنغ	التبخير بالخمر	steaming with wine
06.128	醋制	cù zhì	تسو تشي	معالجة بالخلّ	processing with vinegar
06.129	醋炙	cù zhì	تسو تشي	القلي بالخلّ	stir-frying with vinegar
06.130	醋煮	cù zhǔ	تسو تشو	الغلي بالخلّ	boiling with vinegar
06.131	醋蒸	cù zhēng	تسو تشنغ	التبخير بالخلّ	steaming with vinegar
06.132	盐制	yán zhì	يان تشي	معالجة بالماء المملح	processing with salt-water
06.133	盐炙	yán zhì	يان تشي	القلي بالماء المملح	stir-frying with salt-water
06.134	盐蒸	yán zhēng	يان تشنغ	التبخير بالماء المملح	steaming with salt-water
06.135	姜汁制	jiāng zhī zhì	جيانغ تشي تشي	معالجة بعصير الزنجبيل	processing with ginger juice
06.136	蜜制	mì zhì	مي تشي	معالجة بالعسل	processing with honey
06.137	油制	yóu zhì	يو تشي	معالجة بالزيت	processing with oil
06.138	[制]霜	[zhì] shuāng	شوانغ (تشي)	تحضير المسحوق البلوري	crystallizing
06.139	水飞	shuǐ fēi	شوي في	طحن العقاقير في الماء	levigating; grinding in water

06.03 中药 العقاقير الصينية Chinese medicinals

编号	汉文术语	汉语拼音	阿文音译	阿文术语	英文术语
06.140	丁公藤	dīng gōng téng	دينغ قونغ تنغ	أسل الهند دينغ قونغ	Erycibes Caulis; obtuseleaf erycibe stem
06.141	丁香	dīng xiāng	دينغ شيانغ	القرنفل	Caryophylli Flos; clove

编号 الرقم المسلسل Code	汉文术语 المصطلح الصيني Chinese term	汉语拼音 الأبجدية الصينية الصوتية Chinese Pinyin	阿文音译 الترجمة الصوتية العربية Arabic transliteration	阿文术语 المصطلح العربي Arabic Term	英文术语 المصطلح الإنجليزي English term
06.142	八角茴香	bā jiǎo huí xiāng	با جياو هوي شيانغ	يانسون نجمي	Anisi Stellati Fructus; Chinese star anise
06.143	人参	rén shēn	رن شن	جذر الجنسنج	Ginseng Radix et Rhizoma; ginseng
06.144	野山参	yě shān shēn	يه شان شن	جذر الجنسنج البري	Ginseng Indici Radix; wild ginseng
06.145	红参	hóng shēn	هونغ شن	جذر الجنسنج الأحمر	Ginseng Radix et Rhizoma Rubra; red ginseng
06.146	生晒参	shēng shài shēn	شنغ شاي شن	جنسنج طازج مجفّف	Ginseng Radix; dried fresh ginseng
06.147	人参叶	rén shēn yè	رن شن يه	أوراق الجنسنج	Ginseng Folium; ginseng leaf
06.148	儿茶	ér chá	أر تشا	كاد هنديّ	Catechu; catechu; black cutch
06.149	九里香	jiǔ lǐ xiāng	جيو لي شيانغ	جيو لي شيانغ	Murrayae Folium et Cacumen; murraya jasminorage
06.150	九香虫	jiǔ xiāng chóng	جيو شيانغ تشونغ	جيو شيانغ تشونغ	Aspongopus; stink bug
06.151	刀豆	dāo dòu	داو دو	فاصوليا سيفية	Canavaliae Semen; sword bean; Jack bean
06.152	三七	sān qī	سان تشي	سان تشي	Notoginseng Radix et Rhizoma; notoginseng root; sanchi ginger
06.153	三棱	sān léng	سان لنغ	سان لنغ	Sparganii Rhizoma; sparganium; common burreed tuber
06.154	生姜	shēng jiāng	شنغ جيونغ	الزنجبيل الطازج	Zingiberis Rhizoma Recens; fresh ginger rhizome
06.155	干姜	gān jiāng	قان جيونغ	الزنجبيل المجفّف	Zingiberis Rhizoma; dried ginger rhizome

编号 الرقم المسلسل Code	汉文术语 المصطلح الصيني Chinese term	汉语拼音 الأبجدية الصينية الصوتية Chinese Pinyin	阿文音译 الترجمة الصوتية العربية Arabic transliteration	阿文术语 المصطلح العربي Arabic Term	英文术语 المصطلح الإنجليزي English term
06.156	干漆	gān qī	قان تشي	ورنيش اللكّ المجففة	Toxicodendri Resina; dried lacquer
06.157	土木香	tǔ mù xiāng	تو مو شيانغ	جذر الراسن	Inulae Radix; inula root
06.158	土贝母	tǔ bèi mǔ	تو بي مو	تو بي مو	Bolbostemmatis Rhizoma; paniculate bolbostemma
06.159	土荆皮	tǔ jīng pí	تو جينغ بي	تو جينغ بي	Pseudolaricis Cortex; golden larch bark
06.160	土茯苓	tǔ fú líng	تو فو لينغ	توفو لينغ	Smilacis Glabrae Rhizoma; smooth greenbrier rhizome; glabrous greenbrier rhizome
06.161	土鳖虫	tǔ biē chóng	تو بيه تشونغ	خنفساء الأرض	Eupolyphaga Steleophaga; ground beetle
06.162	大血藤	dà xuè téng	دا شيويه تنغ	دا شيه تنغ	Sargentodoxae Caulis; sargent glory vine stem
06.163	大青叶	dà qīng yè	دا تشينغ يه	أوراق وسمة	Isatidis Folium; isatis leaf; dyers woad leaf
06.164	大枣	dà zǎo	دا تساو	التمر أو البلح الصيني	Jujubae Fructus; Chinese date
06.165	红大戟	hóng dà jǐ	هونغ دا جي	هونغ دا جي	Knoxiae Radix; knoxia root
06.166	[京]大戟	[jīng] dà jǐ	(جينغ) دا جي	جذر فربيون بكين	Euphorbiae Pekinensis Radix; peking euphorbia root
06.167	大黄	dà huáng	دا هوانغ	راوند	Rhei Radix et Rhizoma; rhubarb root and rhizome
06.168	大蓟	dà jì	دا جي	شوك النصارى	Cirsii Japonici Herba; large thistle; Japanese thistle herb
06.169	大腹皮	dà fù pí	دا فو بي	قشر ثمر كوثل	Arecae Pericarpium; areca peel

编号 الرقم المسلسل Code	汉文术语 المصطلح الصيني Chinese term	汉语拼音 الأبجدية الصينية الصوتية Chinese Pinyin	阿文音译 الترجمة الصوتية العربية Arabic transliteration	阿文术语 المصطلح العربي Arabic Term	英文术语 المصطلح الإنجليزي English term
06.170	山麦冬	shān mài dōng	شان ماي دونغ	شان ماي دونغ	Liriopes Radix; liriope root tuber
06.171	山豆根	shān dòu gēn	شان دو قن	شان دو قن	Sophorae Tonkinensis Radix et Rhizoma; bushy sophora; Vietnamese sophora root
06.172	北豆根	běi dòu gēn	بي دو قن	جذر قمرية الصين	Menispermi Rhizoma; asiatic moonseed rhizome
06.173	北沙参	běi shā shēn	بي شا شن	جذور عشب المرجان	Glehniae Radix; glehnia root
06.174	山茱萸	shān zhū yú	شان تشو يوي	ثمار قرنوس دوائيّ	Corni Fructus; Asiatic cornelian cherry fruit
06.175	山药	shān yào	شان ياو	يام صيني	Dioscoreae Rhizoma; dioscorea rhizome; common yam rhizome
06.176	山柰	shān nài	شان ناي	شان ناي	Kaempferiae Rhizoma; galanga resurrection lily rhizome
06.177	山楂	shān zhā	شان تشا	الزعرور	Crataegi Fructus; hawthorn fruit
06.178	山慈菇	shān cí gū	شان تسي قو	توليب صالح للأكل	① Cremastrae Pseudobulbus; ② Pleiones Pseudobulbus; appendiculate cremastra pseudobulb; common pleione pseudobulb
06.179	千年健	qiān nián jiàn	تشيان نيان جيان	تشيان نيان جيان	Homalomenae Rhizoma; homalomena rhizome
06.180	千金子	qiān jīn zǐ	تشيان جين تسي	حب الملوك	Euphorbiae Semen; caper euphorbia seed
06.181	川乌	chuān wū	تشوان وو	أرومة أُكونية	Aconiti Radix; Sichuan aconite root; common monkshood mother root

编号 الرقم المسلسل Code	汉文术语 المصطلح الصيني Chinese term	汉语拼音 الأبجدية الصينية الصوتية Chinese Pinyin	阿文音译 الترجمة الصوتية العربية Arabic transliteration	阿文术语 المصطلح العربي Arabic Term	英文术语 المصطلح الإنجليزي English term
06.182	制川乌	zhì chuān wū	تشي تشوان وو	أرومة أُكونية التصنيع	Aconiti Radix Cocta; prepared common monkshood mother root
06.183	川芎	chuān xiōng	تشوان شيونغ	جذمور بادجان سيتشوان	Chuanxiong Rhizoma; szechwan lovage rhizome
06.184	川楝子	chuān liàn zǐ	تشوان ليان تسي	ثمار الإزادرخت سيتشوان	Toosendan Fructus; Szechwan chinaberry fruit
06.185	广藿香	guǎng huò xiāng	قوانغ هوه شيانغ	البَتْشول	Pogostemonis Herba; cablin patchouli herb
06.186	女贞子	nǚ zhēn zǐ	نيوي تشن تسي	ثمار الليغسطروم	Ligustri Lucidi Fructus; ligustrum; glossy privet fruit
06.187	小茴香	xiǎo huí xiāng	شياو هوي شيانغ	الكَمُّون	Foeniculi Fructus; fennel
06.188	小蓟	xiǎo jì	شياو جي	عشب الشوك	Cirsii Herba; small thistle; field thistle herb
06.189	马齿苋	mǎ chǐ xiàn	ما تشي شيان	بقلة حمقاء	Portulacae Herba; purslane
06.190	马勃	mǎ bó	ما بوه	فقع الذئب	Lasiosphaera Calvatia; puffball
06.191	马钱子	mǎ qián zǐ	ما تشيان تسي	جوز القيء	Strychni Semen; nux vomica seed
06.192	马兜铃	mǎ dōu líng	ما دو لينغ	ثمار الغاغة	Aristolochiae Fructus; aristolochia fruit
06.193	马鞭草	mǎ biān cǎo	ما بيان تساو	رعى الحمام	Verbenae Herba; verbena; European verbena herb
06.194	土牛膝	tǔ niú xī	تو نيو شي	تو نيو شي	Achyranthes Radix et Rhizome; local achyranthis root
06.195	王不留行	wáng bù liú xíng	وانغ بو ليو شينغ	وانغ بو ليو شينغ	Vaccariae Semen; vaccaria seed; cowherb seed

编号 الرقم المسلسل Code	汉文术语 المصطلح الصيني Chinese term	汉语拼音 الأبجدية الصينية الصوتية Chinese Pinyin	阿文音译 الترجمة الصوتية العربية Arabic transliteration	阿文术语 المصطلح العربي Arabic Term	英文术语 المصطلح الإنجليزي English term
06.196	天仙子	tiān xiān zǐ	تيان شيان تسي	بذور البنج الأسود	Hyoscyami Semen; henbane seed
06.197	天仙藤	tiān xiān téng	تيان شيان تنغ	الغاغة	Aristolochiae Herba; dutchmanspipe vine
06.198	天冬	tiān dōng	تيان دونغ	الهليون	Asparagi Radix; asparagus tuber; cochinchinese asparagus root
06.199	天花粉	tiān huā fěn	تيان هوا فن	جذور عرعر الصين	Trichosanthis Radix; trichosanthes root; snakegourd root
06.200	天竹黄	tiān zhú huáng	تيان تشو هوانغ	تيان تشو هوانغ	Bambusae Concretio Silicea; tabasheer
06.201	天南星	tiān nán xīng	تيان نان شينغ	تيان نان شينغ	Arisaematis Rhizoma; Jack-in-the-pulpit tuber
06.202	胆南星	dǎn nán xīng	دان نان شينغ	دان نان شينغ	Arisaema Cum Bile; bile arisaema
06.203	天麻	tiān má	تيان ما	تيان ما	Gastrodiae Rhizoma; tall gastrodia tuber
06.204	天葵子	tiān kuí zǐ	تيان كوي تسي	تيان كوى تسي	Semiaquilegiae Radix; semiaquilegia tuber; muskroot-like semiaquilegia tuber
06.205	木瓜	mù guā	مو قوا	شمول صيني	Chaenomelis Fructus; chaenomeles fruit; common flowering qince fruit
06.206	木香	mù xiāng	مو شيانغ	جذر المبوسورا	Aucklandiae Radix; aucklandia; common aucklandia root
06.207	木贼	mù zéi	مو تسي	أمسوخ شتوى	Equiseti Hiemalis Herba; equisetum herb; common scouring rush herb

编号 الرقم المسلسل Code	汉文术语 المصطلح الصيني Chinese term	汉语拼音 الأبجدية الصينية الصوتية Chinese Pinyin	阿文音译 الترجمة الصوتية العربية Arabic transliteration	阿文术语 المصطلح العربي Arabic Term	英文术语 المصطلح الإنجليزي English term
06.208	木通	mù tōng	مو تونغ	خشب الاكيبال	Akebiae Caulis; akebia caulis; akebia stem
06.209	川木通	chuān mù tōng	تشوان مو تونغ	تشوان مو تونغ	Clematidis Armandii Caulis; clematidis caulis; armand clematis stem
06.210	关木通	guān mù tōng	قوان مو تونغ	ساق الغاغة	Aristolochiae Manshuriensis Caulis; manchurian dutchmanspipe stem
06.211	木蝴蝶	mù hú dié	مو هو ديه	مو هو ديه	Oroxyli Semen; oroxylum seed; Indian trumpetflower seed
06.212	木鳖子	mù biē zǐ	مو بيه تسي	بذور مغض الكوشنشين	Momordicae Semen; momordica seed
06.213	五加皮	wǔ jiā pí	وو جيا بي	وو جيا بي	Acanthopanacis Cortex; acanthopanax root bark; slenderstyle acanthopanax bark
06.214	香加皮	xiāng jiā pí	شيانغ جيا بي	شيانغ جيا بي	Periplocae Cortex; Chinese silkvine root bark
06.215	五味子	wǔ wèi zǐ	وو وي تسي	ثمار السوسل الصيني	Schisandrae Chinensis Fructus; schisandra fruit; Chinese magnolia vine fruit
06.216	五倍子	wǔ bèi zǐ	وو بي تسي	عفصة البلّوط	Galla Chinensis; Chinese gall
06.217	五灵脂	wǔ líng zhī	وو لينغ تشي	براز السنجاب الطيّار	Togopteri Faeces; flying squirrel's droppings
06.218	太子参	tài zǐ shēn	تاي تسي شن	جذر درنيّ جنسنج قرنفليّ	Pseudostellariae Radix; pseudostellaria root; heterophylly false starwort root

编号 الرقم المسلسل Code	汉文术语 المصطلح الصيني Chinese term	汉语拼音 الأبجدية الصينية الصوتية Chinese Pinyin	阿文音译 الترجمة الصوتية العربية Arabic transliteration	阿文术语 المصطلح العربي Arabic Term	英文术语 المصطلح الإنجليزي English term
06.219	车前子	chē qián zǐ	تشه تشيان تسي	بذر لسان الشعل	Plantaginis Semen; plantago seed; plantain seed
06.220	车前草	chē qián cǎo	تشه تشيان تساو	لسان الشعل	Plantaginis Herba; plantago herb; plantain herb
06.221	瓦楞子	wǎ léng zǐ	وا لنغ تسي	أمّ الخلول	Arcae Concha; arc shell
06.222	牛黄	niú huáng	نيو هوانغ	بادِزَهْر	Bovis Calculus; cow bezoar
06.223	牛蒡子	niú bàng zǐ	نيو بانغ تسي	بذور الأرقطيون	Arctii Fructus; great burdock achene
06.224	牛膝	niú xī	نيو شي	جذور اخيرانتوس ثنائي السنّ	Achyranthis Bidentatae Radix; achyranthes root; twotoothed achyranthes root
06.225	川牛膝	chuān niú xī	تشوان نيو شي	تشوان نيو شي	Cyathulae Radix; cyathula root
06.226	贝母	bèi mǔ	بي مو	بصل العرار	Fritillaria Bulbus; fritillary bulb
06.227	川贝母	chuān bèi mǔ	تشوان بي مو	بصل العرار سيتشوان	Fritillariae Cirrhosae Bulbus; sichuan fritillaria; tendrilleaf fritillary bulb
06.228	浙贝母	zhè bèi mǔ	تشه بي مو	بصل العرار بتشجيانغ	Fritillariae Thunbergii Bulbus; Zhejiang fritillaria bulb; thunberg fritillary bulb
06.229	升麻	shēng má	شنغ ما	شنغ ما	Cimicifugae Rhizoma; cimicifuga; largetrifoliolious bugbane rhizome
06.230	化橘红	huà jú hóng	هوا جيوي هونغ	قشر الليمون الهندي غير الناضج	Citri Grandis Exocarpium; pomelo flavedo; pummelo peel

编号 الرقم المسلسل Code	汉文术语 المصطلح الصيني Chinese term	汉语拼音 الأبجدية الصينية الصوتية Chinese Pinyin	阿文音译 الترجمة الصوتية العربية Arabic transliteration	阿文术语 المصطلح العربي Arabic Term	英文术语 المصطلح الإنجليزي English term
06.231	月季花	yuè jì huā	يويه جي هوا	الورد الصيني	Rosae Chinensis Flos; Chinese rose flower
06.232	丹参	dān shēn	دان شن	جذر القويسة الصينيّة	Salviae Miltiorrhizae Radix et Rhizoma; salvia root; danshen root
06.233	乌药	wū yào	وو ياو	وو ياو	Linderae Radix; lindera root; combined spicebush root
06.234	乌梢蛇	wū shāo shé	وو شاو شه	حيّة الذيل الأسود	Zaocys; zaocys
06.235	乌梅	wū méi	وو مي	مشمش ياباني أسود	Mume Fructus; mume fruit; smoked plum
06.236	火麻仁	huǒ má rén	هوه ما رن	ثمر القنّب	Cannabis Fructus; hemp seed
06.237	巴豆	bā dòu	با دو	بذر كروتن	Crotonis Fructus; croton fruit
06.238	巴戟天	bā jǐ tiān	با جي تيان	با جي تيان	Morindae Officinalis Radix; morinda root
06.239	水牛角	shuǐ niú jiǎo	شوي نيو جياو	قرن الجاموس	Bubali Cornu; water buffalo horn
06.240	水红花子	shuǐ hóng huā zǐ	شوي هونغ هوا تسي	شوي هونغ هوا تسي	Polygoni Orientalis Fructus; prince's feather fruit
06.241	水蛭	shuǐ zhì	شوي تشي	علَق	Hirudo; leech
06.242	玉竹	yù zhú	يوي تشو	خات مسليمان المخزني	Polygonati Odorati Rhizoma; polygonatum; fragrant solomon's seal rhizome
06.243	功劳木	gōng láo mù	قونغ لاو مو	قونغ لاو مو	Mahoniae Caulis; Chinese mahonia stem
06.244	功劳叶	gōng láo yè	قونغ لاو يه	قونغ لاو مو يه	Ilex Folium; mahonia [leaf]
06.245	甘松	gān sōng	قان سونغ	قان سونغ	Nardostachyos Radix et Rhizoma; nardostachys root

编号 الرقم المسلسل Code	汉文术语 المصطلح الصيني Chinese term	汉语拼音 الأبجدية الصينية الصوتية Chinese Pinyin	阿文音译 الترجمة الصوتية العربية Arabic transliteration	阿文术语 المصطلح العربي Arabic Term	英文术语 المصطلح الإنجليزي English term
06.246	甘草	gān cǎo	قان تساو	عرقسوس	Glycyrrhizae Radix et Rhizoma; licorice root
06.247	甘遂	gān suí	قان سوي	قانسوی	Kansui Radix; kan sui root
06.248	艾叶	ài yè	آي يه	أوراق الشيح الموكسة	Artemisiae Argyi Folium; mugwort leaf; argy wormood leaf
06.249	石韦	shí wéi	شي وي	شيوي	Pyrrosiae Folium; pyrrosia leaf
06.250	石决明	shí jué míng	شي جيويه مينغ	قوقعة أذن البحر	Haliotidis Concha; abalone shell
06.251	石菖蒲	shí chāng pú	شي تشانغ بو	شي تشانغ بو	Acori Tatarinowii Rhizoma; grassleaf sweetflag rhizome
06.252	石斛	shí hú	شي هو	شي هو	Dendrobii Caulis; dendrobium
06.253	石榴皮	shí liú pí	شي ليو بي	قشر الرمّان	Granati Pericarpium; pomegranate rind
06.254	石膏	shí gāo	شي قاو	الجِبْس	Gypsum Fibrosum; gypsum
06.255	龙胆	lóng dǎn	لونغ دان	العشبة المرّة	Gentianae Radix et Rhizoma; Chinese gentian root
06.256	龙骨	lóng gǔ	لونغ قو	بقايا عظام متحجّرة	Os Draconis; bone fossil of big mammals
06.257	龙眼肉	lóng yǎn ròu	لونغ يان رو	عين التنّين المجفّف	Longan Arillus; longan flesh; longan aril
06.258	仙茅	xiān máo	شيان ماو	شيان ماو	Curculigins Rhizoma; curculigo rhizome; common curculigo rhizome
06.259	仙鹤草	xiān hè cǎo	شيان خه تساو	غافث	Agrimoniae Herba; agrimony

编号 الرقم المسلسل Code	汉文术语 المصطلح الصيني Chinese term	汉语拼音 الأبجدية الصينية الصوتية Chinese Pinyin	阿文音译 الترجمة الصوتية العربية Arabic transliteration	阿文术语 المصطلح العربي Arabic Term	英文术语 المصطلح الإنجليزي English term
06.260	白及	bái jí	باي جي	باي جي	Bletillae Rhizoma; common bletilla tuber
06.261	白术	bái zhú	باي تشو	باي تشو	Atractylodis Macrocephalae Rhizoma; white atractylodes rhizome
06.262	白头翁	bái tóu wēng	باي تو ونغ	شقائق النعمان	Pulsatillae Radix; anemone; Chinese pulsatilla root
06.263	白豆蔻	bái dòu kòu	باي دو كو	حبّ هال (حبهان)	Ammomi Fructus Rotundus; round cardamon fruit
06.264	白英	bái yīng	باي ينغ	باي ينغ	Solani Herba; climbing nightshade
06.265	白花蛇舌草	bái huā shé shé cǎo	باي هوا شه تساو	باي هوا شه تساو	Hedyotis Herba; hedyotis
06.266	白芷	bái zhǐ	باي تشي	حشيشة الملاك	Angelicae Dahuricae Radix; dahurian angelica root
06.267	白附子	bái fù zǐ	باي فو تسي	لوطس دو جياو	Typhonii Rhizoma; giant typhonium rhizome
06.268	白茅根	bái máo gēn	باي ماو قن	باي ماو قن	Imperatae Rhizoma; imperata rhizome; lalang grass rhizome
06.269	白矾	bái fán	باي فان	الشبّ	Alumen; alum
06.270	白果	bái guǒ	باي قوه	جنكة	Ginkgo Semen; ginkgo seed
06.271	白前	bái qián	باي تشيان	باي تشيان	Cynanchi Stauntonii Rhizoma et Radix; cynanchum root and rhizome
06.272	白扁豆	bái biǎn dòu	باي بيان دو	بذور الفاصوليا	Lablab Semen Album; lablab; white hyacinth bean

编号 الرقم المسلسل Code	汉文术语 المصطلح الصيني Chinese term	汉语拼音 الأبجدية الصينية الصوتية Chinese Pinyin	阿文音译 الترجمة الصوتية العربية Arabic transliteration	阿文术语 المصطلح العربي Arabic Term	英文术语 المصطلح الإنجليزي English term
06.273	白蔹	bái liǎn	باي ليان	بصل الهاذة اليابانية	Ampelopsis Radix; Japanese ampelopsis root; ampelopsis
06.274	白鲜皮	bái xiān pí	باي شيان بي	جرادة جذور الدقتمو الأبيض	Dictamni Cortex; dictamnus root bark; dense fruit pittany root bark
06.275	白薇	bái wēi	باي وي	باي وي	Cynanchi Atrati Radix et Rhizoma; cynanchi root; blackend swallow wort root
06.276	瓜蒌	guā lóu	قوا لو	ثمار عرعر الصين	Trichosanthis Fructus; trichosanthes fruit; snakegourd fruit
06.277	瓜蒌子	guā lóu zǐ	قوا لو تسي	بذور عرعر الصين	Trichosanthis Semen; trichosanthes seed; snakegourd seed
06.278	瓜蒌皮	guā lóu pí	قوا لو بي	قشور عرعر الصين	Trichosanthis Pericarpium; trichosanthes peel; snakegourd peel
06.279	冬瓜皮	dōng guā pí	دونغ قوا بي	قشور اليقطين الأبيض	Benincasae Exocarpium; Chinese waxgourd peel
06.280	冬瓜子	dōng guā zǐ	دونغ قوا تسي	بذور اليقطين الأبيض	Benincasae Semen; waxgourd seed
06.281	冬虫夏草	dōng chóng xià cǎo	دونغ تشونغ شيا تساو	أسروع فطور صينية	Cordyceps; Chinese caterpillar fungus
06.282	冬葵子	dōng kuí zǐ	دونغ كوي تسي	دونغ كوي تسي	Malvae Fructus; cluster mallow fruit
06.283	玄明粉	xuán míng fěn	شيوان مينغ فن	مزيج من ملح غلوبر وعرقسوس	Natrii Sulfas Exsiccatus; exsiccated sodium sulfate
06.284	玄参	xuán shēn	شيوان شن	جذور الخنازيرية	Scrophulariae Radix; scrophularia; figwort root

编号 الرقم المسلسل Code	汉文术语 المصطلح الصيني Chinese term	汉语拼音 الأبجدية الصينية الصوتية Chinese Pinyin	阿文音译 الترجمة الصوتية العربية Arabic transliteration	阿文术语 المصطلح العربي Arabic Term	英文术语 المصطلح الإنجليزي English term
06.285	半边莲	bàn biān lián	بان بيان ليان	لوبيليا صينيّة	Lobeliae Chinensis Herba; Chinese lobelia herb
06.286	半枝莲	bàn zhī lián	بان تشي ليان	بان تشي ليان	Scutellariae Barbatae Herba; bearded scutellaria; barbated skullcup herb
06.287	半夏	bàn xià	بان شيا	جذور البينيليا	Pinelliae Rhizoma; pinellia tuber
06.288	法半夏	fǎ bàn xià	فا بان شيا	جذور البينيليا المعالج	Pinelliae Praeparatum Rhizoma; prepared pinellia tuber
06.289	清半夏	qīng bàn xià	تشينغ بان شيا	جذور البينيليا محضر بالشبّ	Pinelliae Rhizoma Praeparatum cum Alumine; pinellia tuber prepared with alum
06.290	姜半夏	jiāng bàn xià	جيانغ بان شيا	جذور البينيليا محضر بالزنجبيل	Pinelliae Rhizome Praeparatum cum Zingibere et Alumine; pinellia tuber prepared with ginger
06.291	半夏曲	bàn xià qǔ	بان شيا تشيوي	جذور البينيليا المخمرة	Pinelliae Rhizoma Fermentata; fermented pinellia
06.292	丝瓜络	sī guā luò	سي قوا لوه	ليف اللوف	Luffae Fructus Retinervus; luffa; luffa vegetable sponge
06.293	老鹳草	lǎo guàn cǎo	لاو قوان تساو	لاو قوان تساو	① Erodii Herba ② Geranii Herba; common heron's bill herb; wilford cranesbill herb
06.294	白芍	bái sháo	باي شاو	جذور الودح الصيني (بدون لحاء)	Paeoniae Radix Alba; white peony root

编号 الرقم المسلسل Code	汉文术语 المصطلح الصيني Chinese term	汉语拼音 الأبجدية الصينية الصوتية Chinese Pinyin	阿文音译 الترجمة الصوتية العربية Arabic transliteration	阿文术语 المصطلح العربي Arabic Term	英文术语 المصطلح الإنجليزي English term
06.295	赤芍	chì sháo	تشي شاو	جذور الودح الصيني (بلحاء)	Paeoniae Radix Rubra; red peony root
06.296	地龙	dì lóng	دي لونغ	دودة الأرض	Pheretima; earthworm
06.297	地肤子	dì fū zǐ	دي فو تسي	بذور مكنسة الجنة	Kochiae Fructus; kochia fruit; belvedere fruit
06.298	地骨皮	dì gǔ pí	دي قو بي	لحاء جذور الخضض الصيني	Lycii Cortex; lycium root bark; Chinese wolfberry root bark
06.299	鲜地黄	xiān dì huáng	شيان دي هوانغ	جذور الرهمانية اللزجة الطازج	Rehmanniae Radix Recens; fresh rehmannia root
06.300	生地黄	shēng dì huáng	شنغ دي هوانغ	جذور الرهمانية اللزجة	Rehmanniae Radix Recens; unprocessed rehmannia root
06.301	熟地黄	shú dì huáng	شو دي هوانغ	جذور الرهمانية اللزجة مطبوخة	Rehmanniae Radix Praeparata; prepared rehmannia root
06.302	地榆	dì yú	دي يوي	جذور كزيرة الثعلب	Sanguisorbae Radix; sanguisorba; garden burnet root
06.303	地锦草	dì jǐn cǎo	دي جين تساو	دي جين تساو	Euphorbiae Humifusae Herba; creeping euphorbia
06.304	芒硝	máng xiāo	مانغ شياو	سُلفات الصودا	Natrii Sulfas; mirabilite
06.305	亚麻子	yà má zǐ	يا ما تسي	بِذر الكتان	Lini Semen; linseed
06.306	西红花	xī hóng huā	شي هونغ هوا	الزعفران	Croci Stigma; saffron
06.307	西河柳	xī hé liǔ	شي خه ليو	غصين الطرفاء	Tamaricis Cacumen; tamarisk stems and leaves
06.308	西洋参	xī yáng shēn	شي يانغ شن	جذور الجنسنج الأمريكية	Panacis Quinquefolii Radix; American ginseng
06.309	百合	bǎi hé	باي خه	بصلة الزنبق	Lilii Bulbus; lily bulb

编号 الرقم المسلسل Code	汉文术语 المصطلح الصيني Chinese term	汉语拼音 الأبجدية الصينية الصوتية Chinese Pinyin	阿文音译 الترجمة الصوتية العربية Arabic transliteration	阿文术语 المصطلح العربي Arabic Term	英文术语 المصطلح الإنجليزي English term
06.310	百部	bǎi bù	باي بو	جذر السّتمونيا	Stemonae Radix; stemona root
06.311	当归	dāng guī	دانغ قوي	جذر حشيشة الملاك الصينية	Angelicae Sinensis Radix; tangkuei; Chinese angelica root
06.312	肉豆蔻	ròu dòu kòu	رو دو كو	جوزة الطِّيب	Myristicae Semen; nutmeg
06.313	肉苁蓉	ròu cōng róng	رو تسونغ رونغ	حشيشة الأسد	Cistanches Herba; desertliving cistanche
06.314	肉桂	ròu guì	رو قوي	القرفة	Cinnamomi Cortex; cinnamon bark; cassia bark
06.315	朱砂	zhū shā	تشو شا	زنجفر	Cinnabaris; cinnabar
06.316	竹节参	zhú jié shēn	تشو جيه شن	تشو جيه شن	Panacis Japonici Rhizoma; Japanese ginseng
06.317	竹茹	zhú rú	تشو رو	نجارة الخيزران	Bambusae Caulis in Taenias; bamboo shavings
06.318	延胡索	yán hú suǒ	يان هو سوه	بقلة الملكة	Corydalis Rhizoma; corydalis rhizome
06.319	自然铜	zì rán tóng	تسي ران تونغ	فلزات النحاس الطبيعي	Pyritum; pyrite
06.320	血余炭	xuè yú tàn	شيويه يوي تان	شعر بشري متفحم	Crinis Carbonisatus; carbonized hair
06.321	血竭	xuè jié	شيويه جيه	دم الغزال	Draconis Sanguis; dragon's blood
06.322	全蝎	quán xiē	تشيوان شيه	العقرب	Scorpio; scorpion
06.323	合欢皮	hé huān pí	خه هوان بي	لحاء البيزية الحرير	Albiziae Cortex; silktree bark; silktree albizia bark
06.324	合欢花	hé huān huā	خه هوان هوا	زهرة ألبيزية الحرير	Albiziae Flos; albizia flower
06.325	决明子	jué míng zǐ	جيويه مينغ تسي	بذور السنا البري	Cassiae Semen; cassia seed
06.326	冰片	bīng piàn	بينغ بيان	كافور بورنيو	Borneolum Syntheticum; borneol

编号 الرقم المسلسل Code	汉文术语 المصطلح الصيني Chinese term	汉语拼音 الأبجدية الصينية الصوتية Chinese Pinyin	阿文音译 الترجمة الصوتية العربية Arabic transliteration	阿文术语 المصطلح العربي Arabic Term	英文术语 المصطلح الإنجليزي English term
06.327	灯心草	dēng xīn cǎo	دنغ شين تساو	أسل	Junci Medulla; juncus pith; common rush
06.328	安息香	ān xī xiāng	آن شي شيانغ	لُبْنَى	Benzoinum; benzoin
06.329	广防己	guǎng fáng jǐ	قوانغ فانغ جي	قوانغ فانغ جي	Aristolochiae Fangchi Radix; southern fangchi root
06.330	防己	fáng jǐ	فانغ جي	حب الهلال	Stephaniae Tetrandrae Radix; four-stamen stephania root
06.331	防风	fáng fēng	فانغ فنغ	جذر اللديلبوريليا	Saposhnikoviae Radix; saposhnikovia root
06.332	红豆蔻	hóng dòu kòu	هونغ دو كو	الهيل الأحمر	Galangae Fructus; galanga fruit; galangal fruit
06.333	红花	hóng huā	هونغ هوا	القرطم	Carthami Flos; safflower
06.334	红芪	hóng qí	هونغ تشي	هونغ تشي	Hedysari Radix; manyinflorescenced sweetvetch root
06.335	红景天	hóng jǐng tiān	هونغ جينغ تيان	هونغ جينغ تيان	Rhodiolae Crenulatae Radix et Rhizoma; bigflower rhodiola root
06.336	麦冬	mài dōng	ماي دونغ	درنة من زنبق الفيروز	Ophiopogonis Radix; ophiopogon tuber; dwarf liyturf tuber
06.337	麦芽	mài yá	ماي يا	الملْت	Hordei Fructus Germinatus; barley sprout; germinated barley
06.338	远志	yuǎn zhì	يوان تشي	جذر البولوغالن	Polygalae Radix; polygala root; thin-leaf milkwort root
06.339	赤小豆	chì xiǎo dòu	تشي شياو دو	بسلّة حمراء	Vignae Semen; rice bean

编号 الرقم المسلسل Code	汉文术语 المصطلح الصيني Chinese term	汉语拼音 الأبجدية الصينية الصوتية Chinese Pinyin	阿文音译 الترجمة الصوتية العربية Arabic transliteration	阿文术语 المصطلح العربي Arabic Term	英文术语 المصطلح الإنجليزي English term
06.340	赤石脂	chì shí zhī	تشي شي تشي	تشي شي تشي	Halloysitum Rubrum; halloysite
06.341	芫花	yuán huā	يوان هوا	دفنة يابانيّة	Genkwa Flos; genkwa flower; lilac daphne flower bud
06.342	花椒	huā jiāo	هوا جياو	فلفل صيني	Zanthoxyli Pericarpium; zanthoxylum; pricklyash peel
06.343	花蕊石	huā ruǐ shí	هوا روي شي	الرخام الحي	Ophicalcitum; ophicalciteserpentine
06.344	芥子	jiè zǐ	جيه تسي	خردل	Sinapis Semen; mustard seed
06.345	苍术	cāng zhú	تسانغ تشو	الجذمور	Atractylodis Rhizoma; atractylodes rhizome
06.346	苍耳子	cāng ěr zǐ	تسانغ أر تسي	بذورشبّيط سيبيريا	Xanthii Fructus; xanthium fruit; Siberian cocklebur fruit
06.347	芡实	qiàn shí	تشيان شي	تشيان شي	Euryales Semen; euryale seed; Gordon euryale seed
06.348	芦荟	lú huì	لو هوي	الصّبار	Aloe; aloes
06.349	芦根	lú gēn	لو قن	جذر القصب	Phragmitis Rhizoma; reed rhizome
06.350	芦笋	lú sǔn	لو سون	الهليون	Asparagi Cacumen; asparagus
06.351	苏木	sū mù	سو مو	عندم صبّان (خشب البقم)	Sappan Lignum; sappan wood
06.352	苏合香	sū hé xiāng	سو خه شيانغ	عسل اللبنى	Styrax; storax; styrax
06.353	杜仲	dù zhòng	دو تشونغ	لحاء يوكومي الكوركتكس	Eucommiae Cortex; eucommia bark
06.354	两面针	liǎng miàn zhēn	ليانغ ميان تشن	ليانغ ميان تشن	Zanthoxyli Radix; shiny bramble; shinyleaf pricklyash root

编号 الرقم المسلسل Code	汉文术语 المصطلح الصيني Chinese term	汉语拼音 الأبجدية الصينية الصوتية Chinese Pinyin	阿文音译 الترجمة الصوتية العربية Arabic transliteration	阿文术语 المصطلح العربي Arabic Term	英文术语 المصطلح الإنجليزي English term
06.355	连钱草	lián qián cǎo	ليان تشيان تساو	رجل القطّ	Glechomae Herba; glechoma; longtube ground ivy herb
06.356	连翘	lián qiào	ليان تشياو	ثمار الهيفل متدلي الأزهار	Forsythiae Fructus; forsythia fruit; weeping forsythia capsule
06.357	吴茱萸	wú zhū yú	وو تشو يوي	وو تشو يوي	Euodiae Fructus; evodia fruit
06.358	牡丹皮	mǔ dān pí	مو دان بي	قشور الفوانيا الشجريّة	Moutan Cortex; moutan root bark; tree peony root bark
06.359	牡荆叶	mǔ jīng yè	مو جينغ يه	أوراق حب الفقد	Viticis Negundo Folium; hempleaf negundo chastetree leaf
06.360	牡蛎	mǔ lì	مو لي	أُوسترُجَى	Ostreae Concha; oyster shell
06.361	何首乌	hé shǒu wū	خه شو وو	خه شو وو	Polygoni Multiflori Radix; fleece-flower root
06.362	制何首乌	zhì hé shǒu wū	تشي خه شو وو	تشي خه شو وو	Polygoni Multiflori Radix Praeparata; prepared fleeceflower root
06.363	伸筋草	shēn jīn cǎo	شن جين تساو	رجل الذئب	Lycopodii Herba; common clubmoss herb; ground pine
06.364	佛手	fó shǒu	فوه شو	إصبع الأترجّ	Citri Sarcodactylis Fructus; finger citron
06.365	皂角刺	zào jiǎo cì	تساو جياو تسي	أشواك النّقاوة	Gleditsiae Spina; gleditisia thorn; Chinese honey locust spine
06.366	谷芽	gǔ yá	قو يا	برعم الدُخن	Setariae Fructus Germinatus; millet sprout

编号 الرقم المسلسل Code	汉文术语 المصطلح الصيني Chinese term	汉语拼音 الأبجدية الصينية الصوتية Chinese Pinyin	阿文音译 الترجمة الصوتية العربية Arabic transliteration	阿文术语 المصطلح العربي Arabic Term	英文术语 المصطلح الإنجليزي English term
06.367	谷精草	gǔ jīng cǎo	قو جينغ تساو	قوجينغ تساو	Eriocauli Flos; pipewort flower
06.368	龟甲	guī jiǎ	قوي جيا	درع السلحفاة	Testudinis Carapax et Plastrum; tortoise
06.369	辛夷	xīn yí	شين يي	المغنوليّة	Magnoliae Flos; magnolia flower bud
06.370	羌活	qiāng huó	تشيانغ هوه	تشيانغ هوه	Notopterygii Rhizoma et Radix; notopterygium rhizome and root
06.371	沙苑子	shā yuàn zǐ	شا يوان تسي	شا يوان تسي	Astragali Complanati Semen; complanate astragalus seed; flatstem milkvetch seed
06.372	沙棘	shā jí	شا جي	شاجي	Hippophae Fructus; sea buckthorn fruit
06.373	沉香	chén xiāng	تشن شيانغ	العود	Aquilariae Lignum Resinatum; aquilaria wood; Chinese eaglewood wood
06.374	诃子	hē zǐ	خه تسي	ثمار الإهليلج الكابليّ	Chebulae Fructus; chebule; terminalia chebula fruit
06.375	补骨脂	bǔ gǔ zhī	بو قو تشي	بو قو تشي	Psoraleae Fructus; psoralea fruit; Malay tea scurfpea fruit
06.376	灵芝	líng zhī	لينغ تشي	طبر	Ganoderma; ganoderma
06.377	阿胶	ē jiāo	أ جياو	غراء جلد الحمار	Asini Corii Colla; donkey-hide glue
06.378	阿魏	ā wèi	آ وي	الحليت	Ferulae Resina; Chinese asafetida
06.379	陈皮	chén pí	تشن بي	قشر البرتقال المجفف	Citri Reticulatae Pericarpium; aged tangerine peel

编号 الرقم المسلسل Code	汉文术语 المصطلح الصيني Chinese term	汉语拼音 الأبجدية الصينية الصوتية Chinese Pinyin	阿文音译 الترجمة الصوتية العربية Arabic transliteration	阿文术语 المصطلح العربي Arabic Term	英文术语 المصطلح الإنجليزي English term
06.380	附子	fù zǐ	فو تسي	أُكُونِيْت	Aconiti Lateralis Radix Praeparata; prepared aconite accessory root; prepared common monkshood daughter root
06.381	忍冬藤	rěn dōng téng	رن دونغ تنغ	ساق سلطان الجبل	Lonicerae Japonicae Caulis; honeysuckle vine
06.382	鸡内金	jī nèi jīn	جي ني جين	غشاء قانصة	Galli Gigerii Endothelium Corneum; gizzard lining
06.383	鸡血藤	jī xuè téng	جي شيويه تنغ	جي شيه تنغ	Spatholobi Caulis; sub-erect spatholobus stem
06.384	鸡骨草	jī gǔ cǎo	جي قو تساو	ابروس عطر	Abri Herba; prayer-beads; Canton love-pea vine
06.385	鸡冠花	jī guàn huā	جي قوان هوا	عرف الديك	Celosiae Cristatae Flos; cockcomb flower
06.386	玫瑰花	méi guī huā	مي قوي هوا	زهر الورد	Rosae Rugosae Flos; rosebud
06.387	青木香	qīng mù xiāng	تشينغ مو شيانغ	جذر الغاغة	Aristolochiae Radix; slender dutchmanspipe root
06.388	青风藤	qīng fēng téng	تشينغ فنغ تنغ	تشينغ فنغ تنغ	Sinomenii Caulis; orient vine
06.389	青叶胆	qīng yè dǎn	تشينغ يه دان	تشينغ يه دان	Swertiae Mileensis Herba; mile swertia herb
06.390	青皮	qīng pí	تشينغ بي	قشر البرتقال غير الناضج	Citri Reticulatae Pericarpium Viride; green tangerine peel
06.391	青果	qīng guǒ	تشينغ قوه	زيتون	Canarii Fructus; Chinese white olive
06.392	青葙子	qīng xiāng zǐ	تشينغ شيانغ تسي	تشينغ شيانغ تسي	Celosiae Semen; celosia seed; feather cockscomb seed

编号 الرقم المسلسل Code	汉文术语 المصطلح الصيني Chinese term	汉语拼音 الأبجدية الصينية الصوتية Chinese Pinyin	阿文音译 الترجمة الصوتية العربية Arabic transliteration	阿文术语 المصطلح العربي Arabic Term	英文术语 المصطلح الإنجليزي English term
06.393	青蒿	qīng hāo	تشينغ هاو	الشيح الحلو	Artemisiae Annuae Herba; sweet wormwood herb
06.394	青黛	qīng dài	تشينغ داي	لقاح نبات النيلة	Indigo Naturalis; indigo
06.395	青礞石	qīng méng shí	تشينغ منغ شي	تشينغ منغ شي	Chloriti Lapis; chlorite
06.396	杏仁	xìng rén	شينغ رن	لبّ المشمش	Armeniacae Semen Amarum; bitter apricot seed
06.397	苦参	kǔ shēn	كو شن	كو شن	Sophorae Flavescentis Radix; sophora root
06.398	苦楝皮	kǔ liàn pí	كو ليان بي	قشر الزلزلخت	Meliae Cortex; chinaberry bark
06.399	枇杷叶	pí pá yè	بي با يه	أوراق الأكيدنيا	Eriobotryae Folium; loquat leaf
06.400	板蓝根	bǎn lán gēn	بان لان قن	جذور وسمة الصباغين	Isatidis Radix; isatis root
06.401	松花粉	sōng huā fěn	سونغ هوا فن	لقاح الصنوبر	Pini Pollen; pine pollen
06.402	枫香脂	fēng xiāng zhī	فنغ شيانغ تشي	راتينج شجرة عنبر دمّاع تايوان	Liquidambaris Resina; beautiful sweetgum resin
06.403	刺五加	cì wǔ jiā	تسي وو جيا	تسي وو جيا	Acanthopanacis Senticosi Radix et Rhizoma seu Caulis; spiny acanthopanax; manyprickle acanthopanax
06.404	郁李仁	yù lǐ rén	يوي لي رن	يوي لي رن	Pruni Semen; bush cherry pit; Chinese dwarf cherry seed
06.405	郁金	yù jīn	يوي جين	جذر الكركم العطريّ	Curcumae Radix; curcuma tuber; turmeric tuber
06.406	虎杖	hǔ zhàng	هو تشانغ	جذور عشبة العقد العملاقة	Polygoni Cuspidati Rhizoma et Radix; giant knotweed rhizome and root; bushy knotweed rhizome and root

编号 الرقم المسلسل Code	汉文术语 المصطلح الصيني Chinese term	汉语拼音 الأبجدية الصينية الصوتية Chinese Pinyin	阿文音译 الترجمة الصوتية العربية Arabic transliteration	阿文术语 المصطلح العربي Arabic Term	英文术语 المصطلح الإنجليزي English term
06.407	昆布	kūn bù	كون بو	عشبة البحر	① Laminariae Thallus; ② Eckloniae Thallus; kelp
06.408	明党参	míng dǎng shēn	مينغ دانغ شن	مينغ دانغ شن	Changii Radix; changium root
06.409	败酱草	bài jiàng cǎo	باي جيانغ تساو	كورثل كعب الغزال	Thlaspi Herba; patrinia
06.410	罗布麻叶	luó bù má yè	لوه بو ما يه	أوراق الخوشان	Apocyni Veneti Folium; dogbane leaf
06.411	罗汉果	luó hàn guǒ	لوه هان قوه	لوه هان قوه	Siraitiae Fructus; momordica fruit
06.412	知母	zhī mǔ	تشي مو	تشي مو	Anemarrhenae Rhizoma; anemarrhena rhizome; common anemarrhena rhizome
06.413	委陵菜	wěi líng cài	وي لينغ تساي	عشبة القوى الصينيّة	Potentillae Chinensis Herba; Chinese silverweed; Chinese cinquefoil
06.414	垂盆草	chuí pén cǎo	تشوي بن تساو	حيّ العالم السرعيّ (الحجارة الخيطية)	Sedi Herba; hanging stonecrop herb; stringy stonecrop herb
06.415	使君子	shǐ jūn zǐ	شي جيون تسي	ثمار كسكال رانغون	Quisqualis Fructus; rangoon creeper fruit
06.416	侧柏叶	cè bǎi yè	تسه باي يه	أوراق شجرة الحياة	Platycladi Cacumen; Chinese arborvitae twig and leaf
06.417	佩兰	pèi lán	بي لان	بي لان	Eupatorii Herba; eupatorium herb
06.418	金果榄	jīn guǒ lǎn	جين قوه لان	جين قوه لان	Tinosporae Radix; tinospora root
06.419	金沸草	jīn fèi cǎo	جين في تساو	جين في تساو	Inulae Herba; inula herb
06.420	金荞麦	jīn qiáo mài	جين تشياو ماي	جذمور الحنطة السوداء الذهبية	Fagopyri Dibotryis Rhizoma; golden buckwheat rhizome

编号 الرقم المسلسل Code	汉文术语 المصطلح الصيني Chinese term	汉语拼音 الأبجدية الصينية الصوتية Chinese Pinyin	阿文音译 الترجمة الصوتية العربية Arabic transliteration	阿文术语 المصطلح العربي Arabic Term	英文术语 المصطلح الإنجليزي English term
06.421	金钱白花蛇	jīn qián bái huā shé	جين تشيان باي هوا شه	جين تشيان باي هوا شه	Bungarus Parvus; multibanded krati
06.422	金钱草	jīn qián cǎo	جين تشيان تساو	جين تشيان تساو	Lysimachiae Herba; christina loosestrife; lysimachia
06.423	广金钱草	guǎng jīn qián cǎo	قوانغ جين تشيان تساو	قوانغ جين تشيان تساو	Desmodii Styracifolii Herba; desmodium; snowbell-leaf tick clover herb
06.424	金银花	jīn yín huā	جين ين هوا	زهرة صريمة الجدي اليابانية	Lonicerae Japonicae Flos; Japanese honeysuckle flower; lonicera
06.425	金樱子	jīn yīng zǐ	جين ينغ تسي	ورد مثلث الأوراق	Rosae Laevigatae Fructus; cherokee rosehip
06.426	金礞石	jīn méng shí	جين منغ شي	جين منغ شي	Micae Lapis Aureus Lapis; mica schist
06.427	狗脊	gǒu jǐ	قو جي	قو جي	Cibotii Rhizoma; cibotium rhizome; cibot rhizome
06.428	肿节风	zhǒng jié fēng	تشونغ جيه فنغ	تشونغ جيه فنغ	Sarcandrae Herba; glabrous sarcandra herb
06.429	鱼腥草	yú xīng cǎo	يوي شينغ تساو	يوي شينغ تساو	Houttuyniae Herba; houttuynia; heartleaf houttuynia herb
06.430	炉甘石	lú gān shí	لو قان شي	الكالامين	Calamina; calamine
06.431	卷柏	juǎn bǎi	جيوان باي	جيوان باي	Selaginellae Herba; selaginella
06.432	泽兰	zé lán	تسه لان	تسه لان	Lycopi Herba; lycopos
06.433	泽泻	zé xiè	تسه شيه	عسقول مزمار الراعي	Alismatis Rhizoma; alisma rhizome; oriental waterplantain rhizome
06.434	降香	jiàng xiāng	جيانغ شيانغ	الخشب الوردي	Dalbergiae Odoriferae Lignum; dalbergia heartwood

编号 الرقم المسلسل Code	汉文术语 المصطلح الصيني Chinese term	汉语拼音 الأبجدية الصينية الصوتية Chinese Pinyin	阿文音译 الترجمة الصوتية العربية Arabic transliteration	阿文术语 المصطلح العربي Arabic Term	英文术语 المصطلح الإنجليزي English term
06.435	细辛	xì xīn	شي شين	جذر زرنباد صيني	Asari Radix et Rhizoma; asarum; manchurian wildginger root
06.436	珍珠	zhēn zhū	تشن تشو	لؤلؤة	Margarita; pearl
06.437	珍珠母	zhēn zhū mǔ	تشن تشو مو	عرق اللؤلؤة	Margaritifera Concha; mother-of-pearl
06.438	荆芥	jīng jiè	جينغ جيه	عشب النبتاي	Schizonepetae Herba; schizonepeta herb
06.439	茜草	qiàn cǎo	تشيان تساو	العروق الحمر	Rubiae Radix et Rhizoma; madder root
06.440	荜茇	bì bá	بي با	كبابة صينية	Piperis Longui Fructus; long pepper fuit
06.441	荜澄茄	bì chéng qié	بي تشنغ تشيه	كبابة	Litseae Fructus; cubeb fruit
06.442	草乌	cǎo wū	تساو وو	تساو وو	Aconiti Kusnezoffii Radix; wild aconite root; kusnezoff monkshood root
06.443	制草乌	zhì cǎo wū	تشي تساو وو	تشي تساو وو	Aconiti Kusnezoffii Radix Cocta; prepared kusnezoff monkshood root
06.444	草豆蔻	cǎo dòu kòu	تساو دو كو	تساو دو كو	Alpiniae Katsumadai Semen; katsumada galangal seed
06.445	草果	cǎo guǒ	تساو قوه	فراولة	Tsaoko Fructus; tsaoko fruit
06.446	茵陈	yīn chén	ين تشن	الطرخون	Artemisiae Scopariae Herba; virgate wormwood herb
06.447	茯苓	fú líng	فو لينغ	كمأة صينيّة	Poria; poria
06.448	茺蔚子	chōng wèi zǐ	تشونغ وي تسي	بذور الشويلاء	Leonuri Fructus; motherwort fruit

编号 الرقم المسلسل Code	汉文术语 المصطلح الصيني Chinese term	汉语拼音 الأبجدية الصينية الصوتية Chinese Pinyin	阿文音译 الترجمة الصوتية العربية Arabic transliteration	阿文术语 المصطلح العربي Arabic Term	英文术语 المصطلح الإنجليزي English term
06.449	胡芦巴	hú lú bā	هو لو با	الحلبة	Trigonellae Semen; common fenugreek seed
06.450	胡黄连	hú huáng lián	هو هوانغ ليان	هو هوانغ ليان	Picrorhizae Rhizoma; picrorhiza rhizome
06.451	胡椒	hú jiāo	هو جياو	الفلفل	Piperis Fructus; pepper
06.452	荔枝核	lì zhī hé	لي تشي خه	بذور ليتشي	Litchi Semen; lychee seed
06.453	南沙参	nán shā shēn	نان شا شن	جذور أضنفور	Adenophorae Radix; adenophora root; fourleaf ladybell root
06.454	枳壳	zhǐ qiào	تشي تشياو	ثمار النقّاش غير الناضج	Aurantii Fructus; bitter orange
06.455	枳实	zhǐ shí	تشي شي	ثمار النقّاش الشابّة	Aurantii Fructus Immaturus; immature orange fruit
06.456	柏子仁	bǎi zǐ rén	باي تسي رن	بذور شجرة الحياة	Platycladi Semen; arborvitae seed; Chinese arborvitae seed
06.457	栀子	zhī zǐ	تشي تسي	ثمار الغاردينيا الياسمينيّة	Gardeniae Fructus; gardenia fruit; cape jasmine fruit
06.458	枸杞子	gǒu qǐ zǐ	قو تشي تسي	بُشْمُلة	Lycii Fructus; lycium fruit; Chinese wolfberry fruit
06.459	柿蒂	shì dì	شي دي	كأس زهرة الكاكي	Kaki Calyx; persimmon calyx
06.460	威灵仙	wēi líng xiān	وي لينغ شيان	جذر الملعى الصينية	Clematidis Radix et Rhizoma; Chinese clematis root
06.461	厚朴	hòu pò	هو بوه	مغنولية مخزنيّة	Magnoliae Officinalis Cortex; magnolia bark
06.462	厚朴花	hòu pò huā	هو بوه هوا	زهرة المغنولية المخزنيّة	Magnoliae Officinalis Flos; officinal magnolia flower

编号 الرقم المسلسل Code	汉文术语 المصطلح الصيني Chinese term	汉语拼音 الأبجدية الصينية الصوتية Chinese Pinyin	阿文音译 الترجمة الصوتية العربية Arabic transliteration	阿文术语 المصطلح العربي Arabic Term	英文术语 المصطلح الإنجليزي English term
06.463	砂仁	shā rén	شا رن	شا رن	Amomi Fructus; amomum fruit
06.464	牵牛子	qiān niú zǐ	تشيان نيو تسي	حبّة المحمودة	Pharbitidis Semen; pharbitis seed
06.465	轻粉	qīng fěn	تشينغ فن	الكالوميل	Calomelas; calomel
06.466	乳香	rǔ xiāng	رو شيانغ	مصطكى؛ لُبان	Olibanum; olibanum
06.467	没药	mò yào	موه ياو	المرّ	Myrrha; myrrh
06.468	鸦胆子	yā dǎn zǐ	يا دان تسي	يا دان تسي	Bruceae Fructus; brucea fruit; Java brucea fruit
06.469	韭菜子	jiǔ cài zǐ	جيو تساي تسي	حبّة الكُرّاث	Allii Tuberosi Semen; Chinese leek seed; tuber onion seed
06.470	蛤蟆油	há má yóu	ها ما يو	قناة المبيض الضفدع	Ranae Oviductus; forest frog's oviduct
06.471	骨碎补	gǔ suì bǔ	قو سوي بو	قو سوي بو	Drynariae Rhizoma; drynaria rhizome
06.472	钟乳石	zhōng rǔ shí	تشونغ رو شي	الهوابط	Stalactitum; stalactite
06.473	钩藤	gōu téng	قو تنغ	قو تنغ	Uncariae Ramulus Cum Uncis; uncaria vine; gambir plant
06.474	香附	xiāng fù	شيانغ فو	جذور السعادي	Cyperi Rhizoma; cyperus; nutgrass galingale rhizome
06.475	香橼	xiāng yuán	شيانغ يوان	ثمار الأترجّ	Citri Fructus; citron fruit
06.476	香薷	xiāng rú	شيانغ رو	حشيشة الليمون	Moslae Herba; mosla
06.477	重楼	chóng lóu	تشونغ لو	تشونغ لو	Paridis Rhizoma; Paris rhizome
06.478	禹余粮	yǔ yú liáng	يوي يوي ليانغ	الليمونيت	Limonitum; limonite
06.479	独活	dú huó	دو هوه	دو هوه	Angelicae Pubescentis Radix; pubescent angelica root; doubleteeth pubescent angelica root

编号 الرقم المسلسل Code	汉文术语 المصطلح الصيني Chinese term	汉语拼音 الأبجدية الصينية الصوتية Chinese Pinyin	阿文音译 الترجمة الصوتية العربية Arabic transliteration	阿文术语 المصطلح العربي Arabic Term	英文术语 المصطلح الإنجليزي English term
06.480	胖大海	pàng dà hǎi	بانغ دا هاي	بانغ دا هاي	Sterculiae Lychnophorae Semen; sterculia seed; boat-fruited sterculia seed
06.481	急性子	jí xìng zǐ	جي شينغ تسي	بذور الحنّاء	Impatientis Semen; garden balsam seed
06.482	前胡	qián hú	تشيان هو	ذجر البوسيدان	Peucedani Radix; hog-fennel root
06.483	首乌藤	shǒu wū téng	شو وو تنغ	شو وو تنغ	Polygoni Multiflori Caulis; fleece-flower caulis
06.484	姜黄	jiāng huáng	جيانغ هوانغ	جذور القرّاص	Curcumae Longae Rhizoma; turmeric rhizome
06.485	洋金花	yáng jīn huā	يانغ جين هوا	زهرة الداتورة الشائكة	Daturae Flos; datura flower
06.486	夜明砂	yè míng shā	يه مينغ شا	براز الخفّاش	Vespertilio Feaces; bat's droppings
06.487	神曲	shén qū	شن تشيوي	خيرة طبيّة	Massa Medicata Fermentata; medicated leaven
06.488	穿山甲	chuān shān jiǎ	تشوان شان جيا	قشور أم القرفة (البنغول)	Manis Squama; pangolin scales
06.489	穿心莲	chuān xīn lián	تشوان شين ليان	تشوان شين ليان	Andrographis Herba; andrographis; common andrographis herb
06.490	络石藤	luò shí téng	لوه شي تنغ	لوه شي تنغ	Trachelospermi Caulis et Folium; star jasmine stem
06.491	秦艽	qín jiāo	تشين جياو	تشين جياو	Gentianae Macrophyllae Radix; large-leaf gentian root; gentiana macrophylla root
06.492	秦皮	qín pí	تشين بي	لحاء المران الصيني	Fraxini Cortex; fraxinus bark; ash bark

编号 الرقم المسلسل Code	汉文术语 المصطلح الصيني Chinese term	汉语拼音 الأبجدية الصينية الصوتية Chinese Pinyin	阿文音译 الترجمة الصوتية العربية Arabic transliteration	阿文术语 المصطلح العربي Arabic Term	英文术语 المصطلح الإنجليزي English term
06.493	珠子参	zhū zǐ shēn	تشو تسي شن	تشو تسي شن	Panacis Majoris Rhizoma; large-leaf Japanese ginseng rhizome
06.494	桂枝	guì zhī	قوي تشي	غصين القرفة الصينيّة	Cinnamomi Ramulus; cassia twig
06.495	桔梗	jié gěng	جيه قنغ	جذر البراتيكودى	Platycodonis Radix; platycodon root
06.496	桃仁	táo rén	تاو رن	لبّ الخوخ	Persicae Semen; peach kernel
06.497	核桃仁	hé táo rén	خه تاو رن	لبّ الجوز	Juglandis Semen; walnut
06.498	莱菔子	lái fú zǐ	لاي فو تسي	بذر عروق الفجل	Raphani Semen; radish seed
06.499	莲子	lián zǐ	ليان تسي	بذور اللوتس	Nelumbinis Semen; lotus seed
06.500	莲子心	lián zǐ xīn	ليان تسي شين	لبّ بذور اللوتس	Nelumbinis Plumula; lotus plumule
06.501	莲房	lián fáng	ليان فانغ	قرص اللوتس	Nelumbinis Receptaculum; lotus receptacle
06.502	莲须	lián xū	ليان شيوي	عنم اللوتس	Nelumbinis Stamen; lotus stamen
06.503	莪术	é zhú	أ تشو	جذر الكُركُم العطري	Curcumae Rhizoma; zedoray rhizome
06.504	荷叶	hé yè	خه يه	أوراق اللوتس	Nelumbinis Folium; lotus leaf
06.505	夏天无	xià tiān wú	شيا تيان وو	عسقول القبّرية المضطجع	Corydalis Decumbentis Rhizoma; decumbent corydalis rhizome
06.506	夏枯草	xià kū cǎo	شيا كو تساو	الجعدة	Prunellae Spica; prunella; common self-heal fruit spike
06.507	柴胡	chái hú	تشاي هو	جذر الحلبلاب	Bupleuri Radix; bupleurum; Chinese thorowax root

编号 الرقم المسلسل Code	汉文术语 المصطلح الصيني Chinese term	汉语拼音 الأبجدية الصينية الصوتية Chinese Pinyin	阿文音译 الترجمة الصوتية العربية Arabic transliteration	阿文术语 المصطلح العربي Arabic Term	英文术语 المصطلح الإنجليزي English term
06.508	党参	dǎng shēn	دانغ شن	دانغ شن	Codonopsis Radix; codonopsis root
06.509	鸭跖草	yā zhí cǎo	يا تشي تساو	يا تشي تساو	Commelinae Herba; common dayflower herb
06.510	射干	shè gàn	شه قان	شه قان	Belamcandae Rhizoma; blackberrylily rhizome
06.511	徐长卿	xú cháng qīng	شيوي تشانغ تشينغ	شيوي تشانغ تشينغ	Cynanchi Paniculati Radix et Rhizoma; paniculate swallow-wort root
06.512	凌霄花	líng xiāo huā	لينغ شياو هوا	زهرة المتسلّقة البوقيّة	Campsis Flos; campsis flower; trumpetcreeper flower
06.513	高良姜	gāo liáng jiāng	قاو ليانغ جيانغ	الخولنجان	Alpiniae Officinarum Rhizoma; lesser galangal rhizome
06.514	萆薢	bì xiè	بي شيه	بي شيه	Dioscoreae Hypoglaucae Rhizoma; hypoglaucous collett yam rhizoma
06.515	益母草	yì mǔ cǎo	يي مو تساو	شويلاء؛ عشب اليونس	Leonuri Herba; motherwort herb
06.516	益智	yì zhì	يي تشي	يي تشي	Alpiniae Oxyphyllae Fructus; alpinia fruit; sharpleaf glangal fruit
06.517	拳参	quán shēn	تشيوان شن	جذور الأجبار	Bistortae Rhizoma; bistort rhizome
06.518	浮小麦	fú xiǎo mài	فو شياو ماي	القمح غير الناضج	Tritici Fructus Levis; immature wheat
06.519	海马	hǎi mǎ	هاي ما	فرس البحر	Hippocampus; sea horse
06.520	海风藤	hǎi fēng téng	هاي فنغ تنغ	هاي فنغ تنغ	Piperis Kadsurae Caulis; kadsura pepper stem
06.521	海龙	hǎi lóng	هاي لونغ	زمّارة البحر	Syngnathus; pipefish

编号 الرقم المسلسل Code	汉文术语 المصطلح الصيني Chinese term	汉语拼音 الأبجدية الصينية الصوتية Chinese Pinyin	阿文音译 الترجمة الصوتية العربية Arabic transliteration	阿文术语 المصطلح العربي Arabic Term	英文术语 المصطلح الإنجليزي English term
06.522	海金沙	hǎi jīn shā	هاي جين شا	هاي جين شا	Lygodii Spora; lygodium spore; Japanese climbing fern spore
06.523	海螵蛸	hǎi piāo xiāo	هاي بياو شياو	عظم الحبّار	Sepiae Endoconcha; cuttlebone
06.524	海藻	hǎi zǎo	هاي تساو	الطحلب البحري	Sargassum; seaweed
06.525	浮萍	fú píng	فو بينغ	عدس الماء	Spirodelae Herba; spirodela; common ducksmeat herb
06.526	娑罗子	suō luó zǐ	سوه لوه تسي	بذور الباقِية	Aesculi Semen; horse chestnut; buckeye seed
06.527	预知子	yù zhī zǐ	يوي تشي تسي	ثمار الأقبى خماسيّة الورق	Akebiae Fructus; akehia fruit
06.528	桑叶	sāng yè	سانغ يه	أوراق التوت	Mori Folium; mulberry leaf
06.529	桑白皮	sāng bái pí	سانغ باي بي	لحاء جذور التوت	Mori Cortex; mulberry root bark; white mulberry root bark
06.530	桑枝	sāng zhī	سانغ تشي	غصين التوت	Mori Ramulus; mulberry twig
06.531	桑寄生	sāng jì shēng	سانغ جي شنغ	حضال	Taxilli Herba; taxillus; Chinese taxillus herb
06.532	槲寄生	hú jì shēng	هو جي شنغ	الهدال	Visci Herba; coloured mistletoe; coloured mistletoe herb
06.533	桑椹	sāng shèn	سانغ شن	التوت	Mori Fructus; mulberry fruit
06.534	桑螵蛸	sāng piāo xiāo	سانغ بياو شياو	حالة البيضة لفرس النبي	Mantidis Ootheca; mantis egg case
06.535	通草	tōng cǎo	تونغ تساو	لباب أرالية عامرة	Tetrapanacis Medulla; rice paper plant pith

编号 الرقم المسلسل Code	汉文术语 المصطلح الصيني Chinese term	汉语拼音 الأبجدية الصينية الصوتية Chinese Pinyin	阿文音译 الترجمة الصوتية العربية Arabic transliteration	阿文术语 المصطلح العربي Arabic Term	英文术语 المصطلح الإنجليزي English term
06.536	黄芩	huáng qín	هوانغ تشين	جذر هُرْبُون	Scutellariae Radix; scutellaria; baical skullcap root
06.537	黄芪	huáng qí	هوانغ تشي	جذر أسطراغالوس	Astragali Radix; astragalus root; milkvetch root
06.538	黄连	huáng lián	هوانغ ليان	جذمور القُبطيس	Coptidis Rhizoma; coptis rhizome
06.539	黄柏	huáng bò	هوانغ بوه	لحاء عيشوم	Phellodendri Chinensis Cortex; phellodendron bark; Chinese cork tree
06.540	黄精	huáng jīng	هوانغ جينغ	خاتم سليمان	Polygonati Rhizoma; polygonatum rhizome; Siberian solomon's seal
06.541	黄药子	huáng yào zǐ	هوانغ ياو تسي	هوانغ ياو تسي	Dioscoreae Bulbiferae Rhizoma; air potato
06.542	菟丝子	tú sī zǐ	تو سي تسي	كشوث	Cuscutae Semen; dodder seed
06.543	菊花	jú huā	جيوي هوا	أقحوان	Chrysanthemi Flos; chrysanthemum flower
06.544	梅花	méi huā	مي هوا	زهرة البرقوق	Mume Flos; plum flower
06.545	常山	cháng shān	تشانغ شان	جذر العقف	Dichroae Radix; dichroa root; antifeverile dichroa root
06.546	野菊花	yě jú huā	يه جيوي هوا	الأقحوان البري	Chrysanthemi Indici Flos; wild chrysanthemum flower
06.547	蛇床子	shé chuáng zǐ	شه تشوانغ تسي	شه تشوانغ تسي	Cnidii Fructus; common cnidium fruit
06.548	蛇蜕	shé tuì	شه توي	سلخ الحية	Serpentis Periostracum; snake slough
06.549	蛇莓	shé méi	شه مي	شهمي	Duchesnea Herba Indica; Indian mock strawberry

编号 الرقم المسلسل Code	汉文术语 المصطلح الصيني Chinese term	汉语拼音 الأبجدية الصينية الصوتية Chinese Pinyin	阿文音译 الترجمة الصوتية العربية Arabic transliteration	阿文术语 المصطلح العربي Arabic Term	英文术语 المصطلح الإنجليزي English term
06.550	蚕沙	cán shā	تسان شا	براز دودة القز	Bombycis Faeces; silkworm droppings
06.551	银杏叶	yín xìng yè	ين شينغ يه	أوراق الجنكة الصينية	Ginkgo Folium; ginkgo leaf
06.552	银柴胡	yín chái hú	ين تشاي هو	ين تشاي هو	Stellariae Radix; stellaria root; starwort root
06.553	猪牙皂	zhū yá zào	تشو يا تساو	ثمار مجففة الثقاوة	Gleditsiae Fructus Abnormalis; Chinese honey locust abnormal fruit
06.554	猪苓	zhū líng	تشو لينغ	عيش الغراب	Polyporus; polyporus; chuling
06.555	猫爪草	māo zhuǎ cǎo	ماو تشوا تساو	جذر درنيّ الحوذان	Ranunculi Ternati Radix; catclaw buttercup root
06.556	旋覆花	xuán fù huā	شيوان فو هوا	برنوف	Inulae Flos; inula flower
06.557	麻油	má yóu	ما يو	زيت السمسم	Sesami Oleum; sesame oil
06.558	麻黄	má huáng	ما هوانغ	العلد الصينى	Ephedrae Herba; ephedra
06.559	麻黄根	má huáng gēn	ما هوانغ قن	جذور العلد الصينى	Ephedrae Radix et Rhizoma; ephedra root
06.560	鹿角	lù jiǎo	لو جياو	قرن الأيّل	Cervi Cornu; deer horn
06.561	鹿角霜	lù jiǎo shuāng	لو جياو شوانغ	ثفل العظم لقرن الأيّل	Cervi Cornu Degelatinatum; degelatined deer horn
06.562	鹿茸	lù róng	لو رونغ	قرن الأيّل الوبرىّ	Cervi Cornu Pantotrichum; deer velvet
06.563	鹿衔草	lù xián cǎo	لو شيان تساو	لو شيان تساو	Pyrolae Herba; pyrola herb
06.564	商陆	shāng lù	شانغ لو	اللكّيّة	Phytolaccae Radix; phytolacca; pokeberry root
06.565	羚羊角	líng yáng jiǎo	لينغ يانغ جياو	قرن الظبي	Saigae Tataricae Cornu; antelope horn

编号 الرقم المسلسل Code	汉文术语 المصطلح الصيني Chinese term	汉语拼音 الأبجدية الصينية الصوتية Chinese Pinyin	阿文音译 الترجمة الصوتية العربية Arabic transliteration	阿文术语 المصطلح العربي Arabic Term	英文术语 المصطلح الإنجليزي English term
06.566	断血流	duàn xuè liú	دوان شيويه ليو	دوان شيه ليو	Clinopodii Herba; clinopodium herb
06.567	淫羊藿	yín yáng huò	ين يانغ هوه	نبْاقة كبيرة الزهر	Epimedii HerbaFolium P176; epimedium leaf
06.568	淡竹叶	dàn zhú yè	دان تشو يه	دانتشويه	Lophatheri Herba; lophatherum stem and leaf
06.569	淡豆豉	dàn dòu chǐ	دان دو تشي	فول الصويا المخمرة	Sojae Semen Praeparatum; prepared soybean; fermented soybean
06.570	密蒙花	mì méng huā	مي منغ هوا	البُذْلِيّة	Buddlejae Flos; pale butterflybush flower; buddleia flower
06.571	续断	xù duàn	شيوي دوان	جذور الدبساسيّة	Dipsaci Radix; dipsacus; Himalayan teasel root
06.572	绵马贯众	mián mǎ guàn zhòng	ميان ما قوان تشونغ	ميان ما قوان تشونغ	Dryopteris Crassirhizomatis Rhizoma; dryopteris rhizome; male fern rhizome
06.573	斑蝥	bān máo	بان ماو	الذراريح	Mylabris; mylabris; blister beetle
06.574	款冬花	kuǎn dōng huā	كوان دونغ هوا	حشيشة السعال	Farfarae Flos; tussilago flower; common coltsfoot flower
06.575	葛根	gě gēn	قه قن	جذور حشيشة السهام	Puerariae Lobatae Radix; pueraria; kudzu root
06.576	葶苈子	tíng lì zǐ	تينغ لي تسي	حبّة الجرف المشرقي	① Descurainiae Semen; ② Lepidii Semen; pepperweed seed; tansymustard seed; descurainia seed; lepidium seed

编号 الرقم المسلسل Code	汉文术语 المصطلح الصيني Chinese term	汉语拼音 الأبجدية الصينية الصوتية Chinese Pinyin	阿文音译 الترجمة الصوتية العربية Arabic transliteration	阿文术语 المصطلح العربي Arabic Term	英文术语 المصطلح الإنجليزي English term
06.577	萹蓄	biān xù	بيان شيوي	البطباط	Polygoni Avicularis Herba; knotgrass; common knotgrass herb
06.578	楮实子	chǔ shí zǐ	تشو شي تسي	ثمر توت الورق	Broussonetiae Fructus; paper mulberry fruit
06.579	棕榈	zōng lǘ	تسونغ ليوي	نخيل	Trachycarpi Petiolus; trachycarp petiole; fortune windmill palm petiole
06.580	硫黄	liú huáng	ليو هوانغ	كِبريت	Sulfur; sulfur
06.581	雄黄	xióng huáng	شيونغ هوانغ	رهج أصفر	Realgar; realgar
06.582	紫石英	zǐ shí yīng	تسي شي ينغ	جَمَشْت	Fluoritum; fluorite
06.583	紫花地丁	zǐ huā dì dīng	تسي هوا دي دينغ	لازوردِيّة	Violae Herba; violet; Tokyo violet herb
06.584	紫苏子	zǐ sū zǐ	تسي سو تسي	ثمار الريحان	Perillae Fructus; perilla fruit
06.585	紫苏叶	zǐ sū yè	تسي سو يه	أوراق الريحان	Perillae Folium; perilla leaf
06.586	紫苏梗	zǐ sū gěng	تسي سو قنغ	ساق الريحان	Perillae Caulis; perilla stem
06.587	紫河车	zǐ hé chē	تسي خه تشه	مشيمة بشرية مجففة	Placenta Hominis (拉); human placenta; human placenta
06.588	紫草	zǐ cǎo	تسي تساو	البقّون الآسيوي	Arnebiae Radix; arnebia root
06.589	紫菀	zǐ wǎn	تسي وان	الأسطر	Asteris Radix et Rhizoma; aster root; Tatarian aster root
06.590	蛤壳	gé ké	قه كه	صدفة البطلينوس	① Meretricis Concha; ② Cyclinae Concha; clam shell
06.591	蛤蚧	gé jiè	قه جيه	الوزغ	Gecko; gecko

编号 الرقم المسلسل Code	汉文术语 المصطلح الصيني Chinese term	汉语拼音 الأبجدية الصينية الصوتية Chinese Pinyin	阿文音译 الترجمة الصوتية العربية Arabic transliteration	阿文术语 المصطلح العربي Arabic Term	英文术语 المصطلح الإنجليزي English term
06.592	黑芝麻	hēi zhī má	هي تشي ما	بذور السمسم الأسود	Sesami Semen Nigrumi; black sesame seed
06.593	锁阳	suǒ yáng	سوه يانغ	سوه يانغ	Cynomorii Herba; cynomorium fleshy stem; songaria cynomorium herb
06.594	鹅不食草	é bù shí cǎo	أ بو شي تساو	عشبة ذوات المائة رجل	Centipedae Herba; small centipede herb
06.595	番泻叶	fān xiè yè	فان شيه يه	أوراق السنا	Sennae Folium; senna leaf
06.596	滑石	huá shí	هوا شي	الطلْق	Talcum; talcum
06.597	蓖麻子	bì má zǐ	بي ما تسي	حبّ الملوك	Ricini Semen; castor seed
06.598	蒺藜	jí lí	جي لي	حَسَك	Tribuli Fructus; caltrop fruit; puncturevine fruit
06.599	蒲公英	pú gōng yīng	بو قونغ ينغ	الهندباء	Taraxaci Herba; dandelion
06.600	蒲黄	pú huáng	بو هوانغ	صواح التيفا	Typhae Pollen; cattail pollen
06.601	椿皮	chūn pí	تشون بي	قشر شجرة السماء	Ailanthi Cortex; ailanthus bark; tree-of-heaven bark
06.602	槐花	huái huā	هواي هوا	زهر صفيراء اليابان	Sophorae Flos; sophora flower; pagoda tree flower
06.603	槐角	huái jiǎo	هواي جياو	قرن صفيراء اليابان	Sophorae Fructus; sophora fruit; Japanese pagoda tree pod
06.604	雷丸	léi wán	لي وان	همفاليا	Omphalia; omphalia
06.605	路路通	lù lù tōng	لو لو تونغ	ثمار شجرة عنبر دمّاع تايوان	Liquidambaris Fructus; liquidambar fruit; sweetgum fruit
06.606	蜈蚣	wú gōng	وو قونغ	حريش	Scolopendra; centipede
06.607	蜂房	fēng fáng	فنغ فانغ	قرص النحل	Vespae Nidus; wasp nest; honeycomb
06.608	蜂蜡	fēng là	فنغ لا	شمع العسل	Cera Flava; beeswax
06.609	蜂蜜	fēng mì	فنغ مي	العسل	Mel; honeysaccharine

编号 الرقم المسلسل Code	汉文术语 المصطلح الصيني Chinese term	汉语拼音 الأبجدية الصينية الصوتية Chinese Pinyin	阿文音译 الترجمة الصوتية العربية Arabic transliteration	阿文术语 المصطلح العربي Arabic Term	英文术语 المصطلح الإنجليزي English term
06.610	锦灯笼	jǐn dēng lóng	جين دنغ لونغ	جين دنغ لونغ	Physalis Calyx seu Fructus; franchet groundcherry fruit
06.611	满山红	mǎn shān hóng	مان شان هونغ	جلّسان	Rhododendri Daurici Folium; dahurian rhododendron leaf
06.612	蔓荆子	màn jīng zǐ	مان جينغ تسي	مان جينغ تسي	Viticis Fructus; vitex fruit; shrub chastetree fruit
06.613	榧子	fěi zǐ	في تسي	جوزة طولق كبير	Torreyae Semen; torreya seed
06.614	槟榔	bīn láng	بين لانغ	كوْثل الكاشو	Arecae Semen; areca seed
06.615	酸枣仁	suān zǎo rén	سوان تساو رن	لبّ سدر بري	Ziziphi Spinosae Semen; spine date seed; sour jujube seed
06.616	磁石	cí shí	تسي شي	حجر المغنطيس	Magnetitum; magnetite
06.617	豨莶草	xī xiān cǎo	شي شيان تساو	شي شيان تساو	Siegesbeckiae Herba; siegesbeckia herb
06.618	蝉蜕	chán tuì	تشان توي	خرشاء الزيز	Cicadae Periostracum; cicada slough
06.619	罂粟壳	yīng sù ké	ينغ سو كه	قشر الخشخاش	Papaveris Pericarpium; opium poppy husk
06.620	漏芦	lòu lú	لو لو	جذر القنطريون	Rhapontici Radix; rhaponticum root; uniflower swiss centaury root
06.621	赭石	zhě shí	تشه شي	المُغرة	Haematitum; Hematite
06.622	蕤仁	ruí rén	روي رن	روي رن	Prinsepiae Nux; hedge prinsepia nut
06.623	蕲蛇	qí shé	تشي شه	هيئة المجففة للأرقم	Agkistrodon; agkistrodon
06.624	墨旱莲	mò hàn lián	موه هان ليان	موه هان ليان	Ecliptae Herba; eclipta herb; yerbadetajo herb
06.625	稻芽	dào yá	داو يا	برعم الأرز	Oryzae Fructus Germinatus; rice sprout

编号 الرقم المسلسل Code	汉文术语 المصطلح الصيني Chinese term	汉语拼音 الأبجدية الصينية الصوتية Chinese Pinyin	阿文音译 الترجمة الصوتية العربية Arabic transliteration	阿文术语 المصطلح العربي Arabic Term	英文术语 المصطلح الإنجليزي English term
06.626	僵蚕	jiāng cán	جيانغ تسان	دودة القز الجاسيء	Bombyx Batryticatus; stiff silkworm
06.627	鹤虱	hè shī	خه شي	خه شي	Carpesii Fructus; carpesium fruit; common carpesium fruit
06.628	橘红	jú hóng	جيوي هونغ	قشر اليوسفي المجفّف	Citri Exocarpium Rubrum; red tangerine peel
06.629	橘核	jú hé	جيوي خه	بذرة اليوسفي	Citri Reticulatae Semen; tangerine seed
06.630	薤白	xiè bái	شيه باي	شيه باي	Allii Macrostemonis Bulbus; Chinese garlic; longstamen onion bulb
06.631	薏苡仁	yì yǐ rén	يي يي رن	بذور دموع أيّوب	Coicis Semen; coix seed
06.632	薄荷	bò hé	بوه خه	نعناع	Menthae Haplocalycis Herba; mint
06.633	藁本	gǎo běn	قاو بن	الكاشم الصيني	Ligustici Rhizoma et Radix; Chinese lovage root
06.634	檀香	tán xiāng	تان شيانغ	خشب الصندل	Santali Albi Lignum; sandalwood
06.635	藕节	ǒu jié	أو جيه	عقد جذور اللوتس	Nelumbinis Rhizomatis Nodus; lotus rhizome node
06.636	覆盆子	fù pén zǐ	فو بن تسي	عوسج	Rubi Fructus; rubus; palm leaf raspberry fruit
06.637	瞿麦	qú mài	تشيوي ماي	قرنفل بهيّ	Dianthi Herba; dianthus; lilac pink herb
06.638	蟾酥	chán sū	تشان سو	إفرازات جلد العلجوم	Bufonis Venenum; toad venom
06.639	鳖甲	biē jiǎ	بيه جيا	ذَبْل	Trionycis Carapax; Chinese soft-shelled turtle shell
06.640	鹿角胶	lù jiǎo jiāo	لو جياو جياو	صمغ قرن الأيّل	Cervi Cornus Colla; deerhorn glue
06.641	麝香	shè xiāng	شه شيانغ	مسك	Moschus; musk

编号 الرقم المسلسل Code	汉文术语 المصطلح الصيني Chinese term	汉语拼音 الأبجدية الصينية الصوتية Chinese Pinyin	阿文音译 الترجمة الصوتية العربية Arabic transliteration	阿文术语 المصطلح العربي Arabic Term	英文术语 المصطلح الإنجليزي English term
07. 方剂学 علم الوصفات الطبية Formulas of traditional Chinese medicine					
07.01 总论 المصطلحات العامة General					
07.001	方剂	fāng jì	فانغ جي	وصفة طبّية	formula
07.002	处方法	chù fāng fǎ	تشو فانغ فا	طريقة تركيب الوصفة	prescribing method
07.003	配伍	pèi wǔ	بي وو	انسجام الأدوية	combination
07.004	药对	yào duì	ياو دوي	الأدوية المقترنة	paired medicinals
07.005	方论	fāng lùn	فانغ لون	دراسة الوصفة الطبّية	discourse on formula
07.006	经方	jīng fāng	جينغ فانغ	الوصفة الطبية الكلاسيكية	classical formula
07.007	时方	shí fāng	شي فانغ	الوصفة الطبية غير الكلاسيكية	nonclassical formula
07.008	单方	dān fāng	دان فانغ	وصفات بسيطة	simple formula
07.009	复方	fù fāng	فو فانغ	وصفات مركّبة	compound formula
07.010	验方	yàn fāng	يان فانغ	وصفات موثوقة	proved formula
07.011	秘方	mì fāng	مي فانغ	وصفات سرّية	secret formula
07.012	中成药	zhōng chéng yào	تشونغ تشنغ ياو	مستحضرات الأعشاب الصينية التقليدية	traditional Chinese patent medicine
07.013	君药	jūn yào	جيون ياو	الدواء الرئيسي	sovereign medicinal
07.014	臣药	chén yào	تشن ياو	الدواء النائب	minister medicinal
07.015	佐药	zuǒ yào	تسوه ياو	الدواء المساعد	assistant medicinal
07.016	佐助药	zuǒ zhù yào	تسوه تشو ياو	الدواء التكميلي	supplementary medicinal
07.017	佐制药	zuǒ zhì yào	تسوه تشي ياو	الأدوية المثبطة التكميلية	supplementary inhibitory medicinal
07.018	反佐药	fǎn zuǒ yào	فان تسوه ياو	الدواء المتضاد	contrary medicinal
07.019	使药	shǐ yào	شي ياو	الدواء الساعي	courier medicinal
07.020	调和药	tiáo hé yào	تياو خه ياو	الدواء المنسق	harmonizing medicinal
07.021	引经药	yǐn jīng yào	ين جينغ ياو	الدواء الساعي لقنوات معينة	guiding courier
07.02 剂型、煎服法 شكل الجرعات، وطرق الاستخلاص Preparation form, decocting and taking method					
07.022	剂型	jì xíng	جي شينغ	شكل الجرعات	preparation form

编号 الرقم المسلسل Code	汉文术语 المصطلح الصيني Chinese term	汉语拼音 الأبجدية الصينية الصوتية Chinese Pinyin	阿文音译 الترجمة الصوتية العربية Arabic transliteration	阿文术语 المصطلح العربي Arabic Term	英文术语 المصطلح الإنجليزي English term
07.023	汤剂	tāng jì	تانغ جي	شوربة طبية (الاستخلاص بالإغلاء)	decoction
07.024	浓缩煎剂	nóng suō jiān jì	نونغ سوه جيان جي	شوربة طبية مركزة	concentrated decoction
07.025	膏滋	gāo zī	قاو تسي	معجون دوائي (جمع العقاقير الطبية المنقوعة بالماء وتركيزها وإضافة العسل المكرر أو السكر شبه السائل، يؤخذ عن طريق الفم)	soft extract
07.026	片剂	piàn jì	بيان جي	قرص دوائي	tablet
07.027	泡腾片	pào téng piàn	باو تنغ بيان	قرص فوار	effervescent tablet
07.028	线剂	xiàn jì	شيان جي	خيط دوائي	medicated thread
07.029	条剂	tiáo jì	تياو جي	شريط دوائي	medicinal strip
07.030	露剂	lù jì	لو جي	ماء الأعشاب المقطرة	distillate
07.031	膏药	gāo yào	قاو ياو	جص طبي؛ لصق علاجي	plaster
07.032	软膏剂	ruǎn gāo jì	روان قاو جي	مرهم	ointment
07.033	散剂	sǎn jì	سان جي	مسحوق دوائي	powder
07.034	丸剂	wán jì	وان جي	حبّة دواء	pill
07.035	蜜丸	mì wán	مي وان	حبّة دواء بالعسل	honeyed pill
07.036	水丸	shuǐ wán	شوي وان	حبّة دواء بالماء	watered pill
07.037	水蜜丸	shuǐ mì wán	شوي مي وان	حبّة دواء بالماء والعسل	water-honeyed pill
07.038	糊丸	hú wán	هو وان	حبّة دواء من حبوب الأرز أو الدقيق	paste pill
07.039	浓缩丸	nóng suō wán	نونغ سوه وان	حبة دواء مركزة	concentrated pill
07.040	蜡丸	là wán	لا وان	حبّة دواء شمعية	waxed pill
07.041	微丸	wēi wán	وي وان	حبّة دواء صغيرة	mini-pill
07.042	滴丸剂	dī wán jì	دي وان جي	حبّة دواء قطرة (حبّة دواء صغيرة جداً مثل القطرات)	dripping pill

编号 الرقم المسلسل Code	汉文术语 المصطلح الصيني Chinese term	汉语拼音 الأبجدية الصينية الصوتية Chinese Pinyin	阿文音译 الترجمة الصوتية العربية Arabic transliteration	阿文术语 المصطلح العربي Arabic Term	英文术语 المصطلح الإنجليزي English term
07.043	颗粒剂	kē lì jì	كه لي جي	حبيبات	granules
07.044	胶囊剂	jiāo náng jì	جياو نانغ جي	كبسولة	capsule
07.045	硬胶囊剂	yìng jiāo náng jì	ينغ جياو نانغ جي	كبسولة صلبة	hard capsule
07.046	软胶囊剂	ruǎn jiāo náng jì	روان جياو نانغ جي	كبسولة طرية	soft capsule
07.047	微囊剂	wēi náng jì	وي نانغ جي	كبسولة صغيرة	microcapsule
07.048	茶剂	chá jì	تشا جي	شاي طبّي	medicated tea
07.049	糕剂	gāo jì	قاو جي	دواء مثل الكعكة	medicated cake
07.050	栓剂	shuān jì	شوان جي	تحميلة	suppository
07.051	搽剂	chá jì	تشا جي	مَرُوخ	liniment
07.052	锭剂	dìng jì	دينغ جي	قرص للصق؛ معينات	lozenge
07.053	[烟] 熏剂	[yān] xūn jì	(يان) شيون جي	دواء للتبخير	fumigant
07.054	曲剂	qǔ jì	تشيوي جي	دواء مُختمّر	fermented medicine
07.055	胶剂	jiāo jì	جياو جي	دواء هلاميّ؛ دواء جل	gel
07.056	气雾剂	qì wù jì	تشي وو جي	الهباء الجوي	aerosol
07.057	喷雾剂	pēn wù jì	بن وو جي	رشاش دوائي	spray
07.058	灌肠剂	guàn cháng jì	قوان تشانغ جي	حقنة شرجيّة	enema
07.059	灸剂	jiǔ jì	جيو جي	الدواء لموكسا (الكيّ)	moxa preparation
07.060	熨剂	yùn jì	تانغ جي	كمادات دوائية ساخنة	hot-compress preparation
07.061	合剂	hé jì	خه جي	مزيج	mixture
07.062	酊剂	dīng jì	دينغ جي	صبغة	tincture
07.063	酒剂	jiǔ jì	جيو جي	نبيذ دوائي	wine
07.064	浸膏剂	jìn gāo jì	جين قاو جي	مستخلص	extract
07.065	流浸膏剂	liú jìn gāo jì	ليو جين قاو جي	سائل مستخلص	liquid extract
07.066	口服液	kǒu fú yè	كو فو يه	سائل عن طريق الفم	oral liquid
07.067	糖浆剂	táng jiāng jì	تانغ جيانغ جي	شراب	syrup
07.068	注射剂	zhù shè jì	تشو شه جي	حقنة	injection
07.069	乳剂	rǔ jì	ور جي	مستحلب	emulsion

编号 الرقم المسلسل Code	汉文术语 المصطلح الصيني Chinese term	汉语拼音 الأبجدية الصينية الصوتية Chinese Pinyin	阿文音译 الترجمة الصوتية العربية Arabic transliteration	阿文术语 المصطلح العربي Arabic Term	英文术语 المصطلح الإنجليزي English term
07.070	滴鼻剂	dī bí jì	دي بي جي	قطرات الأنف	nasal drop
07.071	滴眼剂	dī yǎn jì	دي يان جي	قطرات العين	eye drop
07.072	滴耳剂	dī ěr jì	دي أر جي	قطرات الأذن	ear drop
07.073	水煎	shuǐ jiān	شوي جيان	استخلاص بالماء المغلي	decocting with water
07.074	酒煎	jiǔ jiān	جيو جيان	استخلاص بالخمر المغلي	decocting with wine
07.075	先煎	xiān jiān	شيان جيان	استخلاص بالغلي في وقت سابق	decocting first
07.076	后下	hòu xià	هو شيا	استخلاص بالغلي في وقت لاحق	decocting later
07.077	包煎	bāo jiān	باو جيان	غلي العقاقير وهي ملفوفة بالشاش	wrap-decocting
07.078	另煎	lìng jiān	لينغ جيان	استخلاص بالغلي بشكل منفرد	decocting separately
07.079	烊化	yáng huà	يانغ هوا	الإذابة	melt
07.080	兑入	duì rù	دوي ور	المزج	mix
07.081	生汁兑入	shēng zhī duì rù	شنغ تشي دوي ور	مزج مع العصيرَ الطازج	mix with fresh juice
07.082	溶化	róng huà	رونغ هوا	التذويب	dissolve
07.083	冲服	chōng fú	تشونغ فو	تتناول بعد التذويب	take after dissolved
07.084	火候	huǒ hòu	هوه هو	شدّة النار	optimal fire
07.085	文火	wén huǒ	ون هوه	نار هادئة	slow fire
07.086	武火	wǔ huǒ	وو هوه	نار قويّة	strong fire
07.087	临睡服	lín shuì fú	لين شوي فو	تتناول قبل وقت النوم	take before sleeping
07.088	饭前服	fàn qián fú	فان تشيان فو	تتناول قبل الوجبة	take before meal; a.c.; ante cibum
07.089	饭后服	fàn hòu fú	فان هو فو	تتناول بعد الوجبة	take after meal; p.c.; post cibum
07.090	空腹服	kōng fù fú	كونغ فو فو	تتناول على معدة فارغة	take at empty stomach
07.091	热服	rè fú	ره فو	تتناول ساخنة	take hot
07.092	温服	wēn fú	ون فو	تتناول دافئة	take warm

编号 الرقم المسلسل Code	汉文术语 المصطلح الصيني Chinese term	汉语拼音 الأبجدية الصينية الصوتية Chinese Pinyin	阿文音译 الترجمة الصوتية العربية Arabic transliteration	阿文术语 المصطلح العربي Arabic Term	英文术语 المصطلح الإنجليزي English term
07.093	冷服	lěng fú	لنغ فو	تتناول باردة	take cold
07.094	噙化	qín huà	تشين هوا	التذويب في الفم	take under tongue
07.095	顿服	dùn fú	دون فو	اخذ الجرعة مرة واحدة	take at draught
07.096	分服	fēn fú	فن فو	اخذ الجرعة بشكل منفصل	taken separately
07.097	频服	pín fú	بين فو	اخذ الجرعة في أوقات مختلفة	taken frequently
07.098	药引	yào yǐn	ياو ين	عامل محفز للدواء	medicinal usher
07.03 方剂分类 أقسام الوصفات الطبية Classification of formulas					
07.099	解表剂	jiě biǎo jì	جيه بياو جي	وصفة إفراج الخارجية	exterior-releasing formula
07.100	辛温解表剂	xīn wēn jiě biǎo jì	شين ون جيه بياو جي	وصفة إفراج الخارجية بعقاقير ذات طبيعة لاذعة ودافئة	pungent-warm exterior-releasing formula
07.101	辛凉解表剂	xīn liáng jiě biǎo jì	شين ليانغ جيه بياو جي	وصفة إفراج الخارجية بعقاقير ذات طبيعة لاذعة وباردة	pungent-cool exterior-releasing formula
07.102	扶正解表剂	fú zhèng jiě biǎo jì	فو تشنغ جيه بياو جي	وصفة تعزيز تشي الحيوي وإفراج الخارجية	healthy-qi-strengthening and exterior-releasing formula
07.103	表里双解剂	biǎo lǐ shuāng jiě jì	بياو لي شوانغ جيه جي	وصفة إفراج الداخل والخارج	exterior-interior releasing formula
07.104	解表清里剂	jiě biǎo qīng lǐ jì	جيه بياو تشينغ لي جي	وصفة إفراج الخارجية وتطهير الداخل	exterior-releasing and interior-clearing formula
07.105	解表温里剂	jiě biǎo wēn lǐ jì	جيه بياو ون لي جي	وصفة إفراج الخارج وتدفئة الداخل	exterior-releasing and interior-warming formula
07.106	解表通里剂	jiě biǎo tōng lǐ jì	جيه بياو تونغ لي جي	وصفة إفراج الخارجية وتطهير الداخل	exterior-releasing and interior-purging formula
07.107	和解少阳剂	hé jiě shào yáng jì	خه جيه شاو يانغ جي	وصفة انسجام وإفراج شاو يانغ	shaoyang-harmonizing-releasing formula
07.108	清热剂	qīng rè jì	تشينغ ره جي	وصفات تطهير الحرارة	heat-clearing formula
07.109	清气分热剂	qīng qì fēn rè jì	تشينغ تشي فن ره جي	وصفة تطهير الحرارة من طبقة التشي	qi-aspect-heat clearing formula

编号 الرقم المسلسل Code	汉文术语 المصطلح الصيني Chinese term	汉语拼音 الأبجدية الصينية الصوتية Chinese Pinyin	阿文音译 الترجمة الصوتية العربية Arabic transliteration	阿文术语 المصطلح العربي Arabic Term	英文术语 المصطلح الإنجليزي English term
07.110	清营凉血剂	qīng yíng liáng xuè jì	تشينغ ينغ ليانغ شيويه جي	وصفة لتطهير طبقة التغذية وتبريد طبقة الدمّ	nutrient-aspect clearing and blood-cooling formula
07.111	清热解毒剂	qīng rè jiě dú jì	تشينغ ره جيه دو جي	وصفة لتطهير الحرارة وإزالة السمّ	heat-clearing and toxin-removing formula
07.112	清脏腑热剂	qīng zàng fǔ rè jì	تشينغ تسانغ فو ره جي	وصفة لتطهير حرارة الأحشاء تسانغ والأحشاء فو	[zang-fu] viscera-heat clearing formula
07.113	清热解暑剂	qīng rè jiě shǔ jì	تشينغ ره جيه شو جي	وصفة لتطهير الحرارة وإزالة حرارة الصيف	heat-clearing and heatstroke-releasing formula
07.114	清虚热剂	qīng xū rè jì	تشينغ شيوي ره جي	وصفة لتطهير الحرارة الناقصة	deficiency-heat clearing formula
07.115	温里剂	wēn lǐ jì	ون لي جي	وصفة لتدفئة الداخل	interior-warming formula
07.116	温中散寒剂	wēn zhōng sàn hán jì	ون تشونغ سان هان جي	وصفة لتدفئة الجياو الوسطى وتبديد البرودة	middle-warming cold-dispersing formula
07.117	回阳救逆剂	huí yáng jiù nì jì	هوي يانغ جيو ني جي	وصفة استعادة يانغ (وإنقاذ المريض من الانهيار)	yang-restoring collapse-rescuing formula
07.118	温经散寒剂	wēn jīng sàn hán jì	ون جينغ سان هان جي	وصفة لتدفئة القنوات وتبديد البرودة	channel-warming cold-dispersing formula
07.119	泻下剂	xiè xià jì	شيه شيا جي	وصفة المسهل	purging formula
07.120	寒下剂	hán xià jì	هان شيا جي	وصفة المسهلات الباردة	cold purging formula
07.121	温下剂	wēn xià jì	ون شيا جي	وصفة المسهل الدافىء	warm purging formula
07.122	润下剂	rùn xià jì	رون شيا جي	وصفة المسهل المرطبة	lubricant purging formula
07.123	逐水剂	zhú shuǐ jì	تشو شوي جي	وصفة تبديد احتباس الماء	water-expelling formula
07.124	补益剂	bǔ yì jì	بو يي جي	وصفة التعزيز	tonifying [replenishing] formula
07.125	补气剂	bǔ qì jì	بو تشي جي	وصفة لتعزيز تشي	qi-tonifying formula
07.126	补血剂	bǔ xuè jì	بو شيويه جي	وصفة لتعزيز الدمّ	blood-tonifying formula
07.127	气血双补剂	qì xuè shuāng bǔ jì	تشي شيويه شوانغ بو جي	وصفة لتعزيز تشي والدمّ	dual qi-blood tonifying formula

编号 الرقم المسلسل Code	汉文术语 المصطلح الصيني Chinese term	汉语拼音 الأبجدية الصينية الصوتية Chinese Pinyin	阿文音译 الترجمة الصوتية العربية Arabic transliteration	阿文术语 المصطلح العربي Arabic Term	英文术语 المصطلح الإنجليزي English term
07.128	补阴剂	bǔ yīn jì	بو ين جي	وصفة لتعزيز ين	yin-tonifying formula
07.129	补阳剂	bǔ yáng jì	بو يانغ جي	وصفة لتعزيز يانغ	yang-tonifying formula
07.130	阴阳并补剂	yīn yáng bìng bǔ jì	ين يانغ بينغ بو جي	وصفة لتعزيز ين ويانغ	yin-yang tonifying formula
07.131	固涩剂	gù sè jì	قو سه جي	وصفات العلاج القابضة	consolidating-astringing formula
07.132	固表止汗剂	gù biǎo zhǐ hàn jì	قو بياو تشي هان جي	وصفة لتعزيز السطح ووقف التعرق	exterior-consolidating sweating-stopping formula
07.133	敛肺止咳剂	liǎn fèi zhǐ ké jì	ليان في تشي كه جي	وصفة لقبض الرئة وتخفيف السعال	lung-astringing cough-stopping formula
07.134	涩肠固脱剂	sè cháng gù tuō jì	سه تشانغ قو توه جي	وصفة قابضة للأمعاء ووقف سقوط المستقيم	intestine-astringing ptosis-stopping formula
07.135	涩精止遗剂	sè jīng zhǐ yí jì	سه جينغ تشي يي جي	وصفة لقبض نزول المني	essence-astringing spermatorrhea-stopping formula
07.136	固崩止带剂	gù bēng zhǐ dài jì	قو بنغ تشي داي جي	وصفة لوقف الإفرازات المهبلية والنزيف الرحمي	leucorrhea-metrorrhagia-stopping formula
07.137	安神剂	ān shén jì	آن شن جي	وصفة لتهدئة العقل	spirit-tranquillizing formula; mind-calming formula
07.138	消食剂	xiāo shí jì	شياو شي جي	وصفة للهضم	digestant formula
07.139	开窍剂	kāi qiào jì	كاي تشياو جي	وصفات الإنعاش	orifice-opening formula
07.140	凉开剂	liáng kāi jì	ليانغ كاي جي	وصفة لإنعاش البرد	cold orifice-opening formula
07.141	温开剂	wēn kāi jì	ون كاي جي	وصفة لإنعاش الدفء	warm orifice-opening formula
07.142	理气剂	lǐ qì jì	لي تشي جي	وصفة لتنظيم تشي	qi-regulating formula
07.143	行气剂	xíng qì jì	شينغ تشي جي	وصفة لتنشّيط تشي	qi-moving formula
07.144	降气剂	jiàng qì jì	جيانغ تشي جي	وصفة لخفض تشي	qi-descending formula
07.145	理血剂	lǐ xuè jì	لي شيويه جي	وصفة لتنظيم الدورة الدمويّة	blood-regulating formula

编号 الرقم المسلسل Code	汉文术语 المصطلح الصيني Chinese term	汉语拼音 الأبجدية الصينية الصوتية Chinese Pinyin	阿文音译 الترجمة الصوتية العربية Arabic transliteration	阿文术语 المصطلح العربي Arabic Term	英文术语 المصطلح الإنجليزي English term
07.146	活血剂	huó xuè jì	هوه شيويه جي	وصفة لتنشيط الدورة الدموية	blood-activating formula
07.147	止血剂	zhǐ xuè jì	تشي شيويه جي	وصفة لإيقاف النزف	bleeding-stopping formula
07.148	治风剂	zhì fēng jì	تشي فنغ جي	وصفة لتبديد الريح	wind-controlling formula
07.149	疏散外风剂	shū sàn wài fēng jì	شو سان واي فنغ جي	وصفة لتبديد الريح الخارجية	external-wind-dispersing formula
07.150	平熄内风剂	píng xī nèi fēng jì	بينغ شي ني فنغ جي	وصفة لتهدئة الريح الداخلية	internal-wind calming formula
07.151	祛湿剂	qū shī jì	تشيوي شي جي	وصفة القضاء على الرطوبة	dampness-eliminating formula
07.152	和胃燥湿剂	hé wèi zào shī jì	خه وي تساو شي جي	وصفة تنظيم المعدة وتجفيف الرطوبة	stomach-harmonizing and dampness-drying formula
07.153	清热祛湿剂	qīng rè qū shī jì	تشينغ ره تشيوي شي جي	وصفة تطهير الحرارة والقضاء على الرطوبة	heat-clearing and dampness-eliminating formula
07.154	利水渗湿剂	lì shuǐ shèn shī jì	لي شوي شن شي جي	وصفة إدرار البول وتبديد الرطوبة	urination-promoting and dampness-diffusing formula
07.155	温化水湿剂	wēn huà shuǐ shī jì	ون هوا شوي شي جي	وصفة لتدفئة وتبديد الماء والرطوبة	water-warming and dampness-resolving formula
07.156	祛痰剂	qū tán jì	تشيوي تان جي	وصفة إزالة البلغم	phlegm-expelling formula
07.157	温燥化痰剂	wēn zào huà tán jì	ون تساو هوا تان جي	وصفة لتبديد البلغم مع عقاقير ذات طبيعة دافئة وجافة	warm-dry phlegm-resolving formula
07.158	清润化痰剂	qīng rùn huà tán jì	تشينغ رون هوا تان جي	وصفة تطهير وترطيب لتبديد البلغم	clear-moistening phlegm-resolving formula
07.159	治风化痰剂	zhì fēng huà tán jì	تشي فنغ هوا تان جي	وصفة طارد الريح وتبديد البلغم	wind-controlling and phlegm-resolving formula
07.160	驱虫剂	qū chóng jì	تشيوي تشونغ جي	وصفة طرد الطفيليات	worm-expelling formula
07.161	涌吐剂	yǒng tù jì	يونغ تو جي	وصفة مُقيِّئة	emetic formula

编号 الرقم المسلسل Code	汉文术语 المصطلح الصيني Chinese term	汉语拼音 الأبجدية الصينية الصوتية Chinese Pinyin	阿文音译 الترجمة الصوتية العربية Arabic transliteration	阿文术语 المصطلح العربي Arabic Term	英文术语 المصطلح الإنجليزي English term
07.04 方剂 الوصفات الطبية Formulas					
07.162	一贯煎	yí guàn jiān	يي قوان جيان	يي قوان جيان	yiguan decoction
07.163	丁香柿蒂汤	dīng xiāng shì dì tāng	دينغ شيانغ شي دي تانغ	حساء دينغ شيانغ شي دي	dingxiang shidi decoction
07.164	七宝美髯丹	qī bǎo měi rán dān	تشي باو مي ران دان	حبة صغرية تشي باو مي ران	qibao meiran mini-pill
07.165	七厘散	qī lí sǎn	تشي لي سان	ذرور تشي لي	qili powder; qili san
07.166	九仙散	jiǔ xiān sǎn	جيو شيان سان	ذرور جيو شيان	jiuxian powder
07.167	九味羌活汤	jiǔ wèi qiāng huó tāng	جيو وي تشيانغ هوه تانغ	حساء جيو وي تشيانغ هوه	jiuwei qianghuo decoction
07.168	二至丸	èr zhì wán	أر تشي وان	حبة أر تشي	erzhi pill
07.169	二妙散	èr miào sǎn	أر مياو سان	ذرور أر مياو	ermiao powder
07.170	二陈汤	èr chén tāng	أر تشن تانغ	حساء أر تشن	erchen decoction
07.171	八正散	bā zhèng sǎn	با تشنغ سان	ذرور باتشنغ	bazheng powder
07.172	八珍汤	bā zhēn tāng	با تشن تانغ	حساء باتشن	bazhen decoction
07.173	十灰散	shí huī sǎn	شي هوي سان	ذرور شيه وي	shihui powder
07.174	十枣汤	shí zǎo tāng	شي تساو تانغ	حساء شي تساو	shizao decoction
07.175	三子养亲汤	sān zǐ yǎng qīn tāng	سان تسي يانغ تشين تانغ	حساء سان تسي يانغ تشين	sanzi yangqin decoction
07.176	三甲复脉汤	sān jiǎ fù mài tāng	سان جيا فو ماي تانغ	حساء سان جيا فو ماي	sanjia fumai decoction
07.177	三仁汤	sān rén tāng	سان رن تانغ	حساء سان رن	sanren decoction
07.178	三物备急丸	sān wù bèi jí wán	سان وو بي جي وان	حبة سان وو بي جي	sanwu beiji pill
07.179	川芎茶调散	chuān xiōng chá tiáo sǎn	تشوان شيونغ تشا تياو سان	ذرور تشوان شيونغ تشا تياو	chuanxiong chatiao powder; chuanxiong chatiao san
07.180	大补阴丸	dà bǔ yīn wán	دا بو ين وان	حبة دا بو ين	dabuyin pill; dabuyin wan
07.181	大定风珠	dà dìng fēng zhū	دا دينغ فنغ تشو	لؤلؤة دا دينغ فنغ	dadingfengzhu pill

编号 الرقم المسلسل Code	汉文术语 المصطلح الصيني Chinese term	汉语拼音 الأبجدية الصينية الصوتية Chinese Pinyin	阿文音译 الترجمة الصوتية العربية Arabic transliteration	阿文术语 المصطلح العربي Arabic Term	英文术语 المصطلح الإنجليزي English term
07.182	大建中汤	dà jiàn zhōng tāng	دا جيان تشونغ تانغ	حساء داج يان تشونغ	dajianzhong decoction
07.183	大承气汤	dà chéng qì tāng	دا تشنغ تشي تانغ	حساء دا تشنغ تشي	dachengqi decoction
07.184	大柴胡汤	dà chái hú tāng	دا تشاي هو تانغ	حساء دا تشاي هو	dachaihu decoction
07.185	大秦艽汤	dà qín jiāo tāng	دا تشين جياو تانغ	حساء دا تشين جياو	daqinjiao decoction
07.186	大黄牡丹汤	dà huáng mǔ dān tāng	دا هوانغ مو دان تانغ	حساء دا هوانغ مو دان	dahuang mudan decoction
07.187	大黄附子汤	dà huáng fù zǐ tāng	دا هوانغ فو تسي تانغ	حساء دا هوانغ فو تسي	dahuang fuzi decoction
07.188	小建中汤	xiǎo jiàn zhōng tāng	شياو جيان تشونغ تانغ	حساء شياو جيان تشونغ	xiaojianzhong decoction
07.189	小金丹	xiǎo jīn dān	شياو جين دان	حبّة صغيرة شياو جين	xiaojin mini-pill
07.190	小青龙汤	xiǎo qīng lóng tāng	شياو تشينغ لونغ تانغ	حساء شياو تشينغ لونغ	xiaoqinglong decoction
07.191	小活络丹	xiǎo huó luò dān	شياو هوه لوه دان	حبّة صغيرة شياو هوه لوه	xiaohuoluo mini-pill
07.192	小柴胡汤	xiǎo chái hú tāng	شياو تشاي هو تانغ	حساء شياو تشاي هو	xiaochaihu decoction
07.193	小续命汤	xiǎo xù mìng tāng	شياو شيوي مينغ تانغ	حساء شياو شيوي مينغ	xiaoxuming decoction
07.194	小蓟饮子	xiǎo jì yǐn zǐ	شياو جي ين تسي	شراب شياوجي	xiaoji drink
07.195	小儿回春丹	xiǎo ér huí chūn dān	شياو أرهوي تشون دان	حبّة صغرية شياو أر هوي تشون	xiao'er huichun mini-pill
07.196	乌梅丸	wū méi wán	وو مي وان	حبّة وو مي	wumei pill
07.197	五仁丸	wǔ rén wán	وو رن وان	حبّة وو رن	wuren pill
07.198	五皮饮	wǔ pí yǐn	وو بي ين	شراب وو بي	wupi drink
07.199	五味消毒饮	wǔ wèi xiāo dú yǐn	وو وي شياو دو ين	شراب وو وي شياو دو	wuwei xiaodu drink

编号 الرقم المسلسل Code	汉文术语 المصطلح الصيني Chinese term	汉语拼音 الأبجدية الصينية الصوتية Chinese Pinyin	阿文音译 الترجمة الصوتية العربية Arabic transliteration	阿文术语 المصطلح العربي Arabic Term	英文术语 المصطلح الإنجليزي English term
07.200	五苓散	wǔ líng sǎn	وو لينغ سان	ذرور وو لينغ	wuling powder; wuling san
07.201	五积散	wǔ jī sǎn	وو جي سان	ذرور وو جي	wuji powder
07.202	六一散	liù yī sǎn	ليو يي سان	ذرور ليو يي	liuyi powder; liuyi san
07.203	六味地黄丸	liù wèi dì huáng wán	ليو وي دي هوانغ وان	حبّة ليو وي دي هوانغ	liuwei dihuang pill; liuwei dihuang wan
07.204	内补黄芪汤	nèi bǔ huáng qí tāng	ني بو هوانغ تشي تانغ	حساء ني بو هوانغ تشي	neibu huangqi decoction
07.205	化虫丸	huà chóng wán	هوا تشونغ وان	حبّة هوا تشونغ	huachong pill
07.206	升麻葛根汤	shēng má gě gēn tāng	شنغ ما قه قن تانغ	حساء شنغ ما قه قن	shengma gegen decoction
07.207	天王补心丹	tiān wáng bǔ xīn dān	تيان وانغ بو شين دان	حبّة صغيرة تيان وانغ بو شين	tianwang buxin mini-pill
07.208	天台乌药散	tiān tái wū yào sǎn	تيان تاي وو ياو سان	ذرور تيان تاي وو ياو	tiantai wuyao powder
07.209	天麻钩藤饮	tiān má gōu téng yǐn	تيان ما قو تنغ ين	شراب تيان ما قو تنغ	tianma gouteng drink
07.210	木香槟榔丸	mù xiāng bīn láng wán	مو شيانغ بين لانغ وان	حبّة موش يانغ بين لانغ	muxiang binlang pill; muxiang binlang wan
07.211	止痉散	zhǐ jìng sǎn	تشي جينغ سان	ذرور تشي جينغ	zhijing powder
07.212	止嗽散	zhǐ sòu sǎn	تشي سو سان	ذرور تشي كه	zhisou powder
07.213	贝母瓜蒌散	bèi mǔ guā lóu sǎn	بي مو قوا لو سان	ذرور بي مو قوا لو	beimu gualou powder
07.214	苇茎汤	wěi jīng tāng	وي جينغ تانغ	حساء وي جينغ	weijing decoction
07.215	仙方活命饮	xiān fāng huó mìng yǐn	شيان فانغ هوه مينغ ين	شراب شيان فانغ هوه مينغ	xianfang huoming drink
07.216	加减葳蕤汤	jiā jiǎn wēi ruí tāng	جيا جيان وي روي تانغ	حساء جيا جيان وي روي	jiajian weirui decoction
07.217	半夏白术天麻汤	bàn xià bái zhú tiān má tāng	بان شيا باي تشو تيان ما تانغ	حساء بان شيا باي تشو تيان ما	banxia baizhu tianma decoction

编号 الرقم المسلسل Code	汉文术语 المصطلح الصيني Chinese term	汉语拼音 الأبجدية الصينية الصوتية Chinese Pinyin	阿文音译 الترجمة الصوتية العربية Arabic transliteration	阿文术语 المصطلح العربي Arabic Term	英文术语 المصطلح الإنجليزي English term
07.218	半夏泻心汤	bàn xià xiè xīn tāng	بان شيا شيه شين تانغ	حساء بان شيا شيه شين	banxia xiexin decoction
07.219	半夏厚朴汤	bàn xià hòu pò tāng	بان شيا هو بو تانغ	حساء بان شيا هو بو	banxia houpo decoction
07.220	右归丸	yòu guī wán	يو قوي وان	حبّة يو قوي	yougui pill
07.221	右归饮	yòu guī yǐn	يو قوي ين	شراب يو قوي	yougui drink
07.222	四君子汤	sì jūn zǐ tāng	سي جيون تسي تانغ	حساء سي جيون تسي	sijunzi decoction
07.223	四妙勇安汤	sì miào yǒng ān tāng	سي مياو يونغ آن تانغ	حساء سي مياو يونغ آن	simiao yong'an decoction
07.224	四物汤	sì wù tāng	سي وو تانغ	حساء سي وو	siwu decoction
07.225	四神丸	sì shén wán	سي شن وان	حبّة سي شن	sishen pill; sishen wan
07.226	四逆汤	sì nì tāng	سي ني تانغ	حساء سي ني	sini decoction; sini tang
07.227	四逆散	sì nì sǎn	سي ني سان	ذرور سي ني	sini powder
07.228	失笑散	shī xiào sǎn	شي شياو سان	ذرور شي شياو	shixiao powder
07.229	左归丸	zuǒ guī wán	تسوه قوي وان	حبّة تسوه قوي	zuogui pill
07.230	左归饮	zuǒ guī yǐn	تسوه قوي ين	شراب تسوه قوي	zuogui drink
07.231	左金丸	zuǒ jīn wán	تسوه جين وان	حبّة تسوه جين	zuojin pill; zuojin wan
07.232	布袋丸	bù dài wán	بو داي وان	حبّة بو داي	budai pill
07.233	平胃散	píng wèi sǎn	بينغ وي سان	ذرور بينغ وي	pingwei powder
07.234	归脾汤	guī pí tāng	قوي بي تانغ	حساء قوي بي	guipi decoction
07.235	玉女煎	yù nǚ jiān	يوي نيوي جيان	حساء يوي نيوي	yunü decoction
07.236	玉屏风散	yù píng fēng sǎn	يوي بينغ فنغ سان	ذرور يوي بينغ فنغ	yupingfeng powder
07.237	玉真散	yù zhēn sǎn	يوي تشن سان	ذرور يوي تشن	yuzhen powder; yuzhen san
07.238	瓜蒂散	guā dì sǎn	قوا دي سان	ذرور قوا دي	guadi powder
07.239	甘麦大枣汤	gān mài dà zǎo tāng	قان ماي دا تساو تانغ	حساء قان ماي دا تساو	ganmai dazao decoction

编号 الرقم المسلسل Code	汉文术语 المصطلح الصيني Chinese term	汉语拼音 الأبجدية الصينية الصوتية Chinese Pinyin	阿文音译 الترجمة الصوتية العربية Arabic transliteration	阿文术语 المصطلح العربي Arabic Term	英文术语 المصطلح الإنجليزي English term
07.240	甘露消毒丹	gān lù xiāo dú dān	قان لو شياو دو دان	حبة قان لو شياو دو الصغيرة	ganlu xiaodu mini-pill
07.241	生化汤	shēng huà tāng	شنغ هوا تانغ	حساء شنغ هوا	shenghua decoction
07.242	生脉散	shēng mài sǎn	شنغ ماي سان	ذرور شنغ ماي	shengmai powder
07.243	白头翁汤	bái tóu wēng tāng	باي تو ونغ تانغ	حساء باي تو ونغ	baitouweng decoction
07.244	白虎汤	bái hǔ tāng	باي هو تانغ	حساء باي هو	baihu decoction
07.245	石斛夜光丸	shí hú yè guāng wán	شي هو يه قوانغ وان	حبّة شي هو يه قوانغ	shihu yeguang pill; shihu yeguang wan
07.246	龙胆泻肝汤	lóng dǎn xiè gān tāng	لونغ دان شيه قان تانغ	حساء لونغ دان شيه قان	longdan xiegan decoction
07.247	再造散	zài zào sǎn	تساي تساو سان	ذرور تساي تساو	zaizao powder; zaizao san
07.248	地黄饮子	dì huáng yǐn zǐ	دي هوانغ ين تسي	شراب بارد دي هوانغ	dihuang drink
07.249	安宫牛黄丸	ān gōng niú huáng wán	آن قونغ نيو هوانغ وان	حبّة آن قونغ نيو هوانغ	angong niuhuang pill; angong niuhuang wan
07.250	导赤散	dǎo chì sǎn	داو تشي سان	ذرور داو تشي	daochi powder
07.251	当归六黄汤	dāng guī liù huáng tāng	دانغ قوي ليو هوانغ تانغ	حساء دانغ قوي ليو هوانغ	danggui liuhuang decoction
07.252	当归四逆汤	dāng guī sì nì tāng	دانغ قوي سي ني تانغ	حساء دانغ قوي سي ني	danggui sini decoction
07.253	当归补血汤	dāng guī bǔ xuè tāng	دانغ قوي بو شيويه تانغ	حساء دانغ قوي بو شيويه	danggui buxue decoction
07.254	朱砂安神丸	zhū shā ān shén wán	تشو شا آن شن وان	حبّة تشو شا آن شن	zhusha anshen pill
07.255	百合固金汤	bǎi hé gù jīn tāng	باي خه قو جين تانغ	حساء باي خه قو جين	baihe gujin decoction
07.256	竹叶石膏汤	zhú yè shí gāo tāng	تشو يه شي قاو تانغ	حساء تشو يه شي قاو	zhuye shigao decoction

编号 الرقم المسلسل Code	汉文术语 المصطلح الصيني Chinese term	汉语拼音 الأبجدية الصينية الصوتية Chinese Pinyin	阿文音译 الترجمة الصوتية العربية Arabic transliteration	阿文术语 المصطلح العربي Arabic Term	英文术语 المصطلح الإنجليزي English term
07.257	至宝丹	zhì bǎo dān	تشي باو دان	حبة تشي باو الصغيرة	zhibao mini-pill
07.258	舟车丸	zhōu chē wán	تشو تشه وان	حبّة تشو تشه	zhouche pill
07.259	芍药汤	sháo yào tāng	شاو ياو تانغ	حساء شاو ياو	shaoyao decoction
07.260	血府逐瘀汤	xuè fǔ zhú yū tāng	شيويه فو تشو يوي تانغ	حساء شيويه فو تشو يوي	xuefu zhuyu decoction
07.261	防己黄芪汤	fáng jǐ huáng qí tāng	فانغ جي هوانغ تشي تانغ	حساء فانغ جي هوانغ تشي	fangji huangqi decoction
07.262	防风通圣散	fáng fēng tōng shèng sǎn	فانغ فنغ تونغ شنغ سان	ذرور فانغ فنغ تونغ شنغ	fangfeng tongsheng powder
07.263	阳和汤	yáng hé tāng	يانغ خه تانغ	حساء يانغ خه	yanghe decoction
07.264	吴茱萸汤	wú zhū yú tāng	وو تشو يوي تانغ	حساء وو تشو يوي	wuzhuyu decoction
07.265	完带汤	wán dài tāng	وان داي تانغ	حساء وان داي	wandai decoction
07.266	杏苏散	xìng sū sǎn	شينغ سو سان	ذرور شينغ سو	xingsu powder
07.267	牡蛎散	mǔ lì sǎn	مو لي سان	ذرور مو لي	muli powder
07.268	羌活胜湿汤	qiāng huó shèng shī tāng	تشيانغ هوه شنغ شي تانغ	حساء تشيانغ هوه شنغ شي	qianghuo shengshi decoction
07.269	苍耳散	cāng ěr sǎn	تسانغ أر سان	ذرور تسانغ أر	cang'er powder
07.270	苏子降气汤	sū zǐ jiàng qì tāng	سو تسي جيانغ تشي تانغ	حساء سو تسي جيانغ تشي	suzi jiangqi decoction
07.271	苏合香丸	sū hé xiāng wán	سو خه شيانغ وان	حبّة سو خه شيانغ	suhexiang pill; suhexiang wan
07.272	补中益气汤	bǔ zhōng yì qì tāng	بو تشونغ يي تشي تانغ	حساء بو تشونغ يي تشي	buzhong yiqi decoction
07.273	补阳还五汤	bǔ yáng huán wǔ tāng	بو يانغ هوان وو تانغ	حساء بو يانغ هوان وو	buyang huanwu decoction
07.274	补肺阿胶汤	bǔ fèi ē jiāo tāng	بو في أ جياو	حساء بو في أ جياو	bufei ejiao decoction

编号 الرقم المسلسل Code	汉文术语 المصطلح الصيني Chinese term	汉语拼音 الأبجدية الصينية الصوتية Chinese Pinyin	阿文音译 الترجمة الصوتية العربية Arabic transliteration	阿文术语 المصطلح العربي Arabic Term	英文术语 المصطلح الإنجليزي English term
07.275	连朴饮	lián pò yǐn	ليان بوه ين	شراب ليان بوه	lianpo drink
07.276	麦门冬汤	mài mén dōng tāng	ماي من دونغ تانغ	حساء ماي من دونغ	maimendong decoction
07.277	龟鹿二仙胶	guī lù èr xiān jiāo	قوي لو أر شيان جياو	غراء قوي لو أر شيان	guilu erxian glue
07.278	参苏饮	shēn sū yǐn	شن سو ين	شراب شن يو	shensu drink
07.279	参附汤	shēn fù tāng	شن فو تانغ	حساء شن فو	shenfu decoction
07.280	参苓白术散	shēn líng bái zhú sǎn	شن لينغ باي تشو سان	ذرور شن لينغ باي تشو	shenling baizhu powder; shenling baizhu san
07.281	固冲汤	gù chōng tāng	قو تشونغ تانغ	حساء قو تشونغ	guchong decoction
07.282	固经丸	gù jīng wán	قو جينغ وان	حبّة قو جينغ	gujing pill; gujing wan
07.283	定志丸	dìng zhì wán	دينغ تشي وان	حبّة دينغ تشي	dingzhi pill
07.284	定喘汤	dìng chuǎn tāng	دينغ تشوان تانغ	حساء دينغ تشوان	dingchuan decoction
07.285	定痫丸	dìng jiān wán	دينغ جيان وان	حبّة دينغ جيان	dingjian pill
07.286	实脾散	shí pí sǎn	شي بي سان	ذرور شي بي	shipi powder
07.287	易黄汤	yì huáng tāng	يي هوانغ تانغ	حساء يي هوانغ	yihuang decoction
07.288	泻白散	xiè bái sǎn	شيه باي سان	ذرور شيه باي	xiebai powder
07.289	炙甘草汤	zhì gān cǎo tāng	تشي قان تساو تانغ	حساء تشي قان تساو	zhigancao decoction
07.290	肥儿丸	féi ér wán	في أر وان	حبّة في أر	fei'er pill; fei'er wan
07.291	肾气丸	shèn qì wán	شن تشي وان	حبّة شن تشي	shenqi pill
07.292	苓桂术甘汤	líng guì zhú gān tāng	لينغ قوي تشو قان تانغ	حساء لينغ قوي تشو قان	linggui zhugan decoction
07.293	败毒散	bài dú sǎn	باي دو سان	ذرور باي دو	baidu powder
07.294	金沸草散	jīn fèi cǎo sǎn	جين في تساو سان	ذرور جين في تساو	jinfeicao powder

编号 الرقم المسلسل Code	汉文术语 المصطلح الصيني Chinese term	汉语拼音 الأبجدية الصينية الصوتية Chinese Pinyin	阿文音译 الترجمة الصوتية العربية Arabic transliteration	阿文术语 المصطلح العربي Arabic Term	英文术语 المصطلح الإنجليزي English term
07.295	金铃子散	jīn líng zǐ sǎn	جين لينغ تسي سان	ذرور جين لينغ تسي	jinlingzi powder
07.296	金锁固精丸	jīn suǒ gù jīng wán	جين سوه قو جينغ وان	حبّة جين سوه قو جينغ	jinsuo gujing pill
07.297	青蒿鳖甲汤	qīng hāo biē jiǎ tāng	تشينغ هاو بيه جيا تانغ	حساء تشينغ هاو جيا	qinghao biejia decoction
07.298	保和丸	bǎo hé wán	باو خه وان	حبّة باو خه	baohe pill; baohe wan
07.299	养阴清肺汤	yǎng yīn qīng fèi tāng	يانغ ين تشينغ في تانغ	حساء يانغ ين تشينغ في	yangyin qingfei decoction
07.300	厚朴温中汤	hòu pò wēn zhōng tāng	هو بوه ون تشونغ تانغ	حساء هو بوه ون تشونغ	houpo wenzhong decoction
07.301	咳血方	ké xuè fāng	كه شيويه فانغ	وصفة كه شيويه	kexue formula
07.302	复元活血汤	fù yuán huó xuè tāng	فو يوان هوه شيويه تانغ	حساء فو يوان هوه شيويه	fuyuan huoxue decoction; fuyuan huoxue tang
07.303	枳术丸	zhǐ zhú wán	تشي تشو وان	حبّة تشي تشو	zhizhu pill; zhizhu wan
07.304	枳实导滞丸	zhǐ shí dǎo zhì wán	تشي شي داو تشي وان	حبّة تشي شي داو تشي	zhishi daozhi pill; zhishi daozhi wan
07.305	枳实消痞丸	zhǐ shí xiāo pǐ wán	تشي شي شياو بي وان	حبّة تشي شي شياو بي	zhishi xiaopi pill
07.306	枳实薤白桂枝汤	zhǐ shí xiè bái guì zhī tāng	تشي شي شيه باي قوي تشي تانغ	حساء تشي شي شيه باي قوي تشي	zhishi xiebai guizhi decoction
07.307	栀子豉汤	zhī zǐ chǐ tāng	تشي تسي تشي تانغ	حساء تشي تسي تشي	zhizichi decoction
07.308	济川煎	jì chuān jiān	جي تشوان جيان	حساء جي تشوان	jichuan decoction
07.309	封髓丹	fēng suǐ dān	فنغ سوي دان	حبّة صغيرة فنغ سوي	feng sui mini-pill
07.310	牵正散	qiān zhèng sǎn	تشيان تشنغ سان	ذرور تشيان تشنغ	qianzheng powder
07.311	独活寄生汤	dú huó jì shēng tāng	دو هوه جي شنغ تانغ	حساء دو هوه جي شنغ	duhuo jisheng decoction
07.312	茯苓丸	fú líng wán	فو لينغ وان	حبّة فو لينغ	fuling pill

编号 الرقم المسلسل Code	汉文术语 المصطلح الصيني Chinese term	汉语拼音 الأبجدية الصينية الصوتية Chinese Pinyin	阿文音译 الترجمة الصوتية العربية Arabic transliteration	阿文术语 المصطلح العربي Arabic Term	英文术语 المصطلح الإنجليزي English term
07.313	茵陈五苓散	yīn chén wǔ líng sǎn	ين تشن وو لينغ سان	ذرور ين تشن وو لينغ	yinchen wuling powder
07.314	茵陈蒿汤	yīn chén hāo tāng	ين تشن هاو تانغ	حساء ين تشن هاو	yinchenhao decoction
07.315	香苏散	xiāng sū sǎn	شيانغ سو سان	ذرور شيانغ سو	xiangsu powder
07.316	香连丸	xiāng lián wán	شيانغ ليان وان	حبّة شيانغ ليان	xianglian pill; xianglian wan
07.317	香薷散	xiāng rú sǎn	شيانغ رو سان	ذرور شيانغ رو	xiangru powder
07.318	凉膈散	liáng gé sǎn	ليانغ قه سان	ذرور ليانغ قه	liangge powder
07.319	柴胡疏肝散	chái hú shū gān sǎn	تشاي هو شو قان سان	ذرور تشاي هو شو قان	chaihu shugan powder
07.320	柴葛解肌汤	chái gě jiě jī tāng	تشاي قه جيه جي تانغ	حساء تشاي قه جيه جي	chaige jieji decoction
07.321	桂附地黄丸	guì fù dì huáng wán	قوي فو دي هوانغ وان	حبّة قوي فو دي هوانغ	guifu dihuang pill; guifu dihuang wan
07.322	桂枝汤	guì zhī tāng	قوي تشي تانغ	حساء قوي تشي	guizhi decoction
07.323	桂枝茯苓丸	guì zhī fú líng wán	قوي تشي فو لينغ وان	حبّة قوي تشي فو لينغ	guizhi fuling pill; guizhi fuling wan
07.324	桑杏汤	sāng xìng tāng	سانغ شينغ تانغ	حساء سانغ شينغ	sangxing decoction
07.325	桑菊饮	sāng jú yǐn	سانغ جيوي ين	شراب سانغ جيوي	sangju drink
07.326	桑螵蛸散	sāng piāo shāo sǎn	سانغ بياو شياو سان	ذرور سانغ بياو شياو	sangpiaoxiao powder
07.327	消风散	xiāo fēng sǎn	شياو فنغ سان	ذرور شياو فنغ	xiaofeng powder
07.328	益胃汤	yì wèi tāng	يي وي تانغ	حساء يي وي	yiwei decoction
07.329	真人养脏汤	zhēn rén yǎng zàng tāng	تشن رن يانغ تسانغ تانغ	حساء تشن رن يانغ تسانغ	zhenren yangzang decoction
07.330	真武汤	zhēn wǔ tāng	تشن وو تانغ	حساء تشن وو	zhenwu decoction
07.331	逍遥散	xiāo yáo sǎn	شياو ياو سان	ذرور شياو ياو	xiaoyao powder
07.332	透脓散	tòu nóng sǎn	تو نونغ سان	ذرور تو نونغ	tounong powder

编号 الرقم المسلسل Code	汉文术语 المصطلح الصيني Chinese term	汉语拼音 الأبجدية الصينية الصوتية Chinese Pinyin	阿文音译 الترجمة الصوتية العربية Arabic transliteration	阿文术语 المصطلح العربي Arabic Term	英文术语 المصطلح الإنجليزي English term
07.333	救急稀涎散	jiù jí xī xián sǎn	جيو جي شي شيان سان	ذرور جيو جي شي شيان	jiuji xixian powder
07.334	旋覆代赭石汤	xuán fù dài zhě shí tāng	شيوان فو داي تشه شي تانغ	حساء شيوان فو داي تشه شي	xuanfu daizheshi decoction
07.335	清气化痰丸	qīng qì huà tán wán	تشينغ تشي هوا تان وان	حبّة تشينغ تشي هوا تان	qingqi huatan pill
07.336	清络饮	qīng luò yǐn	تشينغ لوه ين	شراب تشينغ لوه	qingluo drink
07.337	清胃散	qīng wèi sǎn	تشينغ وي سان	ذرور تشينغ وي	qingwei powder
07.338	清骨散	qīng gǔ sǎn	تشينغ قو سان	ذرور تشينغ قو	qinggu powder
07.339	清营汤	qīng yíng tāng	تشينغ ينغ تانغ	حساء تشينغ ينغ	qingying decoction
07.340	清暑益气汤	qīng shǔ yì qì tāng	تشينغ شو يي تشي تانغ	حساء تشين غشو يي تشي	qingshu yiqi decoction
07.341	清瘟败毒散	qīng wēn bài dú sǎn	تشينغ ون باي دو سان	ذرور تشينغ ون باي دو	qingwen baidu powder
07.342	清燥救肺汤	qīng zào jiù fèi tāng	تشينغ تساو جيو في تانغ	حساء تشينغ تساو جيو في	qingzao jiufei decoction
07.343	猪苓汤	zhū líng tāng	تشو لينغ تانغ	حساء تشو لينغ	zhuling decoction
07.344	理中汤	lǐ zhōng tāng	لي تشونغ تانغ	حساء لي تشونغ	lizhong decoction
07.345	羚角钩藤汤	líng jiǎo gōu téng tāng	لينغ جياو قو تنغ تانغ	حساء لينغ جياو قو تنغ	lingjiao gouteng decoction
07.346	萆薢分清饮	bì xiè fēn qīng yǐn	بي شيه فن تشينغ ين	شراب بي شيه فن تشينغ	bixie fenqing drink
07.347	银翘散	yín qiào sǎn	ين تشياو سان	ذرور ين تشياو	yinqiao powder
07.348	麻子仁丸	má zǐ rén wán	ما تسي رن وان	حبّة ما تسي رن	maziren pill
07.349	麻黄汤	má huáng tāng	ما هوانغ تانغ	حساء ما هوانغ	mahuang decoction
07.350	麻黄杏仁甘草石膏汤	má huáng xìng rén gān cǎo shí gāo tāng	ما هوانغ شينغ رن قان تساو شي قاو تانغ	حساء ما هوانغ شينغ رن قان تساو شي قاو	mahuang xingren gancao shigao decoction

编号 الرقم المسلسل Code	汉文术语 المصطلح الصيني Chinese term	汉语拼音 الأبجدية الصينية الصوتية Chinese Pinyin	阿文音译 الترجمة الصوتية العربية Arabic transliteration	阿文术语 المصطلح العربي Arabic Term	英文术语 المصطلح الإنجليزي English term
07.351	黄土汤	huáng tǔ tāng	هوانغ تو تانغ	حساء هوانغ تو	huangtu decoction
07.352	黄连解毒汤	huáng lián jiě dú tāng	هوانغ ليان جيه دو تانغ	حساء هوانغ ليان جيه دو	huanglian jiedu decoction
07.353	普济消毒饮	pǔ jì xiāo dú yǐn	بو جي شياو دو ين	شراب بو جي شياو دو	puji xiaodu drink
07.354	温经汤	wēn jīng tāng	ون جينغ تانغ	حساء ون جينغ	wenjing decoction
07.355	温胆汤	wēn dǎn tāng	ون دان تانغ	حساء ون دان	wendan decoction
07.356	温脾汤	wēn pí tāng	ون بي تانغ	حساء ون بي	wenpi decoction
07.357	犀角地黄汤	xī jiǎo dì huáng tāng	شي جياو دي هوانغ تانغ	حساء شي جياو دي هوانغ	xijiao dihuang decoction
07.358	疏凿饮子	shū záo yǐn zǐ	شو تسوه ين تسي	شراب شو تسوه البارد	shuzuo drink
07.359	痛泻要方	tòng xiè yào fāng	تونغ شيه ياو فانغ	وصفة تونغ شيه ياو	tongxieyao formula
07.360	紫雪	zǐ xuě	تسي شيويه	تسي شيويه	zixue powder
07.361	葛根汤	gě gēn tāng	قه قن تانغ	حساء قه قن	gegen decoction
07.362	葛根芩连汤	gě gēn qín lián tāng	قه قن تشين ليان تانغ	حساء قه قن تشين ليان	gegen qinlian decoction
07.363	葱豉汤	cōng chǐ tāng	تسونغ تشي تانغ	حساء تسونغ تشي	congchi decoction
07.364	越鞠丸	yuè jū wán	يويه جيوي وان	حبّة يويه جيوي	yueju pill; yueju wan
07.365	暖肝煎	nuǎn gān jiān	نوان قان جيان	حساء نوان قان	nuangan decoction
07.366	槐花散	huái huā sǎn	هواي هوا سان	ذرور هواي هوا	huaihua powder
07.367	蒿芩清胆汤	hāo qín qīng dǎn tāng	هاو تشين تشينغ دان تانغ	حساء هاو تشين تشينغ دان	haoqin qingdan decoction
07.368	磁朱丸	cí zhū wán	تسي تشو وان	حبّة تسي تشو	cizhu pill
07.369	酸枣仁汤	suān zǎo rén tāng	سوان تساو رن تانغ	حساء سوان تساو رن	suanzaoren decoction

编号 الرقم المسلسل Code	汉文术语 المصطلح الصيني Chinese term	汉语拼音 الأبجدية الصينية الصوتية Chinese Pinyin	阿文音译 الترجمة الصوتية العربية Arabic transliteration	阿文术语 المصطلح العربي Arabic Term	英文术语 المصطلح الإنجليزي English term
07.370	镇肝熄风汤	zhèn gān xī fēng tāng	تشن قان شي فنغ تانغ	حساء تشن قان شي فنغ	zhengan xifeng decoction; zhengan xifeng tang
07.371	橘皮竹茹汤	jú pí zhú rú tāng	جيوي بي تشو رو تانغ	حساء جيوي بي تشو رو	jupi zhuru decoction
07.372	橘核丸	jú hé wán	جيوي خه وان	حبّة جيوي خه	juhe pill
07.373	礞石滚痰丸	méng shí gǔn tán wán	منغ شي قون تان وان	حبّة منغ شي قون تان	mengshi guntan pill; mengshi guntan wan
07.374	藿香正气散	huò xiāng zhèng qì sǎn	هوه شيانغ تشنغ تشي سان	ذرور هوه شيانغ تشنغ تشي	huoxiang zhengqi powder
07.375	鳖甲煎丸	biē jiǎ jiān wán	بيه جيا جيان وان	حبّة بيه جيا جيان	biejiajian pill
07.376	蠲痹汤	juān bì tāng	جيوان بي تانغ	حساء جيوان بي	juanbi decoction
07.05 中成药 مستحضرات الأعشاب الصينية التقليدية Traditional Chinese patent medicines					
07.377	乙肝宁颗粒	yǐ gān níng kē lì	يي قان نينغ كه لي	حبيبات يي قان نينغ	yiganning granule
07.378	七制香附丸	qī zhì xiāng fù wán	تشي تشي شيانغ فو وان	حبّة تشي تشي شيانغ فو	qizhi xiangfu pill
07.379	八正合剂	bā zhèng hé jì	با تشنغ خه جي	مزيج با تشنغ	bazheng mixture; bazheng heji
07.380	九华膏	jiǔ huá gāo	جيو هوا قاو	لصوق جيو هوا	jiuhua plaster
07.381	人丹	rén dān	رن دان	حبّة صغيرة رن	rendan mini-pill
07.382	人参再造丸	rén shēn zài zào wán	رن شن تساي تساو وان	حبّة رن شن تساي تساو	renshen zaizao pill
07.383	人参养荣丸	rén shēn yǎng róng wán	رن شن يانغ رونغ وان	حبّة رن شن يانغ رونغ	renshen yangrong pill; renshen yangrong wan
07.384	人参健脾丸	rén shēn jiàn pí wán	رن شن جيان بي وان	حبّة رن شن جيان بي	renshen jianpi pill; renshen jianpi wan
07.385	八珍益母丸	bā zhēn yì mǔ wán	با تشن يي مو وان	حبّة با تشن يي مو	bazhen yimu pill; bazhen yimu wan

编号 الرقم المسلسل Code	汉文术语 المصطلح الصيني Chinese term	汉语拼音 الأبجدية الصينية الصوتية Chinese Pinyin	阿文音译 الترجمة الصوتية العربية Arabic transliteration	阿文术语 المصطلح العربي Arabic Term	英文术语 المصطلح الإنجليزي English term
07.386	十全大补丸	shí quán dà bǔ wán	شي تشيوان دا بو وان	حبّة شي تشيوان دا بو	shiquan dabu pill; shiquan dabu wan
07.387	十香返生丸	shí xiāng fǎn shēng wán	شي شيانغ فان شنغ وان	حبّة شيش يانغ فان شنغ	shixiang fansheng pill; shixiang fansheng wan
07.388	十滴水	shí dī shuǐ	شي دي شوي	شي دي شوي	shidishui tincture
07.389	万氏牛黄清心丸	wàn shì niú huáng qīng xīn wán	وان شي نيو هوانغ تشينغ شين وان	حبّة وان شي نيو هوانغ تشينغ شين	wanshi niuhuang qingxin pill; wanshi niuhuang qingxin wan
07.390	万应锭	wàn yìng dìng	وان ينغ دينغ	قرص وان ينغ	wanying troche wanying ding
07.391	三七片	sān qī piàn	سان تشي بيان	أقراص سان تشي	sanqi tablet
07.392	三七伤药片	sān qī shāng yào piàn	سان تشي شانغ ياو بيان	أقراص سان تشي شانغ ياو	sanqi shangyao tablet; sanqi shangyao pian
07.393	三九胃泰	sān jiǔ wèi tài	سان جيو وي تاي	كبسولات سان جيو	sanjiu weitai capsule
07.394	三黄片	sān huáng piàn	سان هوانغ بيان	أقراص سان هوانغ	sanhuang tablet; sanhuang pian
07.395	三黄膏	sān huáng gāo	سان هوانغ قاو	لصوق سان هوانغ	sanhuang plaster
07.396	上清丸	shàng qīng wán	شانغ تشينغ وان	حبّة شانغ تشينغ	shangqing pill
07.397	千柏鼻炎片	qiān bǎi bí yán piàn	تشيان باي بي يان بيان	أقراص تشيان باي بي يان	qianbai biyan tablet; qianbai biyan pian
07.398	口炎清颗粒	kǒu yán qīng kē lì	كو يان تشينغ كه لي	حبيبات كو يان تشينغ	kouyanqing granule
07.399	大山楂丸	dà shān zhā wán	دا شان تشا وان	حبّة دا شان تشا	dashanzha bolus; dashanzha wan
07.400	大活络丹	dà huó luò dān	دا هوه لوه دان	حبّة دا هوه لوه	dahuoluo pill
07.401	大黄䗪虫丸	dà huáng zhè chóng wán	دا هوانغ تشه تشونغ وان	حبّة دا هوانغ تشه تشونغ	dahuang zhechong pill; dahuang zhechong wan

编号 الرقم المسلسل Code	汉文术语 المصطلح الصيني Chinese term	汉语拼音 الأبجدية الصينية الصوتية Chinese Pinyin	阿文音译 الترجمة الصوتية العربية Arabic transliteration	阿文术语 المصطلح العربي Arabic Term	英文术语 المصطلح الإنجليزي English term
07.402	小儿至宝丸	xiǎo ér zhì bǎo wán	شياو أر تشي باو وان	حبّة شياو أر تشي باو	xiao'er zhibao pill; xiao'er zhibao wan
07.403	小儿肝炎颗粒	xiǎo ér gān yán kē lì	شياو أر قان يان كه لي	حبيبات شياو أر قان يان	xiao'er ganyan granule; xiao'er ganyan keli
07.404	小儿感冒颗粒	xiǎo ér gǎn mào kē lì	شياو أر قان مو كه لي	حبيبات شياو أر قان مو	xiao'er ganmao granule; xiao'er ganmao keli
07.405	小金丸	xiǎo jīn wán	شياو جين وان	حبّة شياو جين	xiao jin pill; xiaojin wan
07.406	川贝枇杷糖浆	chuān bèi pí pá táng jiāng	تشوان بي بي با تانغ جيانغ	شراب تشوان بي بي با	chuanbei pipa syrup; chuanbei pipa tangjiang
07.407	马应龙麝香痔疮膏	mǎ yìng lóng shè xiāng zhì chuāng gāo	ما ينغ لونغ شه شيانغ تشي تشوانغ قاو	لصوق الباسور ما ينغ لونغ شه شيانغ	mayinglong shexiang zhichuang ointment; mayinglong shexiang zhichuang gao
07.408	丹参注射液	dān shēn zhù shè yè	دان شن تشو شه يه	حقن دان شن	danshen injection
07.409	丹栀逍遥丸	dān zhī xiāo yáo wán	دان تشي شياو ياو وان	حبّة دان تشي شياو ياو	danzhi xiaoyao pill
07.410	乌鸡白凤丸	wū jī bái fèng wán	وو جي باي فنغ وان	حبّة وو جي باي فنغ	wuji baifeng pill; wuji baifeng wan
07.411	云南白药	yún nán bái yào	يون نان باي ياو	يون نان باي ياو	yunnan baiyao powder
07.412	五子衍宗丸	wǔ zǐ yǎn zōng wán	وو تسي يان تسونغ وان	حبّة وو تسي يان تسونغ	wuzi yanzong pill; wuzi yanzong wan
07.413	五仁润肠丸	wǔ rén rùn cháng wán	وو رن رون تشانغ وان	حبّة وو رن رون تشانغ	wuren runchang pill
07.414	五福化毒丸	wǔ fú huà dú wán	وو فو هوا دو وان	حبّة وو فو هوا دو	wufu huadu pill; wufu huadu wan
07.415	元胡止痛片	yuán hú zhǐ tòng piàn	يوان هو تشي تونغ بيان	أقراص يوان هو تشي تونغ	yuanhu zhitong tablet; yuanhu zhitong pian
07.416	六合定中丸	liù hé dìng zhōng wán	ليو خه دينغ تشونغ وان	حبّة ليو خه دينغ تشونغ	liuhe dingzhong pill; liuhe dingzhong wan

编号 الرقم المسلسل Code	汉文术语 المصطلح الصيني Chinese term	汉语拼音 الأبجدية الصينية الصوتية Chinese Pinyin	阿文音译 الترجمة الصوتية العربية Arabic transliteration	阿文术语 المصطلح العربي Arabic Term	英文术语 المصطلح الإنجليزي English term
07.417	六君子丸	liù jūn zǐ wán	ليو جيون تسي وان	حبّة ليو جيون تسي	liujunzi pill
07.418	六神丸	liù shén wán	ليو شن وان	حبّة ليو شن	liushen pill
07.419	内消瘰疬丸	nèi xiāo luǒ lì wán	ني شياو لوه لي وان	حبّة ني شياو لوه لي	neixiao luoli pill
07.420	午时茶颗粒	wǔ shí chá kē lì	وو شي تشا كه لي	حبيبات وو شي تشا	wushicha granule; wushicha keli
07.421	双黄连口服液	shuāng huáng lián kǒu fú yè	شوانغ هوانغ ليان كو فو يه	السائل الفموي شوانغ هوانغ ليان	shuanghuanglian mixture; shuanghuanglian koufuye
07.422	天麻丸	tiān má wán	تيان ما وان	حبّة تيان ما	tianma pill; tianma wan
07.423	开胸顺气丸	kāi xiōng shùn qì wán	كاي شيونغ شون تشي وان	حبّة كاي شيونغ شون تشي	kaixiong shunqi pill; kaixiong shunqi wan
07.424	心脉通片	xīn mài tōng piàn	شين ماي تونغ بيان	أقراص شين ماي تونغ	xinmaitong tablet
07.425	木瓜丸	mù guā wán	مو قوا وان	حبّة مو قوا	mugua pill; mugua wan
07.426	木香顺气丸	mù xiāng shùn qì wán	مو شيانغ شون تشي وان	حبّة موش يانغ شون تشي	muxiang shunqi pill
07.427	气滞胃痛颗粒	qì zhì wèi tòng kē lì	تشي تشي وي تونغ كه لي	حبيبات تشي تشي وي تونغ	qizhi weitong granule
07.428	牛黄上清丸	niú huáng shàng qīng wán	نيو هوانغ شانغ تشينغ وان	حبّة نيو هوانغ شانغ تشينغ	niuhuang shangqing pill; niuhuang shangqing wan
07.429	牛黄至宝丸	niú huáng zhì bǎo wán	نيو هوانغ تشي باو وان	حبّة نيو هوانغ تشي باو	niuhuang zhibao pill
07.430	牛黄抱龙丸	niú huáng bào lóng wán	نيو هوانغ باو لونغ وان	حبّة نيو هوانغ باو لونغ	niuhuang baolong pill; niuhuang baolong wan
07.431	牛黄降压胶囊	niú huáng jiàng yā jiāo náng	نيو هوانغ جيانغ يا جياو نانغ	كبسولة نيو هوانغ جيانغ يا	niuhuang jiangya capsule
07.432	牛黄清心丸	niú huáng qīng xīn wán	نيو هوانغ تشينغ شين وان	حبّة نيو هوانغ تشينغ شين	niuhuang qingxin pill

编号 الرقم المسلسل Code	汉文术语 المصطلح الصيني Chinese term	汉语拼音 الأبجدية الصينية الصوتية Chinese Pinyin	阿文音译 الترجمة الصوتية العربية Arabic transliteration	阿文术语 المصطلح العربي Arabic Term	英文术语 المصطلح الإنجليزي English term
07.433	牛黄蛇胆川贝液	niú huáng shé dǎn chuān bèi yè	نيو هوانغ شه دان تشوان بي يه	مزيج نيو هوانغ شه دان تشوان بي	niuhuang shedan chuanbei mixture
07.434	牛黄解毒片	niú huáng jiě dú piàn	نيو هوانغ جيه دو بيان	أقراص نيو هوانغ جيه دو	niuhuang jiedu tablet; niuhuang jiedu pian
07.435	风油精	fēng yóu jīng	فنغ يو جينغ	فنغ يو جينغ	wind medicated oil
07.436	半硫丸	bàn liú wán	بان ليو وان	حبّة بان ليو	banliu pill
07.437	去腐生肌散	qù fǔ shēng jī sǎn	تشيوي فو شنغ جي سان	ذرور تشيوي فو شنغ جي	qufu shengji powder
07.438	史国公药酒	shǐ guó gōng yào jiǔ	شي قوه قونغ ياو جيو	نبيذ طبّي شي قوه قونغ	shiguogong wine
07.439	正骨水	zhèng gǔ shuǐ	تشنغ قو شوي	تشنغ قو شوي	zhenggu mixture; zhenggu shui
07.440	生肌玉红膏	shēng jī yù hóng gāo	شنغ جي يوي هونغ قاو	لصوق شنغ جي يوي هونغ	shengji yuhong plaster
07.441	生脉注射液	shēng mài zhù shè yè	شنغ ماي تشو شه يه	حقن شنغ ماي	shengmai injection
07.442	白带丸	bái dài wán	باي داي وان	حبّة باي داي	baidai pill; baidai wan
07.443	石斛明目丸	shí hú míng mù wán	شي هو مينغ مو وان	حبّة شي هو مينغ مو	shihu mingmu pill
07.444	艾附暖宫丸	ài fù nuǎn gōng wán	آي فو نوان قونغ وان	حبّة آي فو نوان قونغ	aifu nuangong pill; aifu nuangong wan
07.445	伤湿止痛膏	shāng shī zhǐ tòng gāo	شانغ شي تشي تونغ قاو	لصوق شانغ شي تشي تونغ	shangshi zhitong plaster; shangshi zhitong gao
07.446	冰硼散	bīng péng sǎn	بينغ بنغ سان	ذرور بينغ بنغ	bingpeng powder; bingpeng san
07.447	华佗再造丸	huá tuó zài zào wán	هوا توه تساي تساو وان	حبّة هوا توه تساي تساو	huatuo zaizao pill; huatuo zaizao wan
07.448	地奥心血康胶囊	dì ào xīn xuè kāng jiāo náng	دي آو شين شيويه كانغ جياو نانغ	كبسولة دي آو شين شيويه كانغ	di'ao xinxuekang capsule; di'ao xinxuekang jiaonang

编号 الرقم المسلسل Code	汉文术语 المصطلح الصيني Chinese term	汉语拼音 الأبجدية الصينية الصوتية Chinese Pinyin	阿文音译 الترجمة الصوتية العربية Arabic transliteration	阿文术语 المصطلح العربي Arabic Term	英文术语 المصطلح الإنجليزي English term
07.449	地榆槐角丸	dì yú huái jiǎo wán	دي يوي هواي جياو وان	حبّة دي يوي هواي جياو	diyu huaijiao pill
07.450	壮骨关节丸	zhuàng gǔ guān jié wán	تشوانغ قو قوان جيه وان	حبّة تشوانغ قو قوان جيه	zhuanggu guanjie pill; zhuanggu guanjie wan
07.451	如意金黄散	rú yì jīn huáng sǎn	رو يي جين هوانغ سان	ذرور رو يي جين هوانغ	ruyi jinhuang powder; ruyi jinhuang san
07.452	妇乐颗粒	fù lè kē lì	فو له كه لي	حبيبات فو له	fule granule
07.453	妇炎平胶囊	fù yán píng jiāo náng	فو يان بينغ جياو نانغ	كبسولة فو يان بينغ	fuyanping capsule
07.454	安坤赞育丸	ān kūn zàn yù wán	آن كون تسان يوي وان	حبّة آن كون تسان يوي	ankun zanyu pill; ankun zanyu wan
07.455	安神补心丸	ān shén bǔ xīn wán	آن شن بو شين وان	حبّة آن شن بو شين	anshen buxin pill; anshen buxin wan
07.456	当归龙荟丸	dāng guī lóng huì wán	دانغ قوي لونغ هوي وان	حبّة دانغ قوي لونغ هوي	danggui longhui pill; danggui longhui wan
07.457	当归流浸膏	dāng guī liú jìn gāo	دانغ قوي ليو جين قاو	مستحلب دانغ قوي	danggui extract; danggui liujin gao
07.458	耳聋左慈丸	ěr lóng zuǒ cí wán	أر لونغ تسوه تسي وان	حبّة أر لونغ تسوه تسي	erlong zuoci pill; erlong zuoci wan
07.459	芎菊上清丸	xiōng jú shàng qīng wán	شيونغ جيوي شانغ تشينغ وان	حبّة شيونغ جيوي شانغ تشينغ	xiongju shangqing pill; xiongju shangqing wan
07.460	西瓜霜润喉片	xī guā shuāng rùn hóu piàn	شي قوا شوانغ رون هو بيان	أقراص شي قوا شوانغ رون هو	xiguashuang runhou tablet; xiguashuang runhou pian
07.461	贞芪扶正颗粒	zhēn qí fú zhèng kē lì	تشن تشي فو تشنغ كه لي	حبيبات تشن تشي فو تشنغ	zhenqi fuzheng granule
07.462	防风通圣丸	fáng fēng tōng shèng wán	فانغ فنغ تونغ شنغ وان	حبّة فانغ فنغ تونغ شنغ	fangfeng tongsheng pill; fangfeng tongsheng wan
07.463	利胆排石片	lì dǎn pái shí piàn	لي دان باي شي بيان	أقراص لي دان باي شي	lidan paishi tablet; lidan paishi pian

编号 الرقم المسلسل Code	汉文术语 المصطلح الصيني Chinese term	汉语拼音 الأبجدية الصينية الصوتية Chinese Pinyin	阿文音译 الترجمة الصوتية العربية Arabic transliteration	阿文术语 المصطلح العربي Arabic Term	英文术语 المصطلح الإنجليزي English term
07.464	坎离砂	kǎn lí shā	كان لي شا	كان لي شا	kanlisha coarse sand granule; kanlisha
07.465	尪痹颗粒	wāng bì kē lì	وانغ بي كه لي	حبيبات وانغ بي	wangbi granule
07.466	尿塞通片	niào sāi tōng piàn	نياو ساي تونغ بيان	أقراص نياو ساي تونغ	niaosaitong tablet
07.467	抗骨增生丸	kàng gǔ zēng shēng wán	كانغ قو تسنغ شنغ وان	حبّة كانغ قو تسنغ شنغ	kanggu zengsheng pill; kanggu zengsheng wan
07.468	更年安片	gèng nián ān piàn	قنغ نيان آن بيان	أقراص قنغ نيان آن	gengnian'an pill; gengnian'an pian
07.469	杏仁止咳糖浆	xìng rén zhǐ ké táng jiāng	شينغ رن تشي كه تانغ جيانغ	شراب شينغ رن تشي كه	xingren zhike syrup; xingren zhike tangjiang
07.470	杞菊地黄丸	qǐ jú dì huáng wán	تشي جيوي دي هوانغ وان	حبّة تشي جيوي دي هوانغ	qiju dihuang pill; qiju dihuang wan
07.471	良附丸	liáng fù wán	ليانغ فو وان	حبّة ليانغ فو	liangfu pill; liangfu wan
07.472	补肾固齿丸	bǔ shèn gù chǐ wán	بو شن قو تشي وان	حبّة بو شن قو تشي	bushen guchi pill; bushen guchi wan
07.473	阿魏化痞膏	ā wèi huà pǐ gāo	آ وي هوا بي قاو	لصوق آ وي هوا بي	awei huapi plaster; awei huapi gao
07.474	附子理中丸	fù zǐ lǐ zhōng wán	فو تسي لي تشونغ وان	حبّة فو تسي لي تشونغ	fuzi lizhong pill; fuzi lizhong wan
07.475	龟龄集	guī líng jí	قوي لينغ جي	قوي لينغ جي	guilingji capsule; guilingji
07.476	乳癖消片	rǔ pǐ xiāo piàn	رو بي شياو بيان	أقراص رو بي شياو	rupixiao tablet; rupixiao pian
07.477	京万红	jīng wàn hóng	جينغ وان هونغ	لصوق جينغ وان هونغ اللينة	jingwanhong soft plaster
07.478	刺五加片	cì wǔ jiā piàn	تسي وو جيا بيان	قرص تسي وو جيا	ciwujia tablet; ciwujia pian
07.479	国公酒	guó gōng jiǔ	قوه قونغ جيو	نبيذ قوه قونغ	guogong wine; guogong jiu
07.480	季德胜蛇药片	jì dé shèng shé yào piàn	جي ده شنغ شه ياو بيان	أقراص جي ده شنغ شه ياو	jidesheng sheyao tablet

编号 الرقم المسلسل Code	汉文术语 المصطلح الصيني Chinese term	汉语拼音 الأبجدية الصينية الصوتية Chinese Pinyin	阿文音译 الترجمة الصوتية العربية Arabic transliteration	阿文术语 المصطلح العربي Arabic Term	英文术语 المصطلح الإنجليزي English term
07.481	拔毒生肌散	bá dú shēng jī sǎn	با دو شنغ جي سان	ذرور با دو شنغ جي	badu shengji powder
07.482	拨云退翳丸	bō yún tuì yì wán	بوه يون توي يي وان	حبّة بوه يون توي يي	boyun tuiyi pill; boyun tuiyi wan
07.483	明目上清丸	míng mù shàng qīng wán	مينغ مو شانغ تشينغ وان	حبّة مينغ مو شانغ تشينغ	mingmu shangqing pill
07.484	明目地黄丸	míng mù dì huáng wán	مينغ مو دي هوانغ وان	حبّة مينغ مو دي هوانغ	mingmu dihuang pill; mingmu dihuang wan
07.485	板蓝根颗粒	bǎn lán gēn kē lì	بان لان قن كه لي	حبيبات بان لان قن	banlangen granule; banlangen keli
07.486	河车大造丸	hé chē dà zào wán	خه تشه دا تساو وان	حبّة خه تشه دا تساو	heche dazao pill; heche dazao wan
07.487	狗皮膏	gǒu pí gāo	قو بي قاو	لصوق قو بي	goupi plaster; goupi gao
07.488	知柏地黄丸	zhī bò dì huáng wán	تشي بوه دي هوانغ وان	حبّة تشي بوه دي هوانغ	zhibo dihuang pill; zhibo dihuang wan
07.489	金银花露	jīn yín huā lù	جين ين هوا لو	مستقطر جين ين هوا	jinyinhua distillate
07.490	青黛散	qīng dài sǎn	تشينغ داي سان	ذرور تشينغ داي	qingdai powder
07.491	驻车丸	zhù chē wán	تشو تشه وان	حبّة تشو تشه	zhuche pill; zhuche wan
07.492	养血安神丸	yǎng xuè ān shén wán	يانغ شيويه آن شن وان	حبّة يانغ شيويه آن شن	yangxue anshen pill
07.493	养胃舒胶囊	yǎng wèi shū jiāo náng	يانغ وي شو جياو نانغ	كبسولة يانغ وي شو	yangweishu capsule
07.494	冠心苏合丸	guàn xīn sū hé wán	قوان شين سو خه وان	حبّة قوان شين سو خه	guanxin suhe pill; guanxin suhe wan
07.495	前列通片	qián liè tōng piàn	تشيان ليه تونغ بيان	أقراص تشيان ليه تونغ	qianlietong tablet
07.496	复方丹参片	fù fāng dān shēn piàn	فو فانغ دان شن بيان	أقراص دان شن المركّب	compound danshen tablet; fufang danshen pian
07.497	复方丹参注射液	fù fāng dān shēn zhù shè yè	فو فانغ دان شن تشو شه يه	حقن دان شن المركّب	compound danshen injection

编号 الرقم المسلسل Code	汉文术语 المصطلح الصيني Chinese term	汉语拼音 الأبجدية الصينية الصوتية Chinese Pinyin	阿文音译 الترجمة الصوتية العربية Arabic transliteration	阿文术语 المصطلح العربي Arabic Term	英文术语 المصطلح الإنجليزي English term
07.498	复方丹参滴丸	fù fāng dān shēn dī wán	فو فانغ دان شن دي وان	حبّة التقطّر دان شن المركّب	compound danshen dripping pill; fufang danshen diwan
07.499	复方胆通片	fù fāng dǎn tōng piàn	فو فانغ دان تونغ بيان	أقراص دان تونغ المركبة	compound dantong tablet
07.500	复方草珊瑚含片	fù fāng cǎo shān hú hán piàn	فو فانغ تساو شان هو هان بيان	أقراص تساو شان هو المركبة	compound caoshanhu tablet; fufang caoshanhu hanpian
07.501	急支糖浆	jí zhī táng jiāng	جي تشي تانغ جيانغ	شراب جي تشي	jizhi syrup; jizhi tangjiang
07.502	柏子养心丸	bǎi zǐ yǎng xīn wán	باي تسي يانغ شين وان	حبّة باي تسي يانغ شين	baizi yangxin pill; baizi yangxin wan
07.503	活血止痛散	huó xuè zhǐ tòng sǎn	هوه شيويه تشي تونغ سان	ذرور هوه شيويه تشي تونغ	huoxue zhitong powder; huoxue zhitong san
07.504	济生肾气丸	jì shēng shèn qì wán	جي شنغ شن تشي وان	حبّة جي شنغ شن تشي	jisheng shenqi pill; jisheng shenqi wan
07.505	珍珠明滴眼液	zhēn zhū míng dī yǎn yè	تشن تشو مينغ دي يان يه	قطرات للعين تشن تشو مينغ	zhenzhu ming eye drop
07.506	穿心莲片	chuān xīn lián piàn	تشوان شين ليان بيان	أقراص تشوان شين ليان	chuanxinlian tablet; chuanxinlian pian
07.507	绞股兰总苷片	jiǎo gǔ lán zǒng gān piàn	جياو قو لان تسونغ قان بيان	أقراص جياو قو لان تسونغ قان	jiaogulan total glucoside tablet
07.508	胃苏颗粒	wèi sū kē lì	وي سو كه لي	حبيبات وي سو	weisu granule
07.509	胆石通胶囊	dǎn shí tōng jiāo náng	دان شي تونغ جياو نانغ	كبسولة دان شي تونغ	danshitong capsule
07.510	茴香橘核丸	huí xiāng jú hé wán	هوي شيانغ جيوي خه وان	حبّة هوي شيانغ جيوي خه	huixiang juhe pill; huixiang juhe wan
07.511	重感灵片	zhòng gǎn líng piàn	تشونغ قان لينغ بيان	أقراص تشونغ قان لينغ	zhongganling tablet
07.512	首乌丸	shǒu wū wán	شو وو وان	حبّة شو وو	shouwu pill; shouwu wan

编号 الرقم المسلسل Code	汉文术语 المصطلح الصيني Chinese term	汉语拼音 الأبجدية الصينية الصوتية Chinese Pinyin	阿文音译 الترجمة الصوتية العربية Arabic transliteration	阿文术语 المصطلح العربي Arabic Term	英文术语 المصطلح الإنجليزي English term
07.513	香连片	xiāng lián piàn	شيانغ ليان بيان	أقراص شيانغ ليان	xianglian tablet; xianglian pian
07.514	香砂六君丸	xiāng shā liù jūn wán	شيانغ شا ليو جون وان	حبّة شيانغ شا ليو جون	xiangsha liujun pill; xiangsha liujun wan
07.515	香砂养胃丸	xiāng shā yǎng wèi wán	شيانغ شا يانغ وي وان	حبّة شيانغ شا يانغ وي	xiangsha yangwei pill; xiangsha yangwei wan
07.516	香砂枳术丸	xiāng shā zhǐ zhú wán	شيانغ شا تشي تشو وان	حبّة شيانغ شا تشي تشو	xiangsha zhizhu pill; xiangsha zhizhu wan
07.517	骨刺丸	gǔ cì wán	قو تسي وان	حبّة قو تسي	guci pill
07.518	柴胡口服液	chái hú kǒu fú yè	تشاي هو كو فو يه	السائل الفموي تشاي هو	chaihu oral liquid; chaihu koufuye
07.519	桂附理中丸	guì fù lǐ zhōng wán	قوي فو لي تشونغ وان	حبّة قوي فو لي تشونغ	guifu lizhong pill; guifu lizhong wan
07.520	消咳喘糖浆	xiāo ké chuǎn táng jiāng	شياو كه تشوان تانغ جيانغ	شراب شياو كه تشوان	xiaokechuan syrup; xiaokechuan tangjiang
07.521	消栓再造丸	xiāo shuān zài zào wán	شياو شوان تساي تساو وان	حبّة شياو شوان تساي تساو	xiaoshuan zaizao pill
07.522	消栓通络片	xiāo shuān tōng luò piàn	شياو شوان تونغ لوه بيان	أقراص شياو شوان تونغ لوه	xiaoshuan tongluo tablet; xiaoshuan tongluo pian
07.523	消痔灵	xiāo zhì líng	شياو تشي لينغ	شياو تشي لينغ	xiaozhiling injection
07.524	益元散	yì yuán sǎn	يي يوان سان	ذرور يي يوان	yiyuan powder; yiyuan san
07.525	益母草膏	yì mǔ cǎo gāo	يي مو تساو قاو	لصوق يي مو تساو	yimucao paste; yimucao gao
07.526	脏连丸	zàng lián wán	تسانغ ليان وان	حبّة تسانغ ليان	zanglian pill; zanglian wan
07.527	脑立清丸	nǎo lì qīng wán	ناو لي تشينغ وان	حبّة ناو لي تشينغ	naoliqing pill; naoliqing wan
07.528	通关散	tōng guān sǎn	تونغ قوان سان	ذرور تونغ قوان	tongguan powder; tongguan san

编号 الرقم المسلسل Code	汉文术语 المصطلح الصيني Chinese term	汉语拼音 الأبجدية الصينية الصوتية Chinese Pinyin	阿文音译 الترجمة الصوتية العربية Arabic transliteration	阿文术语 المصطلح العربي Arabic Term	英文术语 المصطلح الإنجليزي English term
07.529	通宣理肺丸	tōng xuān lǐ fèi wán	تونغ شيوان لي في وان	حبّة تونغ شيوان لي في	tongxuan lifei pill; tongxuan lifei wan
07.530	速效救心丸	sù xiào jiù xīn wán	سو شياو جيو شين وان	حبّة سو شياو جيو شين	suxiao jiuxin pill
07.531	铁笛丸	tiě dí wán	تيه دي وان	حبّة تيه دي	tiedi pill
07.532	排石颗粒	pái shí kē lì	باي شي كه لي	حبيبات باي شي	paishi granule; paishi keli
07.533	清凉油	qīng liáng yóu	تشينغ ليانغ يو	زيت تشينغ ليانغ	qingliang oil
07.534	清开灵口服液	qīng kāi líng kǒu fú yè	تشينغ كاي لينغ كو فو يه	السائل الفموي تشينغ كاي لينغ	qingkailing oral liquid; qingkailing koufuye
07.535	清开灵注射液	qīng kāi líng zhù shè yè	تشينغ كاي لينغ تشو شه يه	حقن تشينغ كاي لينغ	qingkailing injection
07.536	清咽丸	qīng yān wán	تشينغ يان وان	حبّة تشينغ يان	qingyan pill
07.537	紫金锭	zǐ jīn dìng	تسي جين دينغ	قرص تسي جين	zijin troche
07.538	紫草膏	zǐ cǎo gāo	تسي تساو قاو	لصوق تسي تساو	zicao soft plaster; zicao gao
07.539	蛤蚧定喘丸	gé jiè dìng chuǎn wán	قه جيه دينغ تشوان وان	حبّة قه جيه دينغ تشوان	gejie dingchuan pill; gejie dingchuan wan
07.540	越鞠保和丸	yuè jū bǎo hé wán	يويه جيوي باو خه وان	حبّة يويه جيوي باو خه	yueju baohe pill
07.541	跌打万花油	diē dǎ wàn huā yóu	ديه دا وان هوا يو	زيت ديه دا وان هوا	dieda wanhua oil
07.542	跌打丸	diē dǎ wán	ديه دا وان	حبّة ديه دا	dieda pill; dieda wan
07.543	锁阳固精丸	suǒ yáng gù jīng wán	سوه يانغ قو جينغ وان	حبّة سوه يانغ قو جينغ	suoyang gujing pill; suoyang gujing wan
07.544	愈风宁心片	yù fēng níng xīn piàn	يوي فنغ نينغ شين بيان	أقراص يوي فنغن ينغ شين	yufeng ningxin tablet; yufeng ningxin pian
07.545	新清宁片	xīn qīng níng piàn	شين تشينغ نينغ بيان	أقراص تشينغ شين نينغ	xinqingning tablet; xinqingning pian
07.546	槐角丸	huái jiǎo wán	هواي جياو وان	حبّة هواي جياو	huaijiao pill; huaijiao wan

编号 الرقم المسلسل Code	汉文术语 المصطلح الصيني Chinese term	汉语拼音 الأبجدية الصينية الصوتية Chinese Pinyin	阿文音译 الترجمة الصوتية العربية Arabic transliteration	阿文术语 المصطلح العربي Arabic Term	英文术语 المصطلح الإنجليزي English term
07.547	雷公藤片	léi gōng téng piàn	لي قونغ تنغ بيان	أقراص لي قونغ تنغ	leigongteng tablet
07.548	鲜竹沥	xiān zhú lì	شيان تشو لي	نسغ الخيزران الطازج	fresh bamboo sap
07.549	鼻炎片	bí yán piàn	بي يان بيان	أقراص التهاب الأنف	biyan tablet; biyan pian
07.550	鼻咽清毒颗粒	bí yān qīng dú kē lì	بي يان تشينغ دو كه لي	حبيبات بي يان تشينغ دو	biyan qingdu granule
07.551	鼻窦炎口服液	bí dòu yán kǒu fú yè	بي دو يان كو فو يه	مزيج التهاب الجيوب الأنفيّة	bidouyan mixture; bidouyan koufuye
07.552	橘红丸	jú hóng wán	جيوي هونغ وان	حبّة جيوي هونغ	juhong pill; juhong wan
07.553	藏青果喉片	zàng qīng guǒ hóu piàn	تسانغ تشينغ قوه هو بيان	أقراص تسانغ تشينغ قوه هو	zangqingguo tablet
07.554	黛蛤散	dài gé sǎn	داي قه سان	ذرور داي قه	daige powder; daige san
07.555	癣湿药水	xuǎn shī yào shuǐ	شيوان شي ياو شوي	محلول شيوان شي	xuanshi solution
07.556	藿胆丸	huò dǎn wán	هوه دان وان	حبّة هوه دان	huodan pill; huodan wan
07.557	麝香保心丸	shè xiāng bǎo xīn wán	شه شيانغ باو شين وان	حبّة شه شيانغ باو شين	shexiang baoxin pill; shexiang baoxin wan
07.558	麝香追风膏	shè xiāng zhuī fēng gāo	شه شيانغ تشوي فنغ قاو	لصوق شه شيانغ تشوي فنغ	shexiang zhuifeng plaster
07.559	麝香祛痛气雾剂	shè xiāng qū tòng qì wù jì	شه شيانغ تشيوي تونغ تشي وو جي	الهباء الجوي شه شيانغ تشيوي تونغ	shexiang qutong aerosol; shexiang qutong qiwuji
08. 针灸学 علم الوخز بالإبر والكي (التشييح) Acupuncture and Moxibustion					
08.01 总论 المصطلحات العامة General					
08.001	经络学	jīng luò xué	جينغ لوه شيويه	علم جينغ لوه؛ علم القناة جينغ والمسار لوه (علم القنوات الحيوية الرئيسية والفرعية في الجسم)	study of channel and collateral; study of meridian and collateral
08.002	腧穴学	shù xué xué	شو شيويه شيويه	علم نقاط الوخز	acupoint [study]

编号 الرقم المسلسل Code	汉文术语 المصطلح الصيني Chinese term	汉语拼音 الأبجدية الصينية الصوتية Chinese Pinyin	阿文音译 الترجمة الصوتية العربية Arabic transliteration	阿文术语 المصطلح العربي Arabic Term	英文术语 المصطلح الإنجليزي English term
08.003	刺法灸法学	cì fǎ jiǔ fǎ xué	تشي فا جيو فا شيويه	علم الوخز بالإبر وتقنية الموكسا (التشييح)	[study of] acupuncture and moxibustion techniques
08.004	针灸治疗学	zhēn jiǔ zhì liáo xué	تشن جيو تشي لياو شيويه	علم المعالجة بالوخز بالإبر والموكسا (التشييح)	[study of] acupuncture and moxibustion therapy
08.005	实验针灸学	shí yàn zhēn jiǔ xué	شي يان تشن جيو شيويه	علم الوخز بالإبر والموكسا (التشييح) التجريبي	[study of] experimental acupuncture and moxibustion
08.006	经络现象	jīng luò xiàn xiàng	جينغ لوه شيان شيانغ	ظواهر جينغ لوه؛ ظواهر القنوات والمسارات	channel/meridian phenomenon
08.007	循经感传	xún jīng gǎn chuán	شيون جينغ قان تشوان	انتشار الإحساس على طول القنوات	propagated sensation along channel, PSC
08.008	经络诊断	jīng luò zhěn duàn	جينغ لوه تشن دوان	تشخيص جينغ لوه؛ التشخيص للقنوات والمسارات	channel/meridian diagnosis
08.009	经脉循行	jīng mài xún xíng	جينغ ماي شيون شينغ	جريان تشي (الطاقة) في القنوات الرئيسية	running course of channel/meridian
08.010	腧穴	shù xué	شو شيويه	نقاط الوخز	acupoint; point; acupuncture point
08.011	腧穴特异性	shù xué tè yì xìng	شو شيويه ته يي شينغ	خصائص نقاط الوخز	specificity of acupoint
08.012	腧穴定位法	shù xué dìng wèi fǎ	شو شيويه دينغ وي فا	طريقة تحديد موقع نقاط الوخز	method of locating acupoint
08.013	体表解剖标志定位法	tǐ biǎo jiě pōu biāo zhì dìng wèi fǎ	تي بياو جيه باو بياو تشي دينغ وي فا	طريقة تحديد الموقع للمعلم التشريحي	anatomical landmark method
08.014	骨度折量定位法	gǔ dù zhé liáng dìng wèi fǎ	قو دو تشه ليانغ دينغ وي فا	طريقة قياس العظام النسبي لتحديد الموقع	proportional bone measurement method
08.015	指寸定位法	zhǐ cùn dìng wèi fǎ	تشي تسون دينغ وي فا	طريقة تسون الأصبع لتحديد الموقع	finger-cun measurement method

编号 الرقم المسلسل Code	汉文术语 المصطلح الصيني Chinese term	汉语拼音 الأبجدية الصينية الصوتية Chinese Pinyin	阿文音译 الترجمة الصوتية العربية Arabic transliteration	阿文术语 المصطلح العربي Arabic Term	英文术语 المصطلح الإنجليزي English term
08.016	同身寸	tóng shēn cùn	تونغ شن تسون	طريقة التسون وفقاً لحجم جسم المريض	body cun; proportional cun of body
08.017	中指同身寸	zhōng zhǐ tóng shēn cùn	تشونغ تشي تونغ شن تسون	عرض إصبع أوسط كتسون واحد	middle finger cun; proportional cun of middle finger
08.018	拇指同身寸	mǔ zhǐ tóng shēn cùn	مو تشي تونغ شن تسون	عرض إبهام اليد كتسون واحد	thumb cun; proportional cun of thumb
08.019	横指同身寸	héng zhǐ tóng shēn cùn	هنغ تشي تونغ شن تسون	تسون عرض أربع أصابع كثلاثة تسون	4-finger-breadth measurement
08.020	经穴	jīng xué	جينغ شيويه	نقطة الوخز جينغ؛ نقطة القناة	channel/meridian acupoint
08.021	经外[奇]穴	jīng wài [qí] xué	جينغ واي (تشي) شيويه	نقطة الوخز الإضافية؛ نقطة الوخز الاستثنائية	extra acupoint; extraordinary acupoint
08.022	阿是穴	ā shì xué	آ شي شيويه	نقطة الوخز آشي (نقاط الإحساس بالألم عند الضغط)	ashi acupoint
08.023	特定穴	tè dìng xué	ته دينغ شيويه	نقطة خاصة	specific acupoint
08.024	背俞穴	bèi shū xué	بي شو شيويه	نقطة الوخز بي شو؛ نقطة شو الظهر	back-shu acupoint
08.025	募穴	mù xué	مو شيويه	نقطة الوخز مو؛ نقطة وخز مو الأمامية	front-mu acupoint
08.026	原穴	yuán xué	يوان شيويه	نقطة الوخز يوان	yuan-source acupoint
08.027	络穴	luò xué	لوه شيويه	نقطة الوخز لوه؛ نقطة المسار	luo-connecting acupoint
08.028	五输穴	wǔ shū xué	وو شو شيويه	نقاط الوخز الخمس شو؛ نقاط شو الخمس	five-shu acupoints
08.029	井[穴]	jǐng [xué]	جينغ (شيويه)	نقطة جينغ؛ نقطة البئر	jing-well acupoint
08.030	荥[穴]	yíng [xué]	شينغ (شيويه)	نقطة شينغ؛ نقطة الينبوع	ying-spring acupoint
08.031	输[穴]	shū [xué]	شو (شيويه)	نقطة شو؛ نقطة المجرى	shu-stream acupoint
08.032	经[穴]	jīng [xué]	جينغ (شيويه)	نقطة جينغ؛ نقطة النهر	jing-river acupoint

编号 الرقم المسلسل Code	汉文术语 المصطلح الصيني Chinese term	汉语拼音 الأبجدية الصينية الصوتية Chinese Pinyin	阿文音译 الترجمة الصوتية العربية Arabic transliteration	阿文术语 المصطلح العربي Arabic Term	英文术语 المصطلح الإنجليزي English term
08.033	合[穴]	hé [xué]	خه (شيويه)	نقطة خه؛ نقطة البحر	he-sea acupoint
08.034	郄穴	xì xué	شي (شيويه)	نقطة شي؛ نقطة الشق	xi-cleft acupoint
08.035	八会穴	bā huì xué	با هوي شيويه	نقاط با هوي؛ نقاط الملتقى الثمانية	eight influential acupoints
08.036	八脉交会穴	bā mài jiāo huì xué	با ماي جياو هوي شيويه	نقاط الوخز با مآي جياو هوي؛ نقاط الربط الثمانية	eight confluent acupoint
08.037	交会穴	jiāo huì xué	جياو هوي شيويه	نقاط جياو هو؛ نقاط العبور	crossing acupoint
08.038	下合穴	xià hé xué	شيا خه شيويه	نقاط شيا خه؛ نقاط البحر السفلية	lower-he-sea acupoint
08.02 腧穴 نقاط الوخز بالإبر Acupuncture points (Acupoints)					
08.039	中府	zhōng fǔ	تشونغ فو	تشونغ فو؛ الرئة ١	Zhongfu; LU 1
08.040	云门	yún mén	يون من	يون من؛ الرئة ٢	Yunmen; LU 2
08.041	天府	tiān fǔ	تيان فو	تيان فو؛ الرئة ٣	Tianfu; LU 3
08.042	侠白	xiá bái	شيا باي	شيا باي؛ الرئة ٤	Xiabai; LU 4
08.043	尺泽	chǐ zé	تشي تسه	تشي تسه؛ الرئة ٥	Chize; LU 5
08.044	孔最	kǒng zuì	كونغ تسوي	كونغ تسوي؛ الرئة ٦	Kongzui; LU 6
08.045	列缺	liè quē	ليه تشيوه	ليه تشيوه؛ الرئة ٧	Lieque; LU 7
08.046	经渠	jīng qú	جينغ تشيوي	جينغ تشيوي؛ الرئة ٨	Jingqu; LU 8
08.047	太渊	tài yuān	تاي يوان	تاي يوان؛ الرئة ٩	Taiyuan; LU 9
08.048	鱼际	yú jì	يوي جي	يوي جي؛ الرئة ١٠	Yuji; LU 10
08.049	少商	shào shāng	شاو شانغ	شاو شانغ؛ الرئة ١١	Shaoshang; LU 11
08.050	商阳	shāng yáng	شانغ يانغ	شانغ يانغ؛ الأمعاء الغليظة ١	Shangyang; LI 1
08.051	二间	èr jiān	أر جيان	أر جيان؛ الأمعاء الغليظة ٢	Erjian; LI 2
08.052	三间	sān jiān	سان جيان	سان جيان؛ الأمعاء الغليظة ٣	Sanjian; LI 3
08.053	合谷	hé gǔ	خه قو	خه قو؛ الأمعاء الغليظة ٤	Hegu; LI 4

编号 الرقم المسلسل Code	汉文术语 المصطلح الصيني Chinese term	汉语拼音 الأبجدية الصينية الصوتية Chinese Pinyin	阿文音译 الترجمة الصوتية العربية Arabic transliteration	阿文术语 المصطلح العربي Arabic Term	英文术语 المصطلح الإنجليزي English term
08.054	阳溪	yáng xī	يانغ شي	يانغ شي؛ الأمعاء الغليظة ٥	Yangxi; LI 5
08.055	偏历	piān lì	بيان لي	بيان لي؛ الأمعاء الغليظة ٦	Pianli; LI 6
08.056	温溜	wēn liū	ون ليو	ون ليو؛ الأمعاء الغليظة ٧	Wenliu; LI 7
08.057	下廉	xià lián	شيا ليان	شيا ليان؛ الأمعاء الغليظة ٨	Xialian; LI 8
08.058	上廉	shàng lián	شانغ ليان	شانغ ليان؛ الأمعاء الغليظة ٩	Shanglian; LI 9
08.059	手三里	shǒu sān lǐ	شو سان لي	شو سان لي؛ الأمعاء الغليظة ١٠	Shousanli; LI 10
08.060	曲池	qǔ chí	تشيوي تشي	تشيوي تشي؛ الأمعاء الغليظة ١١	Quchi; LI 11
08.061	肘髎	zhǒu liáo	تشو لياو	تشو لياو؛ الأمعاء الغليظة ١٢	Zhouliao; LI 12
08.062	手五里	shǒu wǔ lǐ	شو وو لي	شو وو لي؛ الأمعاء الغليظة ١٣	Shouwuli; LI 13
08.063	臂臑	bì nào	بي ناو	بي ناو؛ الأمعاء الغليظة ١٤	Binao; LI 14
08.064	肩髃	jiān yú	جيان يوي	جيان يوي؛ الأمعاء الغليظة ١٥	Jianyu; LI 15
08.065	巨骨	jù gǔ	جيوي قو	جيوي قو؛ الأمعاء الغليظة ١٦	Jugu; LI 16
08.066	天鼎	tiān dǐng	تيان دينغ	تيان دينغ؛ الأمعاء الغليظة ١٧	Tianding; LI 17
08.067	扶突	fú tū	فو تو	فو تو؛ الأمعاء الغليظة ١٨	Futu; LI 18
08.068	口禾髎	kǒu hé liáo	كو خه لياو	كو خه لياو؛ الأمعاء الغليظة ١٩	Kouheliao; LI 19
08.069	迎香	yíng xiāng	ينغ شيانغ	ينغ شيانغ؛ الأمعاء الغليظة ٢٠	Yingxiang; LI 20
08.070	承泣	chéng qì	تشنغ تشي	تشنغ تشي؛ المعدة ١	Chengqi; ST 1
08.071	四白	sì bái	سي باي	سي باي؛ المعدة ٢	Sibai; ST 2
08.072	巨髎	jù liáo	جيوي لياو	جيوي لياو؛ المعدة ٣	Juliao; ST 3

编号 الرقم المسلسل Code	汉文术语 المصطلح الصيني Chinese term	汉语拼音 الأبجدية الصينية الصوتية Chinese Pinyin	阿文音译 الترجمة الصوتية العربية Arabic transliteration	阿文术语 المصطلح العربي Arabic Term	英文术语 المصطلح الإنجليزي English term
08.073	地仓	dì cāng	دي تسانغ	دي تسانغ؛ المعدة ٤	Dicang; ST 4
08.074	大迎	dà yíng	دا ينغ	دا ينغ؛ المعدة ٥	Daying; ST 5
08.075	颊车	jiá chē	جيا تشه	جيا تشه؛ المعدة ٦	Jiache; ST 6
08.076	下关	xià guān	شيا قوان	شيا قوان؛ المعدة ٧	Xiaguan; ST 7
08.077	头维	tóu wéi	تو وي	تو وي؛ المعدة ٨	Touwei; ST 8
08.078	人迎	rén yíng	رن ينغ	رن ينغ؛ المعدة ٩	Renying; ST 9
08.079	水突	shuǐ tū	شوي تو	شوي تو؛ المعدة ١٠	Shuitu; ST 10
08.080	气舍	qì shè	تشي شه	تشي شه؛ المعدة ١١	Qishe; ST 11
08.081	缺盆	quē pén	تشيوه بن	تشيوه بن؛ المعدة ١٢	Quepen; ST 12
08.082	气户	qì hù	تشي هو	تشي هو؛ المعدة ١٣	Qihu; ST 13
08.083	库房	kù fáng	كو فانغ	كو فانغ؛ المعدة ١٤	Kufang; ST 14
08.084	屋翳	wū yì	وو يي	وو يي؛ المعدة ١٥	Wuyi; ST 15
08.085	膺窗	yīng chuāng	ينغ تشوانغ	ينغ تشوانغ؛ المعدة ١٦	Yingchuang; ST 16
08.086	乳中	rǔ zhōng	رو تشونغ	رو تشونغ؛ المعدة ١٧	Ruzhong; ST 17
08.087	乳根	rǔ gēn	رو قن	رو قن؛ المعدة ١٨	Rugen; ST 18
08.088	不容	bù róng	بو رونغ	بو رونغ؛ المعدة ١٩	Burong; ST 19
08.089	承满	chéng mǎn	تشنغ مان	تشنغ مان؛ المعدة ٢٠	Chengman; ST 20
08.090	梁门	liáng mén	ليانغ من	ليانغ من؛ المعدة ٢١	Liangmen; ST 21
08.091	关门	guān mén	قوان من	قوان من؛ المعدة ٢٢	Guanmen; ST 22
08.092	太乙	tài yǐ	تاي يي	تاي يي؛ المعدة ٢٣	Taiyi; ST 23
08.093	滑肉门	huá ròu mén	هوا رو من	هوا رو من؛ المعدة ٢٤	Huaroumen; ST 24
08.094	天枢	tiān shū	تيان شو	تيان شو؛ المعدة ٢٥	Tianshu; ST 25
08.095	外陵	wài líng	واي لينغ	واي لينغ؛ المعدة ٢٦	Wailing; ST 26
08.096	大巨	dà jù	دا جيوي	دا جيوي؛ المعدة ٢٧	Daju; ST 27
08.097	水道	shuǐ dào	شوي داو	شوي داو؛ المعدة ٢٨	Shuidao; ST 28
08.098	归来	guī lái	قوي لاي	قوي لاي؛ المعدة ٢٩	Guilai; ST 29
08.099	气冲	qì chōng	تشي تشونغ	تشي تشونغ؛ المعدة ٣٠	Qichong; ST 30
08.100	髀关	bì guān	بي قوان	بي قوان؛ المعدة ٣١	Biguan; ST 31

编号 الرقم المسلسل Code	汉文术语 المصطلح الصيني Chinese term	汉语拼音 الأبجدية الصينية الصوتية Chinese Pinyin	阿文音译 الترجمة الصوتية العربية Arabic transliteration	阿文术语 المصطلح العربي Arabic Term	英文术语 المصطلح الإنجليزي English term
08.101	伏兔	fú tù	فو تو	فو تو؛ المعدة ٣٢	Futu; ST 32
08.102	阴市	yīn shì	ين شي	ين شي؛ المعدة ٣٣	Yinshi; ST 33
08.103	梁丘	liáng qiū	ليانغ تشيو	ليانغ تشيو؛ المعدة ٣٤	Liangqiu; ST 34
08.104	犊鼻	dú bí	دو بي	دو بي؛ المعدة ٣٥	Dubi; ST 35
08.105	足三里	zú sān lǐ	تسو سان لي	تسو سان لي؛ المعدة ٣٦	Zusanli; ST 36
08.106	上巨虚	shàng jù xū	شانغ جيوي شيوي	شانغ جيوي شيوي؛ المعدة ٣٧	Shangjuxu; ST 37
08.107	条口	tiáo kǒu	تياو كو	تياو كو؛ المعدة ٣٨	Tiaokou; ST 38
08.108	下巨虚	xià jù xū	شيا جيوي شيوي	شيا جيوي شيوي؛ المعدة ٣٩	Xiajuxu; ST 39
08.109	丰隆	fēng lóng	فنغ لونغ	فنغ لونغ؛ المعدة ٤٠	Fenglong; ST 40
08.110	解溪	jiě xī	جيه شي	جيه شي؛ المعدة ٤١	Jiexi; ST 41
08.111	冲阳	chōng yáng	تشونغ يانغ	تشونغ يانغ؛ المعدة ٤٢	Chongyang; ST 42
08.112	陷谷	xiàn gǔ	شيان قو	شيان قو؛ المعدة ٤٣	Xiangu; ST 43
08.113	内庭	nèi tíng	ني تينغ	ني تينغ؛ المعدة ٤٤	Neiting; ST 44
08.114	厉兑	lì duì	لي دوي	لي دوي؛ المعدة ٤٥	Lidui; ST 45
08.115	隐白	yǐn bái	ين باي	ين باي؛ الطحال ١	Yinbai; SP 1
08.116	大都	dà dū	دا دو	دا دو؛ الطحال ٢	Dadu; SP 2
08.117	太白	tài bái	تاي باي	تاي باي؛ الطحال ٣	Taibai; SP 3
08.118	公孙	gōng sūn	قونغ سون	قونغ سون؛ الطحال ٤	Gongsun; SP 4
08.119	商丘	shāng qiū	شانغ تشيو	شانغ تشيو؛ الطحال ٥	Shangqiu; SP 5
08.120	三阴交	sān yīn jiāo	سان ين جياو	سان ين جياو؛ الطحال ٦	Sanyinjiao; SP 6
08.121	漏谷	lòu gǔ	لو قو	لو قو؛ الطحال ٧	Lougu; SP 7
08.122	地机	dì jī	دي جي	دي جي؛ الطحال ٨	Diji; SP 8
08.123	阴陵泉	yīn líng quán	ين لينغ تشيوان	ين لينغ تشيوان؛ الطحال ٩	Yinlingquan; SP 9
08.124	血海	xuè hǎi	شيويه هاي	شيويه هاي؛ الطحال ١٠	Xuehai; SP 10
08.125	箕门	jī mén	جي من	جي من؛ الطحال ١١	Jimen; SP 11
08.126	冲门	chōng mén	تشونغ من	تشونغ من؛ الطحال ١٢	Chongmen; SP 12

编号 الرقم المسلسل Code	汉文术语 المصطلح الصيني Chinese term	汉语拼音 الأبجدية الصينية الصوتية Chinese Pinyin	阿文音译 الترجمة الصوتية العربية Arabic transliteration	阿文术语 المصطلح العربي Arabic Term	英文术语 المصطلح الإنجليزي English term
08.127	府舍	fǔ shè	فو شه	فو شه؛ الطحال ١٣	Fushe; SP 13
08.128	腹结	fù jié	فو جيه	فو جيه؛ الطحال ١٤	Fujie; SP 14
08.129	大横	dà héng	دا هنغ	دا هنغ؛ الطحال ١٥	Daheng; SP 15
08.130	腹哀	fù āi	فو آي	فو آي؛ الطحال ١٦	Fu'ai; SP 16
08.131	食窦	shí dòu	شي دو	شي دو؛ الطحال ١٧	Shidou; SP 17
08.132	天溪	tiān xī	تيان شي	تيان شي؛ الطحال ١٨	Tianxi; SP 18
08.133	胸乡	xiōng xiāng	شيونغ شيانغ	شيونغ شيانغ؛ الطحال ١٩	Xiongxiang; SP 19
08.134	周荣	zhōu róng	تشو رونغ	تشو رونغ؛ الطحال ٢٠	Zhourong; SP 20
08.135	大包	dà bāo	دا باو	دا باو؛ الطحال ٢١	Dabao; SP 21
08.136	极泉	jí quán	جي تشيوان	جي تشيوان؛ القلب ١	Jiquan; HT 1
08.137	青灵	qīng líng	تشينغ لينغ	تشينغ لينغ؛ القلب ٢	Qingling; HT 2
08.138	少海	shào hǎi	شاو هاي	شاو هاي؛ القلب ٣	Shaohai; HT 3
08.139	灵道	líng dào	لينغ داو	لينغ داو؛ القلب ٤	Lingdao; HT 4
08.140	通里	tōng lǐ	تونغ لي	تونغ لي؛ القلب ٥	Tongli; HT 5
08.141	阴郄	yīn xì	ين شي	ين شي؛ القلب ٦	Yinxi; HT 6
08.142	神门	shén mén	شن من	شن من؛ القلب ٧	Shenmen; HT 7
08.143	少府	shào fǔ	شاو فو	شاو فو؛ القلب ٨	Shaofu; HT 8
08.144	少冲	shào chōng	شاو تشونغ	شاو تشونغ؛ القلب ٩	Shaochong; HT 9
08.145	少泽	shào zé	شاو تسه	شاو تسه؛ الأمعاء الدقيقة ١	Shaoze; SI 1
08.146	前谷	qián gǔ	تشيان قو	تشيان قو؛ الأمعاء الدقيقة ٢	Qiangu; SI 2
08.147	后溪	hòu xī	هو شي	هو شي؛ الأمعاء الدقيقة ٣	Houxi; SI 3
08.148	腕骨	wàn gǔ	وان قو	وان قو؛ الأمعاء الدقيقة ٤	Wangu; SI 4
08.149	阳谷	yáng gǔ	يانغ قو	يانغ قو؛ الأمعاء الدقيقة ٥	Yanggu; SI 5
08.150	养老	yǎng lǎo	يانغ لاو	يانغ لاو؛ الأمعاء الدقيقة ٦	Yanglao; SI 6
08.151	支正	zhī zhèng	تشي تشنغ	تشي تشنغ؛ الأمعاء الدقيقة ٧	Zhizheng; SI 7
08.152	小海	xiǎo hǎi	شياو هاي	شياو هاي؛ الأمعاء الدقيقة ٨	Xiaohai; SI 8
08.153	肩贞	jiān zhēn	جيان تشن	جيان تشن؛ الأمعاء الدقيقة ٩	Jianzhen; SI 9
08.154	臑俞	nào shū	ناو شو	ناو شو؛ الأمعاء الدقيقة ١٠	Naoshu; SI 10

编号 الرقم المسلسل Code	汉文术语 المصطلح الصيني Chinese term	汉语拼音 الأبجدية الصينية الصوتية Chinese Pinyin	阿文音译 الترجمة الصوتية العربية Arabic transliteration	阿文术语 المصطلح العربي Arabic Term	英文术语 المصطلح الإنجليزي English term
08.155	天宗	tiān zōng	تيان تسونغ	تيان تسونغ؛ الأمعاء الدقيقة ١١	Tianzong; SI 11
08.156	秉风	bǐng fēng	بينغ فنغ	بينغ فنغ؛ الأمعاء الدقيقة ١٢	Bingfeng; SI 12
08.157	曲垣	qū yuán	تشيوي يوان	تشيو يوان؛ الأمعاء الدقيقة ١٣	Quyuan; SI 13
08.158	肩外俞	jiān wài shū	جيان واي شو	جيان واي شو؛ الأمعاء الدقيقة ١٤	Jianwaishu; SI 14
08.159	肩中俞	jiān zhōng shū	جيان تشونغ شو	جيان تشونغ شو؛ الأمعاء الدقيقة ١٥	Jianzhongshu; SI 15
08.160	天窗	tiān chuāng	تيان تشوانغ	تيان تشوانغ؛ الأمعاء الدقيقة ١٦	Tianchuang; SI 16
08.161	天容	tiān róng	تيان رونغ	تيان رونغ؛ الأمعاء الدقيقة ١٧	Tianrong; SI 17
08.162	颧髎	quán liáo	تشيوان لياو	تشيوان لياو؛ الأمعاء الدقيقة ١٨	Quanliao; SI 18
08.163	听宫	tīng gōng	تينغ قونغ	تينغ قونغ؛ الأمعاء الدقيقة ١٩	Tinggong; SI 19
08.164	睛明	jīng míng	جينغ مينغ	جينغ مينغ؛ المثانة ١	Jingming; BL 1
08.165	攒竹	cuán zhú	تسوان تشو	تسوان تشو؛ المثانة ٢	Cuanzhu; BL 2
08.166	眉冲	méi chōng	مي تشونغ	مي تشونغ؛ المثانة ٣	Meichong; BL 3
08.167	曲差	qū chāi	تشيوي تشا	تشيوي تشا؛ المثانة ٤	Qucha; BL 4
08.168	五处	wǔ chù	وو تشو	وو تشو؛ المثانة ٥	Wuchu; BL 5
08.169	承光	chéng guāng	تشنغ قوانغ	تشنغ قوانغ؛ المثانة ٦	Chengguang; BL 6
08.170	通天	tōng tiān	تونغ تيان	تونغ تيان؛ المثانة ٧	Tongtian; BL 7
08.171	络却	luò què	لوه تشيوه	لوه تشيوه؛ المثانة ٨	Luoque; BL 8
08.172	玉枕	yù zhěn	يوي تشن	يوي تشن؛ المثانة ٩	Yuzhen; BL 9
08.173	天柱	tiān zhù	تيان تشو	تيان تشو؛ المثانة ١٠	Tianzhu; BL 10
08.174	大杼	dà zhù	دا تشو	دا تشو؛ المثانة ١١	Dazhu; BL 11
08.175	风门	fēng mén	فنغ من	فنغ من؛ المثانة ١٢	Fengmen; BL 12

编号 الرقم المسلسل Code	汉文术语 المصطلح الصيني Chinese term	汉语拼音 الأبجدية الصينية الصوتية Chinese Pinyin	阿文音译 الترجمة الصوتية العربية Arabic transliteration	阿文术语 المصطلح العربي Arabic Term	英文术语 المصطلح الإنجليزي English term
08.176	肺俞	fèi shū	في شو	في شو؛ المثانة ١٣	Feishu; BL 13
08.177	厥阴俞	jué yīn shū	جيويه ين شو	جيويه ين شو؛ المثانة ١٤	Jueyinshu; BL 14
08.178	心俞	xīn shū	شين شو	شين شو؛ المثانة ١٥	Xinshu; BL 15
08.179	督俞	dū shū	دو شو	دو شو؛ المثانة ١٦	Dushu; BL 16
08.180	膈俞	gé shū	قه شو	قه شو؛ المثانة ١٧	Geshu; BL 17
08.181	肝俞	gān shū	قان شو	قان شو؛ المثانة ١٨	Ganshu; BL 18
08.182	胆俞	dǎn shū	دان شو	دان شو؛ المثانة ١٩	Danshu; BL 19
08.183	脾俞	pí shū	بي شو	بي شو؛ المثانة ٢٠	Pishu; BL 20
08.184	胃俞	wèi shū	وي شو	وي شو؛ المثانة ٢١	Weishu; BL 21
08.185	三焦俞	sān jiāo shū	سان جياو شو	سان جياو شو؛ المثانة ٢٢	Sanjiaoshu; BL 22
08.186	肾俞	shèn shū	شن شو	شن شو؛ المثانة ٢٣	Shenshu; BL 23
08.187	气海俞	qì hǎi shū	تشي هاي شو	تشي هاي شو؛ المثانة ٢٤	Qihaishu; BL 24
08.188	大肠俞	dà cháng shū	دا تشانغ شو	دا تشانغ شو؛ المثانة ٢٥	Dachangshu; BL 25
08.189	关元俞	guān yuán shū	قوان يوان شو	قوان يوان شو؛ المثانة ٢٦	Guanyuanshu; BL 26
08.190	小肠俞	xiǎo cháng shū	شياو تشانغ شو	شياو تشانغ شو؛ المثانة ٢٧	Xiaochangshu; BL 27
08.191	膀胱俞	páng guāng shū	بانغ قوانغ شو	بانغ قوانغ شو؛ المثانة ٢٨	Pangguangshu; BL 28
08.192	中膂俞	zhōng lǚ shū	تشونغ ليوي شو	تشونغ ليوي شو؛ المثانة ٢٩	Zhonglvshu; BL 29
08.193	白环俞	bái huán shū	باي هوان شو	باي هوان شو؛ المثانة ٣٠	Baihuanshu; BL 30
08.194	上髎	shàng liáo	شانغ لياو	شانغ لياو؛ المثانة ٣١	Shangliao; BL 31
08.195	次髎	cì liáo	تسي لياو	تسي لياو؛ المثانة ٣٢	Ciliao; BL 32
08.196	中髎	zhōng liáo	تشونغ لياو	تشونغ لياو؛ المثانة ٣٣	Zhongliao; BL 33
08.197	下髎	xià liáo	شيا لياو	شيا لياو؛ المثانة ٣٤	Xialiao; BL 34
08.198	会阳	huì yáng	هوي يانغ	هوي يانغ؛ المثانة ٣٥	Huiyang; BL 35
08.199	承扶	chéng fú	تشنغ فو	تشنغ فو؛ المثانة ٣٦	Chengfu; BL 36
08.200	殷门	yīn mén	ين من	ين من؛ المثانة ٣٧	Yinmen; BL 37
08.201	浮郄	fú xì	فو شي	فو شي؛ المثانة ٣٨	Fuxi; BL 38

编号 الرقم المسلسل Code	汉文术语 المصطلح الصيني Chinese term	汉语拼音 الأبجدية الصينية الصوتية Chinese Pinyin	阿文音译 الترجمة الصوتية العربية Arabic transliteration	阿文术语 المصطلح العربي Arabic Term	英文术语 المصطلح الإنجليزي English term
08.202	委阳	wěi yáng	وي يانغ	وي يانغ؛ المثانة ٣٩	Weiyang; BL 39
08.203	委中	wěi zhōng	وي تشونغ	وي تشونغ؛ المثانة ٤٠	Weizhong; BL 40
08.204	附分	fù fēn	فو فن	فو فن؛ المثانة ٤١	Fufen; BL 41
08.205	魄户	pò hù	بوه هو	بوه هو؛ المثانة ٤٢	Pohu; BL 42
08.206	膏肓	gāo huāng	قاو هوانغ	قاو هوانغ؛ المثانة ٤٣	Gaohuang; BL 43
08.207	神堂	shén táng	شن تانغ	شن تانغ؛ المثانة ٤٤	Shentang; BL 44
08.208	譩譆	yì xǐ	يي شي	يي شي؛ المثانة ٤٥	Yixi; BL 45
08.209	膈关	gé guān	قه قوان	قه قوان؛ المثانة ٤٦	Geguan; BL 46
08.210	魂门	hún mén	هون من	هون من؛ المثانة ٤٧	Hunmen; BL 47
08.211	阳纲	yáng gāng	يانغ قانغ	يانغ قانغ؛ المثانة ٤٨	Yanggang; BL 48
08.212	意舍	yì shè	يي شه	يي شه؛ المثانة ٤٩	Yishe; BL 49
08.213	胃仓	wèi cāng	وي تسانغ	ويت سانغ؛ المثانة ٥٠	Weicang; BL 50
08.214	肓门	huāng mén	هوانغ من	هوانغ من؛ المثانة ٥١	Huangmen; BL 51
08.215	志室	zhì shì	تشي شي	تشي شي؛ المثانة ٥٢	Zhishi; BL 52
08.216	胞肓	bāo huāng	باو هوانغ	باو هوانغ؛ المثانة ٥٣	Baohuang; BL 53
08.217	秩边	zhì biān	تشي بيان	تشي بيان؛ المثانة ٥٤	Zhibian; BL 54
08.218	合阳	hé yáng	خه يانغ	خه يانغ؛ المثانة ٥٥	Heyang; BL 55
08.219	承筋	chéng jīn	تشنغ جين	تشنغ جين؛ المثانة ٥٦	Chengjin; BL 56
08.220	承山	chéng shān	تشنغ شان	تشنغ شان؛ المثانة ٥٧	Chengshan; BL 57
08.221	飞扬	fēi yáng	في يانغ	في يانغ؛ المثانة ٥٨	Feiyang; BL 58
08.222	跗阳	fū yáng	فو يانغ	فو يانغ؛ المثانة ٥٩	Fuyang; BL 59
08.223	昆仑	kūn lún	كون لون	كون لون؛ المثانة ٦٠	Kunlun; BL 60
08.224	仆参	pú cān	بو تسان	بو تسان؛ المثانة ٦١	Pucan; BL 61
08.225	申脉	shēn mài	شن ماي	شن ماي؛ المثانة ٦٢	Shenmai; BL 62
08.226	金门	jīn mén	جين من	جين من؛ المثانة ٦٣	Jinmen; BL 63
08.227	京骨	jīng gǔ	جينغ قو	جينغ قو؛ المثانة ٦٤	Jinggu; BL 64
08.228	束骨	shù gǔ	شو قو	شو قو؛ المثانة ٦٥	Shugu; BL 65
08.229	足通谷	zú tōng gǔ	تسو تونغ قو	تسو تونغ قو؛ المثانة ٦٦	Zutonggu; BL 66

编号 الرقم المسلسل Code	汉文术语 المصطلح الصيني Chinese term	汉语拼音 الأبجدية الصينية الصوتية Chinese Pinyin	阿文音译 الترجمة الصوتية العربية Arabic transliteration	阿文术语 المصطلح العربي Arabic Term	英文术语 المصطلح الإنجليزي English term
08.230	至阴	zhì yīn	تشي ين	تشي ين؛ المثانة ٦٧	Zhiyin; BL 67
08.231	涌泉	yǒng quán	يونغ تشيوان	يونغ تشيوان؛ الكلية ١	Yongquan; KI 1
08.232	然谷	rán gǔ	ران قو	ران قو؛ الكلية ٢	Rangu; KI 2
08.233	太溪	tài xī	تاي شي	تاي شي؛ الكلية ٣	Taixi; KI 3
08.234	大钟	dà zhōng	دا تشونغ	دا تشونغ؛ الكلية ٤	Dazhong; KI 4
08.235	水泉	shuǐ quán	شوي تشيوان	شوي تشيوان؛ الكلية ٥	Shuiquan; KI 5
08.236	照海	zhào hǎi	تشاو هاي	تشاو هاي؛ الكلية ٦	Zhaohai; KI 6
08.237	复溜	fù liū	فو ليو	فو ليو؛ الكلية ٧	Fuliu; KI 7
08.238	交信	jiāo xìn	جياو شين	جياو شين؛ الكلية ٨	Jiaoxin; KI 8
08.239	筑宾	zhù bīn	تشو بين	تشو بين؛ الكلية ٩	Zhubin; KI 9
08.240	阴谷	yīn gǔ	ين قو	ين قو؛ الكلية ١٠	Yingu; KI 10
08.241	横骨	héng gǔ	هنغ قو	هنغ قو؛ الكلية ١١	Henggu; KI 11
08.242	大赫	dà hè	دا خه	دا خه؛ الكلية ١٢	Dahe; KI 12
08.243	气穴	qì xué	تشي شيويه	تشي شيويه؛ الكلية ١٣	Qixue; KI 13
08.244	四满	sì mǎn	سي مان	سي مان؛ الكلية ١٤	Siman; KI 14
08.245	中注	zhōng zhù	تشونغ تشو	تشونغ تشو؛ الكلية ١٥	Zhongzhu; KI 15
08.246	肓俞	huāng shū	هوانغ شو	هوانغ شو؛ الكلية ١٦	Huangshu; KI 16
08.247	商曲	shāng qū	شانغ تشيوي	شانغ تشيوي؛ الكلية ١٧	Shangqu; KI 17
08.248	石关	shí guān	شي قوان	شي قوان؛ الكلية ١٨	Shiguan; KI 18
08.249	阴都	yīn dū	ين دو	ين دو؛ الكلية ١٩	Yindu; KI 19
08.250	腹通谷	fù tōng gǔ	فو تونغ قو	فو تونغ قو؛ الكلية ٢٠	Futonggu; KI 20
08.251	幽门	yōu mén	يو من	يو من؛ الكلية ٢١	Youmen; KI 21
08.252	步廊	bù láng	بو لانغ	بو لانغ؛ الكلية ٢٢	Bulang; KI 22
08.253	神封	shén fēng	شن فنغ	شن فنغ؛ الكلية ٢٣	Shenfeng; KI 23
08.254	灵墟	líng xū	لينغ شيوي	لينغ شيوي؛ الكلية ٢٤	Lingxu; KI 24
08.255	神藏	shén cáng	شن تسانغ	شن تسانغ؛ الكلية ٢٥	Shencang; KI 25
08.256	彧中	yù zhōng	يوي تشونغ	يوي تشونغ؛ الكلية ٢٦	Yuzhong; KI 26
08.257	俞府	shū fǔ	شو فو	شو فو؛ الكلية ٢٧	Shufu; KI 27

编号 الرقم المسلسل Code	汉文术语 المصطلح الصيني Chinese term	汉语拼音 الأبجدية الصينية الصوتية Chinese Pinyin	阿文音译 الترجمة الصوتية العربية Arabic transliteration	阿文术语 المصطلح العربي Arabic Term	英文术语 المصطلح الإنجليزي English term
08.258	天池	tiān chí	تيان تشي	تيان تشي؛ شين باو ١	Tianchi; PC 1
08.259	天泉	tiān quán	تيان تشيوان	تيان تشيوان؛ شين باو ٢	Tianquan; PC 2
08.260	曲泽	qū zé	تشيوي تسه	تشيوي تسه؛ شين باو ٣	Quze; PC 3
08.261	郄门	xì mén	شي من	شي من؛ شين باو ٤	Ximen; PC 4
08.262	间使	jiān shǐ	جيان شي	جيان شي؛ شين باو ٥	Jianshi; PC 5
08.263	内关	nèi guān	ني قوان	ني قوان؛ شين باو ٦	Neiguan; PC 6
08.264	大陵	dà líng	دا لينغ	دا لينغ؛ شين باو ٧	Daling; PC 7
08.265	劳宫	láo gōng	لاو قونغ	لاو قونغ؛ شين باو ٨	Laogong; PC 8
08.266	中冲	zhōng chōng	تشونغ تشونغ	تشونغ تشونغ؛ شين باو ٩	Zhongchong; PC 9
08.267	关冲	guān chōng	قوان تشونغ	قوان تشونغ؛ سان جياو ١	Guanchong; TE 1; SJ 1
08.268	液门	yè mén	يه من	يه من؛ سان جياو ٢	Yemen; TE 2; SJ 2
08.269	中渚	zhōng zhǔ	تشونغ تشو	تشونغ تشو؛ سان جياو ٣	Zhongzhu; TE 3; SJ 3
08.270	阳池	yáng chí	يانغ تشي	يانغ تشي؛ سان جياو ٤	Yangchi; TE 4; SJ 4
08.271	外关	wài guān	واي قوان	واي قوان؛ سان جياو ٥	Waiguan; TE 5; SJ 5
08.272	支沟	zhī gōu	تشي قو	تشي قو؛ سان جياو ٦	Zhigou; TE 6; SJ 6
08.273	会宗	huì zōng	هوي تسونغ	هوي تسونغ؛ سان جياو ٧	Huizong; TE 7; SJ 7
08.274	三阳络	sān yáng luò	سان يانغ لوه	سان يانغ لوه؛ سان جياو ٨	Sanyangluo; TE 8; SJ 8
08.275	四渎	sì dú	سي دو	سي دو؛ سان جياو ٩	Sidu; TE 9; SJ 9
08.276	天井	tiān jǐng	تيان جينغ	تيان جينغ؛ سان جياو ١٠	Tianjing; TE 10; SJ 10
08.277	清冷渊	qīng lěng yuān	تشينغ لينغ يوان	تشينغ لينغ يوان؛ سان جياو ١١	Qinglengyuan; TE 11; SJ 11
08.278	消泺	xiāo luò	شياو لوه	شياو لوه؛ سان جياو ١٢	Xialuo; TE 12; SJ 12
08.279	臑会	nào huì	ناو هوي	ناو هوي؛ سان جياو ١٣	Naohui; TE 13; SJ 13
08.280	肩髎	jiān liáo	جيان لياو	جيان لياو؛ سان جياو ١٤	Jianliao; TE 14; SJ 14
08.281	天髎	tiān liáo	تيان لياو	تيان لياو؛ سان جياو ١٥	Tianliao; TE 15; SJ 15
08.282	天牖	tiān yǒu	تيان يو	تيان يو؛ سان جياو ١٦	Tianyou; TE 16; SJ 16
08.283	翳风	yì fēng	يي فنغ	يي فنغ؛ سان جياو ١٧	Yifeng; TE 17; SJ 17
08.284	瘈脉	chì mài	تشي ماي	تشي ماي؛ سان جياو ١٨	Chimai; TE 18; SJ 18

编号 الرقم المسلسل Code	汉文术语 المصطلح الصيني Chinese term	汉语拼音 الأبجدية الصينية الصوتية Chinese Pinyin	阿文音译 الترجمة الصوتية العربية Arabic transliteration	阿文术语 المصطلح العربي Arabic Term	英文术语 المصطلح الإنجليزي English term
08.285	颅息	lú xī	لو شي	لو شي؛ سان جياو ١٩	Luxi; TE 19; SJ 19
08.286	角孙	jiǎo sūn	جياو سون	جياو سون؛ سان جياو ٢٠	Jiaosun; TE 20; SJ 20
08.287	耳门	ěr mén	أر من	أر من؛ سان جياو ٢١	Ermen; TE 21; SJ 21
08.288	耳和髎	ěr hé liáo	أر خه لياو	أر خه لياو؛ سان جياو ٢٢	Erheliao; TE 22; SJ 22
08.289	丝竹空	sī zhú kōng	سي تشو كونغ	سي تشو كونغ؛ سان جياو ٢٣	Sizhukong; TE 23; SJ 23
08.290	瞳子髎	tóng zǐ liáo	تونغ تسي لياو	تونغ تسي لياو؛ المرارة ١	Tongziliao; GB 1
08.291	听会	tīng huì	تينغ هوي	تينغ هوي؛ المرارة ٢	Tinghui; GB 2
08.292	上关	shàng guān	شانغ قوان	شانغ قوان؛ المرارة ٣	Shangguan; GB 3
08.293	颔厌	hàn yàn	هان يان	هان يان؛ المرارة ٤	Hanyan; GB 4
08.294	悬颅	xuán lú	شيوان لو	شيوان لو؛ المرارة ٥	Xuanlu; GB 5
08.295	悬厘	xuán lí	شيوان لي	شيوان لي؛ المرارة ٦	Xuanli; GB 6
08.296	曲鬓	qū bìn	تشيوي بين	تشيوي بين؛ المرارة ٧	Qubin; GB 7
08.297	率谷	shuài gǔ	شواي قو	شواي قو؛ المرارة ٨	Shuaigu; GB 8
08.298	天冲	tiān chōng	تيان تشونغ	تيان تشونغ؛ المرارة ٩	Tianchong; GB 9
08.299	浮白	fú bái	فو باي	فو باي؛ المرارة ١٠	Fubai; GB 10
08.300	头窍阴	tóu qiào yīn	تو تشياو ين	تو تشياو ين؛ المرارة ١١	Touqiaoyin; GB 11
08.301	完骨	wán gǔ	وان قو	وان قو؛ المرارة ١٢	Wangu; GB 12
08.302	本神	běn shén	بن شن	بن شن؛ المرارة ١٣	Benshen; GB 13
08.303	阳白	yáng bái	يانغ باي	يانغ باي؛ المرارة ١٤	Yangbai; GB 14
08.304	头临泣	tóu lín qì	تو لين تشي	تو لين تشي؛ المرارة ١٥	Toulinqi; GB 15
08.305	目窗	mù chuāng	مو تشوانغ	مو تشوانغ؛ المرارة ١٦	Muchuang; GB 16
08.306	正营	zhèng yíng	تشنغ ينغ	تشنغ ينغ؛ المرارة ١٧	Zhengying; GB 17
08.307	承灵	chéng líng	تشنغ لينغ	تشنغ لينغ؛ المرارة ١٨	Chengling; GB 18
08.308	脑空	nǎo kōng	ناو كونغ	ناو كونغ؛ المرارة ١٩	Naokong; GB 19
08.309	风池	fēng chí	فنغ تشي	فنغ تشي؛ المرارة ٢٠	Fengchi; GB 20
08.310	肩井	jiān jǐng	جيان جينغ	جيان جينغ؛ المرارة ٢١	Jianjing; GB 21
08.311	渊腋	yuān yè	يوان يه	يوان يه؛ المرارة ٢٢	Yuanye; GB 22

编号 الرقم المسلسل Code	汉文术语 المصطلح الصيني Chinese term	汉语拼音 الأبجدية الصينية الصوتية Chinese Pinyin	阿文音译 الترجمة الصوتية العربية Arabic transliteration	阿文术语 المصطلح العربي Arabic Term	英文术语 المصطلح الإنجليزي English term
08.312	辄筋	zhé jīn	تشه جين	تشه جين؛ المرارة ٢٣	Zhejin; GB 23
08.313	日月	rì yuè	ري يويه	ري يويه؛ المرارة ٢٤	Riyue; GB 24
08.314	京门	jīng mén	جينغ من	جينغ من؛ المرارة ٢٥	Jingmen; GB 25
08.315	带脉	dài mài	داي ماي	داي ماي؛ المرارة ٢٦	Daimai; GB 26
08.316	五枢	wǔ shū	وو شو	وو شو؛ المرارة ٢٧	Wushu; GB 27
08.317	维道	wéi dào	وي داو	وي داو؛ المرارة ٢٨	Weidao; GB 28
08.318	居髎	jū liáo	جيوي لياو	جيوي لياو؛ المرارة ٢٩	Juliao; GB 29
08.319	环跳	huán tiào	هوان تياو	هوان تياو؛ المرارة ٣٠	Huantiao; GB 30
08.320	风市	fēng shì	فنغ شي	فنغ شي؛ المرارة ٣١	Fengshi; GB 31
08.321	中渎	zhōng dú	تشونغ دو	تشونغ دو؛ المرارة ٣٢	Zhongdu; GB 32
08.322	膝阳关	xī yáng guān	شي يانغ قوان	شي يانغ قوان؛ المرارة ٣٣	Xiyangguan; GB 33
08.323	阳陵泉	yáng líng quán	يانغ لينغ تشيوان	يانغ لينغ تشيوان؛ المرارة ٣٤	Yanglingquan; GB 34
08.324	阳交	yáng jiāo	يانغ جياو	يانغ جياو؛ المرارة ٣٥	Yangjiao; GB 35
08.325	外丘	wài qiū	واي تشيو	واي تشيو؛ المرارة ٣٦	Waiqiu; GB 36
08.326	光明	guāng míng	قوانغ مينغ	قوانغ مينغ؛ المرارة ٣٧	Guangming; GB 37
08.327	阳辅	yáng fǔ	يانغ فو	يانغ فو؛ المرارة ٣٨	Yangfu; GB 38
08.328	悬钟	xuán zhōng	شيوان تشونغ	شيوان تشونغ؛ المرارة ٣٩	Xuanzhong; GB 39
08.329	丘墟	qiū xū	تشيو شيوي	تشيو شيوي؛ المرارة ٤٠	Qiuxu; GB 40
08.330	足临泣	zú lín qì	تسو لين تشي	تسو لين تشي؛ المرارة ٤١	Zulinqi; GB 41
08.331	地五会	dì wǔ huì	دي وو هوي	دي وو هوي؛ المرارة ٤٢	Diwuhui; GB 42
08.332	侠溪	xiá xī	شيا شي	شيا شي؛ المرارة ٤٣	Xiaxi; GB 43
08.333	足窍阴	zú qiào yīn	تسو تشياو ين	تسو تشياو ين؛ المرارة ٤٤	Zuqiaoyin; GB 44
08.334	大敦	dà dūn	دا دون	دا دون؛ الكبد ١	Dadun; LR 1
08.335	行间	xíng jiān	شينغ جيان	شينغ جيان؛ الكبد ٢	Xingjian; LR 2
08.336	太冲	tài chōng	تاي تشونغ	تاي تشونغ؛ الكبد ٣	Taichong; LR 3
08.337	中封	zhōng fēng	تشونغ فنغ	تشونغ فنغ؛ الكبد ٤	Zhongfeng; LR 4
08.338	蠡沟	lí gōu	لي قو	لي قو؛ الكبد ٥	Ligou; LR 5

编号 الرقم المسلسل Code	汉文术语 المصطلح الصيني Chinese term	汉语拼音 الأبجدية الصينية الصوتية Chinese Pinyin	阿文音译 الترجمة الصوتية العربية Arabic transliteration	阿文术语 المصطلح العربي Arabic Term	英文术语 المصطلح الإنجليزي English term
08.339	中都	zhōng dū	تشونغ دو	تشونغ دو؛ الكبد ٦	Zhongdu; LR 6
08.340	膝关	xī guān	شي قوان	شي قوان؛ الكبد ٧	Xiguan; LR 7
08.341	曲泉	qū quán	تشيوي تشيوان	تشيوي تشيوان؛ الكبد ٨	Ququan; LR 8
08.342	阴包	yīn bāo	ين باو	ين باو؛ الكبد ٩	Yinbao; LR 9
08.343	足五里	zú wǔ lǐ	تسو وو لي	تسو وو لي؛ الكبد ١٠	Zuwuli; LR 10
08.344	阴廉	yīn lián	ين ليان	ين ليان؛ الكبد ١١	Yinlian; LR 11
08.345	急脉	jí mài	جي ماي	جي ماي؛ الكبد ١٢	Jimai; LR 12
08.346	章门	zhāng mén	تشانغ من	تشانغ من؛ الكبد ١٣	zhangmen; LR 13
08.347	期门	qī mén	تشي من	تشي من؛ الكبد ١٤	Qimen; LR 14
08.348	长强	cháng qiáng	تشانغ تشيانغ	تشانغ تشيانغ؛ دو ماى ١	Changqiang; GV 1; DU 1
08.349	腰俞	yāo shū	ياو شو	ياو شو؛ دو ماى ٢	Yaoshu; GV 2; DU 2
08.350	腰阳关	yāo yáng guān	ياو يانغ قوان	ياو يانغ قوان؛ دو ماى ٣	Yaoyangguan; GV 3; DU 3
08.351	命门	mìng mén	مينغ من	مينغ من؛ دو ماى ٤	Mingmen; GV 4; DU 4
08.352	悬枢	xuán shū	شيوان شو	شيوان شو؛ دو ماى ٥	Xuanshu; GV 5; DU 5
08.353	脊中	jǐ zhōng	جي تشونغ	جي تشونغ؛ دو ماى ٦	Jizhong; GV 6; DU 6
08.354	中枢	zhōng shū	تشونغ شو	تشونغ شو؛ دو ماى ٧	Zhongshu; GV 7; DU 7
08.355	筋缩	jīn suō	جين سوه	جين سوه؛ دو ماى ٨	Jinsuo; GV 8; DU 8
08.356	至阳	zhì yáng	تشي يانغ	تشي يانغ؛ دو ماى ٩	Zhiyang; GV 9; DU 9
08.357	灵台	líng tái	لينغ تاي	لينغ تاي؛ دو ماى ١٠	Lingtai; GV 10; DU 10
08.358	神道	shén dào	شن داو	شن داو؛ دو ماى ١١	Shendao; GV 11; DU 11
08.359	身柱	shēn zhù	شن تشو	شن تشو؛ دو ماى ١٢	Shenzhu; GV 12; DU 12
08.360	陶道	táo dào	تاو داو	تاو داو؛ دو ماى ١٣	Taodao; GV 13; DU 13
08.361	大椎	dà zhuī	دا تشوي	دا تشوي؛ دو ماى ١٤	Dazhui; GV 14; DU 14
08.362	哑门	yǎ mén	يا من	يا من؛ دو ماى ١٥	Yamen; GV 15; DU 15
08.363	风府	fēng fǔ	فنغ فو	فنغ فو؛ دو ماى ١٦	Fengfu; GV 16; DU 16
08.364	脑户	nǎo hù	ناو هو	ناو هو؛ دو ماى ١٧	Naohu; GV 17; DU 17
08.365	强间	qiáng jiān	تشيانغ جيان	تشيانغ جيان؛ دو ماى ١٨	Qiangjian; GV 18; DU 18

编号 الرقم المسلسل Code	汉文术语 المصطلح الصيني Chinese term	汉语拼音 الأبجدية الصينية الصوتية Chinese Pinyin	阿文音译 الترجمة الصوتية العربية Arabic transliteration	阿文术语 المصطلح العربي Arabic Term	英文术语 المصطلح الإنجليزي English term
08.366	后顶	hòu dǐng	هو دينغ	هو دينغ؛ دو ماى ١٩	Houding; GV 19; DU 19
08.367	百会	bǎi huì	باي هوي	باي هوي؛ دو ماى ٢٠	Baihui; GV 20; DU 20
08.368	前顶	qián dǐng	تشيان دينغ	تشيان دينغ؛ دو ماى ٢١	Qianding; GV 21; DU 21
08.369	囟会	xìn huì	شين هوي	شين هوي؛ دو ماى ٢٢	Xinhui; GV 22; DU 22
08.370	上星	shàng xīng	شانغ شينغ	شانغ شينغ؛ دو ماى ٢٣	Shangxing; GV 23; DU 23
08.371	神庭	shén tíng	شن تينغ	شن تينغ؛ دو ماى ٢٤	Shenting; GV 24; DU 24
08.372	印堂	yìn táng	ين تانغ	ين تانغ؛ النقاط الإضافية في الرأس ٣	Yintang; GV24[+]; DU 24
08.373	素髎	sù liáo	سو لياو	سو لياو؛ دو ماى ٢٥	Suliao; GV 25; DU 25
08.374	水沟	shuǐ gōu	شوي قو	شوي قو؛ دو ماى ٢٦	Shuigou; GV 26; DU 26
08.375	兑端	duì duān	دوي دوان	دوي دوان؛ دو ماى ٢٧	Duiduan; GV 27; DU 27
08.376	龈交	yín jiāo	ين جياو	ين جياو؛ دو ماى ٢٨	Yinjiao; GV 28; DU 28
08.377	会阴	huì yīn	هوي ين	هوي ين؛ رن ماى ١	Huiyin; CV 1; RN 1
08.378	曲骨	qū gǔ	تشيوي قو	تشيوي قو؛ رن ماى ٢	Qugu; CV 2; RN 2
08.379	中极	zhōng jí	تشونغ جي	تشونغ جي؛ رن ماى ٣	Zhongji; CV 3; RN 3
08.380	关元	guān yuán	قوان يوان	قوان يوان؛ رن ماى ٤	Guanyuan; CV 4; RN 4
08.381	石门	shí mén	شي من	شي من؛ رن ماى ٥	Shimen; CV 5; RN 5
08.382	气海	qì hǎi	تشي هاي	تشي هاي؛ رن ماى ٦	Qihai; CV 6; RN 6
08.383	阴交	yīn jiāo	ين جياو	ين جياو؛ رن ماى ٧	Yinjiao; CV 7; RN 7
08.384	神阙	shén què	شن تشيوه	شن تشيوه؛ رن ماى ٨	Shenque; CV 8; RN 8
08.385	水分	shuǐ fēn	شوي فن	شوي فن؛ رن ماى ٩	Shuifen; CV 9; RN 9
08.386	下脘	xià wǎn	شيا وان	شياو ان؛ رن ماى ١٠	Xiawan; CV 10; RN 10
08.387	建里	jiàn lǐ	جيان لي	جيان لي؛ رن ماى ١١	Jianli; CV 11; RN 11
08.388	中脘	zhōng wǎn	تشونغ وان	تشون غوان؛ رن ماى ١٢	Zhongwan; CV 12; RN 12
08.389	上脘	shàng wǎn	شانغ وان	شانغ وان؛ رن ماى ١٣	Shangwan; CV 13; RN 13
08.390	巨阙	jù què	جيوي تشيوه	جيوي تشيوه؛ رن ماى ١٤	Juque; CV 14; RN 14
08.391	鸠尾	jiū wěi	جيو وي	جيو وي؛ رن ماى ١٥	Jiuwei; CV 15; RN 15
08.392	中庭	zhōng tíng	تشونغ تينغ	تشونغ تينغ؛ رن ماى ١٦	Zhongting; CV 16; RN 16

编号 الرقم المسلسل Code	汉文术语 المصطلح الصيني Chinese term	汉语拼音 الأبجدية الصينية الصوتية Chinese Pinyin	阿文音译 الترجمة الصوتية العربية Arabic transliteration	阿文术语 المصطلح العربي Arabic Term	英文术语 المصطلح الإنجليزي English term
08.393	膻中	dàn zhōng	دان تشونغ	دان تشونغ؛ رن ماى ١٧	Tanzhong; CV 17; RN 17
08.394	玉堂	yù táng	يوي تانغ	يوي تانغ؛ رن ماى ١٨	Yutang; CV 18; RN 18
08.395	紫宫	zǐ gōng	تسي قونغ	تسي قونغ؛ رن ماى ١٩	Zigong; CV 19; RN 19
08.396	华盖	huá gài	هوا قاي	هوا قاي؛ رن ماى ٢٠	Huagai; CV 20; RN 20
08.397	璇玑	xuán jī	شيوان جي	شيوان جي؛ رن ماى ٢١	Xuanji; CV 21; RN 21
08.398	天突	tiān tū	تيان تو	تيان تو؛ رن ماى ٢٢	Tiantu; CV 22; RN 22
08.399	廉泉	lián quán	ليان تشيوان	ليان تشيوان؛ رن ماى ٢٣	Lianquan; CV 23; RN 23
08.400	承浆	chéng jiāng	تشنغ جيانغ	تشنغ جيانغ؛ رن ماى ٢٤	Chengjiang; CV 24; RN 24
08.401	四神聪	sì shén cōng	سي شن تسونغ	سي شن تسونغ؛ النقاط الإضافية في الرأس ١	Sishencong; EX-HN 1
08.402	当阳	dāng yáng	دانغ يانغ	دانغ يانغ؛ النقاط الإضافية في الرأس٢	Dangyang; EX-HN 2
08.403	鱼腰	yú yāo	يوي ياو	يوي ياو؛ النقاط الإضافية في الرأس٤	Yuyao; EX-HN 4
08.404	太阳 [穴]	tài yáng [xué]	تاي يانغ (شيويه)	تاي يانغ؛ النقاط الإضافية في الرأس٥	Taiyang; EX-HN 5
08.405	耳尖	ěr jiān	أر جيان	أر جيان؛ النقاط الإضافية في الرأس٦	Erjian; EX-HN 6
08.406	球后	qiú hòu	تشيو هو	تشيو هو؛ النقاط الإضافية في الرأس٧	Qiuhou; EX-HN 7
08.407	上迎香	shàng yíng xiāng	شانغ ينغ شيانغ	شانغ ينغ شيانغ؛ النقاط الإضافية في الرأس٨	Shangyingxiang; EX-HN 8
08.408	内迎香	nèi yíng xiāng	ني ينغ شيانغ	ني ينغ شيانغ؛ النقاط الإضافية في الرأس٩	Neiyingxiang; EX-HN 9
08.409	聚泉	jù quán	جيوي تشيوان	جيوي تشيوان؛ النقاط الإضافية في الرأس١٠	Juquan; EX-HN 10
08.410	海泉	hǎi quán	هاي تشيوان	هاي تشيوان؛ النقاط الإضافية في الرأس١١	Haiquan; EX-HN 11
08.411	金津	jīn jīn	جين جين	جين جين؛ النقاط الإضافية في الرأس١٢	Jinjin; EX-HN 12

编号 الرقم المسلسل Code	汉文术语 المصطلح الصيني Chinese term	汉语拼音 الأبجدية الصينية الصوتية Chinese Pinyin	阿文音译 الترجمة الصوتية العربية Arabic transliteration	阿文术语 المصطلح العربي Arabic Term	英文术语 المصطلح الإنجليزي English term
08.412	玉液	yù yè	يوي يه	يوي يه؛ النقاط الإضافية في الرأس١٣	Yuye; EX-HN 13
08.413	翳明	yì míng	يي مينغ	يي مينغ؛ النقاط الإضافية في الرأس١٤	Yiming; EX-HN 14
08.414	颈百劳	jǐng bǎi láo	جينغ باي لاو	جينغ باي لاو؛ النقاط الإضافية في الرأس١٥	Jingbailao; EX-HN 15
08.415	子宫 [穴]	zǐ gōng [xué]	تسي قونغ (شيويه)	تسي قونغ؛ النقاط الإضافية في البطن ١	Zigong; EX-CA 1
08.416	定喘	dìng chuǎn	دينغ تشوان	دينغ تشوان؛ النقاط الإضافية في الظهر١	Dingchuan; EX-B1
08.417	夹脊	jiā jǐ	جيا جي	جيا جي؛ النقاط الإضافية في الظهر٢	Jiaji; EX-B 2
08.418	胃脘下俞	wèi wǎn xià shū	وي وان شيا شو	وي وان شيا شو؛ النقاط الإضافية في الظهر٣	Weiwanxiashu; EX-B 3
08.419	痞根	pǐ gēn	بي قن	بي قن؛ النقاط الإضافية في الظهر٤	Pigen; EX-B 4
08.420	下志室	xià zhì shì	شيا تشي شي	شيا تشي شي؛ النقاط الإضافية في الظهر٥	Xiazhishi; EX-B 5
08.421	腰宜	yāo yí	ياو يي	ياو يي؛ النقاط الإضافية في الظهر٦	Yaoyi; EX-B 6
08.422	腰眼	yāo yǎn	ياو يان	ياو يان؛ النقاط الإضافية في الظهر٧	Yaoyan; EX-B 7
08.423	十七椎 [穴]	shí qī zhuī [xué]	شي تشي تشوي (شيويه)	شي تشي تشوي؛ النقاط الإضافية في الظهر ٨	Shiqizhui; EX-B 8
08.424	腰奇	yāo qí	ياو تشي	ياو تشي؛ النقاط الإضافية في الظهر ٩	Yaoqi; EX-B 9
08.425	肘尖 [穴]	zhǒu jiān [xué]	تشو جيان (شيويه)	تشو جيان؛ النقاط الإضافية في الأطراف العليا ١	Zhoujian; EX-UE 1
08.426	二白	èr bái	أر باي	أر باي؛ النقاط الإضافية في الأطراف العليا ٢	Erbai; EX-UE 2
08.427	中泉	zhōng quán	تشونغ تشيوان	تشونغتشيوان؛النقاط الإضافية في الأطراف العليا ٣	Zhongquan; EX-UE 3

编号 الرقم المسلسل Code	汉文术语 المصطلح الصيني Chinese term	汉语拼音 الأبجدية الصينية الصوتية Chinese Pinyin	阿文音译 الترجمة الصوتية العربية Arabic transliteration	阿文术语 المصطلح العربي Arabic Term	英文术语 المصطلح الإنجليزي English term
08.428	中魁	zhōng kuí	تشونغ كوي	تشونغ كوي؛ النقاط الإضافية في الأطراف العليا ٤	Zhongkui; EX-UE 4
08.429	大骨空	dà gǔ kōng	دا قو كونغ	دا قو كونغ؛ النقاط الإضافية في الأطراف العليا ٥	Dagukong; EX-UE 5
08.430	小骨空	xiǎo gǔ kōng	شياو قو كونغ	شياو قو كونغ؛ النقاط الإضافية في الأطراف العليا ٦	Xiaogukong; EX-UE 6
08.431	腰痛点	yāo tòng diǎn	ياو تونغ ديان	ياو تونغ ديان؛ النقاط الإضافية في الأطراف العليا٧	Yaotongdian; EX-UE 7
08.432	外劳宫	wài láo gōng	واي لاو قونغ	واي لاو قونغ؛ النقاط الإضافية في الأطراف العليا٨	Wailaogong; EX-UE 8
08.433	八邪	bā xié	با شيه	با شيه؛ النقاط الإضافية في الأطراف العليا ٩	Baxie; EX-UE 9
08.434	四缝	sì fèng	سي فنغ	سي فنغ؛ النقاط الإضافية في الأطراف العليا ١٠	Sifeng; EX-UE 10
08.435	十宣	shí xuān	شي شيوان	شي شيوان؛ النقاط الإضافية في الأطراف العليا ١١	Shixuan; EX-UE 11
08.436	髋骨 [穴]	kuān gǔ [xué]	كوان قو (شيويه)	كوان قو؛ النقاط الإضافية في الأطراف السفلية ١	Kuangu; EX-LE 1
08.437	鹤顶	hè dǐng	خه دينغ	خه دينغ؛ النقاط الإضافية في الأطراف السفلية ٢	Heding; EX-LE 2
08.438	百虫窝	bǎi chóng wō	شي ني	شي ني؛ النقاط الإضافية في الأطراف السفلية٣	Baichongwo; EX-LE 3
08.439	内膝眼	nèi xī yǎn	ني شي يان	ني شي يان؛ النقاط الإضافية في الأطراف السفلية ٤	Neixiyan; EX-LE 4
08.440	膝眼	xī yǎn	شي يان	شي يان؛ النقاط الإضافية في الأطراف السفلية ٥	Xiyan; EX-LE 5
08.441	胆囊 [穴]	dǎn náng [xué]	دان نانغ (شيويه)	دان نانغ؛ النقاط الإضافية في الأطراف السفلية ٦	Dannang; EX-LE 6
08.442	阑尾 [穴]	lán wěi [xué]	لان وي (شيويه)	لان وي؛ النقاط الإضافية في الأطراف السفلية ٧	Lanwei; EX-LE 7

编号 الرقم المسلسل Code	汉文术语 المصطلح الصيني Chinese term	汉语拼音 الأبجدية الصينية الصوتية Chinese Pinyin	阿文音译 الترجمة الصوتية العربية Arabic transliteration	阿文术语 المصطلح العربي Arabic Term	英文术语 المصطلح الإنجليزي English term
08.443	内踝尖[穴]	nèi huái jiān [xué]	ني هواي جيان (شيويه)	ني هواي جيان؛ النقاط الإضافية في الأطراف السفلية ٨	Neihuaijian; EX-LE 8
08.444	外踝尖[穴]	wài huái jiān [xué]	واي هواي جيان (شيويه)	واي هواي جيان؛ النقاط الإضافية في الأطراف السفلية ٩	Waihuaijian; EX-LE 9
08.445	八风	bā fēng	با فنغ	با فنغ؛ النقاط الإضافية في الأطراف السفلية ١٠	Bafeng; EX-LE 10
08.446	独阴	dú yīn	دو ين	دو ين؛ النقاط الإضافية في الأطراف السفلية ١١	Duyin; EX-LE 11
08.447	气端	qì duān	تشي دوان	تشي دوان؛ النقاط الإضافية في الأطراف السفلية ١٢	Qiduan; EX-LE 12
08.03 耳穴名称和头皮穴线名称 أسماء نقاط الأذن وخطوط فروة الرأس Auricular acupoints and scalp lines					
08.448	耳中	ěr zhōng	أر تشونغ	الحتار١؛ مركز الأذن	Erzhong; HX 1; ear center
08.449	直肠	zhí cháng	تشي تشانغ	الحتار٢؛ المستقيم	Zhichang; HX 2; rectum
08.450	尿道	niào dào	نياو داو	الحتار٣؛ الإحليل؛ مجرى البول	Niaodao; HX 3; urethra
08.451	外生殖器	wài shēng zhí qì	واي شنغ تشي تشي	الحتار٤؛ الأعضاء التناسلية الخارجية	Waishengzhiqi; HX 4; extemal genitals
08.452	肛门	gāng mén	قانغ من	الحتار٥؛ الشرج	Gangmen; HX 5; anus
08.453	耳尖	ěr jiān	أر جيان	الحتار٦, ٧إ؛ قمة الأذن	Erjian; HX 6, 7i; ear apex
08.454	结节	jié jié	جيه جيه	الحتار٨؛ العقدة	Jiejie; HX 8; node
08.455	轮 1	lúnyī	لون يي	الحتار٩؛ ١لون	Lunyi; HX 9; helix1
08.456	轮 2	lún èr	لون أر	الحتار١٠؛ ٢لون	Luner; HX 10; helix2
08.457	轮 3	lún sān	لون سان	الحتار١١؛ ٣لون	Lunsan; HX 11; helix3
08.458	轮 4	lún sì	لون سي	الحتار١٢؛ ٤لون	Lunsi; HX 12; helix4
08.459	指	zhǐ	تشي	الحفرة الزورقية ١؛ الأصبع	Zhi; SF 1; finger
08.460	腕	wàn	وان	الحفرة الزورقية ٢؛ المعصم	Wan; SF 2; wrist
08.461	风溪	fēng xī	فنغ شي	الحفرة الزورقية١، ٢إ؛ فنغ شي	Fengxi; SF 1, 2i; wind stream

编号 الرقم المسلسل Code	汉文术语 المصطلح الصيني Chinese term	汉语拼音 الأبجدية الصينية الصوتية Chinese Pinyin	阿文音译 الترجمة الصوتية العربية Arabic transliteration	阿文术语 المصطلح العربي Arabic Term	英文术语 المصطلح الإنجليزي English term
08.462	肘	zhǒu	تشو	الحفرة الزورقية ٣؛ الكُوع	Zhou; SF 3; elbow
08.463	肩	jiān	جيان	الحفرة الزورقية ٤، ٥؛ الكتف	Jian; SF 4, 5; shoulder
08.464	锁骨	suǒ gǔ	سوه قو	الحفرة الزورقية ٦؛ الترقوة	Suogu; SF 6; clavicle
08.465	跟	gēn	قن	الوترة ١؛ الكعب	Gen; AH 1; heel
08.466	趾	zhǐ	تشي	الوترة ٢؛ إصبع القدم	Zhi; AH 2; toe
08.467	踝	huái	هواي	الوترة ٣؛ الكاحل	Huai; AH 3; ankle
08.468	膝	xī	شي	الوترة ٤؛ الرُكبة	Xi; AH 4; knee
08.469	髋	kuān	كوان	الوترة ٥؛ الورك	Kuan; AH 5; hip
08.470	坐骨神经	zuò gǔ shén jīng	تسوه قو شن جينغ	الوترة ٦؛ العصب الوركي	Zuogushenjing; AH 6; sciatic nerve
08.471	交感	jiāo gǎn	جياو قان	الوترة ٦أ؛ العصب الودي	Jiaogan; AH 6a; sympathetic
08.472	臀	tún	تون	الوترة ٧؛ الألوية؛ عضلة الألية	Tun; AH 7; gluteus
08.473	腹	fù	فو	الوترة ٨؛ البطن	Fu; AH 8; abdomen
08.474	腰骶椎	yāo dǐ zhuī	ياو دي تشوي	الوترة ٩؛ الفقرات القطنية العجزية	Yaodizhui; AH 9; lumbosacral vertebrae
08.475	胸	xiōng	شيونغ	الوترة ١٠؛ الصدر	Xiong; AH 10; chest
08.476	胸椎	xiōng zhuī	شيونغ تشوي	الوترة ١١؛ الفقرات الصدرية	Xiongzhui; AH 11; thoracic vertebrae
08.477	颈	jǐng	جينغ	الوترة ١٢؛ العُنق	Jing; AH 12; neck
08.478	颈椎	jǐng zhuī	جينغ تشوي	الوترة ١٣؛ الفقرات العُنقية	Jingzhui; AH 13; cervical vertebrae
08.479	角窝上	jiǎo wō shàng	جياو وه شانغ	الحفرة المثلثة ١؛ الحفرة المثلثة العلوية	Jiaowoshang; TF 1; superior triangular fossa
08.480	内生殖器	nèi shēng zhí qì	ني شنغ تشي تشي	الحفرة المثلثة ٢؛ الأعضاء التناسلية الداخلية	Neishengzhiqi; TF 2; internal genitals
08.481	角窝中	jiǎo wō zhōng	جياو وه تشونغ	الحفرة المثلثة ٣؛ الحفرة المثلثة الوسطى	Jiaowozhong; TF 3; middle triangular fossa
08.482	神门	shén mén	شن من	الحفرة المثلثة ٤؛ شن من	Shenmen; TF 4; shenmen

编号 الرقم المسلسل Code	汉文术语 المصطلح الصيني Chinese term	汉语拼音 الأبجدية الصينية الصوتية Chinese Pinyin	阿文音译 الترجمة الصوتية العربية Arabic transliteration	阿文术语 المصطلح العربي Arabic Term	英文术语 المصطلح الإنجليزي English term
08.483	盆腔	pén qiāng	بن تشيانغ	الحفرة المثلثة ٥؛ الحوض	Penqiang; TF 5; pelvis
08.484	上屏	shàng píng	شانغ بينغ	الزنمة١؛ زنمة الأذن العلوية	Shangping; TG 1; upper tragus
08.485	下屏	xià píng	شيا بينغ	الزنمة٢؛ زنمة الأذن السُفلية	Xiaping; TG 2; lower tragus
08.486	外耳	wài ěr	واي أر	الزنمة١ ي؛ الأذن الخارجية	Waier; TG 1u; external ear
08.487	屏尖	píng jiān	بينغ جيان	الزنمة ١پ؛ قمة زنمة الأذن	Pingjian; TG 1p; apex of tragus
08.488	外鼻	wài bí	واي بي	الزنمة١، ٢إ؛ الأنف الخارجي	Waibi; TG 1, 2i; external nose
08.489	肾上腺	shèn shàng xiàn	شن شانغ شيان	الزنمة٢پ؛ الغُدّة الكُظرية	Shenshangxian; TG 2p; adrenal gland
08.490	咽喉	yān hóu	يان هو	الزنمة٣؛ البلعوم الحنجرة	Yanhou; TG 3; pharynx larynx
08.491	内鼻	nèi bí	ني بي	الزنمة٤؛ الأنف الداخلي	Neibi; TG 4; internal nose
08.492	屏间前	píng jiān qián	بينغ جيان تشيان	الزنمة٢١؛ الثلمة بين الزنمتين الأمامية	Pingjianqian; TG 21; anterior intertragal notch
08.493	额	é	أ	المرزة ١؛ الجبهة	E; AT 1; forehead
08.494	屏间后	píng jiān hòu	بينغ جيان هو	المرزة١١؛ الثلمة بين الزنمتين الخلفية	Pingjianhou; AT 11; posterior intertragal notch
08.495	颞	niè	نيه	المرزة٢؛ الصُدغ	Nie; AT 2; temple
08.496	枕	zhěn	تشن	المرزة٣؛ القذال	Zhen; AT 3; occiput
08.497	皮质下	pí zhì xià	بي تشي شيا	المرزة ٤؛ تحت القشرة	Pizhixia; AT 4; subcortex
08.498	对屏尖	duì píng jiān	دوي بينغ جيان	المرزة١، ٢، ٤إ؛ قمة المرزة	Duipingjian; AT 1, 2, 4i; apex of antitragus
08.499	缘中	yuán zhōng	يوان تشونغ	المرزة٢، ٣، ٤إ؛ مركز الحافة	Yuanzhong; AT 2, 3, 4i; central rim
08.500	脑干	nǎo gàn	ناو قان	المرزة٣، ٤إ؛ جذع الدماغ	Naogan; AT 3, 4i; brain stem
08.501	口	kǒu	كو	محارة١؛ الفم	Kou; CO 1; mouth
08.502	食道	shí dào	شي داو	محارة٢؛ المريء	Shidao; CO 2; esophagus

编号 الرقم المسلسل Code	汉文术语 المصطلح الصيني Chinese term	汉语拼音 الأبجدية الصينية الصوتية Chinese Pinyin	阿文音译 الترجمة الصوتية العربية Arabic transliteration	阿文术语 المصطلح العربي Arabic Term	英文术语 المصطلح الإنجليزي English term
08.503	贲门	bēn mén	بن من	محارة٣؛ فم المعدة	Benmen; CO 3; cardia
08.504	胃	wèi	وي	محارة٤؛ المعدة	Wei; CO 4; stomache
08.505	十二指肠	shí èr zhǐ cháng	شي أر تشي تشانغ	محارة٥؛ معي الاثنا عشر	Shi'erzhichang; CO 5; duodenum
08.506	小肠	xiǎo cháng	شياو تشانغ	محارة٦؛ الأمعاء الدقيقة	Xiaochang; CO 6; small intestine
08.507	大肠	dà cháng	دا تشانغ	محارة٧؛ الأمعاء الغليظة	Dachang; CO 7; large intestine
08.508	阑尾	lán wěi	لان وي	محارة٦، ٧إ؛ الزائدة الدودية	Lanwei; CO 6, 7i; appendix
08.509	艇角	tǐng jiǎo	تينغ جياو	محارة٨؛ زورقة المحار	Tingjiao; CO 8; angle of superior concha
08.510	膀胱	páng guāng	بانغ قوانغ	محارة٩؛ المثانة	Pangguang; CO 9; bladder
08.511	肾	shèn	شن	محارة١٠؛ الكُلية	Shen; CO 10; kidney
08.512	输尿管	shū niào guǎn	شو نياو قوان	محارة٩، ١٠إ؛ الحالب	Shuniaoguan; CO 9, 10i; ureter
08.513	胰胆	yí dǎn	يي دان	محارة١١؛ البنكرياس والمرارة	Yidan; CO 11; pancreas and gallbladder
08.514	肝	gān	قان	محارة١٢؛ الكبد	Gan; CO 12; liver
08.515	艇中	tǐng zhōng	تينغ تشونغ	محارة٦، ١٠إ؛ مركز محارة العليا	Tingzhong; CO 6, 10i; center of superior concha
08.516	脾	pí	بي	محارة١٣؛ الطحال	Pi; CO 13; spleen
08.517	心	xīn	شين	محارة١٥؛ القلب	Xin; CO 15; heart
08.518	气管	qì guǎn	تشي قوان	محارة ١٦؛ القصبة الهوائية	Qiguan; CO 16; trachea
08.519	肺	fèi	في	محارة ١٤؛ الرئة	Fei; CO 14; lung
08.520	三焦	sān jiāo	سان جياو	محارة ١٧؛ اللسان جياو (المسخن الثلاثي)	Sanjiao; CO 17; triple energizer
08.521	内分泌	nèi fēn mì	ني فن مي	محارة ١٨؛ الغدد الصماء	Neifenmi; CO 18; endocrine
08.522	牙	yá	يا	الفصيص١؛ السنّ	Ya; LO 1; tooth
08.523	舌	shé	شه	الفصيص٢؛ اللسان	She; LO 2; tongue
08.524	颌	hé	خه	الفصيص٣؛ الفك	He; LO 3; jaw

编号 الرقم المسلسل Code	汉文术语 المصطلح الصيني Chinese term	汉语拼音 الأبجدية الصينية الصوتية Chinese Pinyin	阿文音译 الترجمة الصوتية العربية Arabic transliteration	阿文术语 المصطلح العربي Arabic Term	英文术语 المصطلح الإنجليزي English term
08.525	垂前	chuí qián	تشوي تشيان	الفصيص٤؛ شحمة الأذن الأمامية	Chuiqian; LO 4; anterior ear lobe
08.526	眼	yǎn	يان	الفصيص٥؛ العين	Yan; LO 5; eye
08.527	内耳	nèi ěr	ني أر	الفصيص٦؛ الأذن الداخلية	Nei'er; LO 6; internal ear
08.528	面颊	miàn jiá	ميان جيا	الفصيص٥، ٦إ؛ الخد	Mianjia; LO 5, 6i; cheek
08.529	扁桃体	biǎn táo tǐ	بيان تاو تي	الفصيص٧، ٨، ٩؛ اللوزة	Biantaoti; LO 7, 8, 9; tonsil
08.530	耳背心	ěr bèi xīn	أر بي شين	الخلفي١؛ القلب للصيوان الخلفي	Erbeixin; P 1; heart of posterior surface
08.531	耳背肺	ěr bèi fèi	أر بي في	الخلفي٢؛ الرئة للصيوان الخلفي	Erbeifei; P 2; lung of posterior surface
08.532	耳背脾	ěr bèi pí	أر بي بي	الخلفي٣؛ الطحال للصيوان الخلفي	Erbeipi; P 3; spleen of posterior surface
08.533	耳背肝	ěr bèi gān	أر بي قان	الخلفي٤؛ الكبد للصيوان الخلفي	Erbeigan; P 4; liver of posterior surface
08.534	耳背肾	ěr bèi shèn	أر بي شن	الخلفي٥؛ الكلية للصيوان الخلفي	Erbeishen; P 5; kidney of posterior surface
08.535	耳背沟	ěr bèi gōu	أر بي قو	السطح الخلفي؛ أخدود السطح الخلفي	Erbeigou; PS; groove of posterior surface
08.536	上耳根	shàng ěr gēn	شانغ أر قن	جذر١؛ جذر الأذن العليا	Shang'ergen; R 1; upper ear root
08.537	耳迷根	ěr mí gēn	أر مي قن	جذر٢؛ جذر العصب المبهم للأذن	Ermigen; R 2; root of ear vagus
08.538	下耳根	xià ěr gēn	شيا أر قن	جذر٣؛ جذر الأذن السفلي	Xia'ergen; R 3; lower ear root
08.539	额中线	é zhōng xiàn	أ تشونغ شيان	وخز الرأس؛ خط الوسط من الجبين	Ezhongxian; MS1; middle line of forehead
08.540	额旁 1 线	é páng yī xiàn	أ بانغ يي شيان	وخز الرأس؛ الخط الجانبي ١ من الجبين	Epangxian I; MS2; lateral line 1 of forehead
08.541	额旁 2 线	é páng èr xiàn	أ بانغ أر شيان	وخز الرأس؛ الخط الجانبي ٢ من الجبين	Epangxian II; MS3; lateral line 2 of forehead
08.542	额旁 3 线	é páng sān xiàn	أ بانغ سان شيان	وخز الرأس؛ الخط الجانبي ٣ من الجبين	Epangxian III; MS4; lateral line 3 of forehead

编号 الرقم المسلسل Code	汉文术语 المصطلح الصيني Chinese term	汉语拼音 الأبجدية الصينية الصوتية Chinese Pinyin	阿文音译 الترجمة الصوتية العربية Arabic transliteration	阿文术语 المصطلح العربي Arabic Term	英文术语 المصطلح الإنجليزي English term
08.543	顶中线	dǐng zhōng xiàn	دينغ تشونغ شيان	وخز الرأس؛ خط الوسط من قمة الرأس	Dingzhongxian; MS5; middle line of vertex
08.544	顶颞前斜线	dǐng niè qián xié xiàn	دينغ نيه تشيان شيه شيان	وخز الرأس؛ الخط المائل الأمامي من قمة الصُدغ	Dingnieqianxiexian; MS6; anterior oblique line of vertex-temporal
08.545	顶颞后斜线	dǐng niè hòu xié xiàn	دينغ نيه هو شيه شيان	وخز الرأس؛ الخط المائل الخلفي من قمة الصُدغ	Dingniehouxiexian; MS7; posterior oblique line of vertex-temporal
08.546	顶旁 1 线	dǐng páng yī xiàn	دينغ بانغ يي شيان	وخز الرأس؛ الخط الجانبي ١ من قمة الرأس	Dingpangxian I; MS8; lateral line 1 of vertex
08.547	顶旁 2 线	dǐng páng èr xiàn	دينغ بانغ أر شيان	وخز الرأس؛ الخط الجانبي ٢ من قمة الرأس	Dingpangxian II; MS9; lateral line 2 of vertex
08.548	颞前线	niè qián xiàn	نيه تشيان شيان	وخز الرأس؛ الخط الأمامي من الصُدغ	Nieqianxian; MS10; anterior temporal line
08.549	颞后线	niè hòu xiàn	نيه هو شيان	وخز الرأس؛ الخط الخلفي من الصُدغ	Niehouxian; MS11; posterior temporal line
08.550	枕上正中线	zhěn shàng zhèng zhōng xiàn	تشن شانغ تشنغ تشونغ شيان	وخز الرأس؛ الخط الأوسط العلوي من القذال	Zhenshangzhengzhongxian; MS12; upper-middle line of occiput
08.551	枕上旁线	zhěn shàng páng xiàn	تشن شانغ بانغ شيان	وخز الرأس؛ الخط الجانبي العلوي من القذال	Zhenshangpangxian; MS13; upper-lateral line of occiput
08.552	枕下旁线	zhěn xià páng xiàn	تشن شيا بانغ شيان	وخز الرأس؛ الخط الجانبي السلفي من القذال	Zhenxiapangxian; MS14; lower-lateral line of occiput
08.04 针灸疗法及其他 العلاجات الأخرى للوخز بالإبر والكي (التشييح) Acupuncture and moxibustion therapies and others					
08.553	刺灸法	cì jiǔ fǎ	تسي جيو فا	تقنيّة العلاج بالوخز والموكسا (التشييح)	therapies of acupuncture and moxibustion; acupuncture and moxibustion
08.554	九针	jiǔ zhēn	جيو تشن	تسعة أنواع من الإبر	nine classical needles
08.555	镵针	chán zhēn	تشان تشن	إبرة قمتها كالسهم	arrow-head needle

编号 الرقم المسلسل Code	汉文术语 المصطلح الصيني Chinese term	汉语拼音 الأبجدية الصينية الصوتية Chinese Pinyin	阿文音译 الترجمة الصوتية العربية Arabic transliteration	阿文术语 المصطلح العربي Arabic Term	英文术语 المصطلح الإنجليزي English term
08.556	员针	yuán zhēn	يوان تشن	إبرة قمتها بيضاوية	round-tip needle
08.557	鍉针	dī zhēn	دي تشن	إبرة كالملعقة	spoon needle
08.558	锋针	fēng zhēn	فنغ تشن	إبرة كالرمح	sharp-edged needle
08.559	铍针	pí zhēn	بي تشن	إبرة كالخنجر	sword-shaped needle
08.560	圆利针	yuán lì zhēn	يوان لي تشن	إبرة حادة ومستديرة	round-sharp needle
08.561	毫针	háo zhēn	هاو تشن	إبرة خيطية	filiform needle
08.562	长针	cháng zhēn	تشانغ تشن	إبرة طويلة	long needle
08.563	大针	dà zhēn	دا تشن	إبرة كبيرة	large needle
08.564	皮肤针	pí fū zhēn	بي فو تشن	إبرة الجلد	cutaneous needle; dermal needle
08.565	梅花针	méi huā zhēn	مي هوا تشن	إبرة زهرة البرقوق	plum-blossom needle
08.566	七星针	qī xīng zhēn	تشي شينغ تشن	إبرة السبع نجوم	seven-star needle
08.567	三棱针	sān léng zhēn	سان لينغ تشن	إبرة ثلاثية الحواف	three-edged needle
08.568	电针仪	diàn zhēn yí	ديان تشن يي	جهاز الوخز بالإبر الكهربائية	electro-acupuncture device
08.569	电热针	diàn rè zhēn	ديان ره تشن	إبرة الحرارة الكهربائية	electric warming needle
08.570	刺法	cì fǎ	تسي فا	تقنيّة الوخز بالإبر	needling technique
08.571	毫针刺法	háo zhēn cì fǎ	هاو تشن تسي فا	تقنيّة الوخز بالإبرة الخيطية	filiform needling technique
08.572	挑刺法	tiāo cì fǎ	تياو تسي فا	تقنيّة الوخز لقطف الأنسجة الليفية	pricking needling technique
08.573	点刺法	diǎn cì fǎ	ديان تسي فا	تقنيّة الوخز السريع والسطحي	swift pricking technique
08.574	围刺法	wéi cì fǎ	وي تسي فا	تقنيّة الوخز بالتطويق بالإبر	encircling needling technique
08.575	刺手	cì shǒu	تسي شو	اليد التي توخز (حاملة للإبرة)	puncturing hand; needle-holding hand
08.576	押手	yā shǒu	يا شو	يد الضغط (اليد التي تضغط للتحكم)	pressing hand
08.577	进针法	jìn zhēn fǎ	جين تشن فا	طريقة إدخال الإبرة	method of needle insertion
08.578	单手进针法	dān shǒu jìn zhēn fǎ	دان شو جين تشن فا	إدخال الإبرة بيد واحدة	single-handed needle insertion

编号 الرقم المسلسل Code	汉文术语 المصطلح الصيني Chinese term	汉语拼音 الأبجدية الصينية الصوتية Chinese Pinyin	阿文音译 الترجمة الصوتية العربية Arabic transliteration	阿文术语 المصطلح العربي Arabic Term	英文术语 المصطلح الإنجليزي English term
08.579	双手进针法	shuāng shǒu jìn zhēn fǎ	شوانغ شو جين تشن فا	إدخال الإبرة بكلتا اليدين	double-handed needle insertion
08.580	指切进针法	zhǐ qiē jìn zhēn fǎ	تشي تشيه جين تشن فا	إدخال الإبرة مع الضغط بالظفر (للتحكم بموقع الوخز)	fingernail-pressing needle insertion
08.581	挟持进针法	jiā chí jìn zhēn fǎ	جيا تشي جين تشن فا	إدخال الإبرة مع الإمساك باليد الضاغطة (للإبر الطويلة لعدم اعوجاجها وتسهيل الوخز)	hand-holding needle insertion
08.582	提捏进针法	tí niē jìn zhēn fǎ	تي نيه جين تشن فا	إدخال الإبرة مع قرص الجلد (لم ورفع الجلد لتسهيل الوخز)	pinching needle insertion
08.583	舒张进针法	shū zhāng jìn zhēn fǎ	شو تشانغ جين تشن فا	إدخال الإبرة بعد تمديد الجلد	skin-spreading needle insertion
08.584	针刺角度	zhēn cì jiǎo dù	تشن تسي جياو دو	زاوية الوخز بالإبرة	angle of needling insertion
08.585	直刺	zhí cì	تشي تسي	إدخال الإبرة العمودي	perpendicular needle insertion
08.586	斜刺	xié cì	شيه تسي	إدخال الإبرة المائل	oblique needle insertion
08.587	平刺	píng cì	بينغ تسي	إدخال الإبرة المستوي	horizontal needle insertion
08.588	行针	xíng zhēn	شينغ تشن	تحريك الإبرة	needling
08.589	行针手法	xíng zhēn shǒu fǎ	شينغ تشن شو فا	تقنية تحريك الإبرة	needling manipulation
08.590	提插	tí chā	تي تشا	رفع ودفع الإبرة للداخل	lifting-thrusting [manipulation]
08.591	捻转	niǎn zhuǎn	نيان تشوان	فتل وتدوير الإبرة	twirling [manipulation]
08.592	针感	zhēn gǎn	تشن قان	إحساس الوخز	needling sensation
08.593	得气	dé qì	ده تشي	وصول تشي	obtaining qi
08.594	候气	hòu qì	هو تشي	انتظار وصول تشي	awaiting qi
08.595	催气	cuī qì	تسوي تشي	تعزيز وصول تشي	hastening qi

编号 الرقم المسلسل Code	汉文术语 المصطلح الصيني Chinese term	汉语拼音 الأبجدية الصينية الصوتية Chinese Pinyin	阿文音译 الترجمة الصوتية العربية Arabic transliteration	阿文术语 المصطلح العربي Arabic Term	英文术语 المصطلح الإنجليزي English term
08.596	循法	xún fǎ	شيون فا	ضغط معتدل على طول خط القنوات	mild pressing along channel/meridian course
08.597	摄法	shè fǎ	نيه فا	الضغط والدلك حول الإبرة التي تم إدخالها	pressing-kneading around inserted needle
08.598	刮法	guā fǎ	قوا فا	طريقة كشط مقبض الإبرة	handle-scraping method
08.599	弹法	tán fǎ	تان فا	طريقة نقر مقبض الإبرة	handle-flicking method
08.600	飞法	fēi fǎ	في فا	طريقة فتل مقبض الإبرة	handle-twisting method
08.601	摇法	yáo fǎ	ياو فا	طريقة هزّ مقبض الإبرة	handle-shaking method
08.602	震颤法	zhèn chàn fǎ	تشن تشان فا	طريقة رجف مقبض الإبرة	trembling method
08.603	爪切法	zhǎo qiē fǎ	تشاو تشيه فا	طريقة ضغط نقطة الوخز بالظِفر	pressing acupoint with nail
08.604	守气	shǒu qì	شو تشي	حفظ تشي؛ الحفاظ بالإحساس بالإبرة	keeping qi; maintaining needling sensation
08.605	九刺	jiǔ cì	جيو تسي	تسع تقنيات للوخز الإبري	nine needling [techniques]
08.606	十二刺	shí èr cì	شي أر تسي	اثنا عشر تقنية للوخز الإبري	twelve needling [techniques]
08.607	五刺	wǔ cì	وو تسي	خمس تقنيات للوخز الإبري	five needling [techniques]
08.608	留针	liú zhēn	ليو تشن	استبقاء الإبرة	retention of needle
08.609	出针	chū zhēn	تشو تشن	سحب الإبرة	needle withdrawal
08.610	晕针	yūn zhēn	يون تشن	حدوث إغماء أثناء الوخز بالإبرة	fainting during acupuncture treatment
08.611	滞针	zhì zhēn	تشي تشن	الإبرة العالقة داخل الجسم	stuck needle
08.612	弯针	wān zhēn	وان تشن	تقوس الإبرة داخل الجسم	bending of needle
08.613	折针	shé zhēn	تشه تشن	كسر الإبرة داخل الجسم	breakage of inserted needle
08.614	针刺补泻	zhēn cì bǔ xiè	تشن تسي بو شيه	تقنية الشحن والتفريغ بالوخز	reinforcing and reducing needle manipulations
08.615	徐疾补泻	xú jí bǔ xiè	شيوي جي بو شيه	تقنية الوخز بسرعة أو ببطء للشحن والتفريغ	slow-rapid reinforcing and reducing method
08.616	提插补泻	tí chā bǔ xiè	تي تشا بو شيه	تقنية الوخز برفع الإبرة أو بدفعها للداخل للشحن والتفريغ	lifting-thrusting reinforcing and reducing method

编号 الرقم المسلسل Code	汉文术语 المصطلح الصيني Chinese term	汉语拼音 الأبجدية الصينية الصوتية Chinese Pinyin	阿文音译 الترجمة الصوتية العربية Arabic transliteration	阿文术语 المصطلح العربي Arabic Term	英文术语 المصطلح الإنجليزي English term
08.617	呼吸补泻	hū xī bǔ xiè	هو شي بو شيه	طريقة الوخز مع تنفس المريض للشحن والتفريغ	exhaling-inhaling reinforcing and reducing method
08.618	捻转补泻	niǎn zhuǎn bǔ xiè	نيان تشوان بو شيه	طريقة برم مقبض الإبرة للشحن والتفريغ	twirling reinforcing and reducing method
08.619	开阖补泻	kāi hé bǔ xiè	كاي خه بو شيه	تقنية فتح أو إغلاق موقع وخز الإبرة للشحن والتفريغ	open-close reinforcing and reducing method
08.620	平补平泻	píng bǔ píng xiè	بينغ بو بينغ شيه	التساوي بين تقنية الشحن والتفريغ	neutral reinforcing-reducing method
08.621	近部取穴	jìn bù qǔ xué	جين بو تشيوي شيويه	اختيار نقاط الوخز القريبة	adjacent point selection
08.622	局部取穴	jú bù qǔ xué	جيوي بو تشيوي شيويه	اختيار نقاط الوخز الموضعية	local point selection
08.623	邻近取穴	lín jìn qǔ xué	لين جين تشيوي شيويه	اختيار نقاط الوخز المجاورة	neighboring point selection
08.624	远部取穴	yuǎn bù qǔ xué	يوان بو تشيوي شيويه	اختيار نقاط الوخز البعيدة	distant point selection
08.625	本经取穴	běn jīng qǔ xué	بن جينغ تشيوي شيويه	اختيار نقاط الوخز على طول القناة المتضررة	point selection along affected channel
08.626	异经取穴	yì jīng qǔ xué	يي جينغ تشيوي شيويه	اختيار نقاط الوخز على طول قنوات ذات الصلة	point selection on related channel
08.627	多经取穴	duō jīng qǔ xué	دوه جينغ تشيوي شيويه	اختيار نقاط الوخز على طول قنوات متعددة	point selection from multiple channels
08.628	对症取穴	duì zhèng qǔ xué	دوي تشنغ تشيوي شيويه	اختيار نقاط الوخز وفقاً لأعراض	symptomatic point selection
08.629	辨证取穴	biàn zhèng qǔ xué	بيان تشنغ تشيوي شيويه	اختيار نقاط الوخز وفق تميز المتلازمة	point selection based on pattern identification
08.630	配穴法	pèi xué fǎ	بي شيويه فا	طريقة دمج نقاط الوخز	points combination
08.631	本经配穴法	běn jīng pèi xué fǎ	بن جينغ بي شيويه فا	طريقة دمج نقاط الوخز من نفس القناة المستهدفة	combination of acupoints on affected channel

编号 الرقم المسلسل Code	汉文术语 المصطلح الصيني Chinese term	汉语拼音 الأبجدية الصينية الصوتية Chinese Pinyin	阿文音译 الترجمة الصوتية العربية Arabic transliteration	阿文术语 المصطلح العربي Arabic Term	英文术语 المصطلح الإنجليزي English term
08.632	表里配穴法	biǎo lǐ pèi xué fǎ	بياو لي بي شيويه فا	طريقة دمج نقاط الوخز للداخل والخارج	exterior-interior point combination
08.633	上下配穴法	shàng xià pèi xué fǎ	شانغ شيا بي شيويه فا	طريقة دمج نقاط الوخز للأعلى والأسفل	superior-inferior point combination
08.634	远近配穴法	yuǎn jìn pèi xué fǎ	يوان جين بي شيويه فا	طريقة دمج نقاط الوخز القريبة والبعيدة	distal-proximal point combination
08.635	前后配穴法	qián hòu pèi xué fǎ	تشيان هو بي شيويه فا	طريقة دمج نقاط الوخز الأمامية والخلفية	anterior-posterior point combination
08.636	俞募配穴法	shū mù pèi xué fǎ	شو مو بي شيويه فا	طريقة الدمج بين نقاط وخز شو الظهر ومو الأمامية	back-shu and front-mu point combination
08.637	左右配穴法	zuǒ yòu pèi xué fǎ	تسوه يو بي شيويه فا	طريقة دمج نقاط الوخز اليمنى واليسرى	left-right point combination
08.638	主客配穴法	zhǔ kè pèi xué fǎ	تشو كه بي شيويه فا	طريقة الدمج بين نقاط وخز المضيف والضيف	host-guest point combination
08.639	原络配穴法	yuán luò pèi xué fǎ	يوان لوه بي شيويه فا	طريقة الدمج بين نقاط وخز يوان ولوه	yuan-source and collateral point combination
08.640	同名经配穴法	tóng míng jīng pèi xué fǎ	تونغ مينغ جينغ بي شيويه فا	طريقة دمج نقاط الوخز من نفس اسم القناة	namesake-channel point combination
08.641	五输配穴法	wǔ shū pèi xué fǎ	وو شو بي شيويه فا	طريقة دمج نقاط وخز شو الخمسة	five-shu point combination
08.642	针灸处方	zhēn jiǔ chù fāng	تشن جيو تشو فانغ	وصفة طبية بالوخز بالإبر والموكسا (التشييح)	acupuncture and moxibustion prescription; acumoxa prescription
08.643	子午流注法	zǐ wǔ liú zhù fǎ	تسي وو ليو تشو فا	طريقة اختيار نقاط الوخز حسب منتصف النهار والليل	midnight-midday ebb flowing point selection
08.644	纳甲法	nà jiǎ fǎ	نا جيا فا	طريقة اختيار نقاط الوخز حسب الجذع السماوي	heavenly-stem point selection
08.645	纳子法	nà zǐ fǎ	نا تسي فا	طريقة اختيار نقاط الوخز حسب الفروع الأرضية	earthly-branch point selection

编号 الرقم المسلسل Code	汉文术语 المصطلح الصيني Chinese term	汉语拼音 الأبجدية الصينية الصوتية Chinese Pinyin	阿文音译 الترجمة الصوتية العربية Arabic transliteration	阿文术语 المصطلح العربي Arabic Term	英文术语 المصطلح الإنجليزي English term
08.646	灵龟八法	líng guī bā fǎ	لينغ قوي با فا	الطرق الثانية للسلحفاة المقدسة	eight methods of sacred tortoise
08.647	飞腾八法	fēi téng bā fǎ	في تنغ با فا	طرق التحليق الثانية	eight methods of flying
08.648	皮肤针疗法	pí fū zhēn liáo fǎ	بي فو تشن لياو فا	العلاج بإبرة الجلد	cutaneous/dermal needle therapy
08.649	皮内针疗法	pí nèi zhēn liáo fǎ	بي ني تشن لياو فا	العلاج بالإبرة داخل الجلد	intradermal needle therapy
08.650	三棱针疗法	sān léng zhēn liáo fǎ	سان لنغ تشن لياو فا	العلاج بالإبرة ثلاثية الحواف	three-edged needle therapy
08.651	指针疗法	zhǐ zhēn liáo fǎ	تشي تشن لياو فا	العلاج بالضغط بالإصبع في نقاط الوخز	acupressure; finger-pressing therapy
08.652	火针疗法	huǒ zhēn liáo fǎ	هوه تشن لياو فا	العلاج بإبرة النار (عن طريق إحماء الإبرة بالنار ووخزها)	fire needle therapy
08.653	陶针疗法	táo zhēn liáo fǎ	تاو تشن لياو فا	العلاج بالإبرة الفُخّارية	pottery needle therapy
08.654	芒针疗法	máng zhēn liáo fǎ	مانغ تشن لياو فا	العلاج بالإبرة الممدودة	elongated needle therapy; awn-like needle therapy
08.655	电针疗法	diàn zhēn liáo fǎ	ديان تشن لياو فا	علاج بالوخز الإبري الكهربائي	electro-acupuncture therapy
08.656	刺激参数	cì jī cān shù	تسي جي تسان شو	معامل التحفيز	stimulation parameter
08.657	刺激强度	cì jī qiáng dù	تسي جي تشيانغ دو	شدة التحفيز	stimulation intensity
08.658	腧穴注射疗法	shù xué zhù shè liáo fǎ	شيو شيويه تشو شه لياو فا	علاج الحقن بنقاط الوخز (حقن سائل بالنقاط الخاصة بالوخز)	point-injection therapy
08.659	鍉针疗法	dī zhēn liáo fǎ	دي تشن لياو فا	علاج بإبرة الملعقة	spoon needle therapy
08.660	耳针疗法	ěr zhēn liáo fǎ	أر تشن لياو فا	علاج بوخز الأذن	ear-acupuncture therapy
08.661	耳压疗法	ěr yā liáo fǎ	أر يا لياو فا	علاج بضغط الأذن	ear-pressing therapy

编号 الرقم المسلسل Code	汉文术语 المصطلح الصيني Chinese term	汉语拼音 الأبجدية الصينية الصوتية Chinese Pinyin	阿文音译 الترجمة الصوتية العربية Arabic transliteration	阿文术语 المصطلح العربي Arabic Term	英文术语 المصطلح الإنجليزي English term
08.662	头皮针疗法	tóu pí zhēn liáo fǎ	تو بي تشن لياو فا	علاج الوخز بالإبر لفروة الرأس	scalp acupuncture therapy
08.663	灸法	jiǔ fǎ	جيو فا	التشييح؛ كي الجلد	moxibustion
08.664	艾灸	ài jiǔ	آي جيو	التشييح؛ الموكسا (الكي بحرق أوراق نبات الشيح)	moxa-wool moxibustion
08.665	艾绒	ài róng	آي رونغ	صوف الشيح؛ صوف موكسا	moxa wool
08.666	艾炷	ài zhù	آي تشو	مخروط الشيح	moxa cone
08.667	壮	zhuàng	تشوانغ	مخروط واحد (وحدة العد لمخاريط الشيح)	one moxa-cone
08.668	艾条	ài tiáo	آي تياو	عصا لفافة الشيح	moxa stick
08.669	艾炷灸	ài zhù jiǔ	آي تشو جيو	الكي بمخروط الشيح	moxa-cone moxibustion
08.670	麦粒灸	mài lì jiǔ	ماي لي جيو	الكي بمخروط شيح بحجم حبة القمح	wheat-grain size cone moxibustion
08.671	着肤灸	zhuó fū jiǔ	تشاو فو جيو	كي مباشر	direct moxibustion
08.672	瘢痕灸	bān hén jiǔ	بان هن جيو	كي بندبة	scarring moxibustion
08.673	非瘢痕灸	fēi bān hén jiǔ	في بان هن جيو	كي بغير ندبة	non-scarring moxibustion
08.674	隔物灸	gé wù jiǔ	قه وو جيو	كي غير مباشر	indirect moxibustion
08.675	艾条灸	ài tiáo jiǔ	آي تياو جيو	الكي بعصا لفافة الشيح	moxa stick moxibustion
08.676	悬起灸	xuán qǐ jiǔ	شوان تشي جيو	الكي المعلق	suspended moxibustion
08.677	温和灸	wēn hé jiǔ	ون خه جيو	كي معتدل	gentle moxibustion
08.678	雀啄灸	què zhuó jiǔ	تشيوه تشوه جيو	الكي كنقر العصفور	sparrow pecking moxibustion
08.679	回旋灸	huí xuán jiǔ	هوي شيوان جيو	كي بشكل دائري	circling moxibustion
08.680	实按灸	shí àn jiǔ	شي آن جيو	كي بالضغط	pressing moxibustion
08.681	太乙神针	tài yǐ shén zhēn	تاي يي شن تشن	تاي يي عصا الموكسا الخارقة (عصا لفافة الشيح تحتوي على عدد من الأدوية المختلفة)	Taiyi miraculous moxa stick moxibustion

编号 الرقم المسلسل Code	汉文术语 المصطلح الصيني Chinese term	汉语拼音 الأبجدية الصينية الصوتية Chinese Pinyin	阿文音译 الترجمة الصوتية العربية Arabic transliteration	阿文术语 المصطلح العربي Arabic Term	英文术语 المصطلح الإنجليزي English term
08.682	雷火神针	léi huǒ shén zhēn	لي هوه شن تشن	لي هوه عصا الموكسا الخارقة (عصا لفافة الشيح تحتوي على عدد من الأدوية المختلفة)	thunder-fire miraculous moxibustion
08.683	温针灸	wēn zhēn jiǔ	ون تشن جيو	وخز إبري مع التشبيح (تسخين الإبر بوضع مخروط الشيح)	warming needle moxibustion; needle warming through moxibustion
08.684	温灸器灸	wēn jiǔ qì jiǔ	ون جيو تشي جيو	التشبيح/الكي بأجهزة خاصة	moxa burner
08.685	药物灸	yào wù jiǔ	ياو وو جيو	التشبيح/الكي بالأدوية	medicinal moxibustion
08.686	灯火灸	dēng huǒ jiǔ	دنغ هوه جيو	الكي بشعلة اللهب	juncibustion
08.687	保健灸	bǎo jiàn jiǔ	باو جيان جيو	التشبيح/الكي للوقاية والحفاظ على الصحة	keeping fit moxibustion; health preserving moxibustion
08.688	伏天灸	fú tiān jiǔ	فو تيان جيو	التشبيح/الكي في أيام الصيف الحارة	moxibustion in dog days
08.689	拔罐疗法	bá guàn liáo fǎ	با قوان لياو فا	العلاج بالحجامة	cupping therapy
08.690	陶罐	táo guàn	تاو قوان	الحجامة بالأكواب الفخارية	pottery cup
08.691	竹罐	zhú guàn	تشو قوان	الحجامة بأكواب الخيزران	bamboo jar
08.692	玻璃罐	bō lí guàn	بوه لي قوان	الحجامة بالأكواب الزجاجيّة	glass cup
08.693	抽气罐	chōu qì guàn	تشو تشي قوان	الحجامة بأكواب الشفط	suction cup
08.694	火罐法	huǒ guàn fǎ	هوه قوان فا	الحجامة الدافئة	fire cupping method
08.695	架火法	jià huǒ fǎ	جيا هوه فا	الحجامة مع إبقاء شعلة اللهب بداخل المِحجَم	fire-insertion cupping method; alcohol fire-separated cupping
08.696	闪火法	shǎn huǒ fǎ	شان هوه فا	الحجامة بتدفئة المِحجَم بالنار بشكل متكرر وسريع	flash-fire cupping method
08.697	贴棉法	tiē mián fǎ	تيه ميان فا	الحجامة بحرق القطن (لصق القطن بقعر المِحجَم لإشعاله)	cotton-burning cupping method

编号 الرقم المسلسل Code	汉文术语 المصطلح الصيني Chinese term	汉语拼音 الأبجدية الصينية الصوتية Chinese Pinyin	阿文音译 الترجمة الصوتية العربية Arabic transliteration	阿文术语 المصطلح العربي Arabic Term	英文术语 المصطلح الإنجليزي English term
08.698	滴酒法	dī jiǔ fǎ	دي جيو فا	الحجامة بالكحول (تقطير بعض الكحول بقعر المِحْجَم لإشعاله)	alcohol fire cupping method
08.699	走罐	zǒu guàn	تسو قوان	الحجامة المتحركة (زحلقة المِحْجَم على الجسم)	moving cupping
08.700	闪罐	shǎn guàn	شان قوان	الحجامة السريعة والمتعاقبة (نزع ولصق المِحْجَم بشكل سريع ومتكرر)	quick cupping; successive flash cupping
08.701	留罐	liú guàn	ليو قوان	إبقاء المِحْجَم	retained cup; cup retaining
08.702	药罐 [法]	yào guàn [fǎ]	ياو قوان (فا)	الحجامة بالأدوية (الطريقة)	medicated cupping [method]
08.703	针罐法	zhēn guàn fǎ	تشن قوان فا	حجامة الوخز بالإبر (وضع المِحْجَم على إبرة الوخز)	needling associated with cupping
08.704	刺络拔罐	cì luò bá guàn	تسي لوه با قوان	الحجامة الرطبة؛ الحجامة الدموية	pricking and cupping bloodletting [method]
08.705	针刺麻醉	zhēn cì má zuì	تشن تسي ما تسوي	التخدير بالوخز	acupuncture anesthesia
08.706	电针麻醉	diàn zhēn má zuì	ديان تشن ما تسوي	التخدير بالوخز بالإبر الكهربائية	electro-acupuncture anesthesia
08.707	耳针麻醉	ěr zhēn má zuì	أر تشن ما تسوي	التخدير بالوخز الإبري للأذن	ear-acupuncture anesthesia
08.708	针刺镇痛	zhēn cì zhèn tòng	تشن تسي تشن تونغ	تسكين الآلام بالوخز	acupuncture analgesia

09. 推拿学、养生学、康复学 علم التدليك العلاجي (توينا)، المحافظة على الصحة وطب إعادة التأهيل Tuina, health preservation and rehabilitation

09.001	推拿	tuī ná	توي نا	توينا؛ التدليك الصيني	tuina
09.002	手法	shǒu fǎ	شو فا	طرق المعالجة اليدوية	manipulation
09.003	推法	tuī fǎ	توي فا	طرق الدفع	pushing manipulation
09.004	拿法	ná fǎ	نا فا	طرق القبض	grasping manipulation
09.005	滚法	gǔn fǎ	قون فا	طريقة الدحرجة (اللف) بظهر اليد	rolling manipulation

编号 الرقم المسلسل Code	汉文术语 المصطلح الصيني Chinese term	汉语拼音 الأبجدية الصينية الصوتية Chinese Pinyin	阿文音译 الترجمة الصوتية العربية Arabic transliteration	阿文术语 المصطلح العربي Arabic Term	英文术语 المصطلح الإنجليزي English term
09.006	击打法	jī dǎ fǎ	جي دا فا	طريقة الخبط	striking-knocking manipulation
09.007	点穴法	diǎn xué fǎ	ديان شيويه فا	طريقة الضغط بالإصبع لمواضع الوخز	point pressing manipulation
09.008	弹拨法	tán bō fǎ	تان بوه فا	طريقة النقر ورفع العضل بالإبهام والسبابة للقنوات	flicking channels manipulation
09.009	按压法	àn yā fǎ	آن يا فا	طرق الضغط	pressing manipulation
09.010	摩法	mó fǎ	موه فا	طرق الفرك	rubbing manipulation
09.011	揉捻法	róu niǎn fǎ	رو نيان فا	طريقة اللف والدلك	kneading and twisting manipulation
09.012	摇法	yáo fǎ	ياو فا	طريقة التدوير للمفاصل	rotating manipulation
09.013	扳法	bān fǎ	بان فا	طريقة السحب للأطراف	pulling manipulation
09.014	伸屈法	shēn qū fǎ	شن تشيوي فا	طريقة التمدد والثني للمفاصل	stretching-flexing manipulation
09.015	戳法	chuō fǎ	تشوه فا	طريقة الضغط بسرعة لمواضع الوخز	quick pressing manipulation
09.016	旋转法	xuán zhuǎn fǎ	شوان تشيوان فا	طريقة الدورية	rotating manipulation
09.017	振法	zhèn fǎ	تشن فا	طريقة الذبذبة (طرق خفيف متكرر لمواضع الوخز)	vibrating manipulation
09.018	抖法	dǒu fǎ	دو فا	طريقة الهز للأطراف	shaking manipulation
09.019	散法	sàn fǎ	سان فا	طريقة التبديد	dispersing manipulation
09.020	归挤法	guī jǐ fǎ	قوي جي فا	طريقة العصر (بباطن اليدين أو بالإبهام والسبابة لكلتا اليدين)	squeezing manipulation
09.021	搓法	cuō fǎ	تسوه فا	طريقة التحريف	twisting manipulation
09.022	捋顺法	lǚ shùn fǎ	ليوي شون فا	طريقة التمسيد	stroking manipulation
09.023	小儿推拿	xiǎo ér tuī ná	شياو أر توي نا	توينا للأطفال؛ التدليك للأطفال	infantile tuina

编号 الرقم المسلسل Code	汉文术语 المصطلح الصيني Chinese term	汉语拼音 الأبجدية الصينية الصوتية Chinese Pinyin	阿文音译 الترجمة الصوتية العربية Arabic transliteration	阿文术语 المصطلح العربي Arabic Term	英文术语 المصطلح الإنجليزي English term
09.024	正骨推拿	zhèng gǔ tuī ná	تشنغ قو توي نا	توينا لتقويم العظم	tuina for bone orthopedics
09.025	指压推拿	zhǐ yā tuī ná	تشي يا توي نا	توينا بضغط الإصبع	finger-pressing tuina
09.026	眼保健按摩	yǎn bǎo jiàn àn mó	يان باو جيان آن موه	تدليك العين	health massage for eyes
09.027	㨰法推拿	gǔn fǎ tuī ná	قون فا توي نا	توينا الدحرجة (اللف) بظهر اليد	rolling tuina
09.028	腹诊推拿	fù zhěn tuī ná	فو تشن توي نا	توينا لتشخيص البطن	abdominal diagnosis tuina
09.029	膏摩	gāo mó	قاو موه	مرهم الدلك؛ مرهم توينا	ointment tuina
09.030	捏积	niē jī	نيه جي	العلاج عن طريق تدليك العضلات وقرص الجلد على طول العمود الفقري للأطفال (العلاج بتقويم العمود الفقري)	chiropractic
09.031	喉科擒拿疗法	hóu kē qín ná liáo fǎ	هو كه تشين نا لياو فا	تدليك الحنجرة	holding massage in laryngology
09.032	养生	yǎng shēng	يانغ شنغ	المحافظة على الصحة	health maintenance
09.033	四时调摄	sì shí tiáo shè	سي شي تياو شه	المحافظة على الصحة في المواسم الأربعة	health maintenance in four seasons
09.034	精神修养	jīng shén xiū yǎng	جينغ شن شيو يانغ	الرعاية الصحية الروحية	spiritual health care
09.035	环境养生	huán jìng yǎng shēng	هوان جينغ يانغ شنغ	اختيار وخلق بيئة صحية	choice and creation of healthy environment
09.036	导引	dǎo yǐn	داو ين	داو ين؛ ممارسة الرياضة البدنية والتنفسية	daoyin; physical and breathing exercise
09.037	太极拳	tài jí quán	تاي جي تشيوان	تاي تشي تشوان؛ تايجي	taijiquan
09.038	八段锦	bā duàn jǐn	با دوان جين	تمارين با دوان جين؛ تمرين من ثمانية أقسام	baduanjin; eight-sectioned exercise
09.039	十二段锦	shí èr duàn jǐn	شي أر دوان جين	تمارين شي إر دوان جين؛ تمرين من أثنى عشر قسم	shi'erduanjin; twelve-sectioned exercise

编号 الرقم المسلسل Code	汉文术语 المصطلح الصيني Chinese term	汉语拼音 الأبجدية الصينية الصوتية Chinese Pinyin	阿文音译 الترجمة الصوتية العربية Arabic transliteration	阿文术语 المصطلح العربي Arabic Term	英文术语 المصطلح الإنجليزي English term
09.040	五禽戏	wǔ qín xì	وو تشين شي	تمارين وو تشن شي؛ خمسة تمارين تحاكي حركة الحيوانات	wuqinxi; five mimic-animal exercise
09.041	易筋经	yì jīn jīng	يي جين جينغ	تمارين يي جين جينغ؛ تمرين للأوتار	yijinjing; changing tendon exercise
09.042	饮食调理	yǐn shí tiáo lǐ	ين شي تياو لي	تنظيم الحمية الغذائية	diet regulation
09.043	食性	shí xìng	شي شينغ	منشأ الغذاء	property of food
09.044	食养	shí yǎng	شي يانغ	المحافظة على الصحة بالغذاء	food health preservation
09.045	饮食禁忌	yǐn shí jìn jì	ين شي جين جي	الموانع الغذائية	dietetic contraindication
09.046	药养	yào yǎng	ياو يانغ	المحافظة على الصحة بالأدوية	medicinal health preservation
09.047	康复	kāng fù	كانغ فو	الشفاء	recovery

10. 内科疾病 الأمراض الباطنية Diseases of traditional Chinese internal medicine

10.01 热病 أمراض الحرارة Febrile disease

编号	汉文术语	汉语拼音	阿文音译	阿文术语	英文术语
10.001	外感热病	wài gǎn rè bìng	واي قان ره بينغ	أمراض الحرارة الناجمة عن عوامل المرض الخارجي؛ أمراض الحمى الخارجية	exogenous febrile disease; externally contracted febrile disease
10.002	伤寒	shāng hán	شانغ هان	١- أمراض البرد الخارجي، أضرار البرد. ٢- أمراض الحمى الخارجية	① exogenous cold disease; cold damage; ② exogenous febrile disease
10.003	温病	wēn bìng	ون بينغ	مرض دافئ؛ أمراض السخونة	warm disease; warmth disease
10.004	新感温病	xīn gǎn wēn bìng	شين قان ون بينغ	أمراض السخونة المكتسبة حديثاً	newly contracted warm disease
10.005	伏邪温病	fú xié wēn bìng	فو شيه ون بينغ	مرض دافئ ناجم عن الشرور الكامنة	incubating-pathogen warm disease
10.006	瘟疫	wēn yì	ون يي	الطاعون	pestilence
10.007	时令病	shí lìng bìng	شي لينغ بينغ	الأمراض الموسمية	seasonal disease
10.008	感冒	gǎn mào	قان ماو	الزكام	common cold

编号 الرقم المسلسل Code	汉文术语 المصطلح الصيني Chinese term	汉语拼音 الأبجدية الصينية الصوتية Chinese Pinyin	阿文音译 الترجمة الصوتية العربية Arabic transliteration	阿文术语 المصطلح العربي Arabic Term	英文术语 المصطلح الإنجليزي English term
10.009	时行感冒	shí xíng gǎn mào	شي شينغ قان ماو	الإنفلونزا؛ النزلة الوافدة	seasonal cold; influenza
10.010	外感高热	wài gǎn gāo rè	واي قان قاو ره	حمى خارجية عالية [مرض]	exogenous high fever [disease]
10.011	风温	fēng wēn	فنغ ون	دفء الريح [مرض]	wind-warmth [disease]
10.012	春温	chūn wēn	تشون ون	دفء الربيع [مرض]	spring warmth [disease]
10.013	暑温	shǔ wēn	شو ون	دفء الصيف [مرض]	summerheat-warmth [disease]
10.014	暑厥	shǔ jué	شو جيويه	غَشيٌ حرارة الصيف	summerheat syncope
10.015	中暑	zhòng shǔ	تشونغ شو	ضربة شمس؛ ضربة حرارة الصيف	heatstroke; summerheat stroke
10.016	伤暑	shāng shǔ	شانغ شو	ضربة حرارة صيف خفيفة	mild summerheat stroke
10.017	疰夏	zhù xià	تشو شيا	الوعكة الصيفية	summer non-acclimatization
10.018	湿温	shī wēn	شي ون	دفء الرطوبة [مرض]	dampness-warmth [disease]
10.019	湿阻	shī zǔ	شي تشو	احتباس الرطوبة [مرض]	dampness obstruction [disease]
10.020	秋燥	qiū zào	تشيو تساو	جفاف الخريف [مرض]	autumn-dryness [disease]
10.021	冬温	dōng wēn	دونغ ون	دفء الشتاء [مرض]	winter warmth [disease]
10.022	大头瘟	dà tóu wēn	دا تو ون	الطاعون مع تورم الرأس	swollen-head epidemic; massive head scourge
10.023	烂喉丹痧	làn hóu dān shā	لآن هو دان شا	الحمى القرمزيّة	scarlet fever; scarlatina
10.024	疟疾	nuè jí	نيوه جي	الملاريا؛ البُرداء	malaria
10.025	瘴疟	zhàng nuè	تشانغ نيوه	الملاريا الخبيثة	miasmatic malaria; malignant malaria
10.026	久疟	jiǔ nuè	جيو نيوه	الملاريا المزمنة	chronic malaria
10.027	痢疾	lì jí	لي جي	الزُحار	dysentery
10.028	休息痢	xiū xī lì	شيو شي لي	الزُحار المتكرر	intermittent dysentery

编号 الرقم المسلسل Code	汉文术语 المصطلح الصيني Chinese term	汉语拼音 الأبجدية الصينية الصوتية Chinese Pinyin	阿文音译 الترجمة الصوتية العربية Arabic transliteration	阿文术语 المصطلح العربي Arabic Term	英文术语 المصطلح الإنجليزي English term
10.029	疫毒痢	yì dú lì	يي دو لي	ذيفانُ الزُّحار الوبائي	epidemic toxin dysentery
10.030	暴痢	bào lì	باو لي	الزُّحار الخاطِف	fulminant dysentery
10.031	霍乱	huò luàn	هوه لوان	الكوليرا	cholera
10.032	鼠疫	shǔ yì	شو يي	طاعون بشريّ	plague
10.02 肺系疾病 أمراض الرئة Lung system diseases					
10.033	咳嗽 [病]	ké sòu [bìng]	كه سو (بينغ)	السُّعال [مرض]	cough [disease]
10.034	外感咳嗽	wài gǎn ké sòu	واي قان كه سو	سُعال خارجيّ المنشأ	exogenous cough
10.035	内伤咳嗽	nèi shāng ké sòu	ني شانغ كه سو	سُعال داخليّ المنشأ	endogenous cough
10.036	暴咳	bào ké	باو كه	السعال المفاجئ	sudden cough
10.037	肺痿	fèi wěi	في وي	ضمور الرئة	lung wilt [disease]
10.038	肺痈	fèi yōng	في يونغ	خُراج الرئة	lung abscess
10.039	哮病	xiào bìng	شياو بينغ	الأزيز[مرض]؛ الصفير عند التنفس[مرض]	wheezing disease
10.040	喘病	chuǎn bìng	تشوان بينغ	ضيق التنفّس [مرض]	dyspnea disease
10.041	实喘	shí chuǎn	شي تشوان	ضيق التنفّس المفرط	excess-dyspnea
10.042	虚喘	xū chuǎn	شيوي تشوان	ضيق التنفّس النقص	deficiency-dyspnea
10.043	暴喘	bào chuǎn	باو تشوان	ضيق التنفّس المفاجئ [مرض]؛ ضيق التنفّس المداهم [مرض]	sudden dyspnea [disease]; fulminant dyspnea [disease]
10.044	肺胀	fèi zhàng	في تشانغ	تضخم الرئة	lung distention
10.045	肺痨	fèi láo	في لاو	سُلّ رِئوي	lung consumption; pulmonary tuberculosis
10.046	肺癌	fèi ái	في آي	سرطان الرئة	lung cancer
10.047	悬饮	xuán yǐn	شوان ين	سائل معلّق (احتباس السوائل في الصدر والمراق)	pleural fluid retention [disease]
10.03 心系疾病 أمراض القلب Heart system diseases					
10.048	卒心痛	cù xīn tòng	تسو شين تونغ	ألم قلب مفاجئ [مرض]	sudden precordial pain [disease]

编号 الرقم المسلسل Code	汉文术语 المصطلح الصيني Chinese term	汉语拼音 الأبجدية الصينية الصوتية Chinese Pinyin	阿文音译 الترجمة الصوتية العربية Arabic transliteration	阿文术语 المصطلح العربي Arabic Term	英文术语 المصطلح الإنجليزي English term
10.049	真心痛	zhēn xīn tòng	تشن شين تونغ	ألم قلب حقيقي	true heart pain
10.050	厥心痛	jué xīn tòng	جيويه شين تونغ	ألم قلب حقيقي مع أطراف باردة	true heart pain with cold limbs
10.051	胸痹	xiōng bì	شيونغ بي	الصدر بي؛ إعاقة الصدر	chest bi; chest impediment
10.052	心厥	xīn jué	شين جيويه	غشيٌ قلبي	heart syncope
10.053	心悸［病］	xīn jì [bìng]	شين جي (بينغ)	الخفقان [مرض]	palpitation [disease]
10.054	惊悸	jīng jì	جينغ جي	الخفقان من الدهشة والخوف [مرض]؛ الخفقان المحرض	fright palpitation [disease]; inducible palpitation
10.055	怔忡	zhēng chōng	تشنغ تشونغ	خفقان شديد [مرض]؛ الخفقان التلقائي	severe palpitation [disease]; spontaneous palpitation
10.04 脑系疾病 أمراض العقل Brain system diseases					
10.056	中风	zhòng fēng	تشونغ فنغ	السكتة	apoplexy; wind stroke
10.057	中风后遗症	zhòng fēng hòu yí zhèng	تشونغ فنغ هو يي تشنغ	عقابيلُ السكتة	sequelae of apoplexy
10.058	头痛［病］	tóu tòng [bìng]	تو تونغ (بينغ)	الصُداع [مرض]	headache [disease]
10.059	真头痛	zhēn tóu tòng	تشن تو تونغ	صُداع لايطاق	true headache
10.060	头风	tóu fēng	تو فنغ	ريح بالرأس؛ صُداع متقطع	head wind; intermittent headache [disease]
10.061	口僻	kǒu pì	كو بي	التواء الفم؛ شلل وجهي	wry mouth [disease]; facial paralysis
10.062	眩晕	xuàn yùn	شيوان يون	الدوار [مرض]	vertigo [disease]
10.063	痫病	xián bìng	جيان بينغ	الصرْع	epilepsy
10.064	癫狂病	diān kuáng bìng	ديان كوانغ بينغ	الذهان الهوسي الاكتئابي	manic-depressive psychosis
10.065	癫病	diān bìng	ديان بينغ	الذهان الاكتئابي	depressive psychosis

编号 الرقم المسلسل Code	汉文术语 المصطلح الصيني Chinese term	汉语拼音 الأبجدية الصينية الصوتية Chinese Pinyin	阿文音译 الترجمة الصوتية العربية Arabic transliteration	阿文术语 المصطلح العربي Arabic Term	英文术语 المصطلح الإنجليزي English term
10.066	狂病	kuáng bìng	كوانغ بينغ	الذهان الهوسي	manic psychosis
10.067	不寐 [病]	bú mèi [bìng]	بو مي (بينغ)	الأرق [مرض]	insomnia [disease]
10.068	多寐	duō mèi	دوه مي	النعاس [مرض]	somnolence [disease]
10.069	健忘 [病]	jiàn wàng	جيان وانغ	فقدان الذاكرة [مرض]؛ النسيان [مرض]	amnesia [disease]; forgetfulness [disease]
10.070	百合病	bǎi hé bìng	باي خه بينغ	مرض الزنبق	lily disease
10.071	痴呆	chī dāi	تشي داي	الخرف؛ العته	dementia
10.072	脑瘤	nǎo liú	ناو ليو	ورم دماغي	cerebroma
10.073	侏儒	zhū rú	تشو رو	قزامة	dwarfism
10.05 脾胃疾病 أمراض البطن والطحال Spleen-stomach system diseases					
10.074	胃痛 [病]	wèi tòng [bìng]	وي تونغ (بينغ)	ألم المعدة [مرض]	stomachache [disease]; gastralgia; epigastralgia
10.075	吐酸 [病]	tǔ suān [bìng]	تو سوان (بينغ)	تقيأ حمضي [مرض]	acid regurgitation [disease]
10.076	嘈杂 [病]	cáo zá [bìng]	تساو تسا (بينغ)	اضطراب المعدة [مرض]	stomach upset [disease]; epigastric upset [disease]
10.077	痞满 [病]	pǐ mǎn [bìng]	بي مان (بينغ)	الامتلاء والتضخم البطني [مرض]	abdominal distention and fullness [disease]
10.078	反胃 [病]	fǎn wèi [bìng]	فان وي (بينغ)	مرض القلس؛ مرض ارتجاع	regurgitation [disease]; stomach reflux [disease]
10.079	噎膈 [病]	yē gé [bìng]	يه قه	عُسر البلع [مرض]	dysphagia [disease]
10.080	胃石	wèi shí	وي شي	حصاة المعدة	gastrolith
10.081	泄泻	xiè xiè	شيه شيه	الإسهال [مرض]	diarrhea [disease]
10.082	久泻	jiǔ xiè	جيو شيه	الإسهال المزمن [مرض]	chronic diarrhea [disease]
10.083	暴泻	bào xiè	باو شيه	الإسهال الخاطِف [مرض]	fulminant diarrhea [disease]
10.084	暴吐	bào tù	باو تو	القيء الخاطِف [مرض]	fulminant vomiting [disease]
10.085	呃逆 [病]	è nì [bìng]	أ ني (بينغ)	الفواق [مرض]	hiccough [disease]

编号 الرقم المسلسل Code	汉文术语 المصطلح الصيني Chinese term	汉语拼音 الأبجدية الصينية الصوتية Chinese Pinyin	阿文音译 الترجمة الصوتية العربية Arabic transliteration	阿文术语 المصطلح العربي Arabic Term	英文术语 المصطلح الإنجليزي English term
10.086	胃癌	wèi ái	وي آي	سرطان المعدة	stomach cancer
10.087	胰癌	yí ái	يي آي	سرطان البنكرياس	pancreas cancer
10.088	肠癌	cháng ái	تشانغ آي	سرطان الأمعاء	intestinal cancer
10.089	腹痛［病］	fù tòng [bìng]	فو تونغ (بينغ)	آلام البطن [مرض]	abdominal pain [disease]
10.090	便秘［病］	biàn mì [bìng]	بيان مي (بينغ)	الإمساك [مرض]	constipation [disease]
10.091	解㑊	xiè yì	شيه يي	الإرهاق [مرض]	fatigue [disease]
10.092	痰饮［病］	tán yǐn [bìng]	تان ين (بينغ)	احتباس البلغم والسوائل [مرض]	phlegm-fluid retention [disease]
10.06 肝胆疾病 أمراض الكبد والمرارة Liver-gallbladder system diseases					
10.093	黄疸［病］	huáng dǎn [bìng]	هوانغ دان (بينغ)	اليرقان[مرض]	jaundice [disease]
10.094	阳黄	yáng huáng	يانغ هوانغ	يرقان يانغ	yang jaundice
10.095	阴黄	yīn huáng	ين هوانغ	يرقان ين	yin jaundice
10.096	急黄	jí huáng	جي هوانغ	اليرقان الخاطِف	fulminant jaundice
10.097	肝著	gān zhuó	قان تشو	ركود الكبد؛ التهاب الكبد المزمن	liver stagnancy
10.098	臌胀	gǔ zhàng	قو تشانغ	التطبّل [مرض]	tympanites [disease]
10.099	肝痈	gān yōng	قان يونغ	خُراج الكبد	liver abscess
10.100	肝癌	gān ái	قان آي	سرطان الكبد	liver cancer
10.101	肝厥	gān jué	قان جيويه	غَشيٌ كبدي	liver syncope
10.102	胁痛［病］	xié tòng [bìng]	شيه تونغ (بينغ)	ألم جانب الصدر [مرض]	hypochondrium pain [disease]
10.103	胆胀	dǎn zhàng	دان تشانغ	تضخم المرارة	gallbladder distention
10.104	胆石	dǎn shí	دان شي	حصاة صفراوية	gallstones
10.105	蛔厥	huí jué	هوي جيويه	غَشيٌ داء الصَّفر؛ غَشيٌ الأسكاريس	syncope due to ascariasis
10.07 肾膀胱疾病 أمراض الكلى والمثانة Kidney and bladder system diseases					
10.106	水肿［病］	shuǐ zhǒng [bìng]	شوي تشونغ (بينغ)	الوذمة [مرض]	edema [disease]

编号 الرقم المسلسل Code	汉文术语 المصطلح الصيني Chinese term	汉语拼音 الأبجدية الصينية الصوتية Chinese Pinyin	阿文音译 الترجمة الصوتية العربية Arabic transliteration	阿文术语 المصطلح العربي Arabic Term	英文术语 المصطلح الإنجليزي English term
10.107	阳水	yáng shuǐ	يانغ شوي	وذمة يانغ	yang edema
10.108	阴水	yīn shuǐ	ين شوي	وذمة ين	yin edema
10.109	风水	fēng shuǐ	فنغ شوي	وذمة الريح	wind edema
10.110	皮水	pí shuǐ	بي شوي	وذمة جلدية	skin edema
10.111	石水	shí shuǐ	شي شوي	وذمة متحجرة	stony edema
10.112	脾水	pí shuǐ	بي شوي	وذمة الطحال	spleen edema
10.113	肾水	shèn shuǐ	شن شوي	وذمة الكلى	kidney edema
10.114	正水	zhèng shuǐ	تشنغ شوي	أنساركا نموذجية	typical anasarca
10.115	淋证	lìn zhèng	لين تشنغ	ألم وتقطير البول [مرض]	stranguria [disease]
10.116	热淋	rè lìn	ره لين	ألم وتقطير البول مع حرقان	heat stranguria
10.117	石淋	shí lìn	شي لين	ألم وتقطير البول بسبب الحصوات	stony stranguria
10.118	气淋	qì lìn	تشي لين	ألم وتقطير البول بسبب اضطراب تشي	qi stranguria
10.119	血淋	xuè lìn	شيويه لين	ألم وتقطير البول مع دم	hematuric stranguria
10.120	膏淋	gāo lìn	قاو لين	ألم وتقطير البول الكيلوسي	chylous stranguria
10.121	劳淋	láo lìn	لاو لين	ألم وتقطير البول بسبب الإجهاد	overstrain stranguria
10.122	癃闭	lóng bì	لونغ بي	انسداد المسالك البولية	dribbling urinary block disease; dribbling and retention of urine
10.123	关格	guān gé	قوان قه	انقطاع البول والتقيؤ [مرض]	block and repulsion; anuria and vomiting [disease]
10.124	尿崩	niào bēng	نياو بنغ	البول الغزير [مرض]	flooding urination disease
10.125	小便失禁	xiǎo biàn shī jìn	شياو بيان شي جين	سلس البول [مرض]	urine incontinence [disease]
10.126	肾著	shèn zhuó	شن تشو	ركود الكلى؛ التهاب الحويصلة والكلية المزمن	kidney stagnancy
10.127	肾痈	shèn yōng	شن يونغ	خُراج الكلى	kidney abscess

编号 الرقم المسلسل Code	汉文术语 المصطلح الصيني Chinese term	汉语拼音 الأبجدية الصينية الصوتية Chinese Pinyin	阿文音译 الترجمة الصوتية العربية Arabic transliteration	阿文术语 المصطلح العربي Arabic Term	英文术语 المصطلح الإنجليزي English term
10.128	肾痨	shèn láo	شن لاو	السل الكلوي	kidney consumption; renal tuberculosis
10.129	肾癌	shèn ái	شن آي	سرطان الكلى	kidney cancer
10.130	膀胱癌	páng guāng ái	بانغ قوانغ آي	سرطان المثانة	bladder carcinoma
10.131	遗精［病］	yí jīng [bìng]	يي جينغ (بينغ)	ترّ المنيّ [مرض]	spermatorrhea; involuntary ejaculation [disease]
10.132	梦遗［病］	mèng yí [bìng]	منغ يي (بينغ)	الإحتلام [مرض]	nocturnal emission [disease]
10.133	滑精［病］	huá jīng [bìng]	هوا جينغ (بينغ)	سيلان المني [مرض]	spontaneous spermatorrhea [disease]
10.134	早泄［病］	zǎo xiè	تساو شيه (بينغ)	سرعة القذف [مرض]	premature ejaculation [disease]; prospermia
10.135	阳痿［病］	yáng wěi [bìng]	يانغ وي (بينغ)	العُنّة [مرض]؛ الضعف الجنسي [مرض]	impotence [disease]
10.136	阳强	yáng qiáng	يانغ تشيانغ	الانتصاب المستمر للقضيب [مرض]	persistent erection [disease]
10.137	不育	bú yù	بو يوي	العُقْم	male infertility; male sterility
10.138	缩阴病	suō yīn bìng	سوه ين بينغ	تراجع الأعضاء التناسلية	genital retraction [disease]
10.08 气血津液疾病 أمراض تشي، الدم، وسوائل الجسم Qi, blood, fluid and humor diseases					
10.139	血证	xuè zhèng	شيويه تشنغ	مرض الدم	blood disease
10.140	咯血［病］	kǎ xiě [bìng]	كا شيويه (بينغ)	نفث الدم [مرض]	hemoptysis [disease]
10.141	吐血［病］	tù xiě [bìng]	تو شيويه (بينغ)	تقيؤ دموي [مرض]	hematemesis [disease]
10.142	便血［病］	biàn xiě [bìng]	بيان شيويه (بينغ)	تدمي البراز[مرض]؛ تغوط دموي [مرض]	hematochezia [disease]
10.143	尿血［病］	niào xiě [bìng]	نياو شيويه (بينغ)	تدمي البول[مرض]؛ بول دموي [مرض]	hematuria [disease]
10.144	鼻衄［病］	bí nǜ [bìng]	بي نيوي (بينغ)	الرعاف [مرض]	nose bleeding [disease]; epistaxis [disease]

编号 الرقم المسلسل Code	汉文术语 المصطلح الصيني Chinese term	汉语拼音 الأبجدية الصينية الصوتية Chinese Pinyin	阿文音译 الترجمة الصوتية العربية Arabic transliteration	阿文术语 المصطلح العربي Arabic Term	英文术语 المصطلح الإنجليزي English term
10.145	紫癜 [病]	zǐ diàn [bìng]	تسي ديان (بينغ)	فُرفُرية	purpura [disease]
10.146	厥证	jué zhèng	جيويه تشنغ	مرض الغَشيان؛ مرض الإغماء	syncope
10.147	气厥	qì jué	تشي جيويه	غَشيّ التشي	qi syncope
10.148	血厥	xuè jué	شيويه جيويه	غَشيّ الدم	blood syncope
10.149	痰厥	tán jué	تان جيويه	غَشيّ البلغم	phlegm syncope
10.150	食厥	shí jué	شي جيويه	غَشيّ الإفراط في الطعام	crapulent syncope
10.151	寒厥	hán jué	هان جيويه	غَشيّ البرد	cold syncope
10.152	热厥	rè jué	ره جيويه	غَشيّ حراري	heat syncope
10.153	酒厥	jiǔ jué	جيو جيويه	غَشيّ الإفراط في الشرب	alcoholism syncope
10.154	郁病	yù bìng	يوي بينغ	مرض الاكتئاب	stagnation disease; depression disease
10.155	郁厥	yù jué	يوي جيويه	غَشيّ الاكتئاب	depression syncope
10.156	积聚	jī jù	جي جيوي	كتلة البطن	abdominal mass; amassment and accumulation
10.157	虚劳 [病]	xū láo [bìng]	شيوي لاو (بينغ)	مرض الاستهلاك	consumptive disease
10.158	内伤发热	nèi shāng fā rè	ني شانغ فا ره	حُمى بسبب الإصابة الداخلية [مرض]	internal injury fever [disease]; endogenous fever [disease]
10.159	汗证	hàn zhèng	هان تشنغ	مرض التعرّق	sweating disease
10.160	自汗 [病]	zì hàn [bìng]	تسي هان (بينغ)	التعرق التلقائي [مرض]	spontaneous sweating [disease]
10.161	盗汗 [病]	dào hàn [bìng]	داو هان (بينغ)	التعرق الليلي [مرض]	night sweating [disease]
10.162	黄汗 [病]	huáng hàn [bìng]	هوانغ هان (بينغ)	التعرق الأصفر [مرض]	yellowish sweating [disease]
10.163	脚气病	jiǎo qì bìng	جياو تشي بينغ	مرض البِري بِري؛ قدم ضعيفة (نقص الثيامين)	beriberi; weak foot
10.164	湿脚气	shī jiǎo qì	شي جياو تشي	بِري بِري رَطْب	wet beriberi

编号 الرقم المسلسل Code	汉文术语 المصطلح الصيني Chinese term	汉语拼音 الأبجدية الصينية الصوتية Chinese Pinyin	阿文音译 الترجمة الصوتية العربية Arabic transliteration	阿文术语 المصطلح العربي Arabic Term	英文术语 المصطلح الإنجليزي English term
10.165	干脚气	gān jiǎo qì	قان جياو تشي	بري بري جافّ	dry beriberi
10.166	脚气冲心	jiǎo qì chōng xīn	جياو تشي تشونغ شين	البري بري يؤثر على القلب	beriberi involving heart
10.167	脱证	tuō zhèng	توه تشنغ	مرض الانهيار	collapse disease
10.168	消渴	xiāo kě	شياو كه	العطش الاستهلاكي [مرض]؛ العطش المتلف [مرض]	consumptive thirst [disease]; wasting thirst [disease]
10.169	食㑊	shí yì	شي يي	النهم مع الهُزال	polyphagia with emaciation
10.09 经络肢体病 أمراض القنوات والمسارات، والجسم Disease of channels-collaterals and extremities					
10.170	痹病	bì bìng	بي بينغ	مرض إعاقة؛ مرض بي (آلام في المفاصل والعضلات وانكماشها)	bi disease; impediment disease
10.171	风寒湿痹	fēng hán shī bì	فنغ هان شي بي	بي الريح، البرد والرطوبة	wind-cold-dampness bi; wind-cold-dampness arthralgia
10.172	行痹	xíng bì	شينغ بي	بي المهاجرة؛ بي الريح	migratory bi; wind arthralgia
10.173	痛痹	tòng bì	تونغ بي	بي المؤلمة؛ بي البرد	painful bi; cold arthralgia
10.174	著痹	zhuó bì	تشو بي	بي الموضعية؛ بي الرطوبة	fixed bi; dampness arthralgia
10.175	热痹	rè bì	ره بي	بي الحرارة	heat bi; heat arthralgia
10.176	肌痹	jī bì	جي بي	بي العضلات	muscle bi; dermatomyositis
10.177	骨痹	gǔ bì	قو بي	بي العظام	bone bi; kidney bi
10.178	脉痹	mài bì	ماي بي	بي الأوعية الدموية	vessel bi
10.179	筋痹	jīn bì	جين بي	بي الأوتار	sinew bi
10.180	皮痹	pí bì	بي بي	بي الجلد	skin bi; scleroderma
10.181	周痹	zhōu bì	تشو بي	بي الشاملة	bi disease with general pain

编号 الرقم المسلسل Code	汉文术语 المصطلح الصيني Chinese term	汉语拼音 الأبجدية الصينية الصوتية Chinese Pinyin	阿文音译 الترجمة الصوتية العربية Arabic transliteration	阿文术语 المصطلح العربي Arabic Term	英文术语 المصطلح الإنجليزي English term
10.182	痛风	tòng fēng	تونغ فنغ	النِقْرس	gout
10.183	颤振 [病]	chàn zhèn [bìng]	تشان تشن (بينغ)	الرعاش [مرض]	tremor [disease]
10.184	痿病	wěi bìng	وي بينغ	مرض ارتخائي	flaccidity disease
10.185	痉病	jìng bìng	جينغ بينغ	مرض اختِلاجي	convulsive disease
10.186	腰痛 [病]	yāo tòng [bìng]	ياو تونغ (بينغ)	ألم قطني [مرض]؛ ألم أسفل الظهر [مرض]	lumbago [disease]

10.10 其他疾病 الأمراض الأخرى Other diseases

编号	汉文术语	汉语拼音	阿文音译	阿文术语	英文术语
10.187	蛔虫病	huí chóng bìng	هوي تشونغ بينغ	داء الصَّفر؛ داء الأسكاريس	ascariasis
10.188	钩虫病	gōu chóng bìng	قو تشونغ بينغ	داء الملقَّوات؛ داء الأنكلستومات	ancylostomiasis
10.189	蛲虫病	náo chóng bìng	ناو تشونغ بينغ	داء السرميات؛ داء الأقصورات	oxyuriasis; enterobiasis
10.190	姜片虫病	jiāng piàn chóng bìng	جيانغ بيان تشونغ بينغ	داء المُتورِقات	fasciolopsiasis
10.191	丝虫病	sī chóng bìng	سي تشونغ بينغ	داء الفيلاريات؛ داء الخيطيّات	filariasis
10.192	鞭虫病	biān chóng bìng	بيان تشونغ بينغ	داء المسلكات؛ داء شعريّات الذبل	trichuriasis
10.193	囊虫病	náng chóng bìng	نانغ تشونغ بينغ	داء الكيسات المذنّبة	cysticercosis
10.194	绦虫病	tāo chóng bìng	تاو تشونغ بينغ	داء الشريطيّات	taeniasis
10.195	肺吸虫病	fèi xī chóng bìng	في شي تشونغ بينغ	داء جانبية المَناسِل	paragonimiasis
10.196	血吸虫病	xuè xī chóng bìng	شيويه شي تشونغ بينغ	داء البِلهارسيات؛ داء المنشقّات	schistosomiasis
10.197	中毒病	zhòng dú bìng	تشونغ دو بينغ	مرض تسمُّمي	nosotoxicosis; poisoning

编号 الرقم المسلسل Code	汉文术语 المصطلح الصيني Chinese term	汉语拼音 الأبجدية الصينية الصوتية Chinese Pinyin	阿文音译 الترجمة الصوتية العربية Arabic transliteration	阿文术语 المصطلح العربي Arabic Term	英文术语 المصطلح الإنجليزي English term
10.198	钩吻中毒	gōu wěn zhòng dú	قو ون تشونغ دو	التسمّم بالجِسّامين؛ التسمّم بالجيلسيمين (مادة نباتية سامة للأعصاب)	gelsemism
10.199	乌头类中毒	wū tóu lèi zhòng dú	وو تو لي تشونغ دو	التسمّم بالأكونيت (مادة نباتية سامة للأعصاب)	aconite poisoning
10.200	雷公藤中毒	léi gōng téng zhòng dú	لي قونغ تنغ تشونغ دو	التسمّم بالتريبتريجيوم ويلفوردي؛ التسمم بـ"لي قونغ تنغ" (مادة نباتية سامة للأعصاب)	Tripterygium wilfordii poisoning
10.201	毒蕈中毒	dú xùn zhòng dú	دو شيون تشونغ دو	التسمّم بالفطر	mushroom poisoning
10.202	菜乌紫病	cài wū zǐ bìng	تساي وو تسي بينغ	الأزرقاق بسبب المخللات (التسمّم بالمخللات)	pickles cyanosis
10.203	食鱼蟹类中毒	shí yú xiè lèi zhòng dú	شي يوي شيه لي تشونغ دو	التسمّم بعد تناول الأسماك وسرطان البحر	fish and crab poisoning
10.204	食物中毒	shí wù zhòng dú	شي وو تشونغ دو	التسمم الغذائي	food poisoning
10.205	狂犬病	kuáng quǎn bìng	كوانغ تشيوان بينغ	داء الكلب؛ السعار	rabies
10.206	炭疽	tàn jū	تان جيوي	الجمرة الخبيثة	anthrax
10.207	麻风	má fēng	ما فنغ	الجُذام؛ البرص	leprosy
10.208	梅毒	méi dú	مي دو	مرض الزُّهري؛ السِفلِس	syphilis
10.209	杨梅疮	yáng méi chuāng	يانغ مي تشوانغ	قُرحة زُهرية (آفات الجلد الزُّهري)	syphilitic skin lesion; red bayberry sore
10.210	花柳病	huā liǔ bìng	هوا ليو بينغ	الأمراض المنقولة جنسياً	venereal disease
10.211	克山病	kè shān bìng	كه شان بينغ	مرض كه شان	Keshan disease

11. 外科疾病 الأمراض الخارجية Diseases of traditional Chinese external medicine

11.01 疮疡疾病 أمراض الخراج والقرحة Sore and ulcer diseases

编号	汉文术语	汉语拼音	阿文音译	阿文术语	英文术语
11.001	疮疡	chuāng yáng	تشوانغ يانغ	الخُراج والقُرحة	sore and ulcer [disease]
11.002	肿疡	zhǒng yáng	تشونغ يانغ	تورم الخراج	swollen sore

编号 الرقم المسلسل Code	汉文术语 المصطلح الصيني Chinese term	汉语拼音 الأبجدية الصينية الصوتية Chinese Pinyin	阿文音译 الترجمة الصوتية العربية Arabic transliteration	阿文术语 المصطلح العربي Arabic Term	英文术语 المصطلح الإنجليزي English term
11.003	溃疡	kuì yáng	كوي يانغ	القُرحة	ulcer
11.004	疖	jiē	جيه	الدُمّل	furuncle; boil
11.005	暑疖	shǔ jiē	شو جيه	دُمّل الصيف	summer boil
11.006	石疖	shí jiē	شي جيه	دُمّل الحصاة؛ دُمّل متحجر	stony furuncle
11.007	软疖	ruǎn jiē	روان جيه	دُمّل لين؛ الدُمّل الليّن	soft furuncle
11.008	蝼蛄疖	lóu gū jiē	لو قو جيه	دُمّل المالوش؛ التهاب الجريبات الخراجيّ	mole cricket furuncle; folliculitis abscedens et suffodiens
11.009	疖病	jiē bìng	جيه بينغ	مرض الدُمّل؛ الدمامل المتعددة	furunculosis
11.010	发际疮	fà jì chuāng	فا جي تشوانغ	دُمّل منبت الشّعر	hairline furuncle; multiple folliculitis of nape
11.011	坐板疮	zuò bǎn chuāng	تسوه بان تشوانغ	دُمّل الأرداف	seat sore; multiple folliculitis of buttock
11.012	疔疮	dīng chuāng	دينغ تشوانغ	الدمامل المتجذرة (دُمّل هو مفهوم لا يخلص فقط إلى الدمامل، ولكنه يشير أيضًا إلى الإصابات الأخرى ذات الجذور الصلبة)	ding [sore]; deep-rooted sore
11.013	颜面疔疮	yán miàn dīng chuāng	يان ميان دينغ تشوانغ	دُمّل متجذر بالوجه	facial ding; facial deep-rooted sore
11.014	唇疔	chún dīng	تشون دينغ	دُمّل متجذر بالشفة	lip ding
11.015	眉疔	méi dīng	مي دينغ	دُمّل متجذر بحاجب العين	eyebrow ding
11.016	颧疔	quán dīng	تشيوان دينغ	دُمّل متجذر بالوجنة	zygomatic ding; cheek boil
11.017	承浆疔	chéng jiāng dīng	تشنغ جيانغ دينغ	دُمّل متجذر بالذقن؛ دُمّل متجذر بالتشنغ جيانغ (رن ماي ٢٤)	chengjiang (CV 24) ding; chin boil
11.018	人中疔	rén zhōng dīng	رن تشونغ دينغ	دُمّل متجذر بالنثرة؛ دُمّل متجذر بالرن تشونغ (مرادف لشوي قو؛ دو ماي ٢٦)	renzhong (GV 26) ding; philtrum boil

编号 الرقم المسلسل Code	汉文术语 المصطلح الصيني Chinese term	汉语拼音 الأبجدية الصينية الصوتية Chinese Pinyin	阿文音译 الترجمة الصوتية العربية Arabic transliteration	阿文术语 المصطلح العربي Arabic Term	英文术语 المصطلح الإنجليزي English term
11.019	耳疔	ěr dīng	أر دينغ	دمّل الأذن (الدّمّل من القناة السمعية الخارجية)	ear ding; boil of external auditory meatus
11.020	手足疔疮	shǒu zú dīng chuāng	شو تسو دينغ تشوانغ	دُمّل متجذر باليد والقدم	ding of hand and foot; deep-rooted sore of hand and foot
11.021	蛇头疔	shé tóu dīng	شه تو دينغ	دُمّل متجذر برأس الثعبان (الأصابع)؛ داحِسٌ	snake-head ding; whitlow
11.022	蛇腹疔	shé fù dīng	شه فو دينغ	دُمّل متجذر ببطن الثعبان (الأصابع)	snake-belly ding
11.023	托盘疔	tuō pán dīng	توه بان دينغ	دُمّل متجذر راحِيّ (عدوى منتصف الراحِيّ)	palmar ding; midpalmar space infection
11.024	蛇眼疔	shé yǎn dīng	شه يان دينغ	دُمّل متجذر كعين الثعبان؛ الداحس	snake-eye ding; paronychia
11.025	足底疔	zú dǐ dīng	تسو دي دينغ	دُمّل متجذر بأخمص القدم	ding of sole
11.026	红丝疔	hóng sī dīng	هونغ سي دينغ	دُمّل متجذر كالخيوط الحمراء (التهاب الأوعية اللمفاوية الحاد)	red filament ding; acute lymphangitis
11.027	烂疔	làn dīng	لان دينغ	الغرغرينا الغازية	ulcerated ding; gas gangrene
11.028	疫疔	yì dīng	يي دينغ	الجمرة الخبيثة الجلدية	pestilent ding; cutaneous anthrax
11.029	痈	yōng	يونغ	مرض الخُراج	abscess [disease]
11.030	脐痈	qí yōng	تشي يونغ	خُراج سُري	umbilical abscess
11.031	委中毒	wěi zhōng dú	وي تشونغ دو	خُراج نقطة وي تشون (المثانة ٤٠)	weizhong (BL 40) abscess; acute pyogenic popliteal lymphadenitis
11.032	锁喉痈	suǒ hóu yōng	سوه هو يونغ	خُراج قيحي حاد في الحلق؛ التهاب الهلل في الحلق	throat-locking cellulitis
11.033	臀痈	tún yōng	تون يونغ	خُراج قيحي حاد في الأرداف؛ التهاب الهلل في الأرداف	gluteal cellulitis

编号 الرقم المسلسل Code	汉文术语 المصطلح الصيني Chinese term	汉语拼音 الأبجدية الصينية الصوتية Chinese Pinyin	阿文音译 الترجمة الصوتية العربية Arabic transliteration	阿文术语 المصطلح العربي Arabic Term	英文术语 المصطلح الإنجليزي English term
11.034	腓腨发	féi shuàn fā	في شوان فا	التهاب الهلل في ربلة الساق	calf cellulitis
11.035	手发背	shǒu fā bèi	شو فا بي	التهاب الهلل في ظهر اليد	cellulitis of hand dorsum
11.036	足发背	zú fā bèi	تسو فا بي	التهاب الهلل في ظهر القدم	cellulitis of foot dorsum
11.037	颈痈	jǐng yōng	جينغ يونغ	خراج العنق؛ التهاب العقد اللمفية القيحي الحاد في الرقبة	cervical abscess; acute pyogenic lymphadenitis of neck
11.038	腋痈	yè yōng	يه يونغ	خراج الإبط؛ التهاب العقد اللمفية الإبطي القيحي الحاد	axillary abscess; acute pyogenic axillary lymphadenitis
11.039	胯腹痈	kuà fù yōng	كوا فو يونغ	خراج الأربي؛ التهاب العقد اللمفية الأربية القيحي الحاد	inguinal abscess; acute pyogenic inguinal lymphadenitis
11.040	丹毒	dān dú	دان دو	الحُمرة	erysipelas
11.041	疽	jū	جيوي	جيوي؛ جمرة وخراج الجلد	ju; carbuncle and abscess
11.042	有头疽	yǒu tóu jū	يو تو جيوي	الجمرة	carbuncle
11.043	脑疽	nǎo jū	ناو جيوي	الجمرة في القفا	nape carbuncle
11.044	膻中疽	dàn zhōng jū	دان تشونغ جيوي	جمرة دان تشونغ (رن ماي ١٧)	danzhong (CV 17) carbuncle
11.045	少腹疽	shào fù jū	شاو فو جيوي	الجمرة فى أسفل البطن	lower abdominal carbuncle
11.046	发颐	fā yí	فا يي	التهاب الغدة النكفية القيحي الحاد	acute suppurative parotitis
11.047	流注	liú zhù	ليو تشو	خراج العضلات العميق المتعدد	deep multiple abscess
11.048	流痰	liú tán	ليو تان	السل في العظام والمفاصل	flowing phlegm; tuberculosis of bone and joint
11.049	附骨痰	fù gǔ tán	فو قو تان	السل في مفصل الفخذ	bone-attaching phlegm; tuberculosis of hip joint
11.050	龟背痰	guī bèi tán	قوي بي تان	السل المزمن في الفقرات الصدرية	tortoise-back phlegm; thoracic spine tuberculosis

编号 الرقم المسلسل Code	汉文术语 المصطلح الصيني Chinese term	汉语拼音 الأبجدية الصينية الصوتية Chinese Pinyin	阿文音译 الترجمة الصوتية العربية Arabic transliteration	阿文术语 المصطلح العربي Arabic Term	英文术语 المصطلح الإنجليزي English term
11.051	鹤膝痰	hè xī tán	خه شي تان	السل في مفصل الرُّكبة	crane's knee phlegm; tuberculosis of knee joint
11.052	无头疽	wú tóu jū	وو تو جيوي	الخراج العميق؛ الالتهاب القيحي للعظام والمفاصل	headless abscess; suppurative osteomyelitis and arthritis
11.053	附骨疽	fù gǔ jū	فو قو جيوي	التهاب العظم والنقي القيحي	bone-attaching abscess; suppurative osteomyelitis
11.054	急性附骨疽	jí xìng fù gǔ jū	جي شينغ فو قو جيوي	التهاب العظم والنقي القيحي الحاد	acute bone-attaching abscess; acute suppurative osteomyelitis
11.055	慢性附骨疽	màn xìng fù gǔ jū	مان شينغ فو قو جيوي	التهاب العظم والنقي القيحي المزمن	chronic bone-attaching abscess; chronic suppurative osteomyelitis
11.056	环跳疽	huán tiào jū	هوان تياو جيوي	التهاب العظم والنقي في نقطة هوان تياو (المرارة ٣٠)	huantiao (GB 30) abscess; suppurative coxitis; osteomyelitis around huantiao (GB 30)
11.057	走黄	zǒu huáng	تسو هوانغ	تسو هوانغ؛ إنتان وتسمم الدم بسبب الدمامل المتجذرة	running yellow; septicemic furunculosis
11.058	内陷	nèi xiàn	ني شيان	ني شيان؛ غزو سم الجمرة والخراج للأعضاء الداخلية	inward sinking
11.02 乳房疾病 أمراض الثدي Breast diseases					
11.059	乳痈	rǔ yōng	رو يونغ	التهاب الثدي الحاد	breast abscess; acute mastitis
11.060	乳癖	rǔ pǐ	رو بي	كتلة في الثدي	breast lump; mammary hyperplasia
11.061	乳疬	rǔ lì	رو لي	تثدي الرجال	gynecomastia
11.062	乳漏	rǔ lòu	رو لوه	ناسور الثدي	mammary fistula
11.063	乳核	rǔ hé	رو خه	العُقدة في الثدي	mammary nodule; fibroadenoma of breast
11.064	乳痨	rǔ láo	رو لاو	تدرُّن الثدي	mammary tuberculosis

编号 الرقم المسلسل Code	汉文术语 المصطلح الصيني Chinese term	汉语拼音 الأبجدية الصينية الصوتية Chinese Pinyin	阿文音译 الترجمة الصوتية العربية Arabic transliteration	阿文术语 المصطلح العربي Arabic Term	英文术语 المصطلح الإنجليزي English term
11.065	乳衄	rǔ nǜ	رو نيوي	نزيف الحلمة	nipple bleeding; thelorrhagia
11.066	乳发	rǔ fā	رو فا	التهاب الثدي القيحي	mammary cellulitis
11.067	乳癌	rǔ ái	رو آي	سرطان الثدي	breast cancer
11.03 其他疾病 الأمراض الأخرى Other diseases					
11.068	子痈	zǐ yōng	تسي يونغ	التهاب البربخ والخُصية	testicular abscess; epididymitis and orchitis
11.069	囊痈	náng yōng	نانغ يونغ	خُراج الصفن	scrotal abscess
11.070	精癃	jīng lóng	جينغ لونغ	تضخّم البُروستات	hypertrophy of prostate
11.071	瘰疬	luǒ lì	لوه لي	خنازير	cervical scrofula
11.072	瘿	yǐng	ينغ	دراق	goiter
11.073	气瘿	qì yǐng	تشي ينغ	دراق تشي؛ دراق بسيط	qi goiter; simple goiter; endemic goiter
11.074	肉瘿	ròu yǐng	رو ينغ	دراق اللحم؛ الورم الحميد الدرقي	flesh goiter; thyroid adenoma
11.075	石瘿	shí yǐng	شي ينغ	دراق حجري؛ سرطان الغدة الدرقية	stony goiter; thyroid carcinoma
11.076	气瘤	qì liú	تشي ليو	ورم تشي؛ الأورام الليفية العصبية	qi tumor; neurofibroma
11.077	血瘤	xuè liú	شيويه ليو	ورم الأوعية الدموية	blood tumor; angioma
11.078	肉瘤	ròu liú	رو ليو	ورم لَحمِيّ؛ الورم الشحمي	flesh tumor; lipoma
11.079	筋瘤	jīn liú	جين ليو	ورم يشبه الوتر؛ دوالي عُقيديّة	tendon tumor; nodular varicosity
11.080	骨瘤	gǔ liú	قو ليو	ورم عَظمِيّ	bone tumor; osteoma
11.081	脂瘤	zhī liú	تشي ليو	ورم دُهنِيّ؛ كيس دهني	adipose tumor; sebaceous cyst
11.082	岩	yán	يان	السرطان	cancer; carcinoma
11.083	茧唇	jiǎn chún	جيان تشون	سرطان الشفة	lip cancer
11.084	失荣	shī róng	شي رونغ	سرطان العنق	cervical malignancy with cachexia

编号 الرقم المسلسل Code	汉文术语 المصطلح الصيني Chinese term	汉语拼音 الأبجدية الصينية الصوتية Chinese Pinyin	阿文音译 الترجمة الصوتية العربية Arabic transliteration	阿文术语 المصطلح العربي Arabic Term	英文术语 المصطلح الإنجليزي English term
11.085	肾岩	shèn yán	شن يان	سرطان القضيب	penis carcinoma
11.086	疝气	shàn qì	شان تشي	فتق	hernia
11.087	肠痈	cháng yōng	تشانغ يونغ	التهاب الزائدة الدودية الحاد	intestinal abscess; acute appendicitis
11.088	冻疮	dòng chuāng	دونغ تشوانغ	الشرث؛ التثليج	chilblain
11.089	臁疮	lián chuāng	ليان تشوانغ	قرحة مزمنة من الرجل	chronic shank ulcer
11.090	褥疮	rù chuāng	رو تشوانغ	قرحة الفراش	bedsore; decubitus
11.091	脱疽	tuō jū	توه جيوي	غرغرينا مفصل الأصبع	gangrene of digit
11.092	破伤风	pò shāng fēng	بوه شانغ فنغ	الكُزاز	tetanus
11.093	烧伤	shāo shāng	شاو شانغ	حرق	burn
11.094	毒蛇咬伤	dú shé yǎo shāng	دو شه ياو شانغ	لدغة الحيّة السامّة	venomous snake bite
11.095	毒虫螫伤	dú chóng shì shāng	دو تشونغ شي شانغ	لدغة الحشرة السامّة	insect bite

12. 皮肤科疾病 الأمراض الجلدية Diseases of traditional Chinese dermatology

12.001	热疮	rè chuāng	ره تشوانغ	قرحة الحرارة؛ الهربس البسيط	heat sore; herpes simplex
12.002	蛇串疮	shé chuàn chuāng	شه تشوان تشوانغ	قرحة تشبّه الثعبان؛ القوباء المنطقية	snake-like sore; herpes zoster
12.003	疣	yóu	يو	ثؤلول	wart; verruca
12.004	扁瘊	biǎn hóu	بيان هو	الثؤلول المسطح	flat wart; verruca plana
12.005	疣目	yóu mù	يو مو	الثؤلول الشائع	thorny wart; verruca vulgaris
12.006	鼠乳	shǔ rǔ	شو رو	المليساء المعدية؛ قرحة تشبّه حلمة الفأر	water wart; molluscum contagiosum
12.007	黄水疮	huáng shuǐ chuāng	هوانغ شوي تشوانغ	القوباء	impetigo
12.008	登豆疮	dēng dòu chuāng	دنغ دو تشوانغ	قوباء هربسية الشكل	impetigo herpetiformis

编号 الرقم المسلسل Code	汉文术语 المصطلح الصيني Chinese term	汉语拼音 الأبجدية الصينية الصوتية Chinese Pinyin	阿文音译 الترجمة الصوتية العربية Arabic transliteration	阿文术语 المصطلح العربي Arabic Term	英文术语 المصطلح الإنجليزي English term
12.009	癣	xuǎn	شيوان	سعفة	tinea
12.010	白秃疮	bái tū chuāng	باي تو تشوانغ	سعفة بيضاء	tinea blanca
12.011	肥疮	féi chuāng	في تشوانغ	القُراع	favus
12.012	鹅掌风	é zhǎng fēng	أ تشانغ فنغ	سعفة اليد	goose-web wind; tinea manuum; hand dampness itch disorder
12.013	脚湿气	jiǎo shī qì	جياو شي تشي	سعفة القدم	tinea pedis; foot dampness itch disorder
12.014	灰指甲	huī zhǐ jiǎ	هوي تشي جيا	سعفة أظفار اليد	tinea unguium of hand
12.015	灰趾甲	huī zhǐ jiǎ	هوي تشي جيا	سعفة أظفار القدم	tinea unguium pedis of foot
12.016	圆癣	yuán xuǎn	يوان شيوان	سعفة دائرية	tinea circinata
12.017	紫白癜风	zǐ bái diàn fēng	تسي باي ديان فنغ	السعفة المبرقشة	tinea versicolor
12.018	湿疮	shī chuāng	شي تشوانغ	أكزيما	eczema; dampness sore disorder
12.019	旋耳疮	xuán ěr chuāng	شيوان أر تشوانغ	أكزيما الأذن	ear eczema
12.020	瘑疮	guō chuāng	قوه تشوانغ	الأكزيما المزمنة	chronic eczema
12.021	乳头风	rǔ tóu fēng	رو تو فنغ	صُدوع حلمة الثدي؛ شقوق حلمة الثدي	nipple wind; ihagadia mammae
12.022	肾囊风	shèn náng fēng	شن نانغ فنغ	أكزيما الصفن	scrotum eczema
12.023	四弯风	sì wān fēng	سي وان فنغ	الريح في أربعة الحناءات؛ التهاب الجلد التأتبي في الكوع ومآبض الركبة	wind of four fossae; four bends wind; atopic dermatitis of elbow and knee pits
12.024	火赤疮	huǒ chì chuāng	هوه تشي تشوانغ	قرحة النار الحمراء؛ التهاب الجلد الهربسي الشكل	red-fire ulcers; dermatitis herpetiformis

编号 الرقم المسلسل Code	汉文术语 المصطلح الصيني Chinese term	汉语拼音 الأبجدية الصينية الصوتية Chinese Pinyin	阿文音译 الترجمة الصوتية العربية Arabic transliteration	阿文术语 المصطلح العربي Arabic Term	英文术语 المصطلح الإنجليزي English term
12.025	顽湿聚结	wán shī jù jié	وان شي جيوي جيه	تراكم الرطوبة العنيدة؛ حكاك عقدي	accumulation of stubborn dampness; prurigo nodularis
12.026	药毒疹	yào dú zhěn	ياو دو تشن	طفح دوائي؛ التهاب الجلد الدوائي	drug eruption; dermatitis medicamentosa
12.027	瘾疹	yǐn zhěn	ين تشن	الطفح الجلدي الخفي؛ الشرى	hidden rashes; urticaria
12.028	土风疮	tǔ fēng chuāng	تو فنغ تشوانغ	الشرى الحطاطي	urticaria papulosa
12.029	摄领疮	shè lǐng chuāng	شه لينغ تشوانغ	التهاب الجلد العصبي العنقي	nape sores; cattle-skin lichen; cervical neurodermatitis
12.030	风瘙痒	fēng sào yǎng	فنغ ساو يانغ	الحكّة بسبب الريح؛ حكة الجلد	wind itching; pruritus cutanea
12.031	风热疮	fēng rè chuāng	فنغ ره تشوانغ	قرحة الريح-الحرارة؛ النخالة الوردية	wind-heat sores; pityriasis rosea
12.032	紫癜风	zǐ diàn fēng	تسي ديان فنغ	فرفرية الريح؛ الحزاز الجلدي	lichen planus
12.033	白疕	bái bǐ	باي بي	الصدفيّة	white crust; psoriasis
12.034	天疱疮	tiān pào chuāng	تيان باو تشوانغ	الفُقّاع وشبيه الفُقّاع	pemphigus and pemphigoid
12.035	面游风	miàn yóu fēng	ميان يو فنغ	التهاب الجلد المثّي	facial wandering wind; facial seborrheic dermatitis
12.036	粉刺	fěn cì	فن تسي	حب الشباب	acne
12.037	酒渣鼻	jiǔ zhā bí	جيو تشا بي	الوردية	brandy nose; rosacea
12.038	油风脱发	yóu fēng tuō fà	يو فنغ توه فا	داء الثعلبة	seborrheic alopecia; alopecia areata
12.039	猫眼疮	māo yǎn chuāng	ماو يان تشوانغ	قرحة عين القِطّ؛ الحمامى المتشكّلة	cat's eye sore; erythema multiforme

编号 الرقم المسلسل Code	汉文术语 المصطلح الصيني Chinese term	汉语拼音 الأبجدية الصينية الصوتية Chinese Pinyin	阿文音译 الترجمة الصوتية العربية Arabic transliteration	阿文术语 المصطلح العربي Arabic Term	英文术语 المصطلح الإنجليزي English term
12.040	瓜藤缠	guā téng chán	قوا تنغ تشان	الحمى العَقِدية	vine tangling; erythema nodosum
12.041	红蝴蝶疮	hóng hú dié chuāng	هونغ هو ديه تشوانغ	قرحة عين القِطّ؛ الحمى عديدة الأشكال	red butterfly sore; lupus erythematosus
12.042	狐惑[病]	hú huò [bìng]	هوهوه (بينغ)	مرض هوهوه؛ متلازمة بهجت	Behcet's syndrome
12.043	流皮漏	liú pí lòu	ليو بي لو	الذئبة الشائعة	spreading skin ulcer; lupus vulgaris
12.044	白驳风	bái bó fēng	باي بوه فنغ	البهاق	vitiligo
12.045	黧黑斑	lí hēi bān	لي هي بان	كلف	brownish black macula; chloasma; melasma
12.046	蟹足肿	xiè zú zhǒng	شيه تسو تشونغ	ورم قدم السلطعون؛ جُدَرَة	crab feet swelling; keloid
12.047	疥疮	jiè chuāng	جيه تشوانغ	جرب	scabies
12.048	鸡眼	jī yǎn	جي يان	مسمار؛ عين السمكة؛ ثفن	clavus; corn
12.049	胼胝	pián zhī	بيان تشي	كنب؛ تقرن؛ ثفن	callus; callosity
12.050	痱子	fèi zǐ	في تسي	الدخنيات	miliaria; prickly heat
12.051	皲裂疮	jūn liè chuāng	جيون ليه تشوانغ	صُدوع جلدية؛ شقوق جلدية	rhagades sore

13. 肛肠科疾病 أمراض المستقيم والشرج Diseases of traditional Chinese proctology

编号	汉文术语	汉语拼音	阿文音译	阿文术语	英文术语
13.001	痔瘘	zhì lòu	تشي لو	باسور وناسور	hemorrhoid and fistula
13.002	痔	zhì	تشي	باسور	hemorrhoid
13.003	内痔	nèi zhì	ني تشي	الباسور الداخلي	internal hemorrhoid; interior haemorroid disorder
13.004	外痔	wài zhì	واي تشي	الباسور الخارجي	external hemorrhoid
13.005	混合痔	hùn hé zhì	هون خه تشي	الباسور المخلوط	mixed hemorrhoid
13.006	肛裂	gāng liè	قانغ ليه	الشق الشرجي	anal fissure

编号 الرقم المسلسل Code	汉文术语 المصطلح الصيني Chinese term	汉语拼音 الأبجدية الصينية الصوتية Chinese Pinyin	阿文音译 الترجمة الصوتية العربية Arabic transliteration	阿文术语 المصطلح العربي Arabic Term	英文术语 المصطلح الإنجليزي English term
13.007	肛痈	gāng yōng	قانغ يونغ	خُراج حول المستقيم	anal abscess
13.008	脏毒	zàng dú	تسانغ دو	التهاب الجبايا الشرجية؛ خراج حول الشرج	anal cryptitis
13.009	肛瘘	gāng lòu	قانغ لو	ناسور شرجيّ	anal fistula
13.010	脱肛	tuō gāng	توه قانغ	هبوط المستقيم	rectal prolapse
13.011	肛门湿疡	gāng mén shī yáng	قانغ من شي يانغ	الأكزيما الشرجية	eczema of anus
13.012	悬珠痔	xuán zhū zhì	شيوان تشو تشي	ورم حليمي ليفي شرجي	suspending bead pile; fibropapilloma of anus
13.013	息肉痔	xī ròu zhì	شي رو تشي	سليلة المستقيم	rectal polyp
13.014	肛门失禁	gāng mén shī jìn	قانغ من شي جين	سلس شرجي	anal incontinence
13.015	肛门狭窄	gāng mén xiá zhǎi	قانغ من شيا تشاي	تضيّق الشرج	stricture of anus; anal stenosis
13.016	肛门挛急	gāng mén luán jí	قانغ من لوان جي	انقباض عضلات الشرج	contracture of anus
13.017	锁肛痔	suǒ gāng zhì	سوه قانغ تشي	سرطان شرجي مستقيمي	anorectal cancer
13.018	骶尾部畸胎瘤	dǐ wěi bù jī tāi liú	دي وي بو جي تاي ليو	ورم مسخي عجزي عصعصي	sacrococcygeal teratoma
13.019	骶尾部囊肿窦	dǐ wěi bù náng zhǒng dòu	دي وي بو نانغ تشونغ دو	الجيب الكيسي لفتحات المنطقة العجزية العصعصية	cystic sinus of sacrococcygeal region
13.020	直肠前突	zhí cháng qián tū	تشي تشانغ تشيان تو	نتوء بالمستقيم	rectocele
13.021	盆底肌痉挛综合征	pén dǐ jī jìng luán zōng hé zhēng	بن دي جي جينغ لوان تسونغ خه تشنغ	متلازمة تشنّج عضلات قاع الحوض	pelvic floor spasm syndrome

14. 妇科疾病 أمراض النساء Diseases of traditional Chinese gynecology

14.001	月经病	yuè jīng bìng	يويه جينغ بينغ	أمراض الحيض؛ أمراض الطمث	menstruation disease

编号 الرقم المسلسل Code	汉文术语 المصطلح الصيني Chinese term	汉语拼音 الأبجدية الصينية الصوتية Chinese Pinyin	阿文音译 الترجمة الصوتية العربية Arabic transliteration	阿文术语 المصطلح العربي Arabic Term	英文术语 المصطلح الإنجليزي English term
14.002	月经先期	yuè jīng xiān qī	يويه جينغ شيان تشي	الحيض المبكر	advanced menstruation
14.003	月经后期	yuè jīng hòu qī	يويه جينغ هو تشي	الحيض المتأخر	delayed menstruation
14.004	月经先后无定期	yuè jīng xiān hòu wú dìng qī	يويه جينغ شيان هو وو دينغ تشي	الدورة الشهرية غير المنتظمة	irregular menstruation cycle
14.005	月经过多	yuè jīng guò duō	يويه جينغ قوه دوه	غزارة الحيض	heavy menstrual bleeding; menorrhagia
14.006	月经过少	yuè jīng guò shǎo	يويه جينغ قوه شاو	قلة الحيض	decreased menstruation; scanty menstruation; hypomenorrhea
14.007	经期延长	jīng qī yán cháng	جينغ تشي يان تشانغ	تطاول الحيض	prolonged menstruation; menostaxis
14.008	痛经	tòng jīng	تونغ جينغ	ألم الدورة الشهرية	dysmenorrhea
14.009	闭经	bì jīng	بي جينغ	انقطاع الطمث	amenorrhea
14.010	经间期出血	jīng jiān qī chū xuè	جينغ جيان تشي تشو شيويه	النزف بين الحيضين	intermenstrual bleeding
14.011	崩漏	bēng lòu	بنغ لو	نزيف الرحم	metrorrhagia and metrostaxis
14.012	经行乳房胀痛	jīng xíng rǔ fáng zhàng tòng	جينغ شينغ رو فانغ تشانغ تونغ	ألم الثدي أثناء الحيض	premenstrual breast distending pain
14.013	经行发热	jīng xíng fā rè	جينغ شينغ فا ره	حُمّى الحيض	menstrual fever
14.014	经行头痛	jīng xíng tóu tòng	جينغ شينغ تو تونغ	صُداع الحيض	menstrual headache
14.015	经行眩晕	jīng xíng xuàn yùn	جينغ شينغ شيوان يون	دوار الحيض	menstrual vertigo
14.016	经行身痛	jīng xíng shēn tòng	جينغ شينغ شن تونغ	ألم الجسد أثناء الحيض	menstrual body pain

编号 الرقم المسلسل Code	汉文术语 المصطلح الصيني Chinese term	汉语拼音 الأبجدية الصينية الصوتية Chinese Pinyin	阿文音译 الترجمة الصوتية العربية Arabic transliteration	阿文术语 المصطلح العربي Arabic Term	英文术语 المصطلح الإنجليزي English term
14.017	经行口糜	jīng xíng kǒu mí	جينغ شينغ كو مي	القرحة الفموية أثناء الحيض	menstrual aphthous stomatitis
14.018	经行风疹块	jīng xíng fēng zhěn kuài	جينغ شينغ فنغ تشن كواي	شرى الحيض	menstrual urticaria
14.019	经行吐衄	jīng xíng tù nǜ	جينغ شينغ تو نيوي	قيء الدم أو رعاف أثناء الحيض	menstrual hematemesis and epistaxis
14.020	经行泄泻	jīng xíng xiè xiè	جينغ شينغ شيه شيه	إسهال أثناء الحيض	menstrual diarrhea
14.021	经行浮肿	jīng xíng fú zhǒng	جينغ شينغ فو تشونغ	وذمة أثناء الحيض	menstrual edema
14.022	经行情志异常	jīng xíng qíng zhì yì cháng	جينغ شينغ تشينغ تشي يي تشانغ	تقلب المزاج أثناء الحيض	menstrual emotion disorders
14.023	绝经前后诸证	jué jīng qián hòu zhū zhèng	جيويه جينغ تشيان هو تشو تشنغ	اضطرابات قبل وبعد انقطاع الطمث	perimenopausal disorders
14.024	经断复来	jīng duàn fù lái	جينغ دوان فو لاي	نزيف مهبلي بعد انقطاع الطمث	vaginal bleeding after menopause
14.025	带下病	dài xià bìng	داي شيا بينغ	مرض الإفرازات المهبلية	leukorrheal disease; morbid vaginal discharge disease
14.026	白带［病］	bái dài [bìng]	باي داي (بينغ)	الإفرازات المهبلية البيضاء	white leucorrhea disease
14.027	黄带［病］	huáng dài [bìng]	هوانغ داي (بينغ)	الإفرازات المهبلية الصفراء	yellow leucorrhea disease
14.028	五色带	wǔ sè dài	وو سه داي	الإفرازات المهبلية متعدد الألوان	parti-colored leucorrhea disease
14.029	妊娠恶阻	rèn shēn è zǔ	رن شن أ تسو	تقيء الحمل	hyperemesis gravidarum
14.030	妊娠腹痛	rèn shēn fù tòng	رن شن فو تونغ	آلام في البطن أثناء الحمل	abdominal pain during pregnancy
14.031	异位妊娠	yì wèi rèn shēn	يي وي رن شن	حمل منتبذ	ectopic pregnancy; heterotopic pregnancy
14.032	葡萄胎	pú táo tāi	بو تاو تاي	رحى عدارية الشكل	hydatidiform mole

编号 الرقم المسلسل Code	汉文术语 المصطلح الصيني Chinese term	汉语拼音 الأبجدية الصينية الصوتية Chinese Pinyin	阿文音译 الترجمة الصوتية العربية Arabic transliteration	阿文术语 المصطلح العربي Arabic Term	英文术语 المصطلح الإنجليزي English term
14.033	胎漏	tāi lòu	تاي لو	نزيف مهبلي أثناء الحمل	vaginal bleeding during pregnancy
14.034	胎动不安	tāi dòng bù ān	تاي دونغ بو آن	خطر الإجهاض	threatened abortion
14.035	滑胎	huá tāi	هوا تاي	إجهاض معتاد؛ الإجهاض التلقائي المتكرر	habitual abortion; recurrent spontaneous abortion; RSA
14.036	堕胎	duò tāi	دوه تاي	إجهاض مبكر	early abortion
14.037	小产	xiǎo chǎn	شياو تشان	الإجهاض	miscarriage; late abortion
14.038	早产	zǎo chǎn	تساو تشان	الولادة المبكّرة	preterm birth; premature delivery; premature labor
14.039	胎萎不长	tāi wěi bù zhǎng	تاي وي بو تشانغ	تأخر نمو الجنين	retarded growth of fetus
14.040	胎死不下	tāi sǐ bú xià	تاي سي بو شيا	احتباس الجنين الميت	retention of dead fetus; missed abortion
14.041	子肿	zǐ zhǒng	تسي تشونغ	وذمة الحمل	gestational edema; gestational anasarca
14.042	子满	zǐ mǎn	تسي مان	لُهاث ووذمة الحمل؛ مَوَهُ السَّلَى	gestational edema and panting; hydramnios
14.043	子眩	zǐ xuàn	تسي شيوان	دوار الحمل	gestational vertigo
14.044	子痫	zǐ xián	تسي جيان	تسمم الحمل	eclampsia
14.045	子悬	zǐ xuán	تسي شيوان	انتفاخ في الصدر والبطن أثناء الحمل	floating sensation pregnancy disease; gestational suspension
14.046	子烦	zǐ fán	تسي فان	قلَق أثناء الحمل	gestational dysphoria
14.047	子喑	zǐ yīn	تسي ين	فقدُ الصوت أثناء الحمل	gestational aphonia
14.048	子嗽	zǐ sòu	تسي سو	السعال أثناء الحمل	gestational cough
14.049	子淋	zǐ lìn	تسي لين	عسر البول فترة الحمل	gestational stranguria
14.050	妊娠瘙痒症	rèn shēn sào yǎng zhèng	رن شن سو يانغ تشنغ	الحكّة أثناء الحمل	gestational pruritus

编号 الرقم المسلسل Code	汉文术语 المصطلح الصيني Chinese term	汉语拼音 الأبجدية الصينية الصوتية Chinese Pinyin	阿文音译 الترجمة الصوتية العربية Arabic transliteration	阿文术语 المصطلح العربي Arabic Term	英文术语 المصطلح الإنجليزي English term
14.051	妊娠下肢抽筋	rèn shēn xià zhī chōu jīn	رن شن شيا تشي تشو جين	تشنج الأطراف السفلية أثناء الحمل	lower limb spasm during pregnancy
14.052	妊娠风疹	rèn shēn fēng zhěn	رن شن فنغ تشن	الحصبة الألمانية أثناء الحمل	gestational rubella
14.053	妊娠疱疹	rèn shēn pào zhěn	رن شن باو تشن	القوباء أثناء الحمل	herpes gestationis
14.054	妊娠偏头痛	rèn shēn piān tóu tòng	رن شن بيان تو تنغ	الشقيقة أثناء الحمل	migraine during pregnancy
14.055	妊娠贫血	rèn shēn pín xuè	رن شن بين شيويه	فقر الدم أثناء الحمل	gestational anemia
14.056	妊娠紫癜	rèn shēn zǐ diàn	رن شن تسي ديان	فرفرية أثناء الحمل	gestational purpura
14.057	妊娠消渴	rèn shēn xiāo kě	رن شن شياو كه	العطش الاستهلاكي أثناء الحمل	gestational consumptive thirst
14.058	难产	nán chǎn	نان تشان	عسر الولادة	difficult delivery; dystocia
14.059	胞衣不下	bāo yī bú xià	باو يي بو شيا	احتباس المشيمة	retention of placenta
14.060	子死腹中	zǐ sǐ fù zhōng	تسي سي فو تشونغ	الجنين الميت في الرحم	dead fetus in uterus
14.061	孕痈	yùn yōng	يون يونغ	خراج معوي أثناء الحمل	intestinal abscess during pregnancy
14.062	产后病	chǎn hòu bìng	تشان هو بينغ	أمراض النفاس	postpartum disease; puerperal disease
14.063	产后血晕	chǎn hòu xuè yùn	تشان هو شيويه يون	الإغماء بفقر الدم أثناء النفاس	postpartum anemic fainting; postpartum hemorrhagic syncope
14.064	产后血崩	chǎn hòu xuè bēng	تشان هو شيويه بنغ	نزيف المهبل أثناء النفاس	massive postpartum haemorrhage
14.065	产后痉	chǎn hòu jìng	تشان هو جينغ	اختلاج أثناء النفاس	postpartum convulsion disease
14.066	产后腹痛	chǎn hòu fù tòng	تشان هو فو تونغ	آلام البطن أثناء النفاس	postpartum abdominal pain

编号 الرقم المسلسل Code	汉文术语 المصطلح الصيني Chinese term	汉语拼音 الأبجدية الصينية الصوتية Chinese Pinyin	阿文音译 الترجمة الصوتية العربية Arabic transliteration	阿文术语 المصطلح العربي Arabic Term	英文术语 المصطلح الإنجليزي English term
14.067	恶露不净	è lù bú jìng	أ لو بو جينغ	استمرار الهُلابة (السائل النفاسي)	prolonged lochia
14.068	产后大便难	chǎn hòu dà biàn nán	تشان هو دا بيان نان	الإمساك أثناء النفاس	postpartum constipation; puerperal constipation
14.069	产后遗粪	chǎn hòu yí fèn	تشان هو يي فن	سلس البراز أثناء النفاس	postpartum incontinence of feces
14.070	产后发热	chǎn hòu fā rè	تشان هو فا ره	حُمى النفاس	postpartum fever
14.071	产后自汗盗汗	chǎn hòu zì hàn dào hàn	تشان هو تسي هان داو هان	التعرق التلقائي والليلي أثناء النفاس	postpartum spontaneous and night sweating
14.072	产后身痛	chǎn hòu shēn tòng	تشان هو شن تونغ	ألم الجسم أثناء النفاس	postpartum body pain
14.073	缺乳	quē rǔ	تشيوه رو	نقص در اللبن	oligogalactia; hypogalactia
14.074	乳汁自出	rǔ zhī zì chū	رو تشي تسي تشو	ثرّ اللبن	galactorrhea
14.075	产后小便不通	chǎn hòu xiǎo biàn bú tōng	تشان هو شياو بيان بو تونغ	احتباس البول أثناء النفاس	postpartum retention of urine
14.076	产后小便频数	chǎn hòu xiǎo biàn pín shuò	تشان هو شياو بيان بين شو	البول المتكرر أثناء النفاس	postpartum frequent urination
14.077	产后小便淋痛	chǎn hòu xiǎo biàn lìn tòng	تشان هو شياو بيان لين تونغ	عسر البول المؤلم أثناء النفاس	postpartum stranguria
14.078	产后尿血	chǎn hòu niào xuè	تشان هو نياو شيويه	بول دموي أثناء النفاس	postpartum hematuria
14.079	产后小便失禁	chǎn hòu xiǎo biàn shī jìn	تشان هو شياو بيان شي جين	سلس البول أثناء النفاس	postpartum enuresis
14.080	石瘕	shí jiǎ	شي جيا	كتلة الرحم الصخرية	stony uterine mass
14.081	肠覃	cháng tán	تشانغ تان	كتلة البطن السفلية للإناث؛ تكيس المبايض	lower abdominal mass [in woman]; ovarian cyst

编号 الرقم المسلسل Code	汉文术语 المصطلح الصيني Chinese term	汉语拼音 الأبجدية الصينية الصوتية Chinese Pinyin	阿文音译 الترجمة الصوتية العربية Arabic transliteration	阿文术语 المصطلح العربي Arabic Term	英文术语 المصطلح الإنجليزي English term
14.082	阴挺	yīn tǐng	ين تينغ	هبوط الرحم	uterine or vaginal prolapse
14.083	脏躁	zàng zào	تسانغ تساو	هستيريا	hysteria
14.084	不孕症	bú yùn zhèng	بو يون تشنغ	العقم	infertility
14.085	阴痒 [病]	yīn yǎng [bìng]	ين يانغ (بينغ)	حكّة فرجيّة	pruritus vulvae
14.086	阴疮	yīn chuāng	ين تشوانغ	قرحة الفرج	vulvae sore
14.087	阴吹	yīn chuī	ين تشوي	غازات المهبل	vaginal flatus; flatus vaginalis
14.088	热入血室	rè rù xuè shì	ره رو شيويه شي	غزو الحرارة لحجرة الدم (لحجرة الدم: الرحم)	heat invading blood chamber; heat entering uterus
14.089	性冷	xìng lěng	شينغ لنغ	اللاجنسيّة	asexuality
14.090	梦交 [病]	mèng jiāo [bìng]	منغ جياو (بينغ)	الجماع في الحلم	dreaming of intercourse [disease]
14.091	盆腔炎	pén qiāng yán	بن تشيانغ يان	التهاب الحوض عند النساء	pelvic inflammatory disease; PID
14.092	女阴湿疹	nǚ yīn shī zhěn	نيوي ين شي تشن	أكزيما الفرج للأنثى	pudendum eczema
14.093	阴燥	yīn zào	ين تساو	جفاف الفرج	vulvae dryness
14.094	尿瘘	niào lòu	نياو لو	ناسورالبول	urinary fistula
14.095	粪瘘	fèn lòu	فن لو	ناسور البراز	fecal fistula

15. 儿科疾病 أمراض الأطفال Diseases of traditional Chinese peadiatrics

15.001	胎黄	tāi huáng	تاي هوانغ	يرقان الوليد	neonatal jaundice
15.002	赤游丹	chì yóu dān	تشي يو دان	حُمرة الجوّال	wandering erysipelas
15.003	脐风	qí fēng	تشي فنغ	الكُزاز الوليدي	tetanus neonatorum
15.004	脐湿	qí shī	تشي شي	رطوبة السرّي	umbilical dampness
15.005	脐血	qí xuè	تشي شيويه	اضطراب دم السرّي	umbilical bleeding
15.006	脐突	qí tū	تشي تو	الفتق السرّي	umbilical hernia

编号 الرقم المسلسل Code	汉文术语 المصطلح الصيني Chinese term	汉语拼音 الأبجدية الصينية الصوتية Chinese Pinyin	阿文音译 الترجمة الصوتية العربية Arabic transliteration	阿文术语 المصطلح العربي Arabic Term	英文术语 المصطلح الإنجليزي English term
15.007	夜啼	yè tí	يه تي	البكاء في الليل	night crying; nocturnal crying
15.008	小儿时行感冒	xiǎo ér shí xíng gǎn mào	شياو أر شي شينغ قان ماو	نزلة وافدة عند الأطفال	infantile influenza
15.009	麻疹	má zhěn	ما تشن	الحصبة	measles
15.010	奶麻	nǎi má	ناي ما	الطفح الوردي للرضع	roseola infantum
15.011	风疹	fēng zhěn	فنغ تشن	الحصبة الألمانية	rubella
15.012	水痘	shuǐ dòu	شوي دو	الحماق	varicella; chickenpox
15.013	小儿烂喉丹痧	xiǎo ér làn hóu dān shā	شياو أر لان هو دان شا	القرمزية عند الأطفال	infantile scarlet fever; infantile scarlatina
15.014	痄腮	zhà sāi	تشا ساي	النكاف	mumps
15.015	白喉	bái hóu	باي هو	خناق	diphtheria
15.016	顿咳	dùn ké	دون كه	السعال الديكيّ	whooping cough
15.017	小儿痢疾	xiǎo ér lì jí	شياو أر لي جي	الزحار عند الأطفال	infantile dysentery
15.018	小儿疟疾	xiǎo ér nuè jí	شياو أر نيوه جي	الملاريا عند الأطفال	infantile malaria
15.019	小儿疫毒痢	xiǎo ér yì dú lì	شياو أر يي دو لي	ذيفانُ الزُّحار الوبائي عند الأطفال	infantile epidemic toxin dysentery
15.020	小儿暑温	xiǎo ér shǔ wēn	شياو أر شو ون	دفء الصيف [مرض] عند الأطفال	infantile summerheat warm disease
15.021	小儿疰夏	xiǎo ér zhù xià	شياو أر تشو شيا	مرض الصيف عند الأطفال	summer non-acclimatization in infant
15.022	夏季热	xià jì rè	شيا جي ره	حمى الصيف	summer fever
15.023	小儿感冒	xiǎo ér gǎn mào	شياو أر قان ماو	نزلات البرد عند الأطفال	infantile common cold
15.024	小儿咳嗽［病］	xiǎo ér ké sòu [bìng]	شياو أر كه سو (بينغ)	السعال عند الأطفال	infantile cough [disease]
15.025	小儿肺炎	xiǎo ér fèi yán	شياو أر في يان	الالتهاب الرئوي عند الأطفال	infantile pneumonia
15.026	小儿哮喘	xiǎo ér xiào chuǎn	شياو أر شياو تشوان	الربو عند الأطفال	infantile asthma

编号 الرقم المسلسل Code	汉文术语 المصطلح الصيني Chinese term	汉语拼音 الأبجدية الصينية الصوتية Chinese Pinyin	阿文音译 الترجمة الصوتية العربية Arabic transliteration	阿文术语 المصطلح العربي Arabic Term	英文术语 المصطلح الإنجليزي English term
15.027	小儿乳蛾	xiǎo ér rǔ é	شياو أر رو أ	التهاب اللوزتين عند الأطفال	infantile tonsillitis
15.028	厌食 [病]	yàn shí [bìng]	يان شي (بينغ)	مرض قهم؛ فقدان الشهية	anorexia [disease]
15.029	积滞	jī zhì	جي تشي	ركود الطعام؛ ركود الغذاء عند الأطفال	food stagnation
15.030	乳积	rǔ jī	رو جي	التخمة عند الأطفال	milk accumulation; infantile dyspepsia
15.031	食积	shí jī	شي جي	التخمة؛ احتباس الغذاء؛ سوء الهضم	food retention; dyspepsia
15.032	疳病	gān bìng	قان بينغ	سوء التغذية عند الأطفال	gan disease; infantile malnutrition
15.033	疳气	gān qì	قان تشي	سوء التغذية الطفيف	mild gan disease; mild infantile malnutrition
15.034	疳积	gān jī	قان جي	سوء تغذية بسبب التخمة (سوء تغذية الأطفال بسبب اضطرابات الجهاز الهضمي)	gan disease with food stagnation
15.035	干疳	gān gān	قان قان	سوء التغذية المزمن عند الأطفال	severe gan disease; severe infantile malnutrition
15.036	鹅口疮	é kǒu chuāng	أ كو تشوانغ	القلاع [مرض]	thrush
15.037	小儿口疮	xiǎo ér kǒu chuāng	شياو أر كو تشوانغ	قلاع فموي عند الأطفال	infantile oral aphthae
15.038	小儿腹痛 [病]	xiǎo ér fù tòng [bìng]	شياو أر فو تونغ (بينغ)	آلام البطن [مرض] عند الأطفال	infantile abdominal pain [disease]
15.039	小儿泄泻	xiǎo ér xiè xiè	شياو أر شيه شيه	الإسهال عند الأطفال	infantile diarrhea
15.040	小儿脱肛	xiǎo ér tuō gāng	شياو أر توه قانغ	سقوط المستقيم عند الأطفال	infantile proctoptosis
15.041	小儿痫病	xiǎo ér xián bìng	شياو أر جيان بينغ	صرع عند الأطفال	infantile epilepsy
15.042	惊风	jīng fēng	جينغ فنغ	الاختلاج عند الأطفال	infantile convulsion

编号 الرقم المسلسل Code	汉文术语 المصطلح الصيني Chinese term	汉语拼音 الأبجدية الصينية الصوتية Chinese Pinyin	阿文音译 الترجمة الصوتية العربية Arabic transliteration	阿文术语 المصطلح العربي Arabic Term	英文术语 المصطلح الإنجليزي English term
15.043	急惊风	jí jīng fēng	جي جينغ فنغ	الاختلاج الحاد عند الأطفال	acute infantile convulsion
15.044	慢惊风	màn jīng fēng	مان جينغ فنغ	الاختلاج المزمن عند الأطفال تشنجات	recurrent infantile convulsion
15.045	小儿尿频 [病]	xiǎo ér niào pín [bìng]	شياو أر نياو بين (بينغ)	كثرة التبوّل [مرض] عند الأطفال	infantile frequent urination
15.046	小儿遗尿 [病]	xiǎo ér yí niào [bìng]	شياو أر يي نياو (بينغ)	سلس البول [مرض] عند الأطفال	infantile enuresis
15.047	小儿心悸 [病]	xiǎo ér xīn jì [bìng]	شياو أر شين جي (بينغ)	الخفقان عند الأطفال	infantile palpitations
15.048	小儿水肿 [病]	xiǎo ér shuǐ zhǒng [bìng]	شياو أر شوي تشونغ (بينغ)	وذمة عند الأطفال	infantile edema [disease]
15.049	小儿紫癜	xiǎo ér zǐ diàn	شياو أر تسي ديان	الفرفريّة عند الأطفال	infantile purpura
15.050	小儿汗证	xiǎo ér hàn zhèng	شياو أر هان تشنغ	مرض التعرّق عند الأطفال	sweating disease in children
15.051	佝偻病	gōu lóu bìng	قو لو بينغ	كُساح	rickets
15.052	小儿痿病	xiǎo ér wěi bìng	شياو أر وي بينغ	مرض ترهّل عند الأطفال	infantile flaccidity
15.053	小儿厥证	xiǎo ér jué zhèng	شياو أر جيويه تشنغ	مرض الغشي عند الأطفال	infantile syncope
15.054	小儿脱证	xiǎo ér tuō zhèng	شياو أر توه تشنغ	مرض الانهيار عند الأطفال	infantile collapse
15.055	五迟	wǔ chí	وو تشي	خمسة أنواع من التأخير عند الأطفال	five retardations; five developmental delays
15.056	五软	wǔ ruǎn	وو روان	خمسة أنواع من الترهّل عند الأطفال	five infant flaccidity; five infant limpness
15.057	五硬	wǔ yìng	وو ينغ	خمسة أنواع من التصلّب عند الأطفال	five infant stiffness
15.058	解颅	jiě lú	جيه لو	بقاء الدورز الجبهة	metopism
15.059	呆小病	dāi xiǎo bìng	داي شياو بينغ	القماءة؛ فدامة؛ التقزم	cretinism

编号 الرقم المسلسل Code	汉文术语 المصطلح الصيني Chinese term	汉语拼音 الأبجدية الصينية الصوتية Chinese Pinyin	阿文音译 الترجمة الصوتية العربية Arabic transliteration	阿文术语 المصطلح العربي Arabic Term	英文术语 المصطلح الإنجليزي English term
15.060	小儿蛔虫病	xiǎo ér huí chóng bìng	شياو أر هوي تشونغ بينغ	داء الصَّفر؛ داء الأسكاريس عند الأطفال	infantile ascariasis
15.061	小儿蛲虫病	xiǎo ér náo chóng bìng	شياو أر ناو تشونغ بينغ	داءُ السرميات؛ داء الأُقصورات عند الأطفال	infantile oxyuriasis; pinworm infection
15.062	小儿钩虫病	xiǎo ér gōu chóng bìng	شياو أر قو تشونغ بينغ	داء الملقَّوات؛ داء الأنكلستومات عند الأطفال	infantile ancylostomiasis; hookworm infection
15.063	小儿绦虫病	xiǎo ér tāo chóng bìng	شياو أر تاو تشونغ بينغ	داء الشريطيّات عند الأطفال	infantile taeniasis
15.064	小儿姜片虫病	xiǎo ér jiāng piàn chóng bìng	شياو أر جيانغ بيان تشونغ بينغ	داء المتورقات عند الأطفال	infantile fasciolopsiasis
15.065	小儿血吸虫病	xiǎo ér xuè xī chóng bìng	شياو أر شيويه شي تشونغ بينغ	داء البلهارسيات؛ داء المنشقّات عند الأطفال	infantile schitosomiasis
15.066	小儿丝虫病	xiǎo ér sī chóng bìng	شياو أر سي تشونغ بينغ	داء الفيلاريات؛ داء الخيطيّات عند الأطفال	infantile filariasis
15.067	小儿囊虫病	xiǎo ér náng chóng bìng	شياو أر نانغ تشونغ بينغ	داء الكيسات المذنبة عند الأطفال	infantile cysticercosis
16. 眼科疾病 أمراض العيون Diseases of traditional Chinese ophthalmology					
16.001	胞睑病	bāo jiǎn bìng	باو جيان بينغ	أمراض الجفن	eyelid disease
16.002	针眼	zhēn yǎn	تشن يان	شعيرة	stye; hordeolum
16.003	胞生痰核	bāo shēng tán hé	باو شنغ تان خه	بَرَدة؛ كيس في الجفن	phlegm nodule in eyelid; chalazion
16.004	沙眼	shā yǎn	شا يان	التراخوما؛ الحثر	trachoma
16.005	粟疮	sù chuāng	سو تشوانغ	التهاب الملتحمة الجريبي	millet sore; follicular conjunctivitis
16.006	睑弦赤烂	jiǎn xián chì làn	جيان شوان تشي لان	التهاب الجفن الهامشي (تقرّح أحمر لحواف الجفن)	ulcerous eyelid margin; marginal blepharitis
16.007	风赤疮痍	fēng chì chuāng yí	فنغت شي تشوانغ يي	التهاب الجفن بالريح الحمراء	red wind blepharitis

编号 الرقم المسلسل Code	汉文术语 المصطلح الصيني Chinese term	汉语拼音 الأبجدية الصينية الصوتية Chinese Pinyin	阿文音译 الترجمة الصوتية العربية Arabic transliteration	阿文术语 المصطلح العربي Arabic Term	英文术语 المصطلح الإنجليزي English term
16.008	胞肿如桃	bāo zhǒng rú táo	باو تشونغ رو تاو	وذمة التهابية حادة في الجفن	peach-like swelling of eyelid; inflammatory eyelid disorder
16.009	胞虚如球	bāo xū rú qiú	باو شيوي رو تشيو	وذمة الجفن غير الالتهابية	ball-like puffiness of eyelid; non-inflammatory edema of eyelid
16.010	上胞下垂	shàng bāo xià chuí	شانغ باو شيا تشوي	إطراق الجفن	drooping of upper eyelid; blepharoptosis
16.011	胞轮振跳	bāo lún zhèn tiào	باو لون تشن تياو	تشنج الجفن	twitching eyelid; blepharospasm
16.012	目劄	mù zhā	مو تشا	رمش الجفن المتكرر[مرض]	frequent blinking [disease]
16.013	睑内结石	jiǎn nèi jié shí	جيان ني جيه شي	تحصي الملتحمة	conjunctival lithiasis
16.014	眼丹	yǎn dān	يان دان	حُمرة الجفن	eyelid erysipelas and cellulitis
16.015	胞睑外翻	bāo jiǎn wài fān	باو جيان واي فان	الشتر الخارجي	ectropion
16.016	胞肉粘轮	bāo ròu zhān lún	باو رو تشان لون	التصاق القرنية والجفن	sticking of cornea and eyelid
16.017	倒睫拳毛	dǎo jié quán máo	داو جيه تشيوان ماو	داء الشعرة والشتر الداخلي	trichiasis and entropion
16.018	眦病	zì bìng	تسي بينغ	أمراض اللحاظ والموق	canthus disease
16.019	冷泪	lěng lèi	لنغ لي	الدموع الباردة	cold tear; cold lacrimation; epiphora
16.020	无时冷泪	wú shí lěng lèi	وو شي لنغ لي	الدموع الباردة المتكررة	constant cold tear; constant epiphora
16.021	迎风冷泪	yíng fēng lěng lèi	ينغ فنغ لنغ لي	الدموع الباردة بسبب الريح	cold tear induced by wind; epiphora induced by wind
16.022	漏睛	lòu jīng	لو جينغ	التهاب الكيس الدمعي المزمن	leaking eye; chronic dacryocystitis

编号 الرقم المسلسل Code	汉文术语 المصطلح الصيني Chinese term	汉语拼音 الأبجدية الصينية الصوتية Chinese Pinyin	阿文音译 الترجمة الصوتية العربية Arabic transliteration	阿文术语 المصطلح العربي Arabic Term	英文术语 المصطلح الإنجليزي English term
16.023	漏睛疮	lòu jīng chuāng	لو جينغ تشوانغ	التهاب الكيس الدمعي الحاد	leaking eye sore; acute dacryocystitis
16.024	赤脉传睛	chì mài chuán jīng	تشي ماي تشوان جينغ	أوعية دموية حمراء تنتشر لسواد العين (القرنية)	red vessel spreading to black of eye
16.025	胬肉攀睛	nǔ ròu pān jīng	نو رو بان جينغ	ظفرة	pterygium
16.026	白睛病	bái jīng bìng	باي جينغ بينغ	أمراض العين البيضاء (العين البيضاء، الملتحمة البصلية والصلبة العينية)	disease in the white of eye
16.027	暴风客热	bào fēng kè rè	باو فنغ كه ره	التهاب الملتحمة النزلي الحاد؛ غزو الريح-الحرارة الخاطف	fulminant wind-heat invasion; acute catarrhal conjunctivitis
16.028	天行赤眼	tiān xíng chì yǎn	تيان شينغ تشي يان	التهاب الملتحمة الوبائي	epidemic red eye; epidemic conjunctivitis
16.029	天行赤眼暴翳	tiān xíng chì yǎn bào yì	تيان شينغ تشي يان باو يي	عين حمراء وبائية مع سديم حاد؛ التهاب القرنية والملتحمة الوبائي	epidemic red eye with acute nebula; epidemic keratoconjunctivitis
16.030	金疳	jīn gān	جين قان	المعدن قان (سوء تغذية العين)؛ التهاب الملتحمة النفاطي	metal gan; metal malnutrition of eye; phlyctenular conjunctivitis
16.031	火疳	huǒ gān	هوه قان	النار قان (سوء تغذية العين)؛ التهاب ظاهر الصلبة	fire gan; fire malnutrition of eye; episcleritis
16.032	白睛青蓝	bái jīng qīng lán	باي جينغ تشينغ لان	الصُلبة الزرقاء	blue sclera
16.033	白涩症	bái sè zhèng	باي سه تشنغ	جُفاف الملتحمة	dry eye
16.034	白睛溢血	bái jīng yì xuè	باي جينغ يي شيويه	نزيف العين البيضاء؛ نزف تحت الملتحمة	hemorrhagic white of eye; subconjunctival hemorrhage
16.035	时复目痒	shí fù mù yǎng	شي فو مو يانغ	حكّة العين الدَّورية؛ التهاب الملتحمة التحسُّسي الموسمي	seasonal eye itching; vernal conjunctivitis

编号 الرقم المسلسل Code	汉文术语 المصطلح الصيني Chinese term	汉语拼音 الأبجدية الصينية الصوتية Chinese Pinyin	阿文音译 الترجمة الصوتية العربية Arabic transliteration	阿文术语 المصطلح العربي Arabic Term	英文术语 المصطلح الإنجليزي English term
16.036	黑睛病	hēi jīng bìng	هي جينغ بينغ	أمراض القرنيّة	diseases of the black of eye; cornea disease
16.037	聚星障	jù xīng zhàng	جيوي شينغ تشانغ	سديم نجمي؛ التهاب القرنية الهربس البسيط	clustered-star nebula; herpes simplex keratitis
16.038	花翳白陷	huā yì bái xiàn	هوا يي باي شيان	سديم البتلة مع مركز غائر؛ التهاب القرنية التقرحي	petaloid nebula with a sunken center; ulcerative keratitis; keratohelcosis
16.039	凝脂翳	níng zhī yì	نينغ تشي يي	سديم تخثر الدهون؛ التهاب القرنية البكتيري	congealed-fat nebula; bacterial keratitis
16.040	黄液上冲	huáng yè shàng chōng	هوانغ يه شانغ تشونغ	غمير قيّحي في غرفة العين الأماميّة	upward rushing of yellow fluid; hypopyon
16.041	蟹睛	xiè jīng	شيه جينغ	عين السلطعون؛ انثقاب القرنية وتدلي القزحية	crab eye; corneal perforation and iridoptosis
16.042	混睛障	hùn jīng zhàng	هون جينغ تشانغ	اضطراب عتامة القرنية؛ سديم العين المظلم، التهاب القرنية اللحمي.	corneal opacity disorder; murky-eye nebula; stromal keratitis;
16.043	风轮赤豆	fēng lún chì dòu	فنغ لون تشي دو	التهاب القرنية الحزّمي	wind-wheel red bean; fascicular keratitis
16.044	白膜侵睛	bái mó qīn jīng	باي موه تشين جينغ	غشاء أبيض يغزو العين؛ التهاب القرنية والملتحمة النفاطي	white membrane invading eye; phlyctenular keratoconjunctivitis
16.045	赤膜下垂	chì mó xià chuí	تشي موه شيا تشوي	تدلي الغشاء الأحمر؛ السبَل التراخومي	drooping pannus; trachomatous pannus
16.046	血翳包睛	xuè yì bāo jīng	شيويه يي باو جينغ	سبَل القرنية	heavy drooping pannus; pannus covering cornea; keratic pannus
16.047	宿翳	sù yì	سو يي	سديم قديم؛ ندبة القرنية	old nebula; keratic scar
16.048	瞳神病	tóng shén bìng	تونغ شن بينغ	أمراض الحدقة	pupil disease
16.049	瞳神紧小	tóng shén jǐn xiǎo	تونغ شن جين شياو	التهاب القزحيّة والجسم الهدبي؛ ضيق الحدقة	contracted pupil; iridocyclitis

编号 الرقم المسلسل Code	汉文术语 المصطلح الصيني Chinese term	汉语拼音 الأبجدية الصينية الصوتية Chinese Pinyin	阿文音译 الترجمة الصوتية العربية Arabic transliteration	阿文术语 المصطلح العربي Arabic Term	英文术语 المصطلح الإنجليزي English term
16.050	瞳神干缺	tóng shén gān quē	تونغ شن قان تشيوه	حدقة معيبة ناشفة؛ تحول الحدقة	dry defective pupil; pupillary metamorphosis
16.051	青风内障	qīng fēng nèi zhàng	تشينغ فنغ ني تشانغ	جلوكوم أزرق؛ زرق مفتوح الزاوية	blue wind glaucoma; open-angle glaucoma
16.052	绿风内障	lǜ fēng nèi zhàng	ليوي فنغ ني تشانغ	زرق الريح الخضراء؛ زرق مزمن مسدود الزاوية	green wind glaucoma; acute angle-closure glaucoma
16.053	圆翳内障	yuán yì nèi zhàng	يوان يي ني تشانغ	سادّ سديم دائري؛ السادّ الشيخوخي	round nebular cataract; senile cataract
16.054	胎患内障	tāi huàn nèi zhàng	تاي هوان ني تشانغ	السادّ الخِلقي	congenital cataract
16.055	云雾移睛	yún wù yí jīng	يون وو يي جينغ	العتامة الزُجاجيّة	fog moving before eye; vitreous opacity
16.056	暴盲	bào máng	باو مانغ	فقدان البصر المفاجىء	sudden blindness
16.057	视瞻昏渺	shì zhān hūn miǎo	شي تشان هون مياو	رؤية غير واضحة	obscured vision
16.058	青盲	qīng máng	تشينغ مانغ	ضمور العصب البصري	blue blindness; optic atrophy
16.059	高风雀目	gāo fēng què mù	قاو فنغ تشيوه مو	العمى الليلي	high-wind sparrow eye; night blindness disorder
16.060	视直如曲	shì zhí rú qǔ	شي تشي رو تشيوي	تشوه المرئيات (الأشياء المستقيمة ينظر إليها على أنها ملتوية)	straight things seen as crooked; metamorphopsia
16.061	血灌瞳神	xuè guàn tóng shén	شيويه قوان تونغ شن	التحدمية والنزيف الزجاجي	hyphema and vitreous hemorrhage
16.062	异物入目	yì wù rù mù	يي وو رو مو	جسم غريب في العين	foreign body entering eye
16.063	振胞瘀痛	zhèn bāo yū tòng	تشن باو يوي تونغ	رضوض الجفن	eyelid contusion
16.064	物损真睛	wù sǔn zhēn jīng	وو سون تشن جينغ	إصابة العدسة؛ اختراق العين	traumatic injury of lens; ocular penetration

编号 الرقم المسلسل Code	汉文术语 المصطلح الصيني Chinese term	汉语拼音 الأبجدية الصينية الصوتية Chinese Pinyin	阿文音译 الترجمة الصوتية العربية Arabic transliteration	阿文术语 المصطلح العربي Arabic Term	英文术语 المصطلح الإنجليزي English term
16.065	惊震内障	jīng zhèn nèi zhàng	جينغ تشن ني تشانغ	إصابة السادّ؛ الساد الرضحي	traumatic cataract
16.066	撞击伤目	zhuàng jī shāng mù	تشوانغ جي شانغ مو	كدمة العين	ocular contusion
16.067	酸碱伤目	suān jiǎn shāng mù	سوان جيان شانغ مو	إصابة العين بالحمض والقلويات	eye injured by acid and alkali
16.068	热烫伤目	rè tàng shāng mù	ره تانغ شانغ مو	حروق العين	eye injured by overheat
16.069	疳积上目	gān jī shàng mù	قان جي شانغ مو	تلين القرنية؛ سوء التغذية الطفلي الذي يصيب العين نتيجة نقص فيتامين	gan involving eye; infantile malnutrition involving eye; keratomalacia
16.070	目偏视	mù piān shì	مو بيان شي	الحَوَل	squint; strabismus
16.071	辘轳转关	lù lú zhuǎn guān	لو لو تشوان قوان	عين البكرة؛ رأرأة مخروطية	pulley eye; nystagmus
16.072	眉棱骨痛	méi léng gǔ tòng	مي لنغ قو تونغ	ألم في عظم فوق الحجاج (الألم العصبي فوق الحجاجي)	pain in supraorbital bone; supraorbital neuralgia
16.073	鹘眼凝睛	gǔ yǎn níng jīng	قو يان نينغ جينغ	جحوظ العين	staring falcon eye; exophthalmos
16.074	突起睛高	tū qǐ jīng gāo	تو تشي جينغ قاو	الالتهاب الحاد في الحجاج مع بروز المقلة	sudden eyeball protrusion
16.075	神水将枯	shén shuǐ jiāng kū	شن شوي جيانغ كو	استنفاد الماء الروحي؛ متلازمة جفاف العين (قلة الدموع)	exhaustion of spirit water
16.076	目痒[病]	mù yǎng [bìng]	مو يانغ (بينغ)	حِكّة العين [مرض]	eye itching [disease]
16.077	近视	jìn shì	جين شي	الحسر؛ حسر البصر	myopia
16.078	远视	yuǎn shì	يوان شي	مدّ البصر	hyperopia
16.079	老视	lǎo shì	لاو شي	قصو البصر الشيخوخي	presbyopia
16.080	弱视	ruò shì	روه شي	الغَمَش	amblyopia

编号 الرقم المسلسل Code	汉文术语 المصطلح الصيني Chinese term	汉语拼音 الأبجدية الصينية الصوتية Chinese Pinyin	阿文音译 الترجمة الصوتية العربية Arabic transliteration	阿文术语 المصطلح العربي Arabic Term	英文术语 المصطلح الإنجليزي English term
17. 耳鼻喉科疾病 أمراض الأنف والأذن والحنجرة Diseases of traditional Chinese otorhinolaryngology					
17.01 耳病 أمراض الأذن Ear diseases					
17.001	耳病	ěr bìng	أر بينغ	أمراض الأذن	ear disease
17.002	耳疖	ěr jiē	أر جيه	دمّل الأذن	ear furuncle
17.003	耳疮	ěr chuāng	أر تشوانغ	قرحة الأذن؛ التهاب الأذن الخارجي	ear sore; diffusion of otitis externa
17.004	耳郭痰包	ěr guō tán bāo	أر قوه تان باو	كتلة بلغمية في صيوان الأذن	phlegmatic nodule of auricle; phlegm cover auricle
17.005	断耳疮	duàn ěr chuāng	دوان أر تشوانغ	قرحة تمزّق صيوان الأذن؛ التهاب الغضروف الأذني القيحي	severing auricle sore; pyogenic auricular perichondritis
17.006	耳胀	ěr zhàng	أر تشانغ	تورّم الأذن؛ التهاب الأذن الوسطى غير القيحي الحاد	ear distention; acute nonsuppurative otitis media; catarrhal otitis media
17.007	耳闭	ěr bì	أر بي	الانسداد الأذني؛ التهاب الأذن الوسطى غير القيحي المزمن	ear block; chronic nonsuppurative otitis media
17.008	脓耳	nóng ěr	نونغ أر	الأذن القيحية؛ التهاب الأذن الوسطى القيحي	purulent ear; suppurative otitis media
17.009	耳根毒	ěr gēn dú	أر قن دو	سمّ قاعدة الأذن (عدوى خلف قاعدة صيوان الأذن الخارجية)	ear root toxin; postauricular infection
17.010	脓耳口眼㖞斜	nóng ěr kǒu yǎn wāi xié	نونغ أر كو يان واي شيه	شلل الوجه بسبب الأذن القيئحية	facial paralysis due to purulent ear; otogenic facial palsy
17.011	黄耳伤寒	huáng ěr shāng hán	هوانغ أر شانغ هان	حمّى مرتفعة بسبب الأذن القيحية؛ عدوى داخل الجمجمة	cold-attack due to purulent ear; otogenic intracranial infection
17.012	暴聋	bào lóng	باو لونغ	فقد السمع المفاجئ	sudden deafness

编号 الرقم المسلسل Code	汉文术语 المصطلح الصيني Chinese term	汉语拼音 الأبجدية الصينية الصوتية Chinese Pinyin	阿文音译 الترجمة الصوتية العربية Arabic transliteration	阿文术语 المصطلح العربي Arabic Term	英文术语 المصطلح الإنجليزي English term
17.013	久聋	jiǔ lóng	جيو لونغ	الصمم المزمن	chronic deafness
17.014	耳眩晕	ěr xuàn yùn	أر شيوان يون	متلازمة مينيير؛ دوار أذني المنشأ	otogenic vertigo
17.015	异物入耳	yì wù rù ěr	يي وو رو أر	جسم غريب في الأذن	foreign body in ear
17.016	耵耳	dīng ěr	دينغ أر	شمع الأذن	impacted cerumen
17.017	耳蕈	ěr xùn	أر شيون	سرطان الأذن	ear cancer
17.018	聋哑	lóng yǎ	لونغ يا	أصمّ-أبكم	deaf-mutism
17.02 鼻病 أمراض الأنف Nose diseases					
17.019	鼻病	bí bìng	بي بينغ	أمراض الأنف	nasal diseases
17.020	鼻疖	bí jiē	بي جيه	دملّ الأنف	nasal furuncle
17.021	鼻疳	bí gān	بي قان	مرض قان الأنف (سوء التغذية الأنفي)؛ التهاب الدهليز الأنفي والأكزيما	nasal gan disease; nasal malnutrition; nasal vestibulitis and eczema
17.022	鼻窒	bí zhì	بي تشي	مرض انسداد الأنف؛ انسداد والتهاب الأنف المزمن	nasal obstruction disease; chronic rhinitis
17.023	鼻槁	bí gǎo	بي قاو	التهاب الأنف الضموري	withered nose; atrophic rhinitis
17.024	鼻鼽	bí qiú	بي تشيو	التهاب الأنف التحسسي	allergic rhinitis
17.025	鼻渊	bí yuān	بي يوان	التهاب الجيوب الأنفية	nasal sinusitis
17.026	鼻息肉	bí xī ròu	بي شي رو	سليلة أنفية	nasal polyp
17.027	鼻窦痰包	bí dòu tán bāo	بي دو تان باو	كتلة بلغمية في الجيوب الأنفية	phlegmatic mass in nasal sinus
17.028	鼻血瘤	bí xuè liú	بي شيويه ليو	ورم دموي أنفي	hematoma of nose
17.029	鼻损伤	bí sǔn shāng	بي سون شانغ	إصابة الأنف	injury of nose
17.030	颃颡岩	háng sǎng yán	هانغ سانغ يان	سرطان البلعوم الأنفي	carcinoma of nasopharynx
17.03 咽喉病 أمراض الحنجرة Throat diseases					
17.031	咽喉病	yān hóu bìng	يان هو بينغ	أمراض البلعوم والحنجرة	throat disease

编号 الرقم المسلسل Code	汉文术语 المصطلح الصيني Chinese term	汉语拼音 الأبجدية الصينية الصوتية Chinese Pinyin	阿文音译 الترجمة الصوتية العربية Arabic transliteration	阿文术语 المصطلح العربي Arabic Term	英文术语 المصطلح الإنجليزي English term
17.032	乳蛾	rǔ é	رو أ	التهاب اللوزتين	tonsillitis
17.033	急乳蛾	jí rǔ é	جي رو أ	التهاب اللوزتين الحاد	acute tonsillitis
17.034	慢乳蛾	màn rǔ é	مان رو أ	التهاب اللوزتين المزمن	chronic tonsillitis
17.035	石蛾	shí é	شي أ	تضخم اللوزتين	tonsil hypertrophy
17.036	喉痹	hóu bì	هو بي	التهاب الحنجرة	throat obstruction; pharyngitis
17.037	急喉痹	jí hóu bì	جي هو بي	التهاب الحنجرة الحاد	acute throat obstruction; acute pharyngitis
17.038	慢喉痹	màn hóu bì	مان هو بي	التهاب الحنجرة المزمن	chronic throat obstruction; chronic pharyngitis
17.039	喉痈	hóu yōng	هو يونغ	خُراج الحنجرة	throat abscess
17.040	喉关痈	hóu guān yōng	هو قوان يونغ	خُراج حول اللوزة	abscess of throat pass; peritonsillar abscess
17.041	里喉痈	lǐ hóu yōng	لي هو يونغ	خُراج خلف الحنجرة	retropharyngeal abscess
17.042	颌下痈	hé xià yōng	خه شيا يونغ	خُراج تحت الفكّ السفلي	submandibular abscess
17.043	上腭痈	shàng è yōng	شانغ أ يونغ	خُراج الحنك العلوي	upper palate abscess
17.044	喉癣	hóu xuǎn	هو شيوان	سعفة الحنجرة (تآكل حزازي في الحلق)؛ سُل الحلق	lichenoid erosion of throat; throat tuberculosis
17.045	喉喑	hóu yīn	هو ين	بحّة الصوت	hoarseness disease
17.046	急喉喑	jí hóu yīn	جي هو ين	بحّة الصوت الحادة	acute hoarseness disease
17.047	慢喉喑	màn hóu yīn	مان هو ين	بحّة الصوت المزمنة	chronic hoarseness disease
17.048	暴喑	bào yīn	باو ين	فقدان مفاجئ للصوت	sudden loss of voice
17.049	久喑	jiǔ yīn	جيو ين	خلل النطق طويل الأجل	lingering dysphonia
17.050	产后喑	chǎn hòu yīn	تشان هو ين	بحة الصوت بعد الولادة	postpartum dysphonia
17.051	急喉风	jí hóu fēng	جي هو فنغ	رياح حادة في الحنجرة؛ انسداد الحنجرة الحاد	acute throat wind

编号 الرقم المسلسل Code	汉文术语 المصطلح الصيني Chinese term	汉语拼音 الأبجدية الصينية الصوتية Chinese Pinyin	阿文音译 الترجمة الصوتية العربية Arabic transliteration	阿文术语 المصطلح العربي Arabic Term	英文术语 المصطلح الإنجليزي English term
17.052	喉咳	hóu ké	هو كه	سعال الحنجرة	throat cough
17.053	梅核气	méi hé qì	مي خه تشي	مي خه تشي؛ لُقمة هستيرية	plum-stone qi; globus hystericus
17.054	异物梗喉	yì wù gěng hóu	يي وو قنغ هو	جسم غريب حنجري	laryngeal foreign body
17.055	喉息肉	hóu xī ròu	هو شي رو	سليلة الحنجرة	laryngeal polypus; vocal cord polyp
17.056	喉瘤	hóu liú	هو ليو	ورم الحنجرة	tumor of throat
17.057	咽菌	yān jūn	يان جيون	سرطان البلعوم	carcinoma of pharynx
17.058	喉菌	hóu jūn	هو جيون	سرطان الحنجرة	carcinoma of larynx
17.04 口齿病 أمراض الفم والأسنان Diseases of mouth and teeth					
17.059	口齿病	kǒu chǐ bìng	كو تشي بينغ	أمراض الفم والأسنان	disease of mouth and teeth
17.060	龋齿	qǔ chǐ	تشيوي تشي	أسنان نخرة؛ تسوس الأسنان	dental caries
17.061	牙痈	yá yōng	يا يونغ	خُراج اللثة	gingival abscess
17.062	牙齩痈	yá yǎo yōng	يا ياو يونغ	التهاب حوائط التاج في ضرس العقل الحاد	acute wisdom tooth pericoronitis
17.063	牙宣	yá xuān	يا شيوان	ضمور اللثة	gingival atrophy; periodontal disease
17.064	牙疳	yá gān	يا قان	مرض قان اللثة؛ سوء تغذية اللثة؛ التهاب اللثة التقرحي	gum gan disease; gingival malnutrition; ulcerative gingivitis
17.065	走马牙疳	zǒu mǎ yá gān	تسو ما يا قان	داء آكلة الفم (التهاب اللثة التقرّحيّ السيئ والحاد)	noma
17.066	飞扬喉	fēi yáng hóu	في يانغ هو	ورم دموي حول الحنك العلوي	hematoma of upper palate
17.067	口疮［病］	kǒu chuāng [bìng]	كو تشوانغ (بينغ)	القلاع الفموي [مرض]	oral aphthae; oral sore [disease]; recurrent aphthous ulcer; RAU

编号 الرقم المسلسل Code	汉文术语 المصطلح الصيني Chinese term	汉语拼音 الأبجدية الصينية الصوتية Chinese Pinyin	阿文音译 الترجمة الصوتية العربية Arabic transliteration	阿文术语 المصطلح العربي Arabic Term	英文术语 المصطلح الإنجليزي English term
17.068	口糜	kǒu mí	كو مي	التهاب الفم القلاعي؛ التهاب الفم مكوراتي المنشأ	aphthous stomatitis; coccigenic stomatitis
17.069	唇风	chún fēng	تشون فنغ	ريح الشفة؛ التهاب الشفة التقشري المزمن	lip wind; chronic cheilitis
17.070	齿槽风	chǐ cáo fēng	تشي تساو فنغ	ريح الفك؛ التهاب عظام الفك	jaw wind; maxillary osteomyelitis
17.071	重舌［病］	chóng shé [bìng]	تشونغ شه (بينغ)	تورّم تحت اللسان [مرض]	double tongue [disease]; sublingual swollen tongue [disease]
17.072	木舌	mù shé	مو شه	تورّم اللسان الصلب	wooden tongue; rigid swollen tongue
17.073	结连舌	jié lián shé	جيه ليان شه	التصاق عقدة اللسان	tongue-tie; ankyloglossia
17.074	口舌痰包	kǒu shé tán bāo	كو شه تان باو	كتل بلغمية في الفم واللسان	phlegmatic mass in mouth and tongue
17.075	涎石	xián shí	شيان شي	حصاة اللعاب	salivary gland stone; sialolith
17.076	牙岩	yá yán	يا يان	سرطان اللثة	carcinoma of gum
17.077	唇菌	chún jūn	تشون جيون	سرطان الشفة	lip cancer
17.078	舌菌	shé jūn	شه جيون	سرطان اللسان	tongue cancer
17.079	腮岩	sāi yán	ساي يان	سرطان الخد	cheek cancer

18. 骨伤科疾病 أمراض العظام والكسور Diseases of traditional Chinese orthopeadics and traumatology

18.01 骨折 الكسور Fracture

编号	汉文术语	汉语拼音	阿文音译	阿文术语	英文术语
18.001	骨折	gǔ zhé	قو تشه	كسر في العظم	fracture
18.002	损伤	sǔn shāng	سون شانغ	الإصابة	trauma; injury
18.003	青枝骨折	qīng zhī gǔ zhé	تشينغ تشي قو تشه	كسر الغصن الصغير (كسر عظام الأطفال)	greenstick fracture
18.004	裂缝骨折	liè fèng gǔ zhé	ليه فنغ قو تشه	كسر متصدع	fissured fracture

编号 الرقم المسلسل Code	汉文术语 المصطلح الصيني Chinese term	汉语拼音 الأبجدية الصينية الصوتية Chinese Pinyin	阿文音译 الترجمة الصوتية العربية Arabic transliteration	阿文术语 المصطلح العربي Arabic Term	英文术语 المصطلح الإنجليزي English term
18.005	锁骨骨折	suǒ gǔ gǔ zhé	سوه قو قو تشه	كسر في الترقوة	clavicle fracture
18.006	肩胛骨骨折	jiān jiǎ gǔ gǔ zhé	جيان جيا قو قو تشه	كسر في الكتف	scapula fracture
18.007	肱骨外科颈骨折	gōng gǔ wài kē jǐng gǔ zhé	قونغ قو واي كه جينغ قو تشه	كسر العنق الجراحي العضدي	humeral surgical neck fracture
18.008	肱骨大结节骨折	gōng gǔ dà jié jié gǔ zhé	قونغ قو دا جيه جيه قو تشه	كسر الأحدوبة الكبيرة من العضد	humeral greater tuberosity fracture
18.009	肱骨干骨折	gōng gǔ gàn gǔ zhé	قونغ قو قان قو تشه	كسر جسم العظم من العضد	humeral shaft fracture
18.010	肱骨髁上骨折	gōng gǔ kē shàng gǔ zhé	قونغ قو كه شانغ قو تشه	كسر فوق اللقمة من العضد	humeral supracondylar fracture
18.011	肱骨髁间骨折	gōng gǔ kē jiān gǔ zhé	قونغ قو كه جيان قو تشه	كسر بين اللقمة من العضد	humeral intercondylar fracture
18.012	肱骨外上髁骨折	gōng gǔ wài shàng kē gǔ zhé	قونغ قو واي شانغ كه قو تشه	كسر في الوحشي اللقيمي من العضد	fracture of lateral epicondyle of humerus
18.013	肱骨内上髁骨折	gōng gǔ nèi shàng kē gǔ zhé	قونغ قو ني شانغ كه قو تشه	كسر في وسط اللقيمة من العضد	humeral internal epicondyle fracture
18.014	尺骨鹰嘴骨折	chǐ gǔ yīng zuǐ gǔ zhé	تشي قو ينغ تسوي قو تشه	كسر في الزجّ من عظم الزند	ulna olecranon fracture
18.015	桡骨头骨折	ráo gǔ tóu gǔ zhé	راو قو تو قو تشه	كسر رأس الكعبرة	radius head fracture
18.016	尺桡骨干双骨折	chǐ ráo gǔ gàn shuāng gǔ zhé	تشي راو قو قان شوانغ قو تشه	كسر جسم العظم من الزند والكعبرة	ulnoradial shaft fractures
18.017	尺骨干骨折	chǐ gǔ gàn gǔ zhé	تشي قو قان قو تشه	كسر جسم العظم من الزند	ulna shaft fracture
18.018	桡骨干骨折	ráo gǔ gàn gǔ zhé	راو قو قان قو تشه	كسر جسم العظم من الكعبرة	radial shaft fracture

编号 الرقم المسلسل Code	汉文术语 المصطلح الصيني Chinese term	汉语拼音 الأبجدية الصينية الصوتية Chinese Pinyin	阿文音译 الترجمة الصوتية العربية Arabic transliteration	阿文术语 المصطلح العربي Arabic Term	英文术语 المصطلح الإنجليزي English term
18.019	尺骨上 1/3 骨折合并桡骨头脱位	chǐ gǔ shàng sān fēn zhī yī gǔ zhé hé bìng ráo gǔ tóu tuō wèi	تشي قو شانغ سان فن تشي يي قو تشه خه بينغ راو قو تو توه وي	كسر الثلث الداني من الزند مع خلع رأس عظمة الكعبرة	fracture of upper end of ulna complicated with dislocation of radial head
18.020	桡骨下 1/3 骨折合并下桡尺骨关节脱位	ráo gǔ xià sān fēn zhī yī gǔ zhé hé bìng xià ráo chǐ gǔ guān jié tuō wèi	راو قو شيا سان فن تشي يي قو تشه خه بينغ شيا راو تشي قو قوان جيه توه وي	كسر الثلث البعيد من الكعبرة مع خلع المفصل الراديوي السفلي	fracture of lower end of radius complicated with distal radioulnar dislocation
18.021	桡骨远端骨折	ráo gǔ yuǎn duān gǔ zhé	راو قو يوان دوان قو تشه	كسر بعيد من الكعبرة	distal fracture of radius
18.022	腕舟骨骨折	wàn zhōu gǔ gǔ zhé	وان تشو قو قو تشه	كسر العظم الزورقي من المعصم	fracture of scaphoid bone of wrist
18.023	掌骨骨折	zhǎng gǔ gǔ zhé	تشانغ قو قو تشه	كسر عظام مشط اليدّ	metacarpal fracture
18.024	指骨骨折	zhǐ gǔ gǔ zhé	تشي قو قو تشه	كسر السلاميات؛ كسر إصبع اليد	phalanx fracture of hand
18.025	股骨颈骨折	gǔ gǔ jǐng gǔ zhé	قو قو جينغ قو تشه	كسر عُنُق عظم الفخذ	femoral neck fracture
18.026	股骨粗隆间骨折	gǔ gǔ cū lóng jiān gǔ zhé	قو قو تسو لونغ جيان قو تشه	كسر بين المدورين من عظم الفخذ	femoral intertrochanteric fracture
18.027	股骨干骨折	gǔ gǔ gàn gǔ zhé	قو قو قان قو تشه	كسر جسم العظم من عظم الفخذ	femoral shaft fracture
18.028	股骨髁上骨折	gǔ gǔ kē shàng gǔ zhé	قو قو كه شانغ قو تشه	كسر فوق اللُقمة من عظم الفخذ	femoral supracondylar fracture
18.029	股骨髁骨折	gǔ gǔ kē gǔ zhé	قو قو كه قو تشه	كسر اللُقمة من عظم الفخذ	femoral condyle fracture
18.030	髌骨骨折	bìn gǔ gǔ zhé	بين قو قو تشه	كسر الرضفة	patella fracture
18.031	胫骨髁骨折	jìng gǔ kē gǔ zhé	جينغ قو كه قو تشه	كسر اللُقمة من عظم الظنبوب	tibia condyle fracture

编号 الرقم المسلسل Code	汉文术语 المصطلح الصيني Chinese term	汉语拼音 الأبجدية الصينية الصوتية Chinese Pinyin	阿文音译 الترجمة الصوتية العربية Arabic transliteration	阿文术语 المصطلح العربي Arabic Term	英文术语 المصطلح الإنجليزي English term
18.032	胫腓骨干双骨折	jìng féi gǔ gàn shuāng gǔ zhé	جينغ في قو قان شوانغ قو تشه	كسر جسم العظم من عظم الظنبوب والشظيّة	tibiofibular shaft fractures
18.033	腓骨干骨折	féi gǔ gàn gǔ zhé	في قو قان قو تشه	كسر جسم العظم من عظم الشظيّة	fibula shaft fracture
18.034	踝部骨折	huái bù gǔ zhé	هواي بو قو تشه	كسر كعب القدم	fracture of malleolus
18.035	距骨骨折	jù gǔ gǔ zhé	جيوي قو قو تشه	كسر الكاحل	talus fracture
18.036	跟骨骨折	gēn gǔ gǔ zhé	قن قو قو تشه	كسر عظم العقب	calcaneous fracture
18.037	足舟骨骨折	zú zhōu gǔ gǔ zhé	تسو تشو قو قو تشه	كسر عظم الزورقي من القدم	fracture of scaphoid of foot
18.038	跖骨骨折	zhí gǔ gǔ zhé	تشي قو قو تشه	كسر مشط القدم	metatarsus fracture
18.039	趾骨骨折	zhǐ gǔ gǔ zhé	تشي قو قو تشه	كسر إصبع القدم	phalanx fracture of toe
18.040	肋骨骨折	lèi gǔ gǔ zhé	لي قو قو تشه	كسر الأضلاع	rib fracture
18.041	颈椎骨折	jǐng zhuī gǔ zhé	جينغ تشوي قو تشه	كسر الفقرات العنقية	fracture of cervical vertebrae; cervical fracture
18.042	胸椎骨折	xiōng zhuī gǔ zhé	شيونغ تشوي قو تشه	كسر الفقرات الصدرية	fracture of thoracic vertebrae
18.043	腰椎骨折	yāo zhuī gǔ zhé	ياو تشوي قو تشه	كسر الفقرات القطنيّة	fracture of lumbar vertebrae
18.044	骶骨骨折	dǐ gǔ gǔ zhé	دي قو قو تشه	كسر العجز	sacral fracture
18.045	尾骨骨折	wěi gǔ gǔ zhé	وي قو قو تشه	كسر العُصعُص	coccyx fracture
18.046	外伤性截瘫	wài shāng xìng jié tān	واي شانغ شينغ جيه تان	الشلل النصفي الصدمة	traumatic paraplegia
18.047	骨盆骨折	gǔ pén gǔ zhé	قو بن قو تشه	كسر عظم الحوض	pelvic fracture
18.048	新鲜骨折	xīn xiān gǔ zhé	شين شيان قو تشه	الكسر الجديد	fresh fracture

编号 الرقم المسلسل Code	汉文术语 المصطلح الصيني Chinese term	汉语拼音 الأبجدية الصينية الصوتية Chinese Pinyin	阿文音译 الترجمة الصوتية العربية Arabic transliteration	阿文术语 المصطلح العربي Arabic Term	英文术语 المصطلح الإنجليزي English term
18.049	陈旧性骨折	chén jiù xìng gǔ zhé	تشن جيو شينغ قو تشه	الكسر القديم	old fracture
18.050	开放性骨折	kāi fàng xìng gǔ zhé	كاي فانغ شينغ قو تشه	الكسر المفتوح	open fracture
18.051	病理性骨折	bìng lǐ xìng gǔ zhé	بينغ لي شينغ قو تشه	الكسر المرضي	pathological fracture
18.052	[骨折]不愈合	[gǔ zhé] bú yù hé	(قو تشه) بو يوي خه	(الكسر) غير ملتحم	nonunion
18.053	[骨折]延迟愈合	[gǔ zhé] yán chí yù hé	(قو تشه) يان تشي يوي خه	(الكسر) التحام مؤخّر	delayed union
18.054	[骨折]畸形愈合	[gǔ zhé] jī xíng yù hé	(قو تشه) تشي شينغ يوي خه	(الكسر) سوء الالتحام	malunion
18.02 脱位 الخلع Dislocation					
18.055	脱位	tuō wèi	توه وي	الخلع	dislocation
18.056	颞颌关节脱位	niè hé guān jié tuō wèi	نيه خه قوان جيه توه وي	خلع المفصل الصدغي الفكّي	temporomandibular dislocation
18.057	寰枢关节脱位	huán shū guān jié tuō wèi	هوان شو قوان جيه توه وي	خلع فهقي محوري	atlantoaxial dislocation
18.058	胸锁关节脱位	xiōng suǒ guān jié tuō wèi	شينغ سوه قوان جيه توه وي	خلع القصية الترقوية	sternoclavicular dislocation
18.059	肩锁关节脱位	jiān suǒ guān jié tuō wèi	جيان سوه قوان جيه توه وي	خلع أخرمي ترقوي	acromioclavicular dislocation
18.060	肩关节脱位	jiān guān jié tuō wèi	جيان قوان جيه توه وي	خلع كتفي	shoulder dislocation; scapular dislocation
18.061	肘关节脱位	zhǒu guān jié tuō wèi	تشو قوان جيه توه وي	خلع مُفصل المِرْفق	elbow dislocation
18.062	桡骨头半脱位	ráo gǔ tóu bàn tuō wèi	راو قو تو بان توه وي	خلع جزئي من رأس الكعبرة	radial head subluxation
18.063	月骨脱位	yuè gǔ tuō wèi	يويه قو توه وي	خلع العظم الهلالي	lunate dislocation

编号 الرقم المسلسل Code	汉文术语 المصطلح الصيني Chinese term	汉语拼音 الأبجدية الصينية الصوتية Chinese Pinyin	阿文音译 الترجمة الصوتية العربية Arabic transliteration	阿文术语 المصطلح العربي Arabic Term	英文术语 المصطلح الإنجليزي English term
18.064	掌指关节脱位	zhǎng zhǐ guān jié tuō wèi	تشانغ تشي قوان جيه توه وي	خلع المُفصل من مشط اليدّ والسلاميات	metacarpophalangeal dislocation
18.065	指间关节脱位	zhǐ jiān guān jié tuō wèi	تشي جيان قوان جيه توه وي	خلع المُفصل بين السلاميات	interphalangeal dislocation
18.066	髋关节脱位	kuān guān jié tuō wèi	كوان قوان جيه توه وي	خلع الورك	hip dislocation
18.067	先天性髋关节脱位	xiān tiān xìng kuān guān jié tuō wèi	شيان تيان شينغ كوان قوان جيه توه وي	خلع خِلقي من مفصل الورك	congenital hip dislocation
18.068	膝关节脱位	xī guān jié tuō wèi	شي قوان جيه توه وي	خلع مفصل الرُكبة	knee dislocation
18.069	髌骨脱位	bìn gǔ tuō wèi	بين قو توه وي	خلع الرضفة	patella dislocation
18.070	距骨脱位	jù gǔ tuō wèi	جيوي قو توه وي	خلع الكعب؛ خلع الكاحل	talus dislocation
18.071	跗跖关节脱位	fū zhí guān jié tuō wèi	فو تشي قوان جيه توه وي	خلع المفاصل الكاحلية المشطية	tarsometatarsal joint dislocation
18.072	跖趾关节脱位	zhí zhǐ guān jié tuō wèi	تشي تشي قوان جيه توه وي	خلع مفصل مشط القدم	metatarsophalangeal dislocation
18.073	趾间关节脱位	zhǐ jiān guān jié tuō wèi	تشي جيان قوان جيه توه وي	خلع مفاصل بين سلاميات القدم	interphalangeal dislocation of foot
18.03 骨病 أمراض العظام Bone disease					
18.074	骨病	gǔ bìng	قو بينغ	أمراض العظام	bone disease
18.075	成骨不全	chéng gǔ bù quán	تشنغ قو بو تشيوان	تكوّن العظم الناقص	osteogenesis imperfecta
18.076	斜颈	xié jǐng	شيه جينغ	الصعر	wryneck; torticollis
18.077	骶椎裂	dǐ zhuī liè	دي تشوي ليه	عظم العجز مشقوق	bifid sacrum
18.078	脊柱侧弯	jǐ zhù cè wān	جي تشو تسه وان	الجنف	scoliosis
18.079	先天性胫骨假关节	xiān tiān xìng jìng gǔ jiǎ guān jié	شيان تيان شينغ جينغ قو جيا قوان جيه	مفصل مزيف خلقي من الظنبوب	congenital tibia pseudoarthrosis

编号 الرقم المسلسل Code	汉文术语 المصطلح الصيني Chinese term	汉语拼音 الأبجدية الصينية الصوتية Chinese Pinyin	阿文音译 الترجمة الصوتية العربية Arabic transliteration	阿文术语 المصطلح العربي Arabic Term	英文术语 المصطلح الإنجليزي English term
18.080	膝内翻	xī nèi fān	شي ني فان	الرُكبة الفحجاء	genu varum
18.081	膝外翻	xī wài fān	شي واي فان	الرُكبة الروحاء	genu valgum
18.082	拇外翻	mǔ wài fān	مو واي فان	إبهام القدم الأروح	hallux valgus
18.083	先天性马蹄内翻足	xiān tiān xìng mǎ tí nèi fān zú	شيان تيان شينغ ما تي ني فان تسو	حنف قفدي فحجي	congenital talipes equinovarus
18.084	硬化性骨髓炎	yìng huà xìng gǔ suǐ yán	ينغ هوا شينغ قو سوي يان	التهاب العظم والنقي من المصلّب	sclerosing osteomyelitis
18.085	化脓性关节炎	huà nóng xìng guān jié yán	هوا نونغ شينغ قوان جيه يان	التهاب المفصل المقيّح	suppurative arthritis; pyogenic arthritis
18.086	骨关节结核	gǔ guān jié jié hé	قو قوان جيه جيه خه	سُلّ مفصل العظم	osteoarticular tuberculosis; tuberculous osteoarthropathy
18.087	类风湿[性]关节炎	lèi fēng shī [xìng] guān jié yán	لي فنغ شي (شينغ) قوان جيه يان	التهاب المفاصل الرثياني	rheumatoid arthritis
18.088	强直性脊柱炎	qiáng zhí xìng jǐ zhù yán	تشيانغ تشي شينغ جي تشو يان	التهاب الفقار القسطي	ankylosing spondylitis
18.089	痛风性关节炎	tòng fēng xìng guān jié yán	تونغ فنغ شينغ قوان جيه يان	التهاب المفصل النقرسي	gouty arthritis
18.090	神经病性关节炎	shén jīng bìng xìng guān jié yán	شن جينغ بينغ شينغ قوان جيه يان	التهاب المفصل العصبي	neuropathic arthritis
18.091	骨关节炎	gǔ guān jié yán	قو قوان جيه يان	التهاب عظميّ مفصلي	osteoarthritis
18.092	创伤性关节炎	chuāng shāng xìng guān jié yán	تشوانغ شانغ شينغ قوان جيه يان	التهاب المفصل الرضحي	traumatic arthritis

编号 الرقم المسلسل Code	汉文术语 المصطلح الصيني Chinese term	汉语拼音 الأبجدية الصينية الصوتية Chinese Pinyin	阿文音译 الترجمة الصوتية العربية Arabic transliteration	阿文术语 المصطلح العربي Arabic Term	英文术语 المصطلح الإنجليزي English term
18.093	股骨头缺血性坏死	gǔ gǔ tóu quē xuè xìng huài sǐ	قو قو تو تشيوه شيويه شينغ هواي سي	نخر لاوعائي لرأس الفخذ	femoral head necrosis
18.094	骨骺炎	gǔ hóu yán	قو هو يان	التِهابُ المُشاش	epiphysitis
18.095	骨质疏松[症]	gǔ zhì shū sōng [zhèng]	قو تشي شو سونغ (تشنغ)	تخلخل العظام	osteoporosis
18.096	骨瘤	gǔ liú	قو ليو	ورم عظميّ	osteoma
18.097	大骨节病	dà gǔ jié bìng	دا قو جيه بينغ	مرض تشوّه مفصل العظم	osteoarthrosis deformaris endemica; Kaschin-Beck disease
18.098	氟骨病	fú gǔ bìng	فو قو بينغ	تسمم العظام بالفلور	fluorosis of bone
18.04 筋伤 إصابات الأوتار Sinew injuries					
18.099	筋伤	jīn shāng	جين شانغ	إصابة الأوتار (الأوتار أو الجين، بما في ذلك العضلات والأوتار والأربطة واللفافة وأغلفة الأوتار والجراب وكبسولات المفاصل والأعصاب والأوعية الدموية وحتى الغضروف المفصلي والحافة الحقانية وما إلى ذلك في الطب الحديث)	sinew injury
18.100	筋断	jīn duàn	جين دوان	تمزق الأوتار	ruptured sinew
18.101	肩部筋伤	jiān bù jīn shāng	جيان بو جين شانغ	إصابة أوتار الكتف	shoulder sinew injury
18.102	冈上肌肌腱炎	gāng shàng jī jī jiàn yán	قانغ شانغ جي جي جيان يان	التهاب الوتر من العضلة فوق الناتىء الشوكي	tendinitis of supraspinatus muscle
18.103	肩袖损伤	jiān xiù sǔn shāng	جيان شيو سون شانغ	إصابة الكُفّة الدوّارة	shoulder rotator cuff injury

编号 الرقم المسلسل Code	汉文术语 المصطلح الصيني Chinese term	汉语拼音 الأبجدية الصينية الصوتية Chinese Pinyin	阿文音译 الترجمة الصوتية العربية Arabic transliteration	阿文术语 المصطلح العربي Arabic Term	英文术语 المصطلح الإنجليزي English term
18.104	肱二头肌长头肌腱炎	gōng èr tóu jī cháng tóu jī jiàn yán	قونغ أر تو جي تشانغ تو جي جيان يان	إلتهاب العضلة والوتر من عضلة الرأس الطويلة للعضلة ذات الرأسين العضدّية	myotenositis of long head of biceps brachii
18.105	肱二头肌腱断裂	gōng èr tóu jī jiàn duàn liè	قونغ أر تو جي جيان دوان ليه	تمزّق الوتر من العضلة ذات الرأسين العضدية	rupture of tendon of biceps brachii
18.106	肩周炎	jiān zhōu yán	جيان تشو يان	التهاب الكتف المتجمد	periarthritis humeroscapularis; periarthritis of shoulder
18.107	肩峰下滑囊炎	jiān fēng xià huá náng yán	جيان فنغ شيا هوا نانغ يان	التهاب الجراب تحت الأخرم	subacromial bursitis
18.108	肘部筋伤	zhǒu bù jīn shāng	تشو بو جين شانغ	إصابة وتر المرفق	sinew injury of elbow
18.109	肱骨内上髁炎	gōng gǔ nèi shàng kē yán	قونغ قو ني شانغ كه يان	التهاب اللقيمة الإنسي من العظم العضدي؛ كوع التنس	humeral internal epicondylitis
18.110	肱骨外上髁炎	gōng gǔ wài shàng kē yán	قونغ قو واي شانغ كه يان	التهاب اللقيمة العضدية الظاهرة (التهاب فوق اللقمة من العضد الخارجي)	humeral external epicondylitis
18.111	骨化性肌炎	gǔ huà xìng jī yán	قو هوا شينغ جي يان	التهاب العضلات المتعظم	ossifying myositis; myositis ossificans
18.112	尺骨鹰嘴滑囊炎	chǐ gǔ yīng zuǐ huá náng yán	تشي قو ينغ تسوي هوا نانغ يان	التهابُ الجِرابِ الزُّجّي	olecranon bursitis
18.113	腕关节扭伤	wàn guān jié niǔ shāng	وان قوان جيه نيو شانغ	التواء المعصم	wrist sprain
18.114	桡侧伸腕肌腱周围炎	ráo cè shēn wàn jī jiàn zhōu wéi yán	راو تسه شن وان جي جيان تشو وي يان	الالتهاب المحيط بالعضلة والوتر في باسطة الجانب الكعبري للرسغ	perimyotenositis of extensor carpi radialis
18.115	腕管综合征	wàn guǎn zōng hé zhēng	وان قوان تسونغ خه تشنغ	متلازمة النفق الرسغي	carpal tunnel syndrome

编号 الرقم المسلسل Code	汉文术语 المصطلح الصيني Chinese term	汉语拼音 الأبجدية الصينية الصوتية Chinese Pinyin	阿文音译 الترجمة الصوتية العربية Arabic transliteration	阿文术语 المصطلح العربي Arabic Term	英文术语 المصطلح الإنجليزي English term
18.116	肘管综合征	zhǒu guǎn zōng hé zhēng	تشو قوان تسونغ خه تشنغ	متلازمة النفق المرفقي	cubital tunnel syndrome
18.117	跖管综合征	zhí guǎn zōng hé zhēng	تشي قوان تسونغ خه تشنغ	متلازمة النفق المشطي	metatarsal tunnel syndrome
18.118	腱鞘囊肿	jiàn qiào náng zhǒng	جيان تشياو نانغ تشونغ	كيس غمد الأوتار	thecal cyst
18.119	狭窄性腱鞘炎	xiá zhǎi xìng jiàn qiào yán	شيا تشاي شينغ جيان تشياو يان	التهاب غمد الوتر التضيقي	tenosynovitis stenosans; stenosing tenosynovitis; trigger finger
18.120	股内收肌群损伤	gǔ nèi shōu jī qún sǔn shāng	قو ني شو جي تشيون سون شانغ	إصابة عضلة المقترب من عظم الفخذ	adductor injury of femur
18.121	髋关节一过性滑膜炎	kuān guān jié yí guò xìng huá mó yán	كوان قوان جيه يي قوه شينغ هوا موه يان	التهاب الجراب العابر لمفصل الورك	transient synovitis of hip joint
18.122	弹响髋	tán xiǎng kuān	تان شيانغ كوان	اصطِكاكُ الورك	snapping hip
18.123	膝关节创伤性滑膜炎	xī guān jié chuāng shāng xìng huá mó yán	شي قوان جيه تشوانغ شانغ شينغ هوا موه يان	التهاب الجراب الرضحي لمفصل الركبة	traumatic synovitis of knee
18.124	膝关节内外侧副韧带损伤	xī guān jié nèi wài cè fù rèn dài sǔn shāng	شي قوان جيه ني واي تسه فو رن داي سون شانغ	إصابة الرباط الجانبي الوسطى والجانبية للركبة	medial and lateral collateral ligaments injury of knee
18.125	膝关节半月板损伤	xī guān jié bàn yuè bǎn sǔn shāng	شي قوان جيه بان يويه بان سون شانغ	إصابة الهلالة لمفصل الركبة	meniscus injury of knee

编号 الرقم المسلسل Code	汉文术语 المصطلح الصيني Chinese term	汉语拼音 الأبجدية الصينية الصوتية Chinese Pinyin	阿文音译 الترجمة الصوتية العربية Arabic transliteration	阿文术语 المصطلح العربي Arabic Term	英文术语 المصطلح الإنجليزي English term
18.126	膝关节交叉韧带损伤	xī guān jié jiāo chā rèn dài sǔn shāng	شي قوان جيه جياو تشا رن داي سون شانغ	إصابة الرباط الصليبي	cruciate ligament injury of knee
18.127	髌腱断裂	bìn jiàn duàn liè	بين جيان دوان ليه	تمزق وتر الرضفة	patellar tendon rupture
18.128	髌前滑膜炎	bìn qián huá mó yán	بين تشيان هوا موه يان	التهاب الجراب أمام الرضفة	prepatellar bursitis
18.129	髌骨软化症	bìn gǔ ruǎn huà zhèng	بين قو روان هوا تشنغ	تليّن غُضروف الرضفة	chondromalacia patellae
18.130	髌下脂肪垫损伤	bìn xià zhī fáng diàn sǔn shāng	بين شيا تشي فانغ ديان سون شانغ	إصابة وسادة الدهن لتحت الرضفة	infrapatellar fat-pad injury
18.131	腘窝囊肿	guó wō náng zhǒng	قوه وه نانغ تشونغ	كيس المأبض	popliteal cyst
18.132	踝关节扭伤	huái guān jié niǔ shāng	هواي قوان جيه نيو شانغ	التواء مفصل الكاحل	sprain of ankle joint
18.133	踝关节内外侧副韧带损伤	huái guān jié nèi wài cè fù rèn dài sǔn shāng	هواي قوان جيه ني واي تسه فو رن داي سون شانغ	إصابة الرباط الجانبي الوسطي والجانبي للكاحل	sprain of medial and lateral ligaments of ankle joint
18.134	跗跖关节扭伤	fū zhí guān jié niǔ shāng	فو تشي قوان جيه نيو شانغ	التواء المفصل الرُصْغِيّ المِشْطِيّ	sprain of tarsometatarsal joint
18.135	跟腱断裂	gēn jiàn duàn liè	قن جيان دوان ليه	تمزق وتر العرقوب	rupture of Achilles tendon
18.136	跟腱炎	gēn jiàn yán	قن جيان يان	التهاب وتر العرقوب	calcaneal tendonitis; Achilles tendinitis
18.137	腓骨长短肌腱滑脱	féi gǔ cháng duǎn jī jiàn huá tuō	في قو تشانغ دوان جي جيان هوا توه	انزلاق الوتر العضلي الطويل والقصير للشظية	sliding of long and short muscle tendon of fibula
18.138	跟痛症	gēn tòng zhèng	قن تونغ تشنغ	ألم العقب	heel pain

编号 الرقم المسلسل Code	汉文术语 المصطلح الصيني Chinese term	汉语拼音 الأبجدية الصينية الصوتية Chinese Pinyin	阿文音译 الترجمة الصوتية العربية Arabic transliteration	阿文术语 المصطلح العربي Arabic Term	英文术语 المصطلح الإنجليزي English term
18.139	跖痛症	zhí tòng zhèng	تشي تونغ تشنغ	ألم مشط القدم	metatarsal pain
18.140	踇趾滑膜囊炎	mǔ zhǐ huá mó náng yán	مو تشي هوا موه نانغ يان	التهاب الغشاء الزليلي من ابهام القدم	bunion
18.141	颞颌关节紊乱症	niè hé guān jié wěn luàn zhèng	نيه خه قوان جيه ون لوان تشنغ	اضطرابات المفصل الصدغي الفكّي	disorders of temporomandibular joint
18.142	颈肌扭伤	jǐng jī niǔ shāng	جينغ جي نيو شانغ	التواء العضلات العنقيّة	sprain of neck muscle
18.143	颈椎间盘突出症	jǐng zhuī jiān pán tū chū zhèng	جينغ تشوي جيان بان تو تشو تشنغ	فتق القرص العنقي	herniation of cervical disc
18.144	颈椎病	jǐng zhuī bìng	جينغ تشوي بينغ	مرض الفقرة العنقية	cervical spondylosis
18.145	落枕	lào zhěn	لوه تشن	تشنّج في العنق	stiff neck
18.146	颈椎小关节紊乱症	jǐng zhuī xiǎo guān jié wěn luàn zhèng	جينغ تشو يشياو قوان جيه ون لوان تشنغ	اضطراب المفاصل الوجهية من الفقرة العنقية	minor joint dislocation of cervical vertebrae
18.147	项背筋膜炎	xiàng bèi jīn mó yán	شيانغ بي جين موه يان	التهاب اللفافة العضلية الظهرية القفوية	dorsonuchal myofasciitis
18.148	胸廓出口综合征	xiōng kuò chū kǒu zōng hé zhēng	شيونغ كوه تشو كو تسونغ خه تشنغ	متلازمة مخرج الصدر	thoracic outlet syndrome
18.149	胸椎小关节紊乱症	xiōng zhuī xiǎo guān jié wěn luàn zhèng	شيونغ تشوي شياو قوان جيه ون لوان تشنغ	اضطراب المفاصل الوجهية من الفقار الصدري	thoracic facet joint disorder
18.150	急性腰扭伤	jí xìng yāo niǔ shāng	جي شينغ ياو نيو شانغ	التواء قطني حاد	acute lumbar sprain
18.151	腰肌劳损	yāo jī láo sǔn	ياو جي لاو سون	التواء العضلات القطنيّة	lumbar muscle strain
18.152	腰椎后关节紊乱症	yāo zhuī hòu guān jié wěn luàn zhèng	ياو تشوي هو قوان جيه ون لوان تشنغ	اضطراب مَفاصِلُ وُجَيهِيَّة من الفقرات القطنية	lumbar facet joints disorder

编号 الرقم المسلسل Code	汉文术语 المصطلح الصيني Chinese term	汉语拼音 الأبجدية الصينية الصوتية Chinese Pinyin	阿文音译 الترجمة الصوتية العربية Arabic transliteration	阿文术语 المصطلح العربي Arabic Term	英文术语 المصطلح الإنجليزي English term
18.153	第三腰椎横突综合征	dì sān yāo zhuī héng tū zōng hé zhēng	دي سان ياو تشوي هنغ تو تسونغ خه تشنغ	متلازمة الناتئ المعترض للفقرة القطنية الثالثة	the third lumbar transverse process syndrome
18.154	腰椎间盘突出症	yāo zhuī jiān pán tū chū zhèng	ياو تشوي جيان بان تو تشو تشنغ	بروز القرص الفقري القطني	lumbar intervertebral disc prolapse
18.155	腰椎椎管狭窄症	yāo zhuī zhuī guǎn xiá zhǎi zhèng	ياو تشوي تشوي قوان شيا تشاي تشنغ	الضيّق من قناة الفقرات القطنية	lumbar spinal canal stenosis
18.156	骶髂关节错缝	dǐ qià guān jié cuò fèng	دي تشيا قوان جيه تسوه فنغ	خلع المفصل العجزي الحرقفي	misalignment of sacroiliac joint
18.157	腰椎滑脱症	yāo zhuī huá tuō zhèng	ياو تشوي هوا توه تشنغ	انزلاق الفقار القطني	lumbar spondylolisthesis
18.158	腰臀部筋膜炎	yāo tún bù jīn mó yán	ياو تون بو جين موه يان	التهاب اللفافة في منطقة الخصر والألوية	fasciitis of waist and gluteal region
18.159	梨状肌综合征	lí zhuàng jī zōng hé zhēng	لي تشوانغ جي تسونغ خه تشنغ	متلازمة الكمثرى	piriformis syndrome; pyriformis syndrome
18.160	坐骨结节滑囊炎	zuò gǔ jié jié huá náng yán	تسوه قو جيه جيه هوا نانغ يان	التهاب الجراب من حُدَيّبَة العظم الوركي	synovitis of ischiac tubercle
18.161	骶尾部挫伤	dǐ wěi bù cuò shāng	دي وي بو تسوه شانغ	كدمة العصعص	rupture of coccyx
18.162	大脑性瘫痪	dà nǎo xìng tān huàn	دا ناو شينغ تان هوان	شلل دماغي	cerebral paralysis; cerebral palsy
18.163	脊髓损伤	jǐ suǐ sǔn shāng	جي سوي سون شانغ	إصابة الحبل الشوكي	spinal cord injury
18.164	马尾神经损伤	mǎ wěi shén jīng sǔn shāng	ما وي شن جينغ سون شانغ	إصابة ذيل الفرس	cauda equina injury

编号 الرقم المسلسل Code	汉文术语 المصطلح الصيني Chinese term	汉语拼音 الأبجدية الصينية الصوتية Chinese Pinyin	阿文音译 الترجمة الصوتية العربية Arabic transliteration	阿文术语 المصطلح العربي Arabic Term	英文术语 المصطلح الإنجليزي English term
18.05 扭挫伤 الالتواء والكدمات Sprain and contusion					
18.165	挫伤	cuò shāng	تسوه شانغ	الرض؛ الكدمة	contusion
18.166	扭伤	niǔ shāng	نيو شانغ	التواء	sprain
18.167	断裂伤	duàn liè shāng	دوان ليه شانغ	تمزق	rupture
18.168	撕裂伤	sī liè shāng	سي ليه شانغ	إصابة التمزّق	laceration
18.169	碾挫伤	niǎn cuò shāng	نيان تسوه شانغ	جرح رضي هرسي	grinding contusion; crushed-contused wound
18.170	骨错缝	gǔ cuò fèng	قو تسوه فنغ	الاصطفاف الخاطئ للمفصل	mild malposition of bone and joint
18.06 损伤内证 الاضطرابات الداخلية بسبب الإصابة Internal disorders caused by trauma					
18.171	挤压综合征	jǐ yā zōng hé zhēng	جي يا تسونغ خه تشنغ	متلازمة السحق	crush syndrome
18.172	筋膜间隔区综合征	jīn mó jiān gé qū zōng hé zhēng	جين موه جيان قه تشيوي تشونغ خه تشنغ	متلازمة الحيز السفاقي	syndrome of aponeurotic space
18.173	损伤内证	sǔn shāng nèi zhèng	سون شانغ ني تشنغ	اضطراب داخلي بسبب الإصابة	inner disorder due to injury
18.174	头部内伤	tóu bù nèi shāng	تو بو ني شانغ	إصابة داخلية للرأس	internal injury of head
18.175	胸部内伤	xiōng bù nèi shāng	شيونغ بو ني شانغ	إصابة داخلية للصدر	internal injury of chest
18.176	腹部内伤	fù bù nèi shāng	فو بو ني شانغ	إصابة داخلية للبطن	internal injury of abdomen

参考文献 المراجع References

[1] World Health Organization. The Unified Medical Dictionary English-Arabic [M]. Lebanon, 2006.

[2] World Health Organization. The Unified Dictionary of Pharmacy English-Arabic [M]. Lebanon, 2007.

[3] Edward William Lane. Edward William Lane's Arabic-English Lexicon [M]. Lebanon. 1968.

[4] F.ST A EINGASS, PH.D.Comprehensive Persian English Dictionary [M]. London.1963.

[5] ARTHUR N.WOLLASTON.ENGLISH-PERSIAN DICTIONARY [M]. London.1882.

[6] Avicenna.The CANON of Medicine From Translations by O.Cameron Gruner and Mazar H.Shah [M].London.1929.

[7] http://arabic.britannicaenglish.com/

[8] 全国科学技术名词审定委员会 . 中医药学名词 2004[S]. 北京 : 科学出版社 .2005.

[9] 全国科学技术名词审定委员会 . 中医药学名词 : 内科学妇科学儿科学 2010[S]. 北京 : 科学出版社 .2011.

[10] 全国科学技术名词审定委员会 . 中医药学名词 : 外科学皮肤科学肛肠科学眼科学耳鼻喉科学骨伤科学 2013[S]. 北京 : 科学出版社 .2014.

[11] 王培文 . 新编阿拉伯语汉语大辞典 . 新阿汉 [M]. 北京 : 商务印书馆 .2003.

[12] 王培文 . 高级阿汉词典 [M]. 北京 : 商务印书馆 .2014.

[13] 北京大学阿拉伯 - 伊斯兰文化研究所,北京大学阿拉伯语言文化教研室编 . 汉语阿拉伯语词典 [M]. 北京 : 商务印书馆 .1989.

[14] 杜忠 . 汉语阿拉伯语常用分类词典 (新增补本) [M]. 北京 : 外文出版社 .2012.

[15] 北京大学外国语学院阿拉伯语系编 . 汉语阿拉伯语词典 (上下册 , 修订版)[M]. 北京 : 北京大学出版社 .2013.

[16] 北京大学外国语学院阿拉伯语系编 . 阿拉伯语汉语词典 (修订版) [M]. 北京 : 北京大学出版社 .2013.

[17] 薛庆国 . 阿拉伯语汉语互译教程 [M]. 上海 : 上海外语教育出版社 .2013.

[18] 北京大学东方语言文学系波斯语教研室 . 波斯语汉语词典 [M]. 北京 : 商务印书馆 .1981.
[19] 张正英,英、汉、阿、法医学大辞典 [M]. 合肥 : 安徽科技出版社 .1992.
[20] 马景春 . 实用阿汉互译教程 [M]. 上海 : 上海外语教育出版社 .2010.
[21] 安东・吉诺 . 闷知得 (المنجد) [M]. 黎巴嫩 : 贝鲁特出版公司 .2011.

[21] أنطون قيقانو: معجم المنجد، دار المشرق، بيروت - لبنان، 2011م
[22] 艾哈迈德 . 英阿阿英新医学生物词典 (قاموس حتي الطبي الجديد) [M]. 黎巴嫩: 贝鲁特出版公司 .2004.

[22] أحمد شفيق الخطيب: قاموس حتي الطبي الجديد، مكتبة لبنان، لبنان، 2004م
[23] 白勒白客 . 英阿现代词典 (المورد الحديث) [M]. 黎巴嫩 : 百万科技出版社 .2012.

[23] منير البعلبكي: المورد الحديث، دار العلم للملايين، لبنان، 2012م
[24] 医用草药集 (موسوعة الأعشاب الطبية) [M]. 黎巴嫩 : 贝鲁特数字未来出版公司 .2014.

[24] موسوعة الأعشاب الطبية، المستقبل الرقمي، بيروت- لبنان، 2014م
[25] 塞哈姆 . 草药植物药词典 (معجم النباتات والأعشاب الطبية) [M]. 埃及 : 阿拉伯尼罗河出版社 .2008.

[25] سهام خضر: معجم النباتات والأعشاب الطبية، مجموعة النيل العربية، الجمهورية المصرية، 2008م
[26] 哈桑 . 古代医学集 (موسوعة الطب القديم) [M]. 黎巴嫩 : 贝鲁特出版公司 .2007.

[26] حسن نعمة: موسوعة الطب القديم، بيروت - لبنان، 2007م
[27] 尕西木 . 植物疗法的经验集 (المجربات بالعلاج النباتي)[M]. 黎巴嫩 : 时代出版社 .2013.

[27] بالقاسم الناصر: المجربات بالعلاج النباتي، دار الجيل، بيروت - لبنان، 2013م
[28] 穆罕迈德 . 英阿简明医学词典 (القاموس الطبي الوجيز)[M]. 埃及 : 开罗大学出版社 .2012.

[28] الدكتور محمد فوزى: القاموس الطبي الوجيز، دار الكتاب الجامعي، القاهرة - الجمهورية المصرية، 2012م
[29] 苏莱曼 . 英阿现代医学词典 [M]. 沙特 : 沙特国王出版公司 .2010.

[29] الدكتور سليمان سليم مزيد: القاموس الطبي الحديث، الرياض - المملكة العربية السعودية، 2010م
[30] GB/T 13734-2008 耳穴名称与定位 [S]

索引　الفهرس　Index

汉文索引　الفهرس الصيني　Chinese index

D

E

J

K

L

M

Q

S

T

W

X

Y

Z

阿文索引 الفهرس العربي Arabic index

ب

ح

ش

ي

英文索引　　الفهرس الإنجليزي　　English index

B

C

D

E

F

G

H

J

K

L

N

O

P

Q

R

S

W

Z

附录　　الملاحق　　Appendix

耳郭分区示意图　　رسم تخطيطي لمناطق صيوان الأذن الأمامية

Auricular zoning diagram (front of the auricle)

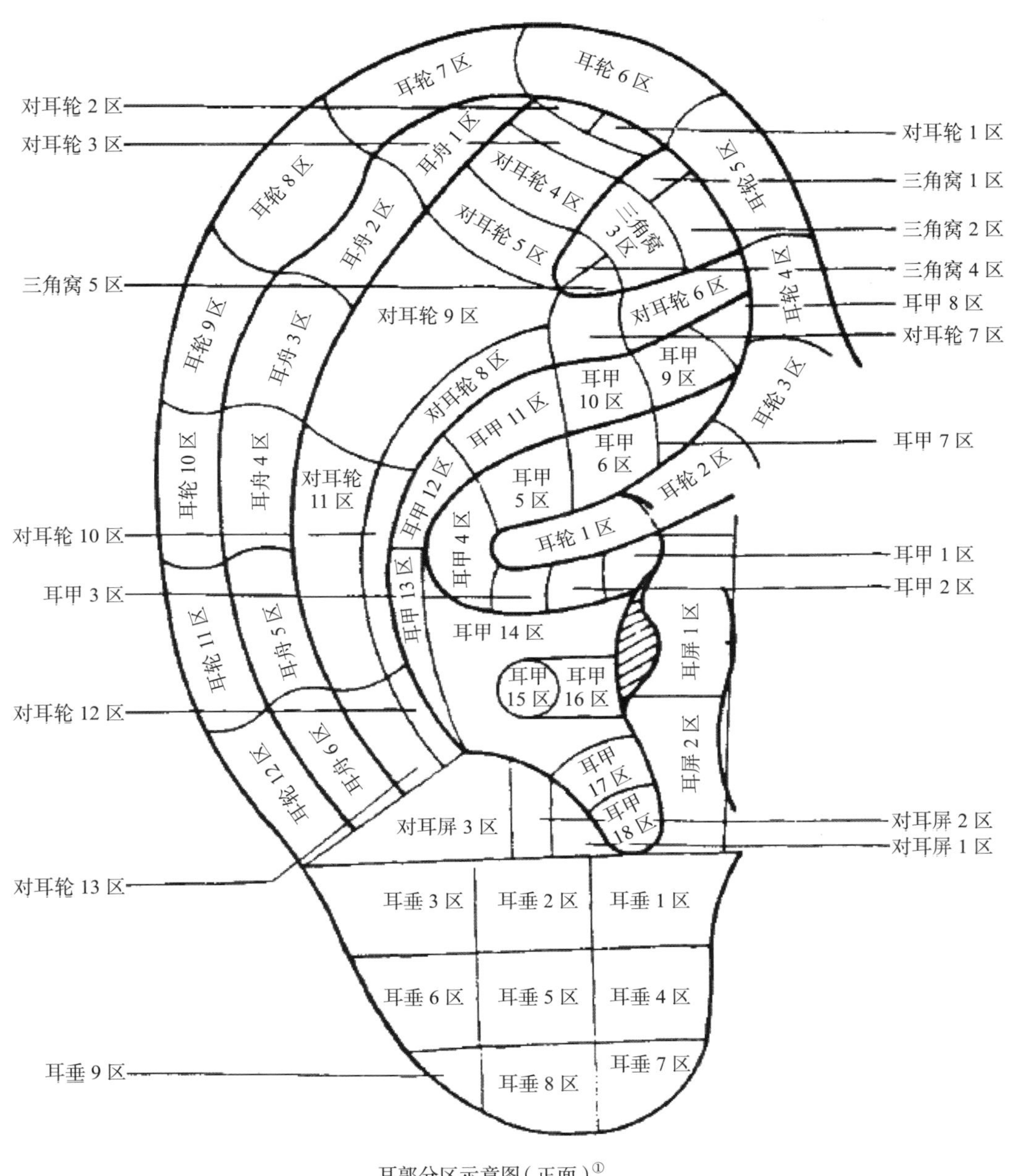

耳郭分区示意图（正面）[1]

① GB/T 13734-2008 耳穴名称与定位 [S]

耳郭分区示意图　رسم تخطيطي لمناطق صيوان الأذن الأمامية

Auricular zoning diagram (front of the auricle)

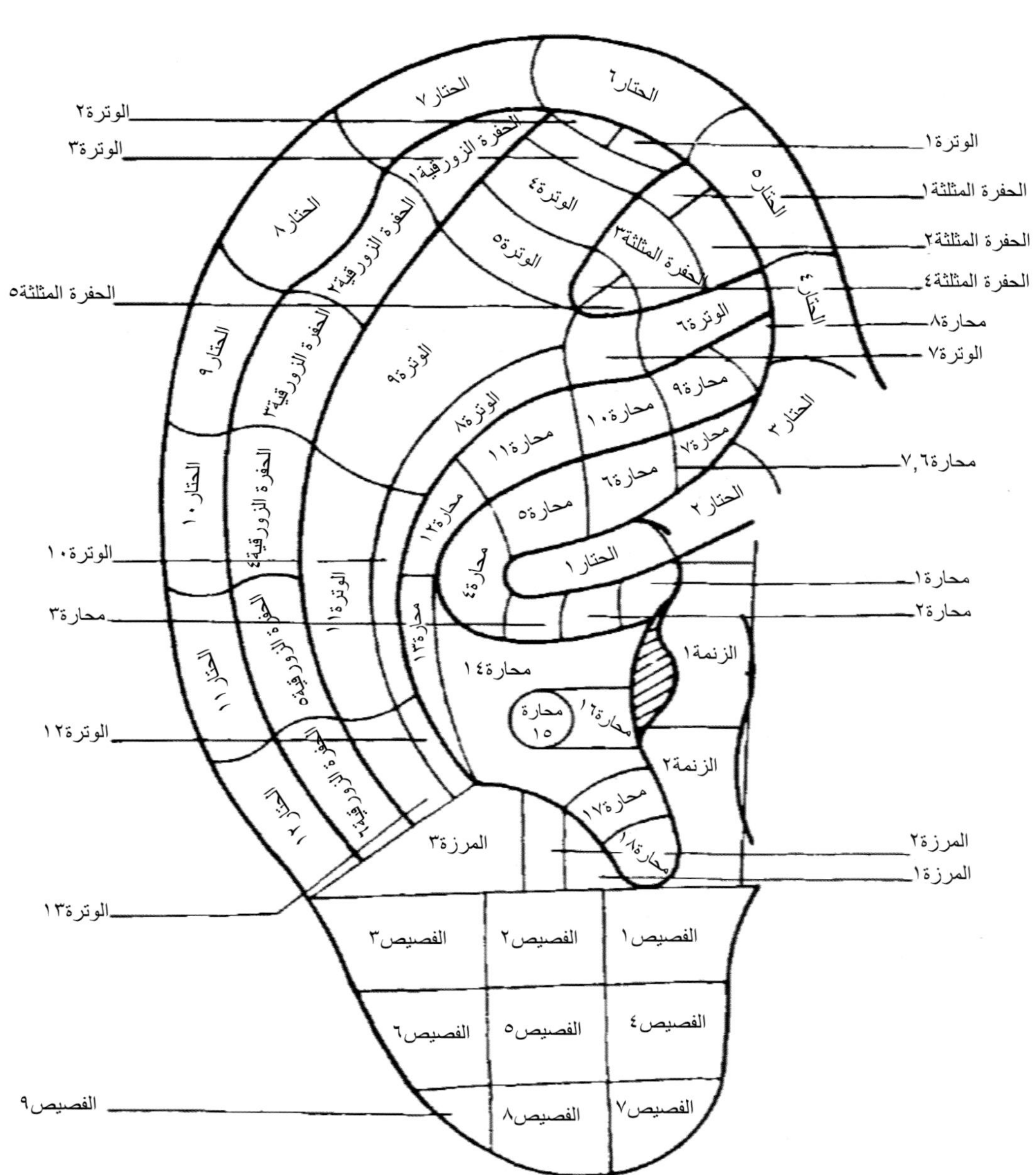

رسم تخطيطي لمناطق صيوان الأذن الأمامية

耳郭分区示意图 رسم تخطيطي لمناطق صيوان الأذن الأمامية

Auricular zoning diagram (front of the auricle)

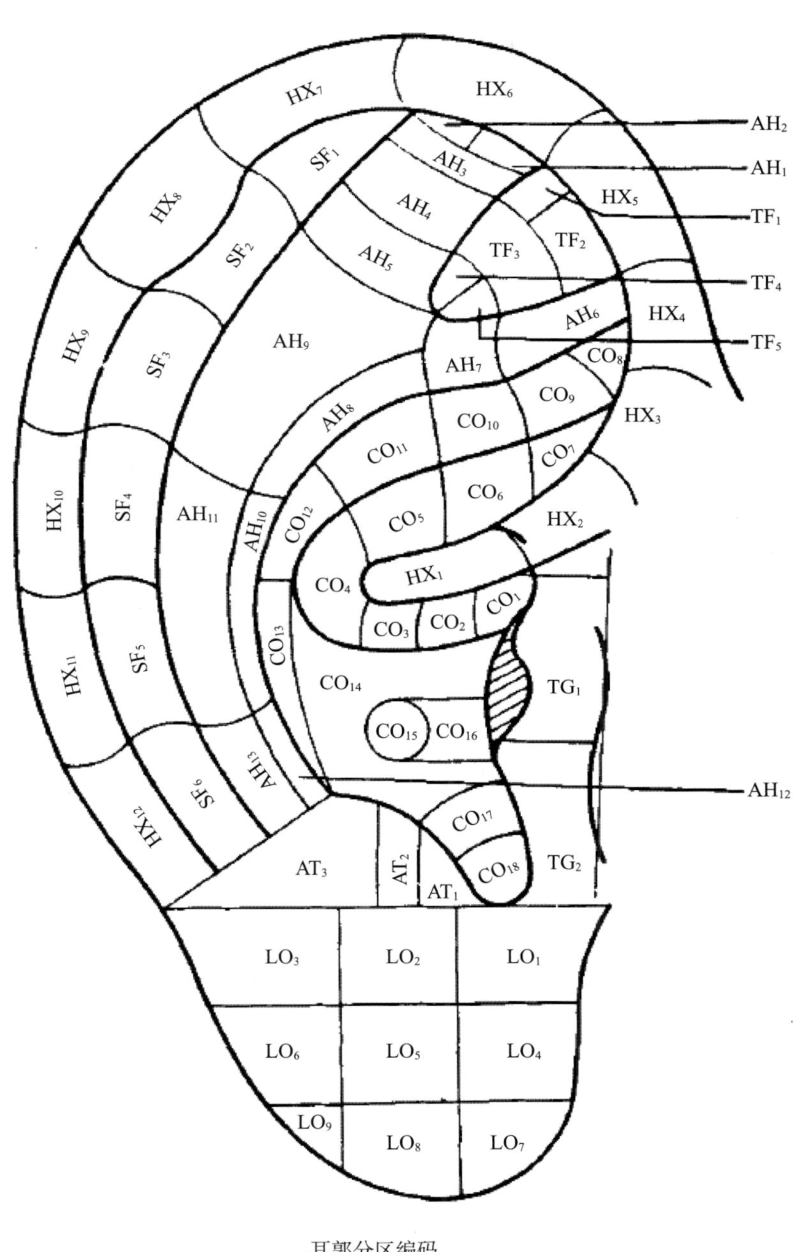

耳郭分区编码

编委会简介

مقدمة عن هيئة التحرير

Introduction of editorial board

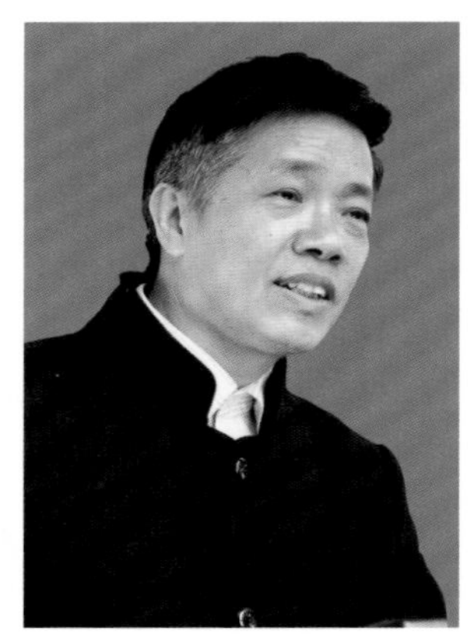

朱建平
تشو جيان بينغ
Zhu Jianping

朱建平（1958— ），中国中医科学院特聘首席研究员、博士生导师，国家中医药管理局中医史学重点学科带头人、标准化专家技术委员会委员，全国科学技术名词审定委员会委员及其中医药学名词审定委员会副主任委员，世界中医药学会联合会翻译专业委员会副主任委员，世界卫生组织《国际疾病分类第十一次修订本（ICD-11）》英文专家组成员。主要从事中医药史、中医药术语研究。主持各级课题 29 项，获各级科技奖 15 项，出版《百年中医史》《中医药学名词术语规范化研究》等专著 31 部、学术论文 220 篇。中医药术语阿语翻译项目发起人，负责人。

تشو جيان بينغ من مواليد عام ١٩٥٨. كبير الباحثين المتميزين ومشرف الدكتوراه في الأكاديمية الصينية للعلوم الطبية الصينية، وقائد التخصص الرئيسي لتاريخ الطب الصيني التقليدي التابع لإدارة الدولة للطب الصيني التقليدي، وعضو اللجنة الفنية لخبراء التقييس وعضو اللجنة الوطنية لاعتماد المصطلحات العلمية والتكنولوجية، ونائب رئيس لجنة الموافقة على شروط الطب الصيني، ونائب رئيس اللجنة المهنية للترجمة في الاتحاد العالمي لجمعيات الطب الصيني، وعضو مجموعة خبراء اللغة الإنجليزية للتصنيف الدولي للأمراض التنقيح الحادي عشر (ICD-11) التابع لمنظمة الصحة العالمية. عمل بشكل رئيسي في تاريخ الطب الصيني، وبحوث مصطلحات الطب الصيني. ترأس٢٩ مشروعاً، وفاز بـ ١٥ جائزة علمية وتكنولوجية على جميع المستويات، ونشر ٣١ كتب مثل "*مائة عام من تاريخ الطب الصيني التقليدي*" و"*بحث حول توحيد مصطلحات الطب الصيني*" و٢٢٠ ورقة أكاديمية. الراعي والقائد لمشروع الترجمة العربية لمصطلحات الطب الصيني التقليدي.

Zhu Jianping (1958--), doctoral supervisor, distinguished chief researcher of the Chinese Academy of Chinese Medical Sciences; academic leader of the Key Discipline of TCM History of the State Administration of Traditional Chinese Medicine; a member of the Standardization Expert Technical Committee; deputy chairman of the China National Committee for Terminology in Science and Technology, and the Committee for the Approval of Chinese Medicine Terms Chairman, deputy chairman of the Specialty Committee of Translation, WFCMS, and a member of the English Expert Group of the *International Classification of Diseases 11th Revision, ICD-11* of the World Health Organization. Mainly engaged in the researches of TCM history and terminology. He has presided over 29 projects at all levels, won 15 different science and technology awards. Wrote and published 31 monographs such as *A Hundred Years History of Traditional Chinese Medicine* and *Research on the Standardization of TCM Terminology*, and 220 academic papers. The sponsor and leader of the Arabic translation project of TCM terminology.

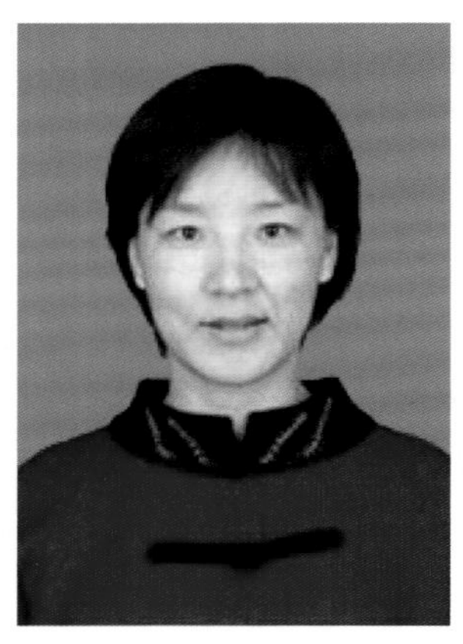

洪梅
هونغ مي
Hong Mei

洪梅，医学博士，中国中医科学院中国医史文献研究所副研究员，硕士研究生导师。从事中医药术语翻译史、中医药标准化史、中医药术语双语规范等研究。熟悉多语种术语规范及术语管理。曾在对外经贸大学学习阿拉伯语。博士服务团期间在青海红十字医院组织参与中药名的阿拉伯语翻译研究。2005 年以来，在多项科技部、国家中医药管理局及全国科学技术名词审定委员会术语规范课题中负责中医药术语英译规范工作。2014 年通过欧洲资格认证组织术语管理经理-基础（ECQA Certified Terminology Manager-Basic）认证考试，具有在世界范围内从事术语及其多语种管理、术语标准化工作、术语相关培训的资格。负责中医药术语阿语翻译项目的组织管理和阿语翻译的校对。

هونغ مي، دكتوراه في الطب، وباحثة مشاركة في معهد التاريخ والأدب الطبي الصيني، والأكاديمية الصينية للعلوم الطبية الصينية، ومشرفة لطلاب الدراسات العليا. لديها تاريخ عريق في ترجمة وقياس المصطلحات، وتوحيد المواصفات ثنائية اللغة لمصطلحات الطب الصيني التقليدي. وعلى دراية بمواصفات المصطلحات متعددة اللغات وإدارتها. درست اللغة العربية في جامعة الأعمال والاقتصاد الدولية. شاركت في البحث عن الترجمة العربية لمصطلحات الطب الصيني التقليدي في مستشفى تشينغهاي للصليب الأحمر خلال مجموعة الدكتوراه للخدمة. منذ عام ٢٠٠٥، مسؤولة عن توحيد الترجمة الإنجليزية لمصطلحات الطب الصيني في عدد من مشاريع معايير المصطلحات التابعة لوزارة العلوم والتكنولوجيا، وإدارة الدولة للطب الصيني التقليدي واللجنة الوطنية لاعتماد المصطلحات العلمية والتكنولوجية. في عام ٢٠١٤، اجتازت اختبار الشهادة الأساسية لمدير المصطلحات المعتمد من ECQA وهي مؤهلة للمشاركة في إدارة المصطلحات متعددة اللغات وتوحيدها، والتدريب المتعلق بالمصطلحات في جميع أنحاء العالم. منظمة ومديرة مشروع الترجمة العربية لمصطلحات الطب الصيني التقليدي وتنظيم أعمال التدقيق اللغوي.

Hong Mei, MD, associate researcher, postgraduate tutor of China Institute for the History of Chinese Medicine and Medical Literature, CACMS. Engaged in the studies of the history of TCM terminology translation and TCM standardization, and bilingual standardization of TCM terms. Was familiar with multilingual terminology management. Studied Arabic at the University of International Business and Economics. During the Doctoral Service Group time, organized and participated in the study of Arabic translation of Chinese herb names in Qinghai Red Cross Hospital. Since 2005, was responsible for the standardization of English translations of TCM terms in a number of terminology standardization projects supported by the Ministry of Science and Technology, the State Administration of Traditional Chinese Medicine and the National Committee for the Approval of Scientific and Technological Terms. In 2014, passed the exam of ECQA Certified Terminology Manager-Basic, and was qualified to engage in terminology work and its multilingual management, terminology standardization, and terminology-related training worldwide. Organizer and manager of the Arabic translation project of TCM terminology and organized the proofreading work.

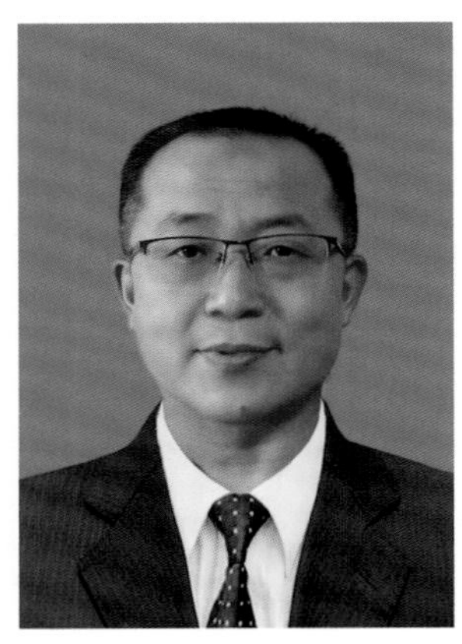

何东旺
خه دونغ وانغ
He Dongwang

何东旺，现任职于北京市西城区正源清真寺阿訇，1999年毕业于北京市伊斯兰教经学院，师从朱凯、史希同等著名的阿语教授学习阿拉伯语。北京市书法家协会会员、北京市延庆区政协第二届委员会委员。多年来，一直致力于阿拉伯语的学习和研究，并在阿文书法等方面也有所建树，曾翻译出版了《营养知要》、《阿拉伯文书法》等作品。业余时间从事中医药术语阿语翻译和回回医学史研究，是本书译者之一，曾发表《回回医药中国化历程》、《回医 - 中阿医药文化交融的见证》、《中药名阿拉伯语翻译规范研究》等文章。

خه دونغ وانغ، إمام، يعمل حاليًا في مسجد تشنغ يوان بمنطقة شي تشنغ، بكين، تخرج من معهد بكين الإسلامي في عام١٩٩٩، ودرس اللغة العربية تحت وصاية أساتذة عرب مشهورين مثل الأستاذ تشو كاي والأستاذ شى شي تونغ. عضو جمعية الخطاطين ببكين، وعضو اللجنة الثانية للمؤتمر الاستشاري السياسي للشعب الصيني في منطقة يانكينغ، بكين. على مر السنين، التزم بدراسة وبحوث اللغة العربية، وحقق إنجازات في الخط العربي، حيث قام بترجمة ونشر أعمال مثل "المعرفة التغذوية" و"الخط العربي". في أوقات فراغه، يشارك في ترجمة مصطلحات الطب الصيني التقليدي إلى اللغة العربية، والبحث في تاريخ طب هوي-هوي. وهو أحد مترجمي هذا الكتاب. وقد نشر مقالات مثل "تاريخ طب هوي-هوي في الصين "، "طب هوي - شاهد على التمازج بين ثقافات الطب الصيني والعربي" و"بحث حول الترجمة المعيارية لأسماء الطب الصيني باللغة العربية" إلخ.

He Dongwang, imam of Zhengyuan Mosque in Xicheng District, Beijing, China. Graduated from the Beijing Islamic Seminary in 1999 and studied Arabic with Zhu Kai and Shi Xitong. Was a member of the Beijing Calligraphers Association, and a committee member of the Second Committee of the Chinese People's Political Consultative Conference of Yanqing District, Beijing. Over the years, committed to the study and research of Arabic, and made achievements in Arabic calligraphy. Translated and published works such as *Nutrition Essentials* and *Arabic Calligraphy*. In spare time, engaged in the translation of TCM terms and the study of the history of Hui medicine, and was one of the translators of this book. Published articles such as *The History of sinification of Hui Hui Medicine, Hui Medicine - Witness to the Fusion of Chinese and Arabic Medicines and Culture, Strategies for Translation of TCM Names of Chinese Materia Medica from Chinese to Arabic*.

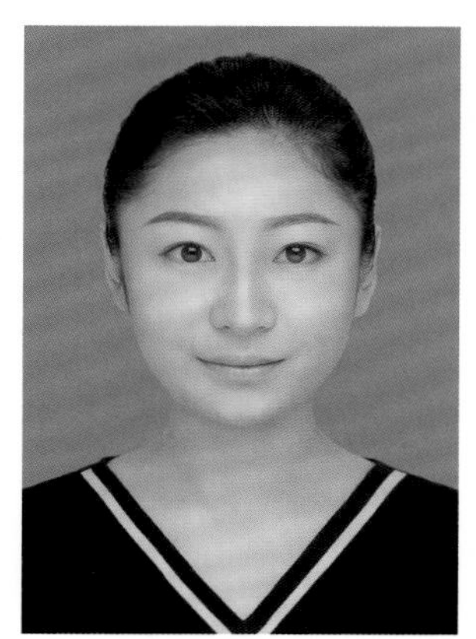

刘宇桐
ليو يو تونغ
Liu Yutong

刘宇桐，毕业于北京第二外国语学院中东学院阿拉伯语系，中国中医科学院针灸研究所北京国际针灸培训中心阿拉伯语翻译。长年从事中医针灸培训、临床翻译及中医药的国际化传播，任职期间服务了多个来自埃及、阿尔及利亚、伊朗等"一带一路"沿线国家的团队。本书译者之一。

ليو يو تونغ، تخرجت من قسم اللغة العربية كلية الشرق الأوسط بجامعة بكين للدراسات الدولية، بكين، تعمل مترجمة في مركز بكين الدولي للتدريب على الوخز بالإبر التابع لمعهد ابحاث الوخز بالإبرCACMS، الأكاديمية الصينية للعلوم الطبية الصينية. شاركت في التدريب والترجمة السريرية للوخز بالإبر والنشر الدولي للطب الصيني التقليدي لسنوات عديدة. خلال فترة عملها، قدمت الخدمة لعدد من الفرق من مصر والجزائر وإيران ودول أخرى واقعة على خط "الحزام والطريق". أحد مترجمي هذا الكتاب.

Liu Yutong, graduated from the Arabic Department of the Middle East College of Beijing International Studies University. Arabic translator at China Beijing International Acupuncture Training Center of the Institute of Acupuncture and Moxibustion, CACMS. Was engaged in training and clinical interpretation of acupuncture and moxibustion and international dissemination of traditional Chinese medicine for years. During the tenure at the center, provided service for a number of teams from Egypt, Algeria, Iran, and other countries along the Belt and Road. One of the translators of this book.

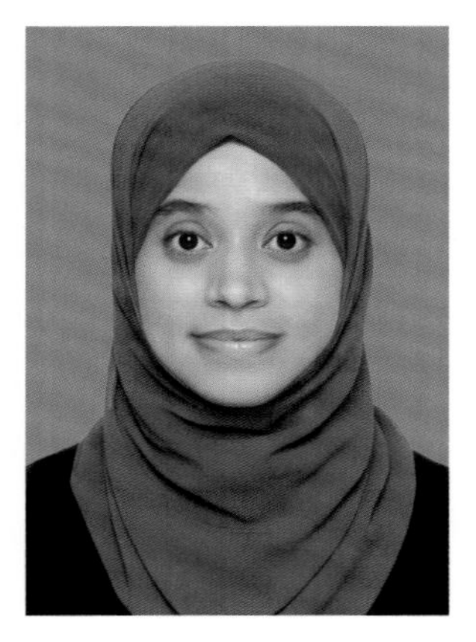

雅思敏・赛义德・阿斯库尔

ياسمين سعيد عسكول

Yasmeen Saeed Askool

雅思敏・赛义德・阿斯库尔，也门人，出生并生活于沙特阿拉伯。上海中医药大学针灸学硕士研究生，获浙江中医药大学中医学学士学位，并在浙江大学学习中国语言与文化。曾在浙江省中医院进修，有丰富的中医临床经验和治病心得，对中医理论有成熟的见解。2020 年以来，在国外网站发表中医及汉文化相关文章。从事自由翻译与编辑，熟悉中阿英多语种中医药术语翻译及规范工作。致力于将中医文化术语翻译成阿拉伯语，以将中医介绍给阿拉伯世界。负责本书最后一次通校。

ياسمين سعيد عسكول، يمنية، ولدت وتعيش في المملكة العربية السعودية. طالبة ماجستير في جامعة شنغهاي للطب الصيني التقليدي دراسات الوخز بالإبر. حاصلة على درجة البكالوريوس في الطب الصيني التقليدي من جامعة تشجيانغ للطب الصيني، درست اللغة والثقافة الصينية في جامعة تشجيانغ، هانغتشو. مارست التدريب في الطب الصيني في مستشفى مقاطعة تشجيانغ للطب الصيني، ولديها خبرة سريرية غنية فيه وخبرة في علاج الأمراض، ولديها آراء ناضجة حول نظرياته. نشرت مقالات عن الطب والثقافة الصينية على مواقع إلكترونية. منخرطة في الترجمة والتحرير المستقل وعلى دراية بمواصفات المصطلحات للغات متعددة. عملت على ترجمة العديد من المصطلحات الثقافية للطب الصيني التقليدي إلى اللغة العربية لتقديم الطب الصيني إلى العالم العربي. مسؤولة عن إتمام إجراءات التدقيق اللغوي النهائي الشاملة لهذا الكتاب.

Yasmeen Saeed Askool, Yemeni, born and live in Saudi Arabia. Master student of Acupuncture and Moxibustion at Shanghai University of Traditional Chinese Medicine. Bachelor's degree in TCM from Zhejiang Chinese Medical University, Studied Chinese language and culture at Zhejiang University. Practiced at Zhejiang Provincial Hospital of Chinese Medicine, and had rich TCM clinical experience in treating diseases. And had mature views on TCM theories. Published articles on TCM and culture on foreign websites. Engaged in freelance translation and editing, familiar with multilingual terminology specifications. Dedicated to the translation of TCM cultural terms into Arabic to introduce TCM to the Arab world. Did the final full-text-proofreading of this book.

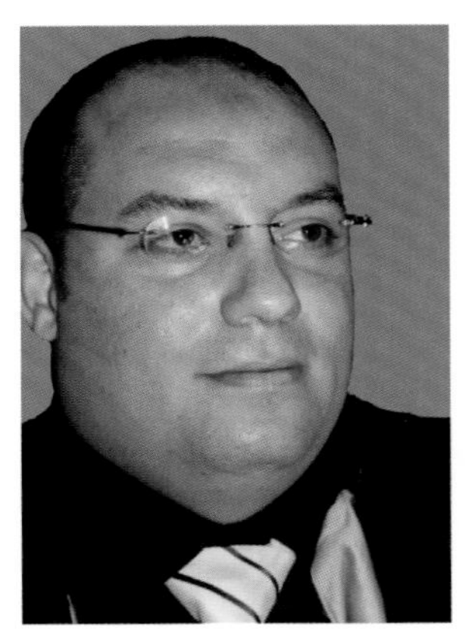

塔里克・阿里・易卜拉欣・拉比
طارق علي إبراهيم ربيع
Tarek Ali Ibrahim Rabie

塔里克・阿里・易卜拉欣・拉比，埃及人，健康科学博士。2007年在埃及亚历山大大学专攻太极拳和气功疗法效果的运动生理学研究。指导中医按摩，拔罐和针灸领域的硕士和博士。埃及武术功夫联合会发展技术委员会主席。阿尔及利亚科学院和人类研究学院针灸、按摩和拔罐疗法领域的认证教师。中国中医科学院客座教授，指导多项硕士和博士生的科学研究，其中包括一篇题为“气功运动对白血病患者功能效率的影响”的硕士论文。负责本书的初次校对。

طارق علي إبراهيم ربيع، مصري، دكتوراه في العلوم الصحية، تخصص فيزيولوجيا الرياضة عام ٢٠٠٧ في تأثير علاج تاي تشي وتشي كونغ في جامعة الإسكندرية، مصر. أشرف على الماجستير والدكتوراه في مجال الطب الصيني - التدليك والحجامة والوخز بالإبر. رئيس اللجنة الفنية للتنمية في الاتحاد المصري لوشو كونغ فو. مدرس معتمد في مجال الوخز بالإبر والتدليك والعلاج بالحجامة في أكاديمية العلوم والدراسات الإنسانية بالجزائر. أستاذ زائر في الأكاديمية الصينية للعلوم الطبية، بكين، أشرف على العديد من الأبحاث العلمية لطلاب الماجستير والدكتوراه، بما في ذلك رسالة ماجستير بعنوان "تأثير تمرين تشي كونج على الكفاءة الوظيفية لمرضى اللوكيميا". مسؤول عن المراجعة الأولية لهذا الكتاب.

Tarek Ali Ibrahim Rabie, Egyptian, PHD in health science. In 2007, specialized in the study of sports physiology of the effect of Taiji and Qigong therapy at Alexandria University. Supervised MS and PHDs in the field of TCM- massage, cupping, and acupuncture. Chairman of the Technical Committee for Development in the Egyptian Federation of Wushu Kungfu. Certified teacher in the field of acupuncture, massage, and cupping therapy at the Academy of Sciences and Human Studies in Algeria. Visiting Professor at the CACMS, Beijing. Directed several scientific types of researches for masters and doctoral students, including a master's thesis entitled *The Effect of Qigong Exercise on the Functional Efficiency of Leukemia Patients*. Responsible for the initial proofreading of this book.

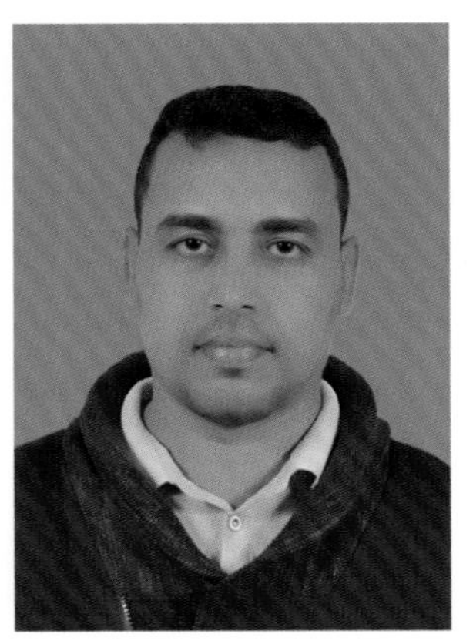

阿里・艾尔
علي الكارح
Ali Elguarh

阿里・艾尔，摩洛哥人，医学硕士。精通英语、阿拉伯语、法语和汉语。北京中医药大学中西医结合专业研究生（2012-2017）。2017年曾在摩洛哥马拉喀什 Dr. Nature 诊所担任医学助理。2018年在中国中医科学院针灸研究所担任中医阿语翻译。2019年开始，参与本书中医药术语的阿语翻译和校对。

علي الكارح، مغربي، ماجستير في الطب. يتقن اللغة الإنجليزية، العربية، الفرنسية والصينية. خريج جامعة بكين للطب الصيني التقليدي (٢٠١٢-٢٠١٧) تخصص الطب الصيني والغربي المتكامل. عمل مساعدًا طبياً في عيادة دكتور نيتشر بمراكش في المغرب في عام ٢٠١٧. كما عمل في عام ٢٠١٨ كمترجم للطب الصيني التقليدي في معهد الوخز بالإبرCACMS، بكين، الصين. في عام ٢٠١٩، شارك في ترجمة وتدقيق الترجمة العربية للمصطلحات الأساسية للطب الصيني التقليدي لهذا الكتاب.

Ali Elguarh, Moroccan, Medical Master. Proficient in English Arabic, French and Chinese. A graduate (2012-2017) of Beijing University of Traditional Chinese Medicine majoring in integrated Chinese and Western medicine. Used to be a medical assistant at Marrakech Dr. Nature clinic in Morocco in 2017. Served as a TCM translator at the Institute of Acupuncture and Moxibustion, CACMS in Beijing, China in 2018. In 2019, participated the translation and proofreading of the Arabic Translation of the basic TCM terms for this book.

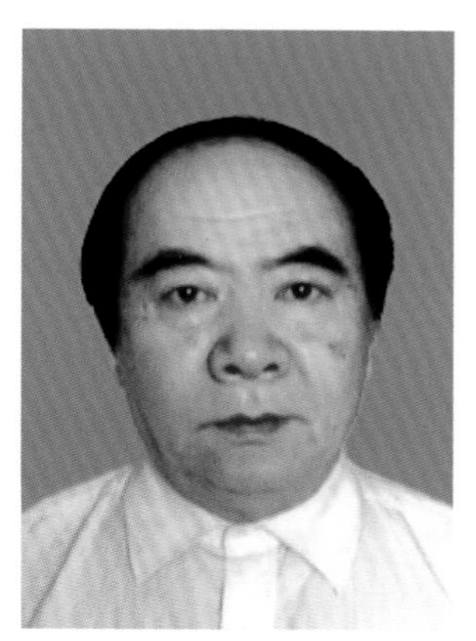

宋岘
سونغ شيان
Song Xian

宋岘，中国社会科学院世界历史研究所研究员。洛阳外国语大学阿拉伯语专业毕业。从事中国与阿拉伯关系史、《回回药方》、阿拉伯古代史、伊斯兰医学史等研究。是中医药术语阿拉伯语翻译工作发起人、组织人之一，并承担顾问工作。对如何将中医药术语准确表达翻译成阿拉伯文给出重要建议。出版著作有《回回药方考释》《古代波斯医学与中国》《中国阿拉伯文化交流史话》，这些著作对中医与伊斯兰医学交流史有重大贡献。

سونغ شيان، باحث في معهد تاريخ العالم، الأكاديمية الصينية للعلوم الاجتماعية. تخرج من جامعة لو يانغ للدراسات الأجنبية تخصص اللغة العربية. شارك في بحث عن تاريخ العلاقات الصينية العربية، "وصفات طب هوي-هوي"، التاريخ العربي القديم، والتاريخ الطبي الإسلامي. وهو أحد المبادرين والمنظمين للترجمة العربية لمصطلحات الطب الصيني التقليدي، ويقوم بأعمال استشارية. يقدم اقتراحات مهمة حول كيفية ترجمة التعبيرات الدقيقة لمصطلحات الطب الصيني التقليدي إلى اللغة العربية. تشمل الأعمال المنشورة "بحث وتفسير وصفات طب هوي-هوي" و"الطب الفارسي القديم والصين" و"تاريخ التبادل الثقافي الصيني والعربي"، وقد قدمت هذه الأعمال مساهمات كبيرة في تاريخ التبادلات بين الطب الصيني والطب الإسلامي.

Song Xian, researcher at the Institute of World History, Chinese Academy of Social Sciences. Graduated from Luoyang University of Foreign Studies with a major in Arabic. Engaged in research on the history of China-Arab relations, *Huihui Medicine Prescription*, ancient Arab history, and Islamic medical history. One of the initiators and organizers of the Arabic translation of TCM terminology, and undertakes consulting work. Gives important suggestions on how to accurately translate TCM terms into Arabic. Published works include *Research and Explanation of Huihui Medicine Prescriptions*, *Ancient Persian Medicine and China*, *History of Chinese and Arabic Cultural Exchanges*, these works have made great contributions to the history of exchanges between traditional Chinese medicine and Islamic medicine.

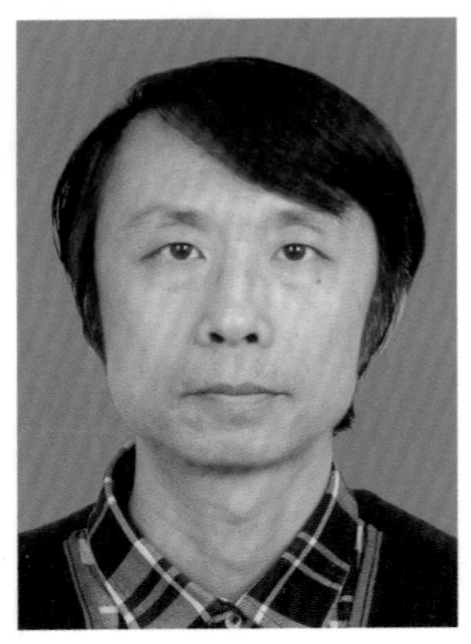

王希
وانغ شي
Wang Xi

王希，中国社会科学院世界宗教研究所副研究员，哲学博士。曾赴美国石溪大学亚洲及亚裔美国人研究系做访问学者。主要研究方向为古典伊斯兰思想，尤其侧重伊斯兰哲学、苏非主义、教义学和中国回儒思想，同时兼及东方哲学和比较哲学方面的研究。出版专著《安萨里思想研究》(2016年)，《<智慧珍宝>翻译、注释与研究》上册(2016年)。在《世界宗教研究》、《哲学研究》、《哲学动态》、《世界哲学》《哲学分析》《回族研究》等刊物先后发表学术论文20余篇。

وانغ شي، باحث مشارك في الأكاديمية الصينية للعلوم الاجتماعية، باحث مشارك في معهد أديان العالم التابع للأكاديمية الصينية للعلوم الاجتماعية، دكتوراه في الفلسفة. كان أستاذًا زائراً في قسم الدراسات الآسيوية والأمريكية الآسيوية بجامعة ستوني بروك. اتجاه البحث الرئيسي هو الفكر الإسلامي الكلاسيكي، مع التركيز بشكل خاص على الفلسفة الإسلامية، والتصوف، والدوغماتية وكونفوشيوسية الهوي الصينية، وكذلك الفلسفة الشرقية والفلسفة المقارنة. نشر دراسة بعنوان "بحث في فكر الأنصاري" (٢٠١٦)، "الترجمة والتعليقات التوضيحية والبحث في" كنز الحكمة" المجلد الأول (٢٠١٦). نشر أكثر من ٢٠ بحثًا أكاديميًا في مجلات مثل "دراسات الدين العالمي" و"الدراسات الفلسفية" و"الاتجاهات الفلسفية" و"الفلسفة العالمية" و"التحليل الفلسفي" و"دراسات قومية هوي".

Wang Xi, Associate Professor, Institute of World Religions, Chinese Academy of Social Sciences. Visit scholar in the Department of Asian & Asian American Studies at Stony Brook University. Chief research area is classical Islamic thought, especially Islamic philosophy, Sufism, Kalam and Chinese Hui Confucian thoughts, as well as Oriental philosophy and comparative philosophy. Published monographs: A Study of Al-ghazali's Thought (2016), and Translation, Annotation and Research of Fusus al-Hikam (2016). Published over 20 articles in academic journals such as *Studies in World Religions, Philosophical Researches, Philosophical Trends, World Philosophy, Philosophical Analysis* and *Journal of Hui Muslim Minority Studies*.